社区营养与健康管理

名誉主编　王陇德　杨月欣
主　　编　李增宁
副主编　杨　虹　刘爱玲　陈裕明　陈超刚

人民卫生出版社
·北京·

图书在版编目（CIP）数据

社区营养与健康管理 / 李增宁主编 . —北京：人民卫生出版社，2020.12（2021.1 重印）

ISBN 978-7-117-31036-9

Ⅰ. ①社…　Ⅱ. ①李…　Ⅲ. ①社区－营养学②社区－健康教育　Ⅳ. ①R151②R193

中国版本图书馆 CIP 数据核字（2020）第 248468 号

| 人卫智网 | www.ipmph.com | 医学教育、学术、考试、健康，购书智慧智能综合服务平台 |
| 人卫官网 | www.pmph.com | 人卫官方资讯发布平台 |

社区营养与健康管理

Shequ Yingyang yu Jiankang Guanli

主　　编：李增宁
出版发行：人民卫生出版社（中继线 010-59780011）
地　　址：北京市朝阳区潘家园南里 19 号
邮　　编：100021
E - mail：pmph @ pmph.com
购书热线：010-59787592　010-59787584　010-65264830
印　　刷：北京盛通印刷股份有限公司
经　　销：新华书店
开　　本：787 × 1092　1/16　印张：21
字　　数：524 千字
版　　次：2020 年 12 月第 1 版
印　　次：2021 年 1 月第 2 次印刷
标准书号：ISBN 978-7-117-31036-9
定　　价：69.00 元

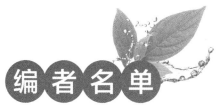

编者名单

（按姓氏拼音排序）

陈超刚　中山大学孙逸仙纪念医院
陈立勇　山东省立医院
陈裕明　中山大学公共卫生学院
丁　昕　中国营养学会
杜松明　中国营养学会
胡　藩　北京正生科技集团有限公司
胡环宇　河北医科大学第一医院
雷　敏　河北医科大学第三医院
李　毅　山东中医药大学第二附属医院
李增宁　河北医科大学第一医院
林　峰　北京中医药大学中药学院
刘　兰　北京营养师协会
刘爱玲　中国疾病预防控制中心营养与健康所
刘长青　河北省疾病预防控制中心
马三强　晋城市营养师协会
潘　琦　北京医院
史文丽　中国康复研究中心北京博爱医院
唐玉涵　华中科技大学同济医学院
王雷军　厦门市营养师协会
王重建　郑州大学公共卫生学院
杨　虹　广西壮族自治区疾病预防控制中心
杨勤兵　清华大学附属北京清华长庚医院
翟兴月　大连医科大学附属第二医院
郑　璇　海军军医大学第一附属医院
周　芸　大连医科大学附属第二医院

秘　书
胡环宇　河北医科大学第一医院

编写委员会

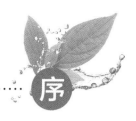

"没有全民健康，就没有全面小康"。在决胜全面小康的道路上，健康中国的"协奏曲"已经奏响。从医改到养老，再到全民健身，整个社会都在全面发力，争取解决健康中国的"最后一公里"难题。

社区是人群聚集的社会生活共同体，是社情民意、社会基层各种问题反映比较集中的地方，它是城市的"细胞"。提供优质的社区营养与健康管理服务，既是健康中国的关键和基础，也是关乎社会稳定的重要议题。社区营养不良的筛查、老年人肌肉衰减的评估、吞咽障碍等级的正确判断，母乳喂养的普及、辅食的科学添加，甚至糖尿病、血脂异常、癌症患者的营养支持与管理等，都是社区居民迫切需要的。

相信《社区营养与健康管理》一书的出版，将为相关教学、人才培训、科学普及提供重要抓手和依据，促进社区营养与健康管理行业的良性发展，也将为广大民众提供科学的营养与健康指导。

王陇德
中国工程院院士
中国营养学会名誉理事长
原卫生部副部长
2020 年 11 月

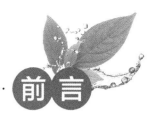

2017年10月18日,习近平总书记在党的十九大报告中提出,将"实施健康中国战略"作为国家发展基本方略中的重要内容。人民健康是民族昌盛和国家富强的重要标志。完善国民健康政策,为人民群众提供全方位全周期健康服务。

那么,要如何有效地防控慢病?为人民群众提供全方位全周期的健康服务?

根据科学研究,慢病可防可控,关键是调整生活方式,通过合理膳食、适量运动、戒烟限酒、心理平衡等方式来预防慢病。

生活方式对慢病的发生和预防有着重要的作用,不良的生活方式将导致并促进慢性病的发生和发展;而健康的生活方式可预防和阻止慢病的发生和发展。其中,膳食结构、久坐、睡眠时间等生活方式与高血压、糖尿病等慢性病有很强的联系,应加强合理膳食、适当运动,减少静坐时间、增加睡眠时间的健康促进,预防和控制慢性病。

社区营养与健康管理可通过评估居民的健康危险因素,而进行科学全面地管理,调动居民积极性,有效利用有限资源来达到最大的健康效果。最终在营养师、健康管理师团队的跟踪指导下,帮助居民改善不良的生活习惯,建立健康的生活方式。简而言之,就是用最小的代价,预防和控制疾病的发生与发展,获取最大的健康回报。

《社区营养与健康管理》一书的编写与印发,响应了国家号召,顺应了国家发展形势,是与科学的对话、与健康的同行,对社区营养与健康管理服务的推广起到积极的促进作用。我们期待通过本书介绍的理念及应用实例,能够真正帮助健康管理专业人员落地健康管理工作,有效改变居民不良生活方式,从根源上防控慢性病。

李增宁

中国营养学会社区营养与健康管理分会主任委员

河北医科大学第一医院副院长

临床营养学教授、主任医师、博士生导师

2020年11月

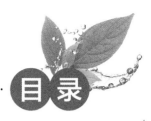

目录

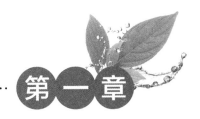

第一章

概述

营养是人类维持生命、生长发育和健康的重要物质基础,营养在健康促进、防治重大慢性病的发生和疾病康复中的作用日益凸显。社区卫生工作提供的融健康教育、预防、保健、康复、计划生育技术服务和一般常见病、多发病的诊疗服务,都涉及平衡膳食、合理营养、营养支持等营养学问题,国民营养事关国民素质提高和经济社会发展。社区作为人们的生活圈,是慢性病防控的"最后一公里",是落实国家战略举措、方针政策,推进国家重大工作的前沿阵地。推进健康中国建设,社区营养是关键!

我国从计划经济到社会主义市场经济的转变,丰富了人们的餐桌。色彩鲜艳的食品、反季节食品、精炼食品,以及使用各种食品添加剂的食品,一切如井喷般琳琅满目地呈现在我国人民面前,致使我国人民的饮食习惯也发生了很多变化。饮食结构不均衡、暴饮暴食,以及饮食观念改变的问题导致人们的健康受到慢性病的严重威胁。据国家卫生健康部门统计,我国约有 2.9 亿心脑血管病患者、2.7 亿高血压患者、1 亿多高血脂人群,以及超过 1 亿的糖尿病患者,2017 年癌症新发病人高达 400 多万。慢性病发病率不断提高,并且呈现年轻化态势。这些问题,不仅给个人和家庭带来严重的灾难,也给国家带来了沉重的医疗负担,同时严重影响着人民生活质量。慢性疾病负担的日益加重使社区健康管理成为必然。

慢性病防控关键:救治在医院,防治在社区,防控在个人。在这种情形之下,加强社区营养知识普及,用营养理念进行早期健康管理,使合理膳食、均衡营养及健康生活方式根植民心,从社区营养与健康管理开始预防疾病显得尤为重要。本章主要阐述社区营养与健康管理的概念、技术需求及范围和对象、内容及推广模式。

第一节　社区营养与健康管理

世界卫生组织发布的"健康 100 分公式"(健康 =15% 遗传 +10% 社会因素 +8% 医疗 +7% 气候因素 +60% 生活方式)明确显示,影响健康的主要因素是生活方式,而生活方式不当引起的疾病可通过健康管理来有效地预防。当前,我国已经进入慢性病高负担期,具有"患病人数多、医疗成本高、患病时间长、服务需求大"的特点,慢性病的防治工作刻不容缓。健康管理作为新的卫生服务理念,对慢性病的防治起着至关重要的作用。

一、社区营养

社区是若干社会群体或社会组织聚集在某一个领域里所形成的一个生活上相互关联的大集体,是社会有机体最基本的内容,是宏观社会的缩影。在汉语里,"社区"其实是个外来语。20 世纪 30 年代中国社会学家在翻译英文学术著作时,把英语单词"community"翻译成"社区",从此汉语里便有了这个词语。20 世纪后期,有感于过去过度重视宏观经济发展而忽略社区需求的情势,现将"社区建设"或"社区营造"提升到了国家政策的层面。

社区营养(community nutrition)是指运用营养科学的理论、技术及社会性措施,研究和解决社区人群的营养健康问题,包括食物生产和供给、膳食结构、饮食行为、社会经济、营养政策、营养教育及营养性疾病康复和预防等,是从社会角度研究人类营养问题的理论、实践和方法。它密切结合社会生活实际,以人类社会中某一限定区域内各种人群作为总体,从宏观上研究其合理的营养与膳食水平,是一种面向社区、家庭及个体,融合营养、膳食、运动及相关社会科学于一体的新的营养学科分支;是以大众营养为手段,主动服务社区人群,解决社区居民实际困难或实际问题的一个平台,具有全程性、协调性、持续性、全员性、便捷性、综合性、时效性、个性化等特点。其目的是通过开展营养调查、营养干预、营养监测、营养教育,进而达到:①提高人群营养知识水平,改善膳食;②增进人群健康,提高生活质量;③为制定食物营养政策、经济政策及卫生保健政策提供科学依据。

二、健康管理

"慢性病"全称是慢性非传染性疾病(chronic non-infectious diseases,NCD),是对一类起病隐匿,病程长且病情迁延不愈、缺乏确切传染性生物病因证据、病因复杂,且有些尚未完全被确认的疾病的概括性总称,包括心脑血管疾病、肿瘤、糖尿病、慢性阻塞性肺疾病、慢性牙病(龋齿、牙周病)、骨质疏松症、神经精神病、慢性肝肾疾病、慢性骨关节病、良性前列腺肥大和先天异常等疾病。随着人类平均寿命的延长、老龄化程度加快,以及城市化、工业化等导致慢性病危险因素的增加和居民生活水平、行为方式的变化,慢性病在今后一段时间还将继续呈上升的趋势。若不加以有效控制,则慢性病不仅仅是严重危害我国居民健康的重要公共卫生问题,还会给个人、社会及国家带来巨大的经济负担。健康管理作为全面干预可控危险因素的手段,是当前国际公认的对慢性病防治具有显著效果的卫生措施。如美国密执安大学健康管理研究中心通过 20 多年的跟踪证明,参与了健康管理的人群平均健康寿命延长了 6 岁以上。在实施健康管理的 1965—1975 年 10 年间,美国冠心病发病率下降 40%,脑血管疾病患病率下降 50%。同样,芬兰推行的健康管理项目,使全国的心血管疾病死亡率从 450/10 万下降到约 150/10 万人,下降 66%。

健康管理(managed care)于 20 世纪 80 年代初在美国孕育而生,现在已经成为西方国家医疗服务体系中不可缺少的一部分,国外健康管理主要采取生活方式管理、需求管理、疾病管理、灾难性病伤管理、残疾管理、综合的人群健康管理 6 种形式。它是以不同健康状况人群的健康需求为导向,对个人或人群的健康状况及各种健康危险因素进行全面监测、分析、评估和预测,以向人们提供专业健康咨询和指导服务,并提出相应的健康计划,协调个人、组织和社会的行动,继而针对各种健康危险因素进行系统干预和管理的过程。

健康管理从遗传、生活习惯、饮食、生活环境、职业行为等方面出发,对影响身体健康的各种因素进行跟踪预测,并对疾病早期预警。其以全方位地进行健康管理的前瞻性理念,结合先进完善的医疗保健服务与信息技术手段,以各层次医疗机构为依托,为居民提供科学、系统及人性化的全方位健康服务,以此调动个人与家庭自我保健的积极性,充分有效地利用有限的医疗资源来得到最大的健康改善效果,达到防治疾病发生、控制疾病发展、降低医疗费用、提高生命质量的目的。长期的健康管理一方面能降低慢性病的发病率,另一方面能控制慢性病患者病情的发展。简而言之，就是预防和控制疾病的发生和发展，用最小的代价，来获取最大的健康回报。

三、社区营养与健康管理

社区营养与健康管理是对社区居民的健康危险因素进行全面管理的过程，同属于大健康产业的范畴。通过对居民身体状况的检测，针对居民生活习惯、饮食习惯、运动方法等进行合理干预、系统管理。同时开展有计划、有组织的社会和教育活动，使每个社区的居民具有一定的营养和运动知识，了解膳食与健康、运动与健康的关系，从而自觉采用合理的膳食结构、科学的运动锻炼等方式来预防疾病、促进健康和提高生活质量。

2017 年 7 月 13 日，国务院办公厅印发《国民营养计划（2017—2030 年）》，将普及营养健康知识、优化营养健康服务、完善营养健康制度、建设营养健康环境和发展营养健康产业作为重点工作。以关注国民生命全周期、健康全过程的营养健康，将营养融入所有健康政策以不断满足人民群众营养健康需求，提高全民健康水平，为建设健康中国奠定坚实基础。未来的国民营养健康产业将与科技革命、新生物学革命、人工智能、"全息数字人"等产业融合创新发展：第一阶段以加强营养健康和食品安全标准化建设为抓手，初步实现营养健康科学化、标准化；第二阶段借助云计算、大数据和互联网，提供现代精准科学便捷的营养健康；第三阶段实现国民营养健康智慧化和个性化。数字时代下，万物互联，机器智能，营养与健康管理需求发生了巨大改变。经济高速发展下的营养需求具有方便化、文化化、营养化、健康化和安全化的特点；新型健康逐渐向信息私有化、决策民主化、手段精准化和服务个性化方向发展，随之而生的是智慧化的服务、智能化的产品和数字化的生活。

近年来，随着医疗体制改革的逐步开展，一种新的医疗服务模式——社区医疗走入城镇居民的生活。社区营养与健康管理能有效指导居民合理膳食、建立科学、健康的生活方式，包括专业人员设置、专家咨询热线、网上营养咨询、居民营养健康档案、居民养老医疗服务，以及定期举办营养知识讲座。国内外实践表明，发展社区医疗服务，能够减少社区医疗需求、减轻社会对基本医疗保险的压力、提高居民健康水平、降低疾病发病率并减少医疗支出。随着社区医疗服务体系的逐步建立和发展，营养专业人员也将面临新的机遇和挑战。新时代的社区营养将是以社区人群和健康维护为基础，营养学理念和新技术相结合的全科营养。

（李增宁）

第二节 技术需求、范围及服务对象

社区医疗机构是我国基本卫生服务体系的重要组成部分，2016 年末全国共有医疗卫生机构 990 248 家，其中社区卫生服务中心（站）3.4 万个，全国社区卫生服务中心和服务站仅占卫生机构总数的 3.43%，虽占比较前几年有所上升，但社区医疗机构的未来还有较大的发展空间。"家庭医生签约服务""基层专业技术人才队伍建设"和"长期护理保险制度试点"等项目的开展表明，国家仍将重点发展基层医疗卫生服务，包括明确各级各类医疗机构诊疗服务功能定位，加强基层卫生服务队伍和能力建设，提升服务水平。社区健康管理是社区在不断发展中对卫生服务内容进行补充完善的必然结果。

一、技术需求

根据《"健康中国 2030"规划纲要》和《中国防治慢性病中长期规划（2017 — 2025 年）》总体部署,为推进健康中国建设,加强慢性病综合防控工作,支持国家慢性病综合防控示范区建设工作,中国营养学会在国家卫生健康委员会的支持下,开展"营养指导员"培训工作,并将社区营养与健康管理分会定义为应用研究和技术推广类型分会。营养指导员培训,将针对国建慢病综合防控示范区的社区卫生服务工作人员,从基础理论、基础技能、基础知识和健康管理操作技巧四个方面展开,具体培训内容包括:①膳食营养;②妇幼营养;③糖尿病营养管理;④肿瘤营养管理;⑤肥胖营养管理;⑥老年营养管理;⑦科学运动。

二、技术范围

城市社区:市（区）、街道、居委（住宅小区）。如膳食结构不合理,营养过剩导致的高血压、冠心病、糖尿病等慢性病。

农村社区:县、乡（镇）、村。如营养摄入不足导致的蛋白质能量营养不良、缺铁性贫血、佝偻病等营养缺乏病等。

按功能分:企、事业单位,机关,学校,居民生活区,包括各健康管理机构。

三、服务对象

（一）一般健康人群

无特殊营养健康管理活动。

（二）重点人群

主要针对婴幼儿、儿童、孕产妇、更年期妇女和老年人开展营养健康管理服务工作。《国民营养计划（2017—2030 年）》主要针对七类不同人群的营养健康突出问题提出了相关重大行动。

1. 生命早期 1 000 天营养健康行动　开展孕前和孕产期营养评价与膳食指导。推进县级以上妇幼保健机构对孕妇进行营养指导,将营养评价和膳食指导纳入我国孕前和孕期检查。开展孕产妇的营养筛查和干预,降低巨大儿和低出生体重儿的出生率。建立生命早期 1 000 天营养咨询平台。

2. 实施妇幼人群营养干预计划　继续推进农村妇女补充叶酸预防神经管畸形项目,积极引导围孕期妇女加强含叶酸、铁在内的多种微量营养素补充,降低孕妇贫血率,预防儿童营养缺乏。在合理膳食的基础上,推动开展孕妇营养干预项目。

3. 提高母乳喂养率,培养科学喂养行为　改善母乳喂养环境,在公共场所和机关、企事业单位建立母婴室。

4. 学生营养改善行动,指导学生营养就餐　鼓励地方因地制宜,制订满足不同年龄段在校生营养需求的食谱指南,引导学生科学营养就餐。

5. 学生超重、肥胖干预　开展针对学生的"运动 + 营养"体重管理和干预行动,对学生开展均衡膳食和营养宣教,增强学生体育锻炼。加强对校园及周边食物售卖的管理。加强对学生超重、肥胖情况的监测与评价,分析家庭、学校和社会等影响因素,提出有针对性的综合干预措施。

6. 开展学生营养健康教育,推动中小学加强营养健康教育　结合不同年龄段学生的特点,开展形式多样的课内外营养健康教育活动。

7. 老年人群营养改善行动

(1)开展老年人群营养状况监测和评价:依托国家老年医学研究机构和基层医疗卫生机构,建立健全中国老年人群营养筛查与评价制度,编制营养健康状况评价指南,研制适宜的营养筛查工具。试点开展老年人群的营养状况监测、筛查与评价工作并形成区域示范,逐步覆盖全国80%以上老年人群,基本掌握我国老年人群营养健康状况。

(2)建立满足不同老年人群需求的营养改善措施,促进"健康老龄化":依托基层医疗卫生机构,为居家养老人群提供膳食指导和咨询。出台老年人群的营养膳食供餐规范,指导医院、社区食堂、医养结合机构、养老机构进行营养配餐。对低体重高龄老人进行专项营养干预,逐步提高老年人群的整体健康水平。

(3)建立老年人群营养健康管理与照护制度:逐步将老年人群营养健康状况纳入居民健康档案,实现无缝对接与有效管理。依托现有工作基础,在家庭保健服务中纳入营养工作内容。推进多部门协作机制,实现营养工作与医养结合服务内容的有效衔接。

(三)特殊职业环境下人群

高温、低温、高原、航空航天、运动员等。

(四)常见慢性疾病患者

在我国社区逐步开展高血压、冠心病、糖尿病、血脂异常、肥胖症、高尿酸血症与痛风、脑卒中、重性精神疾病、常见恶性肿瘤等疾病的营养健康管理工作。

(李增宁)

第三节 服务内容及推广模式

目前,我国国民营养改善工作正面对资源有限、重点营养问题突出的现实。因此,必须在整合健康管理理念和社区卫生服务资源的基础上,立足社区卫生研究热点,突出居民营养需求特点,把握当前社区营养工作的难点,探索科学的社区营养健康管理工作模式。

一、服务内容

具体研究内容需要依据管理学的封闭原理,开展营养调查;采集社区居民营养健康信息;建立社区居民电子营养健康档案;营养健康评估;营养健康分析;制订各项营养健康计划;营养健康教育及干预;营养改善状况评估;根据评估结果制订新一轮的营养健康计划;周而复始跟踪服务,使社区公众营养改善的健康管理形成一个封闭链。

(一)社区营养调查

营养调查的内容包括膳食调查、营养状况体格检查、营养水平的生化测定。

1. **膳食调查** 膳食调查是营养调查的基本组成部分,但又是相对独立的内容,从中可了解在一定时间内被调查对象的膳食摄入量与食物构成,与供给量标准进行比较,从而评定正常营养需求的满足程度。单独的膳食调查结果就可以成为对被调查人群/个人改善营养、营养咨询和营养指导的工作依据。膳食调查的方法有回顾询问法、称重法、查账法。其中,回顾询问法适用于营养门诊或营养咨询,可回顾24h,3d或1周内每日摄入的食物种类和数量,针对被调查对象设计调查表格,对照供给量标准,给予营养指导。但回顾调查易产生回顾偏倚。称重法用于团体、家庭、个体。查账法用于账目清楚的集体食堂。膳食调查的目的是全面了解被调查社区人群的食物消费水平、营养摄入量、评价膳食结构是否合理、营养是否平衡等,从而找出存在的营养问题。

2. 营养状况体格检查　主要包括体重、身高(长)、皮褶厚度、肌肉围度、握力等。体重测定宜在早晨空腹排便之后,仅穿内衣为准。体重在一年四季中有变化,夏季体重下降,冬季体重增长,一天中因进食、排便、出汗等也有变化。体重前后进行比较宜在同一时间测定。身高测定宜在上午 10:00 进行,因一天中身高变化可相差 1~2cm,此时身高基本是一天的均值。皮褶厚度以皮褶计压力 $10g/m^2$ 为准,测定三头肌、肩胛骨下及脐部左侧 1cm 处的皮褶厚度。

3. 营养水平的生化检查　营养水平的生化测定尤适用于亚临床状态,可客观反映营养缺乏的程度。如血液营养成分的水平测定;与营养素吸收和代谢有关的各种酶的活性的测定;尿液营养成分排出的速率和代谢产物测定、人体血总蛋白、转铁蛋白、维生素 A(视黄醇)蛋白测定、血或头发微量元素等测定。

(1)氮平衡与净氮利用率:氮平衡(nitrogen balance,NB)可反映摄入氮能否满足体内需要及体内蛋白质合成与分解代谢情况,有助于营养治疗效果判断,是评价蛋白质营养状况常用指标。

(2)肌酐身高指数(creatinine height index,CHI):是表示瘦体组织空虚程度的灵敏指标。

(3)3- 甲基组氨酸:可作为肌肉蛋白分解释放的标志及评定营养代谢的参数,严重营养不良者的尿中 3- 甲基组氨酸的排泄量降低,营养改善后,可恢复正常。

(4)维生素及矿物质检测:通过实验室检测等手段,可以发现各种维生素、微量元素、矿物质等单独营养素的缺乏症。

(5)免疫功能:主要包括总淋巴细胞计数(total lymphocyte count,TLC)和迟发型超敏反应(skin delayed hypersensitive,SDH)。TLC 是评价细胞免疫功能的简易方法,但应激、感染、肿瘤及免疫抑制剂的使用均会影响淋巴细胞计数,因此,TLC 并非作为营养评价指数的可靠指标。SDH 也是评价细胞免疫的重要指标,但使用药物和某些疾病状态下也会影响结果。

(二)采集社区人群营养与健康信息

营养与健康信息是进行社区营养工作的基本保障,营养与健康信息包括专项调查或单一目标调查、综合调查等。调查表设计是保障信息收集的关键。社区人群营养需要医务人员掌握其感觉和期望,因此应收集患者的身心、文化、社会以及经济等各方面的资料,特别是那些与营养健康教育密切相关的资料,如居民对自己营养状况的了解及需求等。

通过营养流行学调查,收集和分析各种因素与疾病发生的关系。人群(年龄、职业、教育程度、食物生产、家庭收入、饮食行为、生活习惯、社会心理)中营养不足引起营养缺乏病(营养性贫血、夜盲症、骨质疏松、佝偻病、蛋白质 - 能量营养不良等),营养过剩导致的慢性非传染性疾病(冠心病、糖尿病、肥胖症、痛风、肿瘤)。从收集的资料中获得社区人群需要哪些营养健康指导、最亟需的内容是什么、他们营养健康愿望是什么等信息。

1. 专项调查表编制　调查表的设计对调查结果、质量影响极大。设计科学有效的调查表,是技术性较强的工作。可以是基本信息调查表,包括姓名、性别、年龄、出生年月、文化程度、民族、职业、工作单位、现住址,也可以是为了某一目的而设立的单项调查,其信息单一、内容简单、目的性强。

2. 综合信息调查表的编制　综合信息需要调查了解更多方面的内容,包括社区人群基本情况、健康状况、疾病史、家族健康史、个人膳食习惯(食物摄入喜厌、频率等资料)、相关行为(不健康饮食行为、促进健康的行为)和运动量、收入等信息。目的是对健康状况进行评估或预测,分析个人行为或膳食摄入与营养要求得到满足的程度。其中膳食和行为相关信息对于综合信息是必需的,是国家政府机构制定政策、学术界的科研依据以及企业研发新产品的数据基础。信息收集方法总体上可分为二手资料法、访问法、实验法。

(三)营养与健康档案建立与管理

社区居民个人健康档案是记录有关社区居民健康资料的系统文件,包括病史记录、健康检查记录、保健卡以及家庭的一般情况记录。

1. 个人健康信息档案主要内容 内容包括以问题为中心的个人健康问题记录和以预防为导向的周期性健康检查记录。前者由基本资料、问题目录、问题描述、病情流程表等组成。后者指运用格式化的健康体检表针对不同年龄、性别而进行的周期性健康检查的结果记录。

(1)基本资料:人口学资料(姓名、年龄、教育程度、职业、婚姻状况、民族、家庭关系、经济状况、宗教信仰、身份证号码、住址);健康行为资料(吸烟、酗酒、滥用药物、饮食习惯、运动);生物学基础资料(体重、身高、血压、血型);临床资料(主诉、现病史、既往史、家族史、个人史(药物过敏、月经时间、生育史)、各种临床检查结果、心理评估情况等资料)。

(2)问题目录:所记录的问题指的是过去影响过、现在正在影响或将来遥远影响患者健康的异常情况,可以是明确的或不明确的诊断,可以是无法解释的症状、体征或实验室检查结果,也可以是社会、经济、心理、行为问题(如失业、丧偶等)。分主要问题目录和暂时性问题目录,前者多指慢性问题以及尚未解决的问题。

(3)问题描述及问题进展记录:问题描述即为将问题表中的每一问题依序号顺序逐一以"问题描述及问题进的形式进行描述。若某一问题有进一步的诊断名称时,则将该问题进行更正,并将最新资料填入各问题的SOAP[①]表。

(4)病情流程表:以列表的形式描述病情(或其他问题)在一段时间内的变化情况,包括症状、体征、检验、用药、行为的动态观察。

2. 个人健康档案建立工作程序

(1)程序一:收集社区人群的健康信息并进行整理,建立社区个人健康调查表,建立编码。

(2)程序二:文本档案的建立。

1)文本档案录入:对各表及项目进行认真填写,建立客观可靠的健康档案。

2)文件的排列与编号:排列文件时,保持档案文件之间的联系并使其具有条理性,给每一份卷内的档案文件以固定的位置。排列社区的档案文件可以按时间、地区、人名的姓氏笔画或拼音字母顺序排列。排列好之后,进行统一编号。

3)档案的装订:为了固定档案文件的排列顺序,将文件折叠整理并用线订牢固。

(3)程序三:档案目录的编制。将已经排列完毕并编好的档案登入档案目录,一个社区一个年度的档卷编制一本目录。目录的项目主要有:案卷的顺序号、名称、起止日期、备注。

(4)程序四:档案保存。社区健康档案的管理一般以家庭为单位,每一个家庭拥有一个档案袋,标明档案编号。

---

① S:subjective,主观资料;O:objective,客观资料;A:access 评估;P:project 计划。

（5）程序五：电子档案的建立。将文本的档案变成电子档案，档案能被更好地保存和更方便人们用来分析和利用。

（6）程序六：建立健康档案的查询方法。

1）文件档案：在建立个人及其家庭健康档案的同时，发放居民医疗卡、档案的编号，根据卡片找出所需的档案袋，获得关于个人、家庭及社区健康问题的基本印象。

2）电子档案：按照编号方式查找，可以查找到每个人的具体档案信息。

（四）营养健康评估与分析

社区人群包括健康人群、特殊人群和各种疾病人群。在需要进行营养干预或营养治疗之前，力求应进行营养评价。营养评价是把营养调查和监测的数据，包括膳食营养、营养状况的体格检查及营养水平的生化测定结果进行综合的评价。其目的是用营养干预方法预防或减轻疾病，促进和增进健康。此外，要积极建立一种高效、便捷的慢性病人群服务模式，依托"健康小屋""人体成分分析仪"等先进准确的检测手段对社区居民进行营养健康评估与分析。

生物电阻抗法（bioelectrical impedance analysis, BIA）是一种通过电学方法进行人体组织成分分析的技术。BIA 可用于测定机体中体脂和瘦体组织量，细胞内、外液的变化情况等多项内容。其测定原理主要利用人体去脂体重（lean body weight, LBW）和体脂（body fat, BF）的电流导向性差异对身体组成成分进行估测。人体成分分析主要用于机体营养状况的评价：机体内细胞内液、细胞外液、蛋白质、脂肪以及矿物质的含量是否正常。身体总水分分析、细胞内液和细胞外液比例等指标可用于发现肾病、高血压、心脏病、全身或局部水肿、营养不良患者有无存在水分不均衡现象。蛋白质总量：蛋白质大量存在于肌肉细胞内，它反映被检者的营养状态、机体的发育和健康程度。骨总量：即矿物质总量，指骨骼的重量与其体重做比较，可测出骨质疏松，矿物质偏低者需做骨密度的检测。脂肪总量：脂肪可用于诊断肥胖症和疾病的分析。

通过人体成分的测试亦可了解儿童肌肉发育的类型、四肢匀称的程度。肌肉形态是根据体重和肌肉的多少做出体质分类表。肌肉量偏少属于低肌肉型，此型肥胖的人较多，不论体重是否超重，大多都患有肥胖症；上下的匀称程度反映上、下肢发达程度，上肢欠发达反映缺乏运动，下肢虚弱反映肌肉萎缩；整体均衡则为正常人群特征。

（五）社区营养干预方案设计与实施

针对不同人群存在的营养问题，有针对性、选择性地采取特定的营养干预措施。例如：孕妇、乳母的营养干预；贫血患者的营养干预；维生素 C 缺乏症患者的干预。上报相关数据、资料，可为国家、地区食物生产提供发展依据、做出预警、采取弥补措施等。

1. 社区营养干预的内容 社区营养所要研究的内容，包括限定区域内各种人群的营养供给量、营养状况评价、人群食物结构、食物经济、饮食文化、营养教育、法制与行政干预，以及社会条件、社会因素等对居民营养的作用。主要从社会生活出发，着眼于社会人群总体，将营养科学和社会条件、社会因素相结合来研究解决居民营养问题。社区营养干预的内容包括提高社区人群的营养、改善膳食结构、预防和控制营养不良。

2. 社区营养干预的步骤与方法

（1）社区诊断：通过社区咨询、收集现有资料、专题小组讨论、深度访谈等全面了解该社区卫生问题、健康问题、资源问题等。了解干预的可行性和障碍、主要策略以及如何开展等。

（2）制订目标：包括总体目标和分目标。

（3）确定目标人群

1）一级目标人群：指建议健康行为改变的实施对象，即受影响最大或处于该营养问题的高危人群。

2）二级目标人群：指对一级目标人群有重要影响（如能激发、教育、支持和加强一级目标人群的信念和行为）的人，如卫生保健人员、家庭成员等。

3）三级目标人群：包括决策者、领导、提供资助者等。

3. 设计和选择营养干预计划

（1）选择社区营养干预措施的基本原则：

1）考虑营养问题的重要程度。

2）考虑对解决营养问题的作用大小。

3）考虑实施干预的难易程度、参与性和成本效益，以及对干预措施评估的难易程度和可持续发展等。

（2）干预方案设计步骤（以缺铁性贫血营养干预为例）：

1）制订总体方案设计框架：一般包括背景、项目目标、营养干预内容和计划、技术路线和活动内容、项目评价、时间、预算、负责和参加人员。

2）制订项目目标：

总体目标：降低学龄儿童缺铁性贫血患病率。

分目标：①提高居民（学生、家长、教师和一般人群）营养知识的知晓率；②提高含铁丰富的动物性食物的摄入量；③提高铁强化酱油的覆盖率；④建立学龄儿童缺铁性贫血的监测系统；⑤提高缺铁性贫血儿童的就诊率。

3）确定目标人群：一般人群、6~12 岁学龄儿童及其家长和教师。

4）制订营养干预策略：根据当地实际情况，对家长、教师采用营养教育为主的方式，提高对贫血危害的认识，加强预防和改善方法等知识的学习。儿童主要采用富铁食物营养干预。

5）确定主要活动：社区营养干预场所分为 3 类，即学校、社区、医院。

应针对不同的场所和干预对象，根据干预制订相应的干预活动计划，如在学校可以开展合理膳食教育，鼓励老师在日常教学活动中进行潜移默化地营养教育，加强对卫生老师和健康教育老师的培训，提高他们对缺铁性贫血儿童进行行为指导的能力。鼓励开展学生营养午餐，安排有专业知识的人员对学生膳食进行营养指导，并不定期地对食堂炊管人员进行营养知识培训，同时加强对营养午餐的监测和监督。

6）项目评价：①知识、态度、行为变化；②铁缺乏患病率和缺铁性贫血患病率的变化。

7）制订执行时间表。

8）编制经费预算。

9）写明参加单位和人员。

4. 营养干预策略 包括政策环境（指制定有利于营养干预的政策、规定等），进行营养教育干预（指通过公共信息、小传媒、人际交流等进行传播，提高人群的营养知识，促进人们态度和行为的改变）。行为干预指通过提供信息、示范、咨询等帮助人民进行健康生活方式的选择，改变行为的必要技能，促进不良饮食行为的改变和保持良好的生活方式，改变个人行为和技能。食物营养干预是指通过改变人们的膳食结构来达到减少营养缺乏病、慢性病的目的，如庭院种植计划、食物供应计划、食品强化、营养素补充剂等。

美国对社区营养健康管理的策略主要有6个方面：①个体生活方式的管理；②利用电话、互联网对个体实施健康需求管理；③根据美国国家疾病管理协会（Disease Management Association of America，DMAA）要求，进行跟踪式慢性病管理；④灾难性慢性病管理；⑤残疾管理；⑥综合的人群健康管理。

（六）营养健康教育及干预

1. 营养健康教育相关概念 健康教育（health education）是旨帮助对象人群或个体改善健康相关行为（health related behaviors）的系统的社会活动。健康教育在调查研究的基础上，采用健康信息传播等干预措施，促使人群或个体自觉采纳有利于健康的行为和生活方式，从而避免或减少暴露于危险因素的可能，帮助实现疾病预防控制、治疗康复、提高健康水平的目的。其特定目的是改善对象的健康相关行为。健康教育的活动，应该以调查研究为前提，健康教育的主要干预措施是健康信息传播。健康教育不仅致力于疾病的预防控制，帮助患者更好地进行治疗和康复，也努力帮助普通人群积极增进健康水平。

营养教育是健康教育的重要组成部分，是以改善患者的营养状况为目标，通过营养科学的信息交流，帮助个体和群体获得食物与营养知识、形成科学合理饮食习惯的教育活动和过程。

通过向社区群众宣传国家的营养政策及营养知识，从而达到提高营养知识水平、科学饮食、培养健康的生活方式、增进健康的效果。

2. 健康教育干预项目实施模式 健康教育干预是实现健康教育目标的途径，是按照健康教育计划所规定的方法和步骤组织的具体活动。在完成一项健康教育计划设计之后，应通过有效的干预活动使计划的目标得以实现，以获得预期的效果。在健康教育的整个过程中，实施计划的干预活动是健康教育的主题工作，也是健康教育工作的重点和关键。

健康教育项目实施的SCOPE模式将实施工作归纳和总结为以下5个主要环节：①制订实施时间表（schedule）；②控制实施质量（control of quality）；③建立实施的组织机构（organization）；④配备和培训实施工作人员（person）；⑤配备和购置所需设备物件（equipment）。该模式是对复杂健康教育干预活动的概括，也向健康教育工作者提示了做好健康教育干预工作的关键和要点。该模式见图1-1。

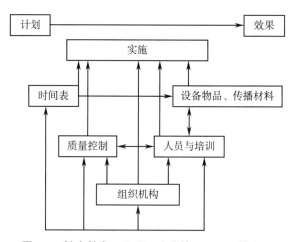

图1-1 健康教育干预项目实施的SCOPE模式图

3. 选择合适的营养健康教育方法 通常情况下健康教育的方法有很多,比如播放视听材料、口头讲解、示范训练及图文宣传等,并且不同的营养健康教育方法取得的效果也不同。其中口头讲解是主要的一种基本教育方法,该方法可以细分为 3 种形式,即沟通、被动和主动;图文宣传则选择图文相册、宣传卡片及宣传栏等多种书面形式,让社区人群自己去阅读教育内容,该方法更适用于具有一定文化基础的人群;播放视听材料则可以通过投影、电视、广播以及幻灯等方法进行健康教育;示范训练比较适用于自护技能、姿势以及操作等有关的教育内容。

(七)营养改善状况评估

通过电话调查、随访等方法对实施社区营养健康管理后的目标进行检验。通常包括两部分内容:①目标是否实现,从社区人群的言语及行为表现中可反映出营养健康管理的内容是否被接受和掌握,教育目标是否实现。②重审教育计划,对部分掌握和未掌握的社区人群要分析其原因,如目标是否定得过高、方式是否妥当等。针对分析出的原因,进行讲解或重新进入健康教育过程的再循环直至达到目标。临床研究资料表明,良好的营养健康管理可以引导人们养成正确的生活习惯和方式,进一步加强对自身身体健康状况的监测,有助于慢性疾病的预防。

二、落地推广模式

社区营养与健康管理的推广将在中国营养学会领导下,依托中国疾病预防控制中心营养与健康所,紧紧依靠中国营养学会社区营养与健康管理分会,团结相关企业,围绕国家政策开展系列工作。社区营养与健康管理落地推广模式将是营养落地需要打通的"最后一堵墙"。

社区营养与健康管理建设推广内容包括营养科普站/小屋创建,营养教育基地创建,示范社区和工作站创建评审,社区卫生服务中心开展营养门诊,社区营养指导员培训和巡回地针对社区医生进行营养评估、管理、指导等培训。积极引进各类新设备,积极开展新项目,如人体营养代谢车、人体成分分析仪的引进和营养代谢实验室项目的开展;依托信息化系统,提高管理效能,最后应用互联网构建成扎根营养、深入社区、走进家庭的大社区营养应用与服务体系。

(胡环宇)

📖 推荐阅读

[1] 焦广宇,李增宁,陈伟.临床营养学.北京:人民卫生出版社,2017.

[2] 刘瀚洋,穆云庆,冯泽永.美国管理型医疗对我国社区健康管理的启示.医学与哲学,2015,36(17):74-77.

[3] 孙海燕,汤晓峰,周丽华,等.慢性病健康管理模式在社区居家养老服务中的应用.重庆医学,2016,45(8):1062-1064.

[4] 夏颖,史廷明,刘家发,等.社区卫生服务健康管理发展现状及相关问题.公共卫生与预防医学,2013,24(1):58-61.

[5] 杨春.浅谈营养改善健康管理模式在社区人群中的应用.东方食疗与保健,2015(4):227-228.

［6］杨月欣.公共营养师(国家职业资格三级).北京:中国劳动社会保障出版社,2012.

［7］袁华财,张甜甜,郭冬梅,等.微型营养评价量表在社区老年人群中的信效度评价.山东大学学报(医学版),2018,56(09):82-87.

［8］张慧敏,刘小玲,李李.社区人群营养改善健康管理模式构想.护理学杂志,2011,26(17):82-84.

［9］中国营养学会.国民营养计划(2017—2030年).营养学报,2017,39(4):315-320.

［10］HAMIRUDIN AH,CHARLTON K,WALTON K. Outcomes related to nutrition screening in community living older adults:A systematic literature review. Archives of gerontology and geriatrics,2016,62:9-25.

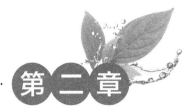
社区营养与健康管理工作的程序和方法

社区营养是面向社区的、家庭的、个体的,融合营养、膳食、运动及相关社会科学于一体的新的营养学科分支,以大众营养为手段,主动服务社区人群。向社区及相关政府部门提供信息,阐明合理营养对社区居民健康促进的重要作用,积极推动政府支持营养改善工作。社区营养有利于防控慢性疾病、延缓老龄化进程、提高人民生活质量、保障人民健康,还有利于节约社会资源、降低医疗支出、促进社区和谐发展。

健康管理是指一种对个人或人群的健康危险因素进行全面管理的过程。其宗旨是调动个人及集体的积极性,有效利用有限的资源来达到最大的健康效果。我们所说的健康管理是针对个体及群体进行健康教育,加强对健康危险因素的干预,以预防和控制疾病发生与发展、降低医疗费用、提高生命质量的一个过程和方法。简而言之,就是预防和控制疾病的发生和发展,用最小的代价,来获取最大的健康回报。健康管理的目的是通过对居民身体状况的检测,针对居民生活习惯、饮食习惯、运动方法等进行合理干预、系统管理,从而达到远离高血压、高血糖、高血脂、高尿酸、肥胖、心血管疾病、脑卒中、冠心病等慢性疾病,并保障人民健康,提高人均寿命的目的。

第一节 社区营养与健康管理工作的程序和内容

社区营养与健康管理是对社区居民的健康危险因素进行营养相关的全面管理的过程,即通过对居民身体状况的检测,针对居民生活习惯、饮食习惯、运动方法等进行合理干预、系统管理,同时开展有计划、有组织的社会和教育活动,使社区居民具有一定的营养和运动知识,了解膳食与健康、运动与健康的关系,从而自觉采用合理的膳食结构、科学的运动锻炼等来预防疾病、促进健康和提高生活质量。

社区营养工作的程序主要分为五个方面,包括现状调查、确定项目目标、制订计划、执行计划和评价效果。

一、社区营养现状调查与分析

在社区开展营养工作,首先要尽可能周密细致地收集与营养有关的各种资料,以便分析现状,确定存在的营养问题,研究造成这些营养问题的可能原因及影响因素,明确要优先解决的营养问题和干预的重点人群。

(一) 收集社区基础资料

1. 人口调查资料 该资料是了解当地的人口组成,如居民的年龄、性别、职业等,有助于估计当地的食物需要量和营养不良的发生状况。

2. **健康资料**　资料包括不同年龄人群的身高、体重和其他体格测量资料，以及与营养有关的疾病发生率、死亡率及死亡原因等资料。这些资料是衡量营养状况的重要指标，能表明营养不良的程度以及营养不良在降低人体抵抗力方面及与其他疾病的关系。

3. **经济状况**　通过人们的职业、收入情况，辅助了解当地群众是否有足够的购买力。

4. **文化教育程度**　该资料可为制订有针对性的、适合群众水平的宣传教育材料提供依据。

5. **宗教信仰**　了解不同宗教信仰人群所消耗的食物品种及差别。

6. **生活方式**　了解个人卫生状况，饮食行为、吸烟、饮酒等个人嗜好等，有助于了解影响人体营养状况的有关因素。

7. **供水情况**　有助于鉴别可能传播疾病的水源或有无清洁卫生饮用水供给，是否有足够的水源供农作物的生长等情况。

8. **食物生产和贮存**　了解当地有哪些可供食用的食物，以及这些食物在不同季节的供应及贮藏情况，该资料可反映当地粮食及其他食物的购销情况。

9. **农业用品的供应**　了解农用设备、种子、农药和化肥等情况。并了解当地正在执行的规划和社会服务设施，有哪些可以服务于社区营养工作。

10. **可能的资金来源**　帮助估计营养计划的经费预算。

（二）获得社区资料的途径

1. **收集现有的统计资料**　可从政府行政部门（卫生、财政、统计、环境、交通等）、卫生服务机构（医院、疾病控制中心、妇幼保健院等）、科研学术部门（院校、研究所）及其他部门现有相应的统计报表、体检资料、学术研究报告或调查数据中获得所需的信息。在利用现有资料时应注意对所获得的资料进行质量评价，要注意发表的时间，是否符合客观实际，论据是否充分，经确定资料可靠后再进一步分析数据。同时，还应注意某些资料是否存在保密问题。

2. **定性资料的收集**

（1）访谈法：调查人员带着问题去面对面地向某些人征求意见和看法。访谈的对象包括领导者、社区居民、医务人员及专家等。访谈前要制订访谈提纲，内容可包括：您认为社区中主要的疾病和健康问题是什么，您认为怎样才能减少这些问题，您认为这些问题中应首先解决哪几个问题等。在访谈过程中要认真做好记录，包括被访谈者的年龄、性别、职务、在社区中的角色、工作年限、主要意见和建议等。

（2）专题小组讨论：是根据调查目的确定讨论主题，在主持人的领导下，调查对象在 1h 左右的时间内，围绕主题进行讨论并由记录员现场记录讨论内容。专题小组讨论的对象可以是本社区的居民代表、行政管理人员、卫生人员，一般 8~10 人一组。与访谈法不同的是主持人受过专门的人际交流技能培训，有一定的经验，并了解当地的基本情况，运用良好的语言技巧鼓励和启发大家讨论，有较好的组织能力，调整和控制讨论的内容与进展。专题小组讨论可以通过比较充分的信息交流过程，在小组成员之间获得相互启发的沟通效果，从而获得丰富的信息资料。

3. **定量资料的收集**　要获得人群发生某种事件的数量指标，如患病率或探讨各种因素与疾病、营养间的数量依存关系，这种研究称为定量研究。定量资料的收集方式有以下几种：现场调查、信函调查、电话调查。现场调查可通过面对面调查和自填式调查两种方式进行。面对面调查具有形式比较灵活、对调查对象文化程度要求不高、问卷回收率较高、准确性比较高等特点;自填式调查一般较节省时间、人力及财力,但问卷回收率较低,内容也不够准确,信函调查和电话调查一般覆盖面较广,但回收率较低。

（三）确定营养问题

收集资料后,经过整理分析,确定是哪些营养问题,包括存在营养不良或营养不良高发的社区或村落、营养不良主要的人群特点、存在何种营养不良或营养缺乏病、营养不良的程度、发生营养不良的原因等。

（四）建立营养不良因果关联模型

营养不良或营养缺乏病往往由多种原因引起,有直接原因,也有间接原因。为了清楚地表示营养不良或营养缺乏病的原因,可绘制一个简单的原因示意图。通过原因示意图,可使营养不良的原因及其相互之间的关系一目了然。

二、确定社区项目目标

在现状调查与分析的基础上,对所存在的营养问题进行综合分析,找出当地急需解决的重大问题。在制订计划前应首先明确项目目标,项目目标是陈述希望通过开展相关活动所要获得的结果和成果。针对项目目标选择可行性干预措施和具体的活动安排,有时项目目标也可分开制订,如包括总目标和分目标。

（一）制订项目目标的原则

1. 项目目标应描述得非常准确、清楚,使得项目执行者明确应做什么。

2. 项目目标应有一些衡量标准,以便能辨别活动是否开展得顺利。这些标准应包括项目所花的时间,以及活动应达到的质量等。

3. 项目目标要根据当地条件而制订,做到切实可行。

（二）制订项目目标举例

正确的项目目标应做到明确、有时间要求、有衡量指标并切实可行。例如:针对人群蛋白质摄入不足问题制订计划,项目的目标是增加大豆生产,改善蛋白质摄入量,要求时间在一年内完成,衡量指标为 70% 农户参加此项目。可行性分析认为,促进大豆生产可增加人群蛋白质摄入量,70% 农户参与是可行的,因为 100% 农户参与不太现实。项目目标示例见表 2-1:

表 2-1　项目目标的制订示例

项目目的	项目目标
培养父母正确的婴幼儿喂养方法	1 年内,通过向青年父母进行营养教育,使 80% 的父母懂得婴幼儿辅食添加的好处及正确的添加方法
改善孕妇贫血	在 1 年内,通过对孕妇进行营养教育和服用富铁食品,使孕妇的贫血患病率从 45% 降低到 10%
改善学龄前儿童蛋白质营养不良	在 2 年内,使 80% 的家庭种植大豆,60% 的家庭养殖家禽,70% 的家庭参加扩种家庭菜园。在 3 年内,使 3 岁以下儿童营养不良发生率从 50% 降至 10%

三、制订社区干预计划

计划是一个周密的工作安排,制订计划应周密、可行,以便各项措施能有条不紊的执行。

(一) 计划内容

1. 项目背景的描述。

2. 列出计划的总目标及具体分目标。

3. 工作所需的人力、物力清单。人力包括培训班师资、家庭菜园农业技术指导员等。物力包括营养宣教材料,如蔬菜种子、化肥等。

4. 项目活动的时间安排,如何时进行社区动员、何时举办培训班、何时家庭随访等。

5. 经费预算,估计每一项活动所需的费用和项目的总费用。经费预算包括现场组织管理、培训班、现场调查、实验室检查、营养教育材料制作印刷,以及采购蔬菜种子、果树苗、雏鸡、雏鸭和农具等的费用。

6. 项目执行组织机构,领导及各协作单位的参加人员名单。

7. 项目的评价方案,包括过程评价、效果评价。

(二) 项目计划的要求

1. **针对性**　项目计划应具有较强的针对性,通过安排的活动计划能够实现项目目标。

2. **可行性**　计划能否在执行过程中顺利开展,主要取决于计划活动所涉及的资源、技术、经费、时间、社区的参与性等是否能符合或满足要求。

3. **易于确定靶目标**　活动计划应能够针对项目所选定的高危人群产生效果。

4. **低经费开支**　选择最低限度的经费开支,应优先选用既花钱少又效益高的措施。

5. **易于评价**　活动计划能较好地体现预期的项目目标,有一定的评判标准和可测量性。

四、执行干预计划

(一) 制订年计划表和日程表

年计划表的制订可使工作人员对一年的工作安排一目了然。制订年计划应注意避开传统节假日及影响现场工作的重要时期(如农村农忙季节等)。日程表是管理项目的重要手段,项目工作人员要求每天按日程进行工作,并将每天做的事情(工作例会、现场动员、现场调查、家庭访问等)做详细的工作记录。记录要做到及时、突出重点、清楚易读。

(二) 部门间密切合作,各负其责

为了保证计划能顺利地按要求执行,开展营养改善工作要在当地政府的领导下,与农业、商业、教育、卫生等部门共同协作,明确各部门的任务,建立良好的工作关系。部门质检共用资源、互通有无、节省经费。同时,做到各负其责,如营养工作者主要负责营养教育、营养咨询和营养调查等;医院负责临床检查和临床治疗;农业技术员负责农业生产技术指导,开发农作物新品种,增加水果、蔬菜生产,发展养殖业等;商业部门负责食物的供给等。强调执行计划要建立在广泛发动和依靠群众的基础上。

(三) 执行计划的管理

执行过程中要做好项目的档案、收支账目及现场工作的管理;制订并切实执行项目报告制度,包括项目的工作进展报告、经费报告、总结报告及评价报告;要严格执行计划中所制订的各项活动及时间安排,并进行监测,以便及时发现问题并进行修正。

五、干预项目的评价

计划执行结束或在执行过程中,对各项措施的效果要进行评价,评价是一个连续的过程,是衡量项目进展和效率的有效工具。社区营养监测与改善项目执行结束后均需进行营养评价,这也是对工作执行成功程度进行系统的鉴定。在计划执行结束后,需对各项措施的效果进行评价,通过评价可知道该项目取得了什么成绩、是否达到预期目的、营养项目的资源是否正确利用、有何成果、存在什么问题,同时也为下一阶段的计划提供重要的科学依据。评价营养改善措施主要围绕以下四个方面:

（一）投入

需对开展项目所投入的资源(经费、食物、材料、交通等)和服务方面(劳动力、后勤等)进行评价,如经费是否到位、使用是否合理、是否做到低成本高效益等。

（二）结果

是与投资有关的结果,也是对项目执行系统的评价,如覆盖率、增加食物生产、增加家庭的收入、增加食物购买力等是否达到预期目标。

（三）效果

评价一系列的改善措施对营养健康状况的改变,以及产生精神行为和生理变化的效果,如知识提高、目标人群行为和能力改变、观念转变、营养不良发病率降低、死亡率的变化、儿童生长发育改善等。

（四）效益

评价由于改善措施增进人体健康所带来的远期社会效益,如提高劳动生产率、增强智力体力、延长寿命、提高生活质量、降低医疗保健成本等。

（陈超刚）

第二节　社区营养与健康管理工作方法

在社区慢性病健康管理方面,主要开展形式是社区健康教育、社区健康管理,以及社区慢性病监测和观察,以达到更好防治慢性病的目的。

一、社区健康教育

通过完善健康教育体系、丰富健康教育内容、采用多种教育方式来提高社区人群中对慢性病的知晓率和控制率,延缓慢性病患者病情进展、降低复发率、减少并发症、改善心理状态,从而延长寿命,提高生活质量。

（一）完善健康教育体系

在社区层面落实健康教育机构的工作人员,建立健全相关规章制度,明确工作责任;配合健康教育,加强社区中老年人员检测,把握第一手资料,以便及早发现慢性病患者。同时,还需健全社区慢性病防治档案。

（二）丰富健康教育内容

通过区分对象、讲求实效的原则来进行,做到有的放矢,不千篇一律。例如,一般高血压患者的宣教重点在于饮食指导、用药指导、运动指导、生活方式指导;高危人群的宣教重点在于矫正不良行为习惯,养成健康的生活方式,同时要求他们进一步做好身体各方面的筛查和监测;大众化健康教育的宣教重点在于树立全面的健康观念、良好的卫生习惯,以防患于未然。

(三)采用多种健康教育的方式

在慢性病健康教育方式的选择上,坚持面对面的个体化指导与媒体广泛宣传相结合的方式,以及知识普及与防护技能相结合的方式,广泛开展形式多样的健康教育,其中包括群体教育、个体教育、随机性教育、社区宣传画、书面教育、影像宣传及电话咨询等方式。

通过对社区慢性病患者实施健康教育措施,可有效地提高患者对慢性病的认知水平、掌握科学合理的自我管理方法、增强其自我保健意识,从而促进其生活行为的改变,有效控制慢性病;通过实施系统的健康教育干预,改变慢性病不良卫生行为,特别是在食盐、吸烟、饮酒、运动等方面加强宣教,改善、减少疾病的发生。

二、社区健康管理

社区健康管理是指以社区为单位,多部门协作,有组织有计划地开展一系列活动,以创造有利于健康的环境,改变人们的行为和生活方式,降低健康危险因子水平,预防疾病,促进健康,提高生活质量。首先要调查社区疾病发生情况及其相关因素。例如,为了更好地加强社区健康管理,某社区工作人员与相关机构合作,对居民进行抽样调查,经过调查476名居民发现:近44%的居民饮食结构不合理,近40%的居民体力活动缺乏,近28%的居民吸烟,近13%的居民经常熬夜。调查还发现,体力活动不足、经常熬夜、吸烟和饮食过量的发生率随年龄增加而降低;超重、脂肪肝以及血压、血糖、血脂等代谢指标异常率随年龄增加而升高。在了解了该社区居民慢性病的主要危险行为和因素的基础上,社区制订详细的干预策略。社区居委会积极组织动员社区居民共同努力,发展社团,形成社区支持体系。

三、社区慢性病监测及观察

以现代通信方式或病友会的形式,在社区及时了解慢性病患者病情变化,同时,采取多种手段对社区慢性病患者进行监测。

(一)注重健康宣传,促进慢性病监察

按照"形式要多,受益要广,效果要好"的十二字方针,通过组建健康俱乐部,向每家每户发放慢性病宣传资料和物品、在社区建立慢性病宣传专栏、在社区活动室播放慢性病宣传片等营造出浓郁的慢性病防治氛围。在社区积极开展全民健康教育,充分利用广播、电视、报刊、网络向大众宣传科普知识。在每个卫生日积极开展多种形式的宣传活动,积极创新宣传办法,拓宽宣传渠道。在糖尿病宣传周,社区应尝试使用短信宣传方式,向居民发送健康短信。

(二)重视疾病对人的危害,提高自我防范意识

疾病筛查是发现慢性病患者最有效与最经济的手段之一。在社区可通过疾病普查活动发现高血压和糖尿病患者、掌握社区高血压和糖尿病的患病情况、普及高血压等慢性病的防治知识;同时为患者建立健康档案,提高患者对疾病的自我重视和预防能力。社区病友会以健康档案的形式,对每一位病友进行监察。患者自身对慢性病进行监察,同时告诉医生自己服用哪一种药比较有效,由此达到良好的效果。

（三）扶持弱势群体，做到病有所医

在社区慢性病监察站向弱势群体的慢性病患者进行倾斜，建立以残疾人、革命伤残军人、孤寡老人、特困家庭和70岁以上老人为主的定向服务健康档案。根据他们的需求，结合服务站实际能力开展服务，除了监察站的基本服务外，还可为社区的低保户设立特定的免费体检项目等。

四、健康管理和干预关键措施

（一）更新社区管理工作人员对慢性病的防治理念

社区慢性病综合防治不是单纯的卫生业务行为，更是一种群体行为，一种政府行为与社会行为。社区慢性病健康管理也是一项惠及百姓、非常有效、有重要意义的工作。运用健康教育与健康促进的理论，前瞻性的卫生服务模式，将慢性病防治的关口前移，针对不同目标人群进行综合管理。通过对健康人群、亚健康人群和疾病人群的健康进行全面监测、分析、评估、预测、干预和维护，教会患者自我管理健康的方法，提高患者自我管理的能力，以较少的投入获得较大的健康效益。

（二）完善政策扶持措施

慢性病防治是一项长期艰巨的工作，具有公共卫生产品属性，离不开政府政策的扶持。为了促进社区慢性病健康管理的长远发展，社区政府应将社区慢性病的行为干预和健康管理逐步列为由政府购买的公共卫生项目，纳入社区卫生服务日常工作考核，同时把慢性病防治费用纳入医保报销范围，为慢性病健康管理和社区卫生服务相互促进发展创造良好的政策环境。

（三）转变居民健康意识

在慢性病防治中，不良生活方式的干预是一项艰巨的工作，需要调动社区多方资源，将疾病防治从医生为主体向医生和个人互动转变，使患者知道自己的健康危险因素，了解危险因素的严重程度及其后果，掌握控制危险因素的方法，从而更多地发挥慢性病患者的主体能动性，促使他们从被动地接受服务向主动地寻求服务转变，积极参与决策自己的健康管理，承担自身保健责任。事实上，一整套行之有效的管理机制建立并实施之后，最根本的问题还是在于居民的健康观念。因此，应该定期为社区居民讲授关于健康和慢性病的防治知识，积极向广大市民传播健康知识，倡导健康的生活方式，教给人们基本的防病常识，改变人们传统的思想观念和行为生活习惯，提高市民健康水平。

（四）提高社区管理卫技人员素质

社区慢性病健康管理是一种综合性干预手段，涉及预防医学、社会学、健康促进等多项专业知识。为此应通过建立专项人才引进制度和加强业务培训等措施，优化社区卫生人才队伍结构，提高专业业务技术水平，转变健康服务理念，推动社区慢性病健康管理的持久发展。

（刘　兰　王重建）

推荐阅读

［1］陈曼曼.苏州社区慢性病健康管理:具体形式与基本经验.学理论,2012;,(36):73-74.

［2］葛可佑.中国营养师培训教材.北京:人民卫生出版社,2005.

［3］李晓风,刘付琴,王艳梅.社区居民健康档案管理.首都公共卫生,2010;,4(6):279-281.

［4］刘玉琴.浅析健康档案管理对社区卫生服务质量提高的重要性.科技创新导报,2012;,(6):195.

［5］马丽超,郑洪兵,杜杰,等.有效建立和使用社区居民健康档案.中国社区医师,2005;,7(23):124-125.

［6］吴多文,范华,肖晓艳.国内慢性病的现状、流行趋势及其应对策略.中国临床康复,2005;,9(47):126-128.

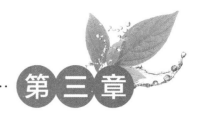

第三章

社区营养和健康状况的诊断

由于人体健康受到诸多因素的影响,包括生活方式、环境、遗传、医疗等条件,因此如何全方位地合理干预、更好地提高国民健康素养显得尤为重要。《"健康中国 2030"规划纲要》和《国民营养计划(2017—2030 年)》等政策精神,均提倡以基层为重点,预防为主,加快推进健康中国、健康社区建设。因此,社区营养与健康管理模式应运而生。

第一节 概　述

社区(community)是由若干个社会群体或社会组织聚集在某一个特定领域里所形成的一个生活上相互关联的大集体,是社会有机体最基本的内容,也是宏观社会的缩影。社区的基本要素包括一定数量的人口、一定范围的地域、一定规模的设施、一定特征的文化、一定类型的组织。社区是城市的"细胞",同时每个社区还拥有本社区独特的文化,社区文化可以看作是一种特殊社会文化,它是在社区这一特定的社会组织中形成、发展起来的,是鲜明个性的群体意识、价值观念、行为模式、生活方式等文化现象的总和。因此,以社区为对象进行干预,既有利于具体工作的开展和把控全局,又可以充分的节约资金并提高工作效率。

《"健康中国 2030"规划纲要》和《国民营养行动计划(2017—2030 年)》提出"全面普及膳食营养知识,引导居民形成科学的膳食习惯,对重点人群实施营养干预""依托基层医疗卫生机构或社区营养室,为居家养老人群提供膳食指导和咨询"。对社区人群进行营养与健康的相关知识教育,通过该教育可以在社区广泛传播健康知识,使社区人群建立积极、正确的营养与健康态度和信念,进而改变其健康相关行为。

我国国土面积辽阔,不同地区的气候等环境条件相差较大,导致不同地区的粮食等农产品各种各样,如今交通便利,运输行业发达,人们可以吃到各地生产的多种蔬菜水果等食物。这也使得营养相关知识的教育与普及难度增大,由于食物的种类多种多样、营养知识较为广泛,导致人群的营养相关知识学习成本增高、难度增大,也增加了在老年人中进行营养教育的难度。目前个体化膳食指导方法在医院应用较多且推广效果较好,但这种模式只适合在医院应用,并不适合在社区开展快速、大人群营养干预。同时经过大量的调查发现,社区人群尤其是老年人群在营养教育中更重视营养与疾病以及营养补充剂知识,如何种营养补充剂有益于健康、吃什么营养补充剂可以预防和治疗疾病,而忽略了膳食结构对健康的影响的重要性。

目前,越来越多的居民开始逐渐重视自身营养与健康问题,但是由于无法及时获取准确的营养与健康等专业方面的知识,使其在该方面走了很多弯路。对居民进行营养与健康的宣教,最好的方式是以社区为单位,对广大人群进行集中式的教授与指导。我国越来越多的高校开始逐渐开展社会服务活动,并取得了极好成效。根据医学营养专业人才培养需求,进行医学营养专业社区服务式教学改革的探索,以此加强相关人员社区服务的工作能力,进而在完成学业或培训后可以快速融入社区工作中,为广大的社区居民带去营养与健康等方面的知识。

现今,我国也逐渐开始重视在社区开展营养健康教育与宣传,通过聘请营养专家进行健康讲座、发放宣传手册、定期在社区公示栏张贴海报,同时结合电视、网络等现代多媒体工具来达到营养健康知识宣传的目的,使社区居民可以获得足够的营养与健康知识,提升居民注重营养健康的思想意识。

对社区居民进行营养健康教育,其内容包含多个方面:营养和膳食与健康的关系、食物搭配及食品安全卫生知识、加工和烹调食物对营养素的影响、有关常见病营养知识健康教育等。要想从根本上改变人们的膳食结构与生活习惯,增强预防营养相关疾病的观念,提高健康意识,单靠有限的营养师或专业的健康教育工作者是远远不够的,必须动员全社会的力量,同时引起政府重视。例如:日本在战后很快制定了《营养师法》,1952年又制定推行《营养改善法》,美国与欧洲国家都有相应的营养专业的委员会,并定期开展一系列的专业会议,制定最新的标准。长期的投入使得西方国家的营养与健康方面的成就已初见成效,欧美国家的居民身体素质不断改善,并且其身体素质要远超于其他国家,尤其是非洲和拉丁美洲等不发达国家和地区。

我国已经逐渐增加在营养与健康专业方面的重视与投入,近年《政府工作报告》中多次提出"逐步改善国民营养水平和健康素质",习近平总书记也指出,各级科协组织要让科普活动更多地走进社区、走进乡村,走进生产、走进生活。今后我国应该进一步重视营养与健康等相关专业发展的重要性,完善相关立法,加快相关工作在社区的普遍开展,以提高我国居民的营养与健康水平。

社区营养与健康管理是对社区居民的健康危险因素进行全面管理的过程,是健康教育的一个分支。通过对社区人群的健康状况进行检测,针对居民生活习惯、饮食习惯、运动方式等进行合理干预、系统管理,同时有计划、有组织地开展社会和教育活动以进行相关健康教育,普及营养和运动等健康知识,使每个社区成员、家庭等社区人群具备一定的健康素养,能够自觉采取健康生活方式,来达到预防疾病、促进健康和提高生命质量的目的。本章主要介绍人群营养与健康状况诊断和个人营养与健康状况诊断的相关内容及诊断方法,如食物摄入和膳食结构、营养状况(营养不良、超重肥胖、缺铁性贫血等),以便准确及时地发现社区居民存在的健康问题,有针对性地开展社区营养与健康管理。

(李增宁　胡环宇)

第二节　人群营养与健康状况诊断

人群营养健康状况诊断是社区营养与健康管理的重要内容,是评价人群素质、社区卫生保健水平及社区营养与健康管理水平的重要手段。通过在社区人群中开展膳食调查,结合实验室检测和体格测量等方法,对社区人群的健康状况进行检测,及时发现人群中存在的营养相关性问题,并针对问题在人群饮食习惯、行为生活方式方面开展健康教育和合理干预,促进人群自觉养成合理的膳食习惯、科学的行为生活方式,从而促进居民健康、预防疾病,提高社区人群的健康素养。

一、诊断目的

通过了解社区人群的食物摄入情况,及对营养不良的症状和体征的判别,调查社区人群的营养状况,包括营养不良、超重肥胖、缺铁性贫血、夜盲症、骨质疏松等营养相关疾病的发生情况,对人体营养状况做出评价,及时发现人群中存在的营养不良和微量营养素缺乏等情况,研究和解决社区人群营养问题,进一步提高社区人群的生活质量。

二、诊断内容

(一)食物摄入和膳食结构

膳食结构是指各类食物的品种和数量在膳食中所占的比重。根据各类食物所能提供能量及各种营养素的数量和比例,可以衡量膳食结构的组成是否合理。食物摄入评价包括膳食结构分析、能量来源分析、蛋白质来源分析、营养素供给分析等。对人群的膳食结构进行评价依据"中国居民平衡膳食宝塔"。其一共分五个部分,即由下而上共5层:①底层,谷类薯类及杂豆,每人每天应吃 250~400g。②第二层,蔬菜和水果,每人每天应分别吃 300~500g 和 200~400g。③第三层,畜禽肉类,40~75g,鱼虾类 40~75g,蛋类 40~50g。④第四层,奶类和奶制品 300g;大豆类(黄豆、黑豆和青豆)及坚果 25~35g。⑤第五层,油盐类,每天摄入油不超过 25~30g,盐 <6g;水 1 500~1 700ml;身体活动 6 000 步。"宝塔"中各类食物的摄入量一般指食物的生重,能量为 1 600kcal~2 400kcal。

对人群能量和营养素摄入量进行评价依据《中国居民膳食营养素参考摄入量》(DRIS)(2013 版)。《中国居民膳食营养素参考摄入量》(2013 版)是为正常人群设计的,是保证正常人体或人群的良好营养状态和健康的日常摄入量。《中国居民膳食营养素参考摄入量》推荐的膳食能量来源分布是碳水化合 50%~65%,脂肪占 20%~30%(1~3 岁为 35%),蛋白质 10%~15%。

(二)营养状况

1. 营养不良　泛义的营养不良包括营养低下和营养过剩,但本节提到的营养不良主要是指营养低下。营养不良主要分为水肿型营养不良和消瘦型营养不良。以蛋白质缺乏为主,能量供给尚能适应机体需要时会出现水肿型营养不良;能量和蛋白质均长期严重缺乏时则会出现消瘦型营养不良。

营养不良的诊断指标:

(1)儿童营养不良诊断指标:主要有身体指标和营养状况生化指标,身体指标有年龄别身高(height for age)、年龄别体重(weight for age)、皮褶厚度(skinfold thickness)。营养状况生化指标主要有血清白蛋白。通过儿童青少年身高筛查生长迟滞界值点、消瘦界值点、皮褶厚度等判定儿童是否出现营养不良。按中国 6~18 岁男女学龄儿童青少年年龄别身高筛查生长迟滞界值点和年龄别体重指数(body mass index,BMI)筛查消瘦界值点评价 6~17 岁儿童青少年是否存在营养不良,具体见表 3-1 和表 3-2。

(2)成人营养不良诊断指标:主要通过 BMI 判定,通过已测定的身高和体重计算得出,计算方法为 BMI= 体重(kg)/ 身高 ^{2}(m^2),我国成年人 BMI<18.5 时为营养不良。

表 3-1　6~18 岁男女学龄儿童、青少年分年龄身高筛查生长迟缓界值范围

年龄 / 岁	男生 /cm	女生 /cm	年龄 / 岁	男生 /cm	女生 /cm
6.0~	≤106.3	≤105.7	12.0~	≤133.1	≤133.6
6.5~	≤109.5	≤108.0	12.5~	≤134.9	≤135.7
7.0~	≤111.3	≤110.2	13.0~	≤136.9	≤138.8
7.5~	≤112.8	≤111.8	13.5~	≤138.6	≤141.4
8.0~	≤115.4	≤114.5	14.0~	≤141.9	≤142.9
8.5~	≤117.6	≤116.8	14.5~	≤144.7	≤144.1
9.0~	≤120.6	≤119.5	15.0~	≤149.6	≤145.4
9.5~	≤123.0	≤121.7	15.5~	≤153.6	≤146.5
10.0~	≤125.2	≤123.9	16.0~	≤155.1	≤146.8
10.5~	≤127.0	≤125.7	16.5~	≤156.4	≤147.0
11.0~	≤129.1	≤128.6	17.0~	≤156.8	≤147.3
11.5~	≤130.8	≤131.0	17.5~18.0	≤157.1	≤147.5

表 3-2　6~18 岁男女学龄儿童、青少年分年龄体重指数（BMI）筛查消瘦界值范围

年龄 / 岁	男生 BMI/（kg·m⁻²）		女生 /（kg·m⁻²）	
	中重度消瘦	轻度消瘦	中重度消瘦	中重度消瘦
6.0~	≤13.2	13.3~13.4	≤12.8	12.9~13.1
6.5~	≤13.4	13.5~13.8	≤12.9	13.0~13.3
7.0~	≤13.5	13.6~13.9	≤13.0	13.1~13.4
7.5~	≤13.5	13.6~13.9	≤13.0	13.1~13.5
8.0~	≤13.6	13.7~14.0	≤13.1	13.2~13.6
8.5~	≤13.6	13.7~14.0	≤13.1	13.2~13.7
9.0~	≤13.7	13.8~14.1	≤13.2	13.3~13.8
9.5~	≤13.8	13.9~14.2	≤13.2	13.3~13.9
10.0~	≤13.9	14.0~14.4	≤13.3	13.4~14.0
10.5~	≤14.0	14.1~14.6	≤13.4	13.5~14.1
11.0~	≤14.2	14.3~14.9	≤13.7	13.8~14.3
11.5~	≤14.3	14.4~15.1	≤13.9	14.0~14.5
12.0~	≤14.4	14.5~15.4	≤14.1	14.2~14.7
12.5~	≤14.5	14.6~15.6	≤14.3	14.4~14.9
13.0~	≤14.8	14.9~15.9	≤14.6	14.7~15.3
13.5~	≤15.0	15.1~16.1	≤14.9	15.0~15.6
14.0~	≤15.3	15.4~16.4	≤15.3	15.4~16.0
14.5~	≤15.5	15.6~16.7	≤15.7	15.8~16.3
15.0~	≤15.8	15.9~16.9	≤16.0	16.1~16.6
15.5~	≤16.0	16.1~17.0	≤16.2	16.3~16.8

续表

年龄/岁	男生 BMI/(kg·m⁻²)		女生/(kg·m⁻²)	
	中重度消瘦	轻度消瘦	中重度消瘦	中重度消瘦
16.0~	≤16.2	16.3~17.3	≤16.4	16.5~17.0
16.5~	≤16.4	16.5~17.5	≤16.5	16.6~17.1
17.0~	≤16.6	16.7~17.7	≤16.6	16.7~17.2
17.5~18.0	≤16.8	16.9~17.9	≤16.7	16.8~17.3

2. 超重肥胖　超重指体内脂肪累积过多,可能造成健康损害的一种前肥胖状态;肥胖指由多因素引起,因能量摄入超过能量消耗,导致体内脂肪累积过多达到危害健康的一种慢性代谢性疾病。超重肥胖诊断指标:国际通用 BMI 来评价个体超重和肥胖,分人群 6~17 岁儿童青少年、18 岁及以上成人。

(1)学龄儿童青少年超重与肥胖筛查:中华人民共和国卫生健康委员会于 2018 年 2 月 23 日发布《学龄儿童青少年超重与肥胖筛查》标准,并于 2018 年 8 月 1 日起实施。该标准适用于对我国所有地区各民族的 6 岁~18 岁学龄儿童青少年的超重与肥胖的筛查。标准见表 3-3。

表 3-3　6~18 岁学龄儿童、青少年性别年龄别体重指数(BMI)筛查超重与肥胖界值范围

年龄/岁	男生/(kg·m⁻²)		女生/(kg·m⁻²)	
	超重	肥胖	超重	肥胖
6.0~	16.4	17.7	16.2	17.5
6.5~	16.7	18.1	16.5	18.0
7.0~	17.0	18.7	16.8	18.5
7.5~	17.4	19.2	17.2	19.0
8.0~	17.8	19.7	17.6	19.4
8.5~	18.1	20.3	18.1	19.9
9.0~	18.5	20.8	18.5	20.4
9.5~	18.9	21.4	19.0	21.0
10.0~	19.2	21.9	19.5	21.5
10.5~	19.6	22.5	20.0	22.1
11.0~	19.9	23.0	20.5	22.7
11.5~	20.3	23.6	21.1	23.3
12.0~	20.7	24.1	21.5	23.9
12.5~	21.0	24.7	21.9	24.5
13.0~	21.4	25.2	22.2	25.0
13.5~	21.9	25.7	22.6	25.6
14.0~	22.3	26.1	22.8	25.9
14.5~	22.6	26.4	23.0	26.3

续表

年龄/岁	男生/(kg·m⁻²)		女生/(kg·m⁻²)	
	超重	肥胖	超重	肥胖
15.0~	22.9	26.6	23.2	26.6
15.5~	23.1	26.9	23.4	26.9
16.0~	23.3	27.1	23.6	27.1
16.5~	23.5	27.4	23.7	27.4
17.0~	23.7	27.6	23.8	27.6
17.5~	23.8	27.8	23.9	27.8
18.0~	24.0	28.0	24.0	28.0

（2）18 岁及以上成年人超重肥胖筛查：中国标准：$24kg/m^2 \leqslant BMI < 28kg/m^2$ 为超重，$BMI \geqslant 28kg/m^2$ 为肥胖；国际标准：$25kg/m^2 \leqslant BMI < 30kg/m^2$ 为超重，$BMI \geqslant 30kg/m^2$ 为肥胖。

3. 缺铁性贫血　由于体内铁缺乏，导致血红蛋白合成减少，引起低血红素性贫血，是我国常见的营养缺乏病。诊断指标：受年龄、性别和海拔高度等因素的影响，血红蛋白及红细胞的正常值不同，因此诊断贫血的标准也不同。国内诊断贫血的标准一般为：成年男性 Hb<120g/L，成年女性 Hb<110g/L，孕妇 Hb<100g/L；WHO 标准：6~59 个月为 110g/L，5~11 岁为 115g/L，12~14 岁为 120g/L，>15 岁非孕女性为 120g/L，>15 岁男性为 130g/L，怀孕妇女为 110g/L。另外海拔每增加 1 000m，Hb 相应值增加 4% 作为诊断标准，见表 3-4。

表 3-4　血红蛋白含量界值和海拔 1 000 米调整后界值

人群	界值/(g·L⁻¹)	海拔 1 000 米调整后界值/(g·L⁻¹)
6~59 月龄儿童	110	114.4
5~11 岁儿童	115	119.6
12~14 岁儿童	120	124.8
15 岁以上男性	130	135.2
15 岁以上女性（非孕妇）	120	124.8
孕妇	110	114.4

注：海拔调整后的贫血诊断标准 = 原诊断标准 × [1+4%× 调查点海拔高度(m)/1 000]。

4. 维生素 A 缺乏　维生素 A 是人体必不可少的一种重要微量营养素，维生素 A 缺乏症是因体内维生素 A 缺乏引起的以眼、皮肤改变为主的全身性疾病。

诊断指标：维生素 A 的营养状况可以根据临床检查和实验室检测结果进行营养状况评价及个体的维生素 A 缺乏诊断。

（1）临床检查：如出现夜盲症或眼干燥症等眼部特异性表现或各种消化道疾病或慢性消耗性疾病史等情况，可初诊断为维生素 A 缺乏，需进一步到实验室检查，早期确诊。

（2）实验室检测：

1）血浆维生素 A：判定标准见表 3-5，血浆维生素 A 水并不能完全反映全身组织的维生素营养状态,在高度怀疑下可以使用相对剂量反试验(relative dose response test,RDR)进一步确定。

表 3-5　血浆维生素 A 浓度判定标准表　　　　　　　　　　　　　　　单位:μg/L

人群	正常	血浆维生素 A 浓度缺乏	亚临床状态缺乏
婴儿	300~500		
成人	≥200	<100	100~200

2)血浆维生素 A 结合蛋白(retinol blinding protein,RBP)测定:能敏感反映体内维生素 A 的营养状况,正常值为 23.1mg/L,低于此值有缺乏可能。

3)眼结膜上皮细胞检查:在显微镜下找到角质上皮细胞有诊断意义。

4)暗适应检查:如发现暗光视觉异常,有助诊断。

5. 钙缺乏　钙是构成人体骨骼和牙齿的重要组成部分,也是维持细胞正常生理状态所必需的矿物质,我国居民钙摄入量普遍偏低,钙缺乏症仍较常见。

诊断指标:由于钙大量储存在骨骼中,在体内代谢受灵敏的平衡机制的调节,因此目前还缺乏评价人体钙营养水平的理想方法。因此,通常用骨强度来判定钙储存状况以评价钙营养状况。

(1)生化指标:目前总的认为,钙生化指标不是反映机体营养状况的合适指标。

1)尿钙反映体内钙平衡状况,24h 尿羟脯氨酸/肌酐比值与膳食钙摄入量有关,可以此作为评价钙的营养状况指标之一。

2)由于血钙不受膳食钙影响,一般不以血钙浓度来评定钙的营养状况。

3)钙平衡测定,主要观察被测对象的通常钙摄入量能否达到平衡,短期平衡试验一般所得到达正平衡时的钙摄入量偏低。

(2)骨质测量:骨质测量可直接反映机体钙的营养状况,骨质测量一般有两种指标:

1)骨矿物质含量(bone mineral content,BMC):指在一特定骨骼部位中矿物质的含量,如腰椎、股骨颈等,单位为每单位长度骨矿物质的含量(g/cm)。

2)骨密度(bone mineral density,BMD):BMC 除以扫描部位的骨面积,单位应为 g/cm^2,世界卫生组织定义女性 BMD 低于平均值的 2.5 标准差(standard deviation,SD)以上者,视为骨质疏松。

三、诊断方法

(一)膳食调查

膳食调查通常采用的方法有称重法、记账法、询问法、食物频率法和化学分析法等;其中询问法包括 24h 回顾法和膳食史法。根据调查研究的目的,这些方法可单独使用也可联合使用。除化学分析方法以外,其余几种膳食调查方法都只是对食物摄入量的一个估计。近年来,我国全国性的营养监测调查通常采用三种膳食调查方法,分别是称重法、24h 膳食回顾法和食物频率法。

1. 称重法　称重法是运用标准化的称量工具对食物量进行称重,从而了解调查对象当前食物消费情况的一种方法。我国全国性营养监测采用称重法对家庭(或学校食堂)3 天食用油、盐等调味品的消费量进行调查。对于有伙食账目的集体食堂(如幼儿园、学校)的膳食调查,通常采用称重法和记账法相结合的膳食调查方法,即称重记账法。该方法兼具称重法的准确和记账法的简便。

2. 24 小时回顾法 24 小时回顾法是通过询问调查对象过去 24h(指从调查时间点开始向前推 24h)实际的膳食摄入状况,对其食物摄入量进行计算和评价。24h 回顾法要求每个调查对象回顾和描述 24h 内所摄入的所有食物的种类和数量,实际工作中通常与膳食史法结合,每个调查对象连续回顾 3 天的每天 24h 内所摄入的所有食物(不包括调味品)的种类和数量,包括在家及在外。

3. 食物频率法 食物频率法是估计调查对象在指定的一段时期内摄入食物频率的一种方法,它根据每日、每周、每月甚至每年所食各种食物的次数或食物的种类来评价调查对象的膳食营养状况。通常用近一周或一个月内食物频率法的调查信息描述和评估居民的饮食结构和膳食习惯,并分析其与慢性非传染性疾病的关系。

4. 化学分析法 化学分析法是收集调查对象一日膳食中要摄入的所有主副食品,通过实验室的化学分析方法来测定其能量和营养素的数量和质量。膳食史法可获得调查对象通常的膳食构成模式(dietary pattern)。

(二)体检

人体体格测量,特别是学龄前儿童的测定结果,常被用于评价一个地区人群的营养状况。其可以反映的人体营养状况指标很多,不同年龄、不同生理状况的人选用的体格测量指标有所不同。成年人最常用的体格测量指标是身高、体重、上臂围、腰围、臀围和皮褶厚度等,由于成年人身高已基本无变化,当蛋白质和能量供应不足时体重的变化更灵敏,因此常将体重作为了解蛋白质和能量摄入状况的重要观察指标。儿童生长发育测量常用的指标有体重、身高、坐高、头围、胸围、上臂围等,其中身高、体重、头围和胸围是儿童体格测量的主要指标。

(三)实验室检测

通过对人体生物样品的检测进行人体营养水平鉴定,是发现人体临床营养不良、营养储备水平低下或营养过剩状况的重要手段。常用的生物样品包括血液(指血、耳垂血、足跟血、静脉血、眼眶血等)、尿液和粪便。

1. 尿液用于营养评价的意义

(1)用于测定人体蛋白质的需要量、氨基酸代谢试验及氮平衡试验。

(2)用于测定水溶性维生素的负荷试验和研究水溶性维生素的需要量。

(3)用于评价水矿物质的代谢和需要量。

2. 粪便用于营养学研究的意义

(1)用于测定人体蛋白质的需要量(氮平衡法)。

(2)用于评价食物蛋白质的营养价值(氮平衡法)。

(3)用于研究人体矿物质(如钙、铁、锌等)的需要量。

(4)用于评价食物中矿物质的吸收率,以及影响矿物元素吸收的因素。

四、诊断报告

社区营养和健康状况调查以发现和解决社区人群的营养健康问题为主要目标,通过膳食调查、体检、实验室监测等方法来评定调查对象的营养状况,诊断报告主体内容应包括:

①社区人群的食物摄入情况,分析膳食结构是否合理。②评价社区人群的营养状况,如是否存在营养相关疾病,并提出相应改善措施。世界卫生组织建议对学龄前儿童(24~59 月龄)和学龄儿童(5~12 岁)贫血患病率达到 20% 及以上的地区,将间歇性补铁作为一项公共卫生措施。在婴幼儿贫血发病率为 40% 及以上的地区,把每日补铁作为针对婴幼儿及 60 月龄以上学龄儿童的公共卫生干预措施。③分析社区人群营养状况与年龄、职业、教育程度、家庭收入、饮食行为、社会心理、生态环境等因素的关系,为国家或当地政府制定针对性的防治对策提供科学依据。

（刘长青　刘爱玲）

第三节　个人营养与健康状况诊断

个人营养与健康状况诊断是对在社区居住的个体进行营养与健康管理的重要内容,是评价独立个体营养与健康状况的重要手段。通过对社区中独一无二的个体,进行营养不良风险筛查、营养诊断,及时发现社区中不同个体的营养问题,明确诊断,进而为精准的提高个体营养与健康状况提供依据。

一、诊断目的

判断社区中的个体有无营养问题,了解个体是否合并营养代谢紊乱,判断患者能否从营养治疗中获益,是否需要代谢调节治疗,从而使营养治疗有的放矢,保证营养治疗及时而合理,避免营养素的滥用,减轻患者的经济及身体代谢负担。

二、诊断内容

对社区中的个体采用营养不良通用筛查工具(malnutriton universal screening tool,MUST)进行营养不良风险筛查,再对有营养不良风险的患者进行营养诊断,营养诊断主要通过膳食调查、体格测量、实验室检查、症状体征、疾病史等进行调查分析。

三、诊断方法

在对个体进行营养与健康状况评估中,需要分为两步:①营养与健康状况筛查;②营养与健康状况诊断。

（一）营养与健康状况筛查

营养与健康状况筛查是一个在全部社区人群中,快速识别需要营养支持的患者的过程,其内容和方法如下。

1. 内容　在社区工作中,首选营养不良通用筛查工具(malnutriton universal screening tool,MUST)或者营养不良筛查工具(malnutrition screening tool,MST)。MUST 为 BMI、体重下降程度、疾病原因导致近期禁食时间这 3 个项目的评分方法,结果分为低风险、中等风险和高风险。MST 筛查体重下降及其程度、食欲下降两个内容,筛查结果为有风险与无风险。MUST、MST 是国际上通用的筛查工具,二者均适用于不同医疗机构及不同专业人员(如护士、医生、营养师、社会工作者和学生等)使用。对营养筛查结果有风险的患者,进一步进行营养状况评价,同时制订营养支持计划或者进行营养教育。但是,对特殊患者如恶性肿瘤患者,即使营养筛查结果低风险或无风险,也应该常规进行营养状况评价。

2. 方法 营养不良通用筛检工具(malnutrition universall screening tool,MUST)评估步骤及计分方式见图 3-1。

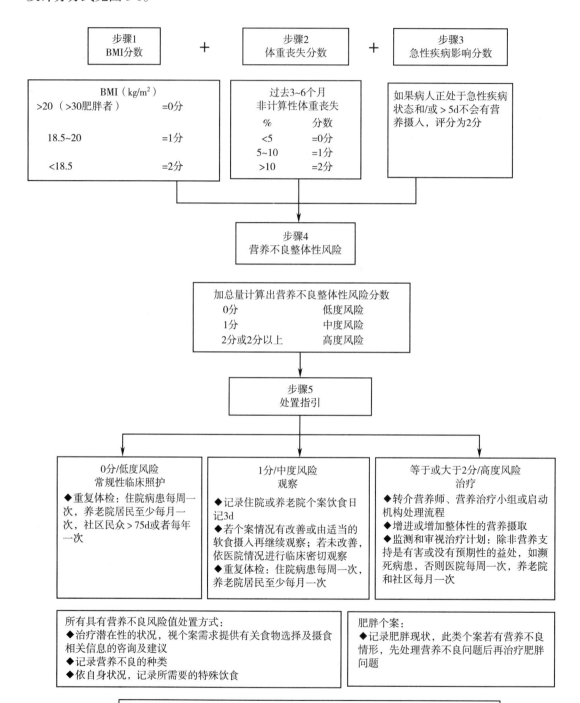

图 3-1 营养不良通用筛检工具

（二）营养与健康状况诊断

通过对个体进行膳食调查、体格测量、临床检查、实验室检查、疾病史的综合分析，以诊断个体的营养与健康状况。对个体进行营养与健康状况诊断的意义在于通过对社区中独一无二的个体进行营养与健康状况诊断，为确定营养治疗方案提供依据。

1. **膳食调查** 可以采用 24 小时回顾法或 3 日膳食记录法。
2. **体格测量** 身高、体重、人体成分分析。
3. **临床检查** 症状、体征。
4. **实验室检查** 血常规、尿常规、便常规、肝功能、肾功能、血脂、血糖、BNP 等。
5. **疾病史** 现病史、既往病史。

四、诊断报告

于营养评估过程期间，一些典型的主观或客观的现象或症状，可提供问题存在的证据，从而定量此问题并描述它的严重性。营养评估分类、营养诊断的参考指标有如下。

营养评估分类、营养诊断的参考指标包括：①生化检验资料,医疗检验及步骤（biochemical data,medical tests and procedures）；②体位测量（anthropometric measurements）；③营养相关理学检查发现（nutrition-focused physical findings）；④饮食 / 营养记录（food/ nutrition history）；⑤个案史（client history）；⑥高危险群（high risk）。

1. **中度肥胖（moderate obesity）**

（1）定义（definition）：成人 $30kg/m^2 \leqslant BMI < 35kg/m^2$；小儿 BMI≥各年龄层第 95 百分位。

（2）病因 / 原因 / 可能的危险因子（etiology）：包含病理、生理、心理、社会、情境、文化、环境等相关因素。照顾者或本身对食物与营养相关知识缺乏、热量需求降低、热量摄取过多、活动量过低、不适当的饮食生活型态、尚未准备好进行饮食或生活型态的改变、遗传或疾病因素、心理及生活压力过大、饮食失调。

（3）病症 / 征候 / 症状（signs/symptoms）：见表 3-6。

表 3-6 营养评估分类、营养诊断的参考指标（一）

营养评估分类	营养诊断的参考指标
生化检验资料,医疗检验及步骤	休息代谢率＜预期或评估值
体位测量	男性:腰围≥90cm；女性:腰围≥80cm
	男性:体脂肪≥25%；女性:体脂肪≥30%
	三头肌皮下脂肪厚度增加
	小儿:重高指数＞各性别及年龄层标准值
营养相关理学检查发现	体脂肪增加
饮食 / 营养记录	高油脂、高热量的食物及饮料摄取过量
	食物摄取量大于既定参考标准或个人生理需求的建议量
	热量摄取过量
	活动量过低(不常运动、持续时间短、低强度活动量、经常性静态活动)
	对营养相关建议不了解或不遵循
	使用降低新陈代谢速率的药,如咪达唑仑、普萘洛尔、格列吡嗪（midazolam、propranolol、glipizide）等无法通过控制饮食和运动显著减去过多的体重

续表

营养评估分类	营养诊断的参考指标
个案史	代谢综合征
	罹患影响体重控制的疾病
	身体残障或体能活动有限制
	新陈代谢速率过低(如甲状腺功能低下、饮食失调等)
	暴力、性虐待、情绪虐待史
	照顾不当之幼儿
	饮食偏好严重
	患慢性疾病或身心残障

注:个案史中所述"照顾不当之幼儿",包括:父母观念不正确、无人妥善照顾等因素。

2. 明显的体重减轻(significant weight loss)

(1)定义(definition):测量一定时间内体重,出现明显减轻的状况。

(2)病因/原因/可能的危险因子(etiology):包含病理、生理、心理、社会、情境、文化、环境等相关因素。对食物及营养相关议题有错误认知及态度、营养素需求增加(如长期异常代谢疾病、手术、烧烫伤、创伤)、食物摄取不足(如自行进食能力不足;经济、文化、宗教等影响;老年人或孩童食物受限)、疾病影响(如神经疾病引起的吞咽困难、癌症或急性病症引起的消化吸收不良、腹泻等)、刻意减肥、心理因素(如沮丧或饮食失调)。

(3)病症/征候/症状(signs/symptoms):见表3-7。

表 3-7 营养评估分类、营养诊断的参考指标(二)

营养评估分类	营养诊断的参考指标
生化检验资料,医疗检验及步骤	—
体格测量	明显的体重减轻
	1个星期内体重减少1%~2%
	1个月内体重减少5%
	3个月内体重减少7.5%
	6个月内体重减少10%
营养相关理学检查发现	体瘦
	缺乏脂肪
	衣服变宽松
饮食/营养记录	未依疾病需求调整摄食量
	饮食摄取不足或餐次减少
	进食习惯改变
个案史	后天免疫不全综合征、严重灼伤、慢性阻塞性肺病、髋骨或长骨骨折、感染、手术、创伤、甲状腺功能亢进症、短肠症、癌症等
	使用与体重减轻相关的治疗,如部分抗忧郁剂或癌症化学治疗

3. 中度蛋白质-热量营养不良(moderate,PEM)

(1)定义(definition):蛋白质、热量摄取低于既定参考标准或个人生理需求的建议量,造成脂肪组织与肌肉组织耗损。

（2）病因 / 原因 / 可能的危险因子（etiology）：包含病理、生理、心理、社会、情境、文化、环境等相关因素。对食物及营养相关议题有错误认知及态度热量摄取不足、热量需求增加、肠胃道结构及功能改变、有食物摄取禁忌或限制、心理因素（如沮丧或饮食失调）。

（3）病症 / 征候 / 症状（signs/symptoms）：见表 3-8。

表 3-8　营养评估分类、营养诊断的参考指标（三）

营养评估分类	营养诊断的参考指标
生化检验资料,医疗检验及步骤	成人： 　　血清白蛋白 3.5~5.0g/dl 透析患者： 　　血清白蛋白 <4.0g/dl 　　血清前白蛋白≤30mg/dl（1mg/dl=10^{-3}g/dl） 　　血清总胆固醇（TC）≤150mg/dl 　　透析前血中 Cr<10mg/dl
体格测量	成人： 　　体重:60%~75% 理想体重 　　体重:75%~84% 通常体重 透析患者： 　　以干体重计算 BMI<18.5kg/m^2 　　6 个月内干体重减轻 10% 或 1 个月内干体重减轻 5% 小儿： 　　BMI< 各年龄层第 5 百分位 　　同年龄标准身高的 85%~89%（发育障碍） 　　或同年龄标准体重的 60%~74%（消瘦） 　　生长发育迟缓 　　儿童生长曲线未达预期百分位或向下掉的趋势≥2 百分位
营养相关理学检查发现	体瘦 伤口愈合不良 皮下脂肪（如眼眶、三头肌、覆于肋骨上方脂肪）或肌肉［如太阳穴（颞肌）、锁骨（胸大肌、三角肌）、肩膀（三角肌）、骨间肌肩胛（背阔肌、斜方肌、三角肌）、大腿（四头肌）、小腿肚（腓肠肌）］消瘦 小儿:体瘦、活动力降低、学习能力下降、反应力下降、疲倦无力 生长发育迟缓
饮食 / 营养记录	食物摄取量较既定参考标准或个人生理需求的建议量低食物供应不足 节食、不良的饮食流行时尚长期饥饿 食物禁忌或对食物缺乏兴趣 使用降低食欲的药物、过度饮酒 高生理价蛋白质摄取低于蛋白质建议量 50% 食物制备能力不足
个案史	营养不良,缺乏维生素、矿物质

4. 糖类摄取偏低（inadequate carbohydrate intake）

（1）定义（definition）:糖类摄取量低于既定参考标准或个人生理需求的建议量。

（2）病因／原因／可能的危险因子（etiology）：包含病理、生理、心理、社会、情境、文化、环境等相关因素。食物和营养相关知识缺乏、营养素需求增加（如：长期异常代谢疾病、手术、烧烫伤、创伤）、食物摄取不足（如自行进食能力不足；经济、文化、宗教等影响；老年人或孩童食物受限）、不均衡的减重饮食、心理因素（如沮丧或饮食失调）、生理因素（如活动量增加或代谢改变或吸收不良，需要增加热量摄取）。

（3）病症／征候／症状（signs/symptoms）：见表 3-9。

表 3-9 营养评估分类、营养诊断的参考指标（四）

营养评估分类	营养诊断的参考指标
生化检验资料，医疗检验及步骤	—
体位测量	—
营养相关理学检查发现	呼吸有酮体水果味
饮食／营养记录	碳水化合物摄取 <50% 建议热量 碳水化合物摄取量低于既定参考标准或个人生理需求的建议量无法自行进食、无法独力摄取食物或液体
个案史	胰脏功能不全、肝脏疾病、麸质过敏肠病变、癫痫、碳水化合物吸收不良、低碳水化合物饮食、使用高脂肪饮食减重 照顾不当之幼儿 有饮食偏好或饮食偏好严重罹患慢性疾病或肠胃道疾病身心残障 对外交通不便地区及偏远地区住民低教育水准

注：个案史中所述"照顾不当之幼儿"，包括：父母观念不正确、无人妥善照顾等因素。

5. 脂肪摄取过多（excessive total fat intake）

（1）定义（definition）：脂肪摄取量超过既定参考标准或个人生理需求的建议量。

（2）病因／原因／可能的危险因子（etiology）：包含病理、生理、心理、社会、情境、文化、环境等相关因素。包括食物与营养相关知识缺乏、对食物及营养相关议题有错误认知及态度、缺乏健康饮食选择的渠道（如由照顾者协助提供饮食）、口味和食欲或喜好改变、缺乏行为改变的价值观。

（3）病症／征候／症状（signs/symptoms）：见表 3-10。

表 3-10 营养评估分类、营养诊断的参考指标（五）

营养评估分类	营养诊断的参考指标
生化检验资料，医疗检验及步骤	TC>200mg/dL；LDL-C>100mg/dL； HDL-C<40mg/d；LTG>150mg/dL 血清淀粉酶或脂解酶浓度增加 肝功能指数上升、血清总胆色素浓度增加 粪便含脂肪量 >7g/24h
体格测量	—
营养相关理学检查发现	腹泻、痉挛抽筋、脂肪泻、胃痛 出现黄色瘤

续表

营养评估分类	营养诊断的参考指标
饮食/营养记录	脂肪摄取 > 建议热量 35% 经常或大量摄取高脂肪食物 制备食物经常增加油脂 经常摄取饱和脂肪酸、反式脂肪酸、胆固醇 使用特殊药物:胰酵素或其他降血脂药物

注:TC. 总胆固醇;LDL-C. 低密度脂蛋白胆固醇;HDL-C. 高密度脂蛋白胆固醇;LTG。

6. 蛋白质摄取偏低(inadequate protein intake)

(1)定义(definition):蛋白质摄取量低于既定参考标准或个人生理需求的建议量。

(2)病因/原因/可能的危险因子(etiology):包含病理、生理、心理、社会、情境、文化、环境等相关因素。包括:食物与营养相关知识缺乏、缺乏获得食物的渠道(如经济、文化、宗教等影响,老年人或孩童食物获取受限)、生理因素(如怀孕、哺乳、消耗性疾病增加营养素需求,吸收不良,年龄或健康状况影响)、心理因素(如沮丧或饮食失调)、对疾病造成身体残害认知不足、欠缺行为改变动力、透析治疗增加蛋白质需求量(只适用于透析患者)、腹膜透析液含葡萄糖,使食欲降低(只适用于腹膜透析患者)。

(3)病症/征候/症状(signs/symptoms):见表 3-11。

表 3-11　营养评估分类、营养诊断的参考指标(六)

营养评估分类	营养诊断的参考指标
生化检验资料,医疗检验及步骤	—
体格测量	—
营养相关理学检查发现	水肿、生长迟缓、肌肉发育不良、肤色暗沉、毛发稀薄且易损伤
饮食/营养记录	蛋白质摄取 <10% 建议热量,或蛋白质摄取 <0.8g/kg BW 透析患者:蛋白质摄取 <1.2g/kg BW 蛋白质摄取不足无法达到需要量长期严守极低蛋白质减重饮食 文化或宗教行为限制蛋白质摄取量 经济因素限制,无法购买适当的食物
个案史	严重蛋白质吸收不良,如肠切除、慢性腹泻、巨肠症、短肠症肠切除、胆道阻塞等 对外交通不便地区及偏远地区住民 低教育水准

7. 膳食纤维质摄取不足(inadequate dietary fiber intake)

(1)定义(definition):膳食纤维质摄取量低于既定参考标准或个人生理需求的建议量。

(2)病因/原因/可能的危险因子(etiology):包含病理、生理、心理、社会、情境、文化、环境等相关因素。食物及营养相关知识缺乏、含纤维食物摄取不足、获得含纤维食物或液体的渠道缺乏或受限、不适当的食物制备(如过度依赖加工、过度烹煮的食物)、长期接受低纤维或"低渣"饮食、咀嚼或吞咽高纤维食物有困难、缺牙、经济因素限制获取适当食物的可获性、无能力或不愿意购买并食用含纤维的食物、心理因素(如沮丧或饮食失调)、食物与营养观念不正确、个人饮食喜好之偏差、有食物摄取禁忌或限制、制备食物技巧不足。

（3）病症/征候/症状（signs/symptoms）：见表 3-12。

表 3-12 营养评估分类、营养诊断的参考指标（七）

营养评估分类	营养诊断的参考指标
生化检验资料，医疗检验及步骤	高脂血症：总胆固醇（TC）高
体格测量	—
营养相关理学检查发现	腹胀、肠蠕动减慢、便秘、粪便量少
饮食/营养记录	成人：膳食纤维质摄取 <10g/1 000kcal 小儿：膳食纤维质摄取 <（年龄 +5）g 的建议量 高脂血症患者：膳食纤维摄取 <20g/d 食物摄取不均衡 喜好精制食物 不喜欢蔬果 习惯精白米饭 纤维摄取量低于既定参考标准或个人生理需求的建议量 长期接受低纤维或"低渣"饮食
个案史	消化性溃疡、发炎性肠道疾病，或短肠症给予低纤维饮食 照顾不当之幼儿 有饮食偏好身心残障 对外交通不便及偏远地区的住民、独居老人 低教育水准

8. 胆固醇摄取过多（excessive cholesterol intake）

（1）定义（definition）：胆固醇摄取量超过既定参考标准或个人生理需求的建议量。

（2）病因/原因/可能的危险因子（etiology）：包含病理、生理、心理、社会、情境、文化、环境等相关因素。食物与营养观念不正确、个人饮食喜好之偏差、外食、应酬频率高、缺乏健康饮食之意识。

（3）病症/征候/症状（signs/symptoms）：见表 3-13。

表 3-13 营养评估分类、营养诊断的参考指标（八）

营养评估分类	营养诊断的参考指标
生化检验资料，医疗检验及步骤	TC≥6.2mmol/L LDL-C≥4.1mmol/L TG≥2.3mmol/L HDL-C≤1.0mmol/L
体格测量	—
营养相关理学检查发现	—
饮食/营养记录 （食物胆固醇摄取情况）	成人：>300~500mg/d 高脂血症：>200mg/d 喜好高胆固醇食物：蛋、内脏类、糕饼西点类食品
个案史	高脂血症、脂肪肝、冠心病

注：TC. 总胆固醇；LDL-C. 低密度脂蛋白胆固醇；TG. 甘油三酯；HDL-C. 高密度脂蛋白胆固醇。

9. 营养素不均衡（imbalance of nutrients）

（1）定义（definition）：不理想的营养素组合，因此某一种营养素的含量会干扰或改变另一种营养素的吸收或利用。

（2）病因/原因/可能的危险因子（etiology）：于营养评估过程期间，已存在或持续的，包含病理、生理、心理、社会、情境、发展、文化、环境等相关因素。其主要包括摄取高剂量营养素补充剂、营养素之间交互作用的相关知识缺乏、对食物及营养相关议题有错误认知及态度、追随流行的食物、开始喂食时的电解质补充不足（静脉营养、肠道营养、由口进食）。

（3）病症/征候/症状（signs/symptoms）：见表 3-14。

表 3-14　营养评估分类、营养诊断的参考指标（九）

营养评估分类	营养诊断的参考指标
生化检验资料	严重低血磷（当大量糖类摄取时） 严重低血镁（当大量糖类摄取时） 再喂食综合征
体格测量	—
营养相关理学检查发现	腹泻或便秘（如铁补充剂） 上腹疼痛、恶心、呕吐、腹泻（如锌补充剂）
饮食/营养记录	铁补充剂摄取量高于既定参考标准或个人生理需求的建议量（锌的吸收降低） 锌补充剂摄取量高于既定参考标准或个人生理需求的建议量（身体铜含量减少） 镁补充剂摄取量高于既定参考标准或个人生理需求的建议量（身体铁含量减少）
个案史	—

10. 钠摄入过多-肾脏病患者（excessive sodium intake-renal disease）

（1）定义（definition）：长期钠摄入量超过建议量。

（2）病因/原因/可能的危险因子（etiology）：包含病理、生理、心理、社会、情境、文化、环境等相关因素。食物与营养相关知识缺乏、食物盲从主义（如：过分迷信某种食物的营养价值）、对营养相关建议不了解或不遵循、输注高张性钠溶液。

（3）病症/征候/症状（signs/symptoms）：于营养评估过程期间，一些典型的主观或客观的现象或症状，提供问题存在的证据、定量此问题并描述它的严重性。

营养评估分类、营养诊断的参考指标见表 3-15。

表 3-15　营养评估分类、营养诊断的参考指标（十）

营养评估分类	营养诊断的参考指标
生化检验资料	血钠值大于正常值（一般正常血钠值：135~145mEq/dl）
体格测量	二次透析间体重增加 >5% 干体重
理学检查发现	水肿、血压升高
饮食/营养记录	钠质摄取 >2 000mg/d
高危险群（high risk）	—

11. 饱和脂肪酸摄入过多 - 高脂血症患者（excessive sfa intake-hyperlipidemia）

（1）定义（definition）：饱和脂肪摄入百分比高于建议热量百分比。

（2）病因 / 原因 / 可能的危险因子（etiology）：包含病理、生理、心理、社会、情境、文化、环境等相关因素。包括：食物与营养观念不正确、缺乏获取健康饮食的渠道、个人饮食喜好之偏差、外食、应酬频率高。

（3）病症 / 征候 / 症状（signs/symptoms）：见表 3-16。

表 3-16　营养评估分类、营养诊断的参考指标（十一）

营养评估分类	营养诊断的参考指标
生化检验资料	TC≥6.2mmol/L；LDL-C≥4.1mmol/L；TG≥2.3mmol/L；HDL-C≤1.0mmol/L
体格测量	—
理学检查发现	—
饮食 / 营养记录	饱和脂肪酸摄取 >7% 建议热量 过量食用富含饱和脂肪酸（saturated fatty acid，SFA）的油脂 喜好富含 SFA 食物 习惯喝未去油高汤 喜好糕饼西点类食品
高危险群	脂肪肝（fatty liver）、冠心病（coronary heart disease，CAD）、糖尿病（diabetes mellitus）

12. 低糖类高脂肪摄入（low carbohydrate，high fat intake）

（1）定义（definition）：痛风患者长期限制碳水化合物摄取低于总热量的 20%（≤100kg/d），而脂肪摄取则占总热量的 55%~65%。

（2）病因 / 原因 / 可能的危险因子（etiology）：包含病理、生理、心理、社会、情境、文化、环境等相关因素。通常为个人想要减轻体重。

（3）病症 / 征候 / 症状（signs/symptoms）：见表 3-17。

表 3-17　营养评估分类、营养诊断的参考指标（十二）

营养评估分类	营养诊断的参考指标
生化检验资料，医疗检验及步骤	血液酮体增加、血液尿酸增加
体格测量	体重减轻
营养相关理学检查发现	呼吸有酮体水果味、食欲低
饮食 / 营养记录	饮食中维生素 B_1、维生素 B_6、叶酸摄取不足 饮食中纤维摄取不足
个案史	痛风、胆结石患者

（雷　敏　胡环宇）

推荐阅读

［1］顾景范 . 临床营养学 . 3 版 . 北京：人民卫生出版社，2015.

［2］孙长颢.营养与食品卫生学.7版.北京:人民卫生出版社,2013.

［3］葛可佑.中国营养科学全书.北京:人民卫生出版社,2004.

［4］顾炜,苏丹婷,黄李春,等.社区医务人员营养培训及营养干预实施现况调查.河南预防医学杂志,2019,12:905-908.

［5］洪华荣,陈江慧,陈长贺.不同职业人群营养知识-态度-行为调查及其对疾病防制的作用.职业与健康,2015,31(15):2157-2160.

［6］李和伟,杨洁,袁纲,等.我国社区卫生服务现状与对策研究.中国公共卫生管理,2015,31(2):137-139.

［7］刘淮玉,刘红,吴建华,等.社区居民膳食营养与健康状况的调查分析.中华疾病控制杂志,2008,5:32-35.

［8］栾德春,高倩,崔玉丰,等.认知行为干预对不同认知功能状态社区老年人营养改善效果的影响.现代预防医学,2019,46(17):3147-3150.

［9］王珥梅.营养教育效果的影响因素及提高对策.中国健康教育,2011,27(11):77-79,875-877.

［10］杨晶.营养干预对社区几种慢性疾病的效果.农家参谋,2019,19:228.

［11］杨月欣.公共营养师(国家职业资格三、二级).2版.北京:中国劳动社会保障出版社,2014.

［12］詹杰,李景辉,任刚.新时期医学营养专业社区服务式教学探究.当代职业教育,2015,11:71-73.

［13］郑蓉.社区医务人员继续教育必要性探析.继续教育研究,2018,4:7-8.

［14］中国营养学会.中国居民膳食营养素参考摄入量:2013版.北京:科学出版社,2013.

［15］中国营养学会.中国居民膳食指南.北京:人民卫生出版社,2016.

［16］CONTENTO IR. Nutrition education:linking research,theory,and practice. Asia Pacific Journal of Clinical Nutrition,2008,17(1):176-179.

［17］RYAN P,SAWIN KJ. The individual and family self-management theory:Background and perspectives on context,process,and outcomes. Nursing Outlook,2009,57(4):217-225.

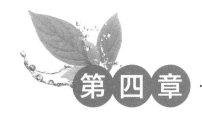

第 四 章

社区营养与健康管理方案的制订

社区营养和健康管理的工作,主要是运用健康科学知识、技术及措施,研究和解决社区人群健康问题,包括食物生产、食物供给、营养需要、膳食结构、饮食行为、社会经济、健康政策、健康教育及营养性疾病预防。目的是改善居民健康问题,提高社区人群的生活质量;为国家和当地政府制定食物营养政策、经济政策及卫生保健政策提供依据。

一、社区营养与健康管理工作主要内容

1. 社区人群膳食营养状况监测和指导　膳食营养状况监测的目的是全面了解被调查社区人群的食物的消费水平、营养素摄入量,评价膳食结构是否合理、营养是否平衡等。帮助社区人群找出被忽视的健康问题,并予以指导改正,提高社区人群健康素养,降低疾病风险。

2. 健康因素与疾病调查和信息收集　通过营养流行学调查,收集和分析各类因素与疾病发生的关系,如年龄、职业、教育程度、食物产出、家庭收入、生活习惯、社会心理等。研究人营养素缺乏及营养过剩导致的慢性疾病。根据所收集的健康信息,对社区人群健康状况及未来患病或死亡的危险性用数学模型进行量化评估,主要目的是帮助其综合认识健康风险,鼓励和帮助人们纠正不健康的行为和生活习惯,为个性化的干预方案实施提供基础。

3. 保健和健康管理　包括妇女、儿童的保健和健康管理,围生期、产后病愈特殊时期保健工作。针对人群中存在的健康问题,选择和采取特定的健康管理措施,如有针对性地预防维生素 C 缺乏症等。在社区营养干预的同时,还需加强健康监测,及时掌握干预对象健康状况的变化趋势,对健康状况恶化的可能性做出预警。

4. 健康教育和咨询服务　健康教育是通过有计划、有组织、有系统的社会教育活动(如向社区群众宣传健康知识及国家的健康政策等),使人们自觉采纳有益于健康的行为和生活方式,消除或减轻影响健康的危险因素,进而预防疾病、促进健康,提高群众生活质量。通过健康教育,能帮助人们辨别哪些行为会影响健康,并能自觉地选择有益于健康的行为、生活方式,同时提高人们的健康知识水平,掌握科学的饮食和运动方法,增进健康。

二、在社区营养与健康管理和干预工作中所需要掌握的能力

1. 健康状况信息的收集　重点学习社区调查和资料收集的基础知识,编制单一调查表的基本原则、内容与方法,以及制作人群健康信息综合调查表。

2. 健康档案建立和管理　包括学习建立个人健康档案的方法、计量和计数资料的概念,以及人群基本资料百分比和营养缺乏病患病率的计算。

第一节　概　　述

社区营养与健康管理以提高社区人群的健康水平、改善膳食结构、预防和控制营养不良和不均衡、增进健康、提高生活质量为目标,为国家或当地政府制定食物营养政策、经济政策、卫生保健政策提供科学依据。社区营养与健康管理以社区全体居民为服务对象,对全社区居民的生命全过程进行系统地监控、指导和维护,将预防保健、健康教育和疾病治疗结合到一起,落实"小病在社区,大病进医院,康复回社区"的服务模式,解决社区居民健康问题。社区营养与健康管理的内容和方式:对社区人群进行健康教育、强化其健康素养、转变不良生活方式、培养良好的健康、行为习惯、建立健康政策。

一、健康和疾病的可干预性

社区居民的营养和健康状况受生物遗传因素、环境因素、医疗卫生服务和社会心理等诸多因素的影响,由健康向疾病的转化过程及疾病发展和院外恢复期同样也受上述因素的影响,健康问题是多种复杂健康危险因素共同作用的结果。但在众多健康危险因素当中,又分为可干预因素和不可干预因素,其中可干预因素是指能够通过营养和健康管理手段来进行干预和控制从而减轻或消除的危险因素,这种可干预性是社区营养和健康管理的基础。如通过膳食干预、身体活动干预、心理干预和不良嗜好、习惯干预等可干预因素来实施干预,从而达到降低或消除危险因素的目标。

以社区心脑血管疾病患者为例,在众多心脑血管疾病相关危险因素中,除了年龄、性别、遗传等危险因素不可干预,绝大多数的危险因素是可以通过合理膳食、适度身体活动、改变不健康的行为方式来干预和控制的,如烟酒过量、运动不足、超重和肥胖、高血压、血脂异常、高血糖、高同型半胱氨酸血症等。

对社区内心脑血管疾病患者,针对人群类型不同和危险因素不同进行社区健康教育和居民健康管理,可以有效推迟社区心脑血管患者的发病时间并降低发病率。社区中,上述可控的危险因素可引发约80%的心脑血管疾病。可见,社区中个体健康危险因素是可以控制并降低的,有效的健康管理可使社区居民活的十分明显的健康效益。

二、社区营养与健康管理的概念

社区营养与健康管理是指对社区内出现的影响健康的生活方式、不良行为,以及导致不良健康状态的危险因素进行处置的措施和手段,包括健康咨询、健康教育、营养与运动干预、心理与精神干预、健康风险控制与管理,以及就医指导等。

社区营养与健康管理是社区健康管理的关键所在,是社区慢性非传染性疾病综合防治的重点。实际上,社区营养与健康管理就是针对社区内健康人群、亚健康人群、患病人群的健康危险因素进行全面监测、分析、评估、预测和干预的全过程。根据干预对象、干预手段和干预因素的不同可采取个体干预、群体干预、临床干预、药物干预、行为干预、生活方式干预、心理干预、综合干预等多种不同形式的手段来实施干预,以达到良好的干预效果。

社区营养与健康管理是社区健康管理的重要步骤之一,是促进健康水平的关键环节。根据健康检测和评估出的已有疾病和潜在的疾病危险因素,结合干预对象的具体情况进行个性化的干预方案制订,并进一步制订出科学有效的健康促进计划来实施干预、评估;对干预对象的健康状况进行动态监测,保障被干预者的健康。社区营养与健康管理是通过多部门协作来有组织有计划地开展的一系列健康促进活动。社区营养与健康管理为社区居民创造有利于健康的环境,改变被干预对象的行为和生活方式,减少其健康危险因素,对疾病进行有效预防、促进健康,提高社区居民的生活质量。

三、健康管理策略与原则

(一) 健康管理的类型

健康管理的类型包括:疾病预防知识、营养干预方案、运动干预方案、心理干预方案、生活方式干预方案、中医调理方案等,其内容涵盖了各种常见疾病和亚健康状态等问题的解决方案。以上不同类型的健康解决方案,为社区健康管理方案的制订提供了基础。社区健康管理是在充分调查被干预对象营养膳食结构及健康状况等信息的前提下,为干预对象来综合制订个性化的干预方案。

(二) 健康管理的方法

1. 重点干预　通过对干预对象的健康体检、膳食结构、生活方式等进行调查,筛选出高危人群和疾病人群;借助专家资源,以优化生活方式为主要目标,跟踪访问,对干预对象进行动态健康监测,制订个性化干预方案,有针对性地指导干预对象掌握疾病防治方法和自我健康管理方法。

2. 一般干预　通过在社区中创造促进健康的环境、氛围,以强化社区居民的健康素养,使社区居民掌握自我管理的方法,具体如下。

(1) 进行能量量化管理:使干预对象掌握自身饮食摄入、运动情况,了解基本自我管理的知识和方法,随时提供健康咨询,给出指导建议。

(2) 加强健康教育:以"搞好自我健康管理,预防控制慢性生活方式疾病"为主题,利用讲座等各种媒介和多种形式进行控制健康危险因素的系列健康教育,强化干预对象的健康素养,以此来降低疾病风险。

(3) 开发健身场所资源:积极组织干预对象群体健身活动,提高干预对象的健康意识,培养干预对象形成健康生活方式。

3. 干预的流程

(1) 根据干预对象健康检测、营养膳食调查等结果,为干预对象量身订制个性化的健康管理方案。

(2) 严格按照健康管理方案制订具体实施计划,实施健康管理。

(3) 按规定时限对干预对象进行电话随访,及时了解干预对象的健康状态。

(4) 按规定时限上门随访,进行面对面的健康指导,评估干预效果。

(5) 按时完成阶段性工作小结和年度健康管理工作总结,并对干预后干预对象的健康状况进行评估。

(6) 发现干预对象健康状态恶化要及时报告,以便专家组及时发出健康预警并采取相应措施。

4. 干预模式　主要包括契约管理干预模式、自我管理干预模式、家庭管理干预模式、社区干预模式和群组干预模式等。

(1) 契约管理干预模式:以契约(健康合同)的形式将健康管理者与被管理者之间的责任和义务进行固定。每个签约的管理对象都有自己的家庭医生,对管理对象制订个性化的干预方案,定期进行随访追访。

（2）自我管理干预模式:自我管理是指通过系列健康教育课程教给管理对象自我管理所需知识、技能、信心,以及交流的技巧来帮助管理对象在健康管理者更有效的支持下,主要依靠自己解决健康危险因素给日常生活带来的各种躯体和情绪方面的问题。自我管理干预措施的目的在于促进、提高管理对象的自我管理行为。例如:提高饮食和锻炼的控制行为,提高认知行为能力,从而对危险因素进行有效的管理等。

（3）家庭管理干预模式:家庭干预是指对患者家庭成员进行疾病知识教育,或由健康管理者定期家访进行干预性训练两者结合的方法,可以提高管理对象的依从性并改善生活质量。例如:对高血压患者实施家庭干预,通过对患者和家属进行共同的宣传教育,强调参与和监督,改变家庭的不良生活方式,改善生活质量,提高遵医行为,降低患者的血压水平和患者的医疗费用。

（4）社区干预模式:社区干预是指对居民社区内高血压病人进行有计划、有组织的一系列活动,创造有利于健康的环境、改变人们的行为和生活方式、减少危险因素,从而达到促进健康,提高高血压病人生活质量的目的。对高血压及高危人群进行健康教育是社区综合干预的重要手段。社区干预的方法有:建立健康档案、开展健康教育、进行行为和心理干预等。

（5）群组干预模式:群组干预是指以管理团队或者小组的形式来组织存在健康问题或不同程度疾病的个体,对其进行健康教育、相关知识和技能指导,以及诊疗指导等活动。组织者可同时向多个患者进行健康教育,也可接受个别对象的个体化咨询。群组干预的管理效果较好且能节约时间、提高工作效率,集随访、管理等功能于一体。该模式的重点在于改变不良生活方式的有效性。

（三）健康管理的策略

健康管理的主要目标是在健康评估和健康计划的基础上,帮助个人及家庭通过降低或消除健康危险因素（如纠正不良的健康行为等）,来改善健康。一方面,根据健康状况及健康计划,个人及家庭可以进行自我维护,即通过个人自主控制个人行为（如戒烟限酒、控油控盐、积极控制血糖等）,来达到改善健康的目的。另一方面,在社区医务人员的指导下,通过多种健康促进形式（如健康教育、定期随访等）,来实现健康目标。

健康危险因素（health risk factors）是指能使疾病或死亡发生的可能性增加的因素,或者是能使健康不良后果发生概率增加的因素。主要包括环境因素、生物遗传因素、医疗卫生服务因素、行为生活方式因素等。危险因素广泛存在,且潜伏期长、联合作用非常明显,但特异性弱,不易让人发现其与某一种疾病存在的联系,常常被人忽视。由于健康危险因素存在的这种复杂性与聚集性的特点,在实施健康管理时,一般采取综合干预的策略。

社区综合干预策略:根据社区诊断的结果和综合防治规划的要求,在社区内针对不同的目标人群,有计划、有组织地实行一系列健康促进活动,以创造有利于健康的活动环境,改变人们的生活方式与行为,促进人群的健康,这个过程就是社区综合干预。社区综合干预要选择合适的干预类型,选择可行性和可接受性都好的干预措施。同时,选择干预效益好的因素进行干预,即干预一个即可预防多种疾病的危险因素。这一阶段的关键是明确干预措施的筛选原则,并保证干预措施的可行性和有效性。

1. 群体干预的基本策略

（1）树立群体榜样:以小群体中态度明确坚定、技能掌握较快的人作为典型示范,带动大家。

（2）制订群体规范：在大家同意的基础上规定出必须遵守的一些规则，用以规范人们的行为。对违反或危害他人健康的行为及时运用群体压力加以纠正或给予惩罚。

（3）加强群体凝聚力：①加强集体决策，通过大家一起讨论，确立共同目标，提高参与意识。②加强成员间的信息交流，加深彼此了解，增强群体内部团结，进而促进群体健康行为的形成和巩固。

（4）提倡互帮互学：通过互相交流经验体会，互相指出不足，共同进步。

（5）有效利用评价和激励手段：适时进行总结评价，以口头表扬、物质奖励等激励手段对已改变的态度和行为给予支持和强化。

2. 个体干预的基本策略

（1）充分调查、了解干预对象的状态、愿望和目标。

（2）充分了解干预对象行为改变所处阶段，采取相应的可行且有效的策略。

（3）干预策略要做到个体化、具体化、人性化，能够根据干预对象的具体健康状况，灵活地制定出有针对性的干预方案。

（4）个体干预的每阶段针对一个主要问题，充分依靠自我效能，提高个体的依从性。

（5）个体干预最重要的策略是健康生活方式需终身培养、终身保持。

（四）健康管理的原则

不良的生活方式对健康产生影响的过程比较漫长，一般要经过较长时间才会导致明显的疾病症状出现，因其与疾病的关系不易确定，一般无法引起人们足够重视，容易使人放松警惕。因而要改变这种不良的生活方式就显得十分困难。但由于其从形成到对人的健康产生影响的过程较长，如果及时采取干预措施，阻断其危害作用，可以有效降低健康风险。

一种不良行为方式可能与多种健康问题有关，而一种健康问题的出现也可能与多种不良行为方式相关联，且多种不良行为方式同时存在时，各个因素对身体的影响不是简单相加，而是互相增强，这种协同作用最终产生的危害将大于每一因素单独作用之和。除此之外，不良健康行为还有一个最难攻克的特性，那就是不良习惯一旦养成，将非常难以改变。俗话说"江山易改，禀性难移"，生活方式的养成，非一日之功。健康管理的目标要求健康生活方式要终身培养，终身保持。改变不良的健康行为需要非常强大的意志力来配合，这是健康管理的重中之重。

不良健康行为特异性差、协同作用强、难以改变的特点要求切实有效的健康管理必须坚持以下原则：①与日常生活相结合，目标关键在于养成良好的生活习惯；②循序渐进、逐步改善健康状况；③从点滴做起，关键要持之以恒坚持下去；④定期随访、分析健康管理过程中遇到的障碍，解除障碍；⑤及时提醒、指导督促。

四、社区营养与健康管理方案的概念

社区营养与健康管理方案是在充分了解社区中存在的普遍健康问题、引发健康问题的不良生活方式，以及其他健康危险因素的基础上，根据社区营养与健康管理基本指导思想，确定干预的主要目标、工作重点、具体实施步骤、相关具体要求、各项评价标准等内容，最终得到的完善的详细的标准可行的社区营养与健康管理方案。

五、社区营养与健康管理方案的制订三种模式

目前，社区营养与健康管理方案制订过程中主要考虑三种模式：①以卫生部门为主体，

在社区开展项目规划；此模式的支撑点是项目经费，一旦项目结束，很难继续开展工作。②争取社区领导的支持，但具体实施仍以卫生部门为主体；该模式下，社区领导通常处于消极、被动的地位，缺乏长远目标，属于短期行为。③以社区领导为主体，把健康问题纳入政府的议事日程，形成"政府搭台，多方唱戏"的局面。实践已经充分证明，第三种方式是社区营养与健康管理方案获得成功的重要保证，初级卫生保健和健康促进都特别强调使人民能公正、平等地享有健康和卫生资源，这就要通过多部门合作和群众参与，而这些都需要有政府组织才能实现。

六、社区营养与健康管理的意义

（一）降低社区居民的疾病风险

社区营养与健康管理的意义在于通过营养与健康管理有效提升社区居民的健康素养，控制影响健康的危险因素、降低疾病发生的危险度。营养与健康管理对一般社区人群能够起到一级预防的作用，从而有效预防和控制疾病的发生。

（二）控制社区居民的疾病进展

社区营养与健康管理一方面能够有效降低疾病的发生风险，另一方面对患病人群的早期干预可以起到有效控制病情进展和并发症出现的作用。通过美国的社区营养与健康管理经验可以证明，采取有效的主动预防与干预措施，社区营养与健康管理服务的参与者按照医嘱定期服药的概率提高了 50%，医生能开出更为有效的药物与治疗方法的概率提高了 60%，从而使健康管理服务对象的综合风险降低了 50%。

此外，有学者通过开展为期 4 年高血压前期人群社区健康管理研究发现，干预组高血压前期人群在转归为临床高血压的概率及"恢复"到正常血压值两方面，都优于对照组，干预具有成效。同时与高血压的药物治疗比较，取得的效果是相当的。从此类案例的对比结果可以看出，开展社区健康管理十分有必要，及早干预可以起到有效控制病情进展和并发症出现的作用。

（三）减少社区居民的医疗费用

疾病控制最为有效和性价比最高的手段是对疾病的一级预防和早期干预。通过对一般人群和患病人群的社区营养与健康管理，减轻疾病负担及相关并发症的疾病经济负担，可以做到医疗费用明显减少和健康损失的大幅降低。根据数据可以证实，1 元的社区营养与健康管理投入，可使医疗费用上的支出减少 3~6 元。如果加上劳动生产率提高的回报，实际效益可达到投入的 8 倍。

有实际案例研究表明，高血压前期 4 年健康管理的效益较为显著，明显减少了社区居民医疗费用支出。根据 4 年健康管理效果得到高血压患者转归数量的差异，计算出干预组的直接疾病负担和间接负担为 232 655.14 元，对照组为 684 670.83 元，两者间的差异即干预取得的收益为 452 015.70 元。通过对高血压前期人群进行健康管理，可以较大程度地减轻社区居民疾病负担及经济负担。

（四）创造健康支持性环境

保证社区营养与健康管理的效果，需要创造一个支持性的环境，包括持续稳定的生态环境，也包括和谐稳定的社会环境。干预方案在制订过程中也需要充分考虑其形成的基本条件。通过建立强大的社会联盟，形成相互支持、相互帮助的社区。同时社区营养与健康管理还可以不断地挖掘社区资源，包括人力、物力、财力，以完善社区居民生活的所有功能和保障居民的基本需求,包括食品、住房、安全等。人们已经普遍认识到环境是健康的源泉,改善健康状况的主要因素并不是医疗条件和医疗技术的进步,而是自然与社会环境的综合影响。强调人与环境的相互作用,同时减少卫生服务中的不平等、不公正。社区营养与健康管理创造出持续稳定、协调和谐的健康环境,为社区居民提供了促进健康的条件,可持续促进全民健康,提高生活质量。

(五)提高居民保健意识和技能

1. 制定能促进健康的公共政策　健康促进明确要求非卫生部门实行健康促进政策,目的使人们更容易做出有利于健康的选择。创造支持环境:必须创造安全、舒适的生活、工作环境以保证社会和自然环境有利健康发展。加强社区行动:社区居民有权决定他们需要什么来帮助他们认识自己的健康问题,并提出解决问题的办法。

2. 发展个人技能　通过提供健康信息、健康教育,帮助人们活的提高做出健康选择的技能,使人们能够更好地控制自己的健康和环境,不断从生活中学习健康知识,从而有准备地应对人生各阶段可能出现的健康问题。

3. 随着医学模式的转变,当前认为影响健康的主要因素是遗传、行为与生活方式、环境和医疗服务。当今,人们已经深刻地意识到,提高全民族的健康水平主要的责任是群众而不是健康管理师。社区营养与健康管理方案主要关注于群众对健康的认知,能明确有效地预防和解决个人、集体的健康问题。这样做的目的是使群众能更有效地维护自身健康和其生存的环境,并做出有利于健康的选择。促进群众终身学习,了解人生各个阶段面临的健康问题和处理慢性疾病及伤害的知识是极为重要的。创建良好健康行动始于家庭,个人、家庭和社区对于健康的知情承诺是改善健康行动得以实现和维持的最佳保证。

第二节　制订社区营养与健康管理方案的依据和原则

在社区营养与健康管理方案制订过程中,需要遵循一定的依据和原则,可以规范营养师和健康管理师在制订健康管理方案过程中的行为,规范社区营养与健康管理机构对专业人员的综合管理。建立全面、完善的健康管理方案理论依据和原则要求,可以有效、清晰地帮助行业从业者在制度约束的基础上实现专业自由。同时要增加干预对象的广泛信任,保障干预实施效果。遵循方案制订依据和原则,有利于保护企业的正常运行和发展。因此,必须了解和掌握制订社区营养与健康管理方案的依据和原则。

一、制订社区营养与健康管理方案的依据

社区营养与健康管理方案的制订,主要以健康状况评估、危险度和危险因素评估、干预目标期望评估分析结果为依据。

(一)健康状况评估

健康状况评估的目的在于客观评估社区营养与健康管理目标人群的健康与疾病方面的主要状况,找出影响健康状况的相关社会环境因素,包括人口、文化、经济发展情况、卫生服务情况、政策、生产、生活现状等。明确社区人群中存在的健康问题、特征及变动趋势,为公共卫生政策制定提供依据,为居民的健康生活方式予以指导,达到创造一个适应所有人健康成长的健康环境的目的。在健康状况评估阶段常用流行病学和统计学方法,对人的健康状况及未来患病或死亡的危险性用数学模型进行量化评估。采用的指标能直接反映健康问

题,如出生率、死亡率、发病率、患病率、伤残率、致死率等。社区营养与健康管理方案的制订需建立在健康状况评估的基础上,是健康管理的重要依据之一。构建一套统一、规范、可行的社区人群健康状况评估指标体系有利于社区营养与健康管理工作效率的提高。

(二)危险度、危险因素评估

评估影响健康状况的主要危险因素和危险度。评估各类危险因素在疾病发生过程中的重要性,进而确定需要干预的影响因素,其中的重点是评估可控行为和生活方式,包括健康状况是否与日常行为相关,日常行为和生活方式发生的频率及其可变性。对卫生服务资源的评估包含了人力资源、物力资源、财力资源和政策资源评估。健康危险度评估其实是用来研究致病危险因素和慢性病发病率及死亡率之间的数量依存关系及其规律性的一种技术。它将生活方式等因素转化为可测量的指标,预测个体在一定时间发生疾病或死亡的危险,同时估计个体减少危险因素的潜在可能,并将信息综合反馈给个体,为健康管理的方案的制订提供重要依据。

(三)干预目标期望评估

评估社区营养与健康管理的最终目标及期望达到的效果,为社区营养与健康管理方案的可行性、有效性提供科学依据,对方案实施过程进行整体把控,遇到问题做到可及时调整,以达到期望效果,实现健康目标。主要的干预目标有:环境因素、行为和生活方式因素、卫生服务因素等可干预的危险因素,其中的重点是评估可控行为和生活方式,包括健康状况与日常行为的相关性,日常行为和生活方式发生的频率及其可变性。分析这些危险因素在疾病发生过程中的重要性,综合评估干预目标有哪些影响因素,确定最终干预目标以及期望效果。

上述三种评估指标是多个指标的组合,这种多指标的综合评估,能为社区营养与健康管理方案的制订提供较为全面且科学有效的依据。此外,经公共卫生学者和实践者的探索,也发现其他综合的多指标健康评估能为社区营养与健康管理方案制订提供依据。社区诊断(community diagnosis)和健康城市(healthy city)就是运用多指标体系进行健康评估的尝试,可以作为社区营养与健康管理方案依据的参考。

以社区诊断为例,社区诊断的概念出现在 20 世纪 50 年代,社区诊断是运用社会调查和流行病学调查的方法,收集社区人口学特征,疾病、死亡情况,以及与健康相关的环境、政策等因素的资料数据,通过科学、客观的方法确定该社区主要的公共卫生问题及其影响因素的一种调查研究方法。它使得对疾病的医学诊断从个体扩展到群体而具有革命性的意义,也使得对人群健康的评估从疾病、死亡扩展到了影响健康的因素,是"生物 - 心理 - 社会 - 环境医学模式"的体现。

目前,我国社区诊断在北京、深圳、上海、宁波、广州等 18 个城市已经开展应用。但是这些应用也仍然存在应用范围不广、缺乏统一健康评估框架等问题,可以通过社区营养与健康管理工作来实践、探索,并逐渐推广、完善这种评估系统,若能善加利用,将会为社区营养与健康管理方案制订带来较大帮助。

在发达国家,社区诊断及与之相似的社区健康评估(community health assessment)使用的相当广泛。美国政府每年都会发布《美国健康报告》(Health United States),向公众报告国民的健康状况、趋势,并分析潜在原因。除国家层面的报告之外,各个州及市政府也会根据一定的框架结合自身特点发布针对各自地区的健康报告。英国政府每年发布一次的《英格兰健康概况》(Health Profile of England),加拿大政府发布《健康指标》《健康加拿大人》

（Healthy Canadians）也起到了报告国民健康状况、趋势，分析健康问题的潜在原因的作用。通过对发达国家成功经验的借鉴，补充完善当前我国的评估体系，可以为社区营养与健康管理方案的制订提供更加全面、科学、有效的依据。

二、制订干预方案的原则

社区营养与健康管理方案设计，是通过制订社区营养与健康管理方案、实施社区营养与健康计划和社区营养与健康评价方案三个连续的阶段，为个体或群体提供一对一的健康咨询与指导，对健康危险因素进行科学的干预。在社区营养与健康管理的过程中，需要有目的地评估和判断，以现存状况为基础制订有针对性的营养与健康管理方案，同时运用各种健康管理手段适时评估健康管理的成效，不断发现健康管理中的新问题，调整健康管理方案，逐步帮助个体或群体实现健康管理的需要。

制订社区营养与健康管理方案应遵守以下原则：

（一）目标性原则

社区营养与健康管理方案的设计应以目标为导向，要明确方案设计的总目标和可行的具体目标，使方案设计有明确的方向，计划的实施过程中所有活动紧紧围绕目标开展。可依据选择的目标，分阶段实施健康危险因素干预计划，并对方案实施过程进行监控及调整，评估干预的过程和结果，以确保计划目标的实现。

（二）整体性原则

在制订社区营养与健康管理方案时要保证该方案本身的完整性。需要有清晰明确的干预计划、科学可行的干预方法、简单实用的干预工具，同时评估干预效果、干预过程中可能遇到的问题及解决对策，及时记录干预过程、监测干预对象的健康状况，全方位实施干预，以保证干预目标实现。另外，社区营养与健康管理方案是整个卫生发展系统中的一个部分，在制订健康管理方案计划时不仅应全面理解和考虑健康管理的项目自身，而且需要考虑项目与整个卫生发展规划的协调一致。

（三）阶段性原则

社区营养与健康管理方案的实施需要考虑到时间因素，具有一定的周期性，不同个体或群体的健康状况和健康危险因素始终处于变化的状态。阶段性原则要求健康管理须依据健康管理方案，阶段性地实施计划和督导。根据管理对象情况，定期随访，询问干预方案的执行情况，或者通过健康维护与健康日记管理的方式，对干预对象的健康进行监测，对存在的健康问题予以指导和修正调整方案，并进行全面的干预。因此，在制订方案初期应全面考虑方案实施过程中可能出现的变化，提前准备好应变措施，同时要保证在实施过程中及时追踪，按照实际情况进行调整，以确保计划的顺利实施。必须注意的是，所谓的阶段性原则中的动态原则并不等于可以随意更改方案，每一次方案调整都需要经过再一次的科学评估，并根据修订标准判断是否进行方案调整。

（四）从实际出发原则

社区营养与健康管理方案的制订绝不能脱离干预对象的实际情况进行，需要在充分了解每个干预对象的健康状况、相关危险因素等信息后，根据调查和分析的结果，来确定干预目标，制订完整可行的干预方案，并严格按健康方案实施干预。在社区营养与健康管理方案设计的过程中，工作人员需要掌握大量其他项目的案例，借鉴之前的经验和教训，并积极严谨的开展调查研究，了解目标人群或个体主要存在的健康问题、健康认知水平、行为生活方式、用药情况、家庭环境和经济状况等实际情况。切不可在没有充分了解干预对象个人实际情况的前提下制订方案,否则将会造成无法想象的后果。只有通过认真了解、分析,根据实际情况制订出来的社区营养与健康管理方案,才能真正满足目标人群的需要,达到社区营养与健康管理的最终效果。

（五）可持续原则

在制订社区营养与健康管理方案时要考虑健康大环境未来发展的趋势和要求,方案的设计应具备一定的前瞻性,考虑到干预个体或人群的实际需要、社会资源、环境条件的长远变化;社区营养与健康管理方案涉及的各类人群、机构都应参与计划制订,如目标人群、合作伙伴、投资者、社区卫生工作者等。多方参与的社区营养与健康管理方案能在实施过程中得到参与者的支持,最大程度达到预期的效果;同时社区营养与健康管理方案的制订一定要与干预个体或人群的具体身体状况、饮食习惯、运动习惯、睡眠习惯、饮水习惯、心理因素及其他可变因素相结合,考虑其可操作性及个体或团体可接受性,以保证干预的持续进行,减少可能干扰计划实施的因素,达到最终社区营养与健康管理方案的目标。

（六）重要性原则

进行社区营养与健康管理干预方案制订过程中,需要考虑各类影响社区营养及健康的问题,在方案制订过程中要考虑现存营养与健康问题的重要程度,按照其重要顺序逐一解决。同时在选择社区营养干预措施时,要优先考虑解决重要问题的干预措施,切忌好高骛远,寄希望于一次性解决所有问题。

（七）最佳作用原则

在制作干预方案选择干预措施的过程中,面临各种解决途径,需要考虑这些途径对解决营养与健康问题的作用大小,再进行选择。干预措施最重要的选择标准是所选择的措施能否在解决问题中发挥最佳的作用。在考虑到所有具有可操作性的干预措施的情况下,选择能够发挥最佳作用的方案,能够有效降低干预成本,提高干预效率并增强干预效果。

第三节　确定干预方案的内容

社区营养与健康管理方案出具过程中,在明确干预方案基本依据和原则的基础上,需要确定干预方案的内容。制订干预方案的基本流程为:健康问题分析—健康危险因素分析—确定优先干预项目—确定目标(整体目标、具体目标)—制订干预策略—确定评价指标—综合回顾。在制订基本流程基础上综合考虑干预人群、干预时间、实施条件等相关内容,灵活考虑健康管理方案的制订,以达到标准、全面、有效的目标。

一、干预方案制定基本流程

（一）健康问题分析

健康问题分析的目的在于客观评估目标人群的健康与疾病方面的主要问题,找出与健康问题相关的社会环境因素,包括人口、文化、经济、卫生服务、政策、生产、生活等。在健康问题分析阶段常用流行病学和统计学方法,采用能直接反映健康状况的指标,如出生率、死亡率、发病率、患病率、伤残率等。还有国外学者提出的"5D"指标,即死亡率、发病率、伤残率、不适、不满意,用来描述人群健康状况。

（二）健康危险因素分析

主要分析影响健康的四类主要的危险因素：环境因素、遗传因素、行为和生活方式因素、卫生服务因素，分析各类危险因素在疾病发生过程中的重要性，进而确定优先干预的影响因素，重点对可控的行为和生活方式进行分析，包括健康问题是否与行为因素相关，行为和生活方式发生的频率及其可变性。对卫生服务资源的分析包括人力资源、物力资源、财力资源和政策资源分析。

（三）确定优先干预项目

优先干预项目是指那些对健康影响大，与行为关系密切，该行为具有高可变性，并相对具有支持改变该行为的外部条件的项目。此阶段注重行为与环境诊断，即诊断哪些行为因素和环境因素引起主要健康问题。在此阶段，要区分引起健康问题的行为与非行为因素，区分预防行为和治疗性行为，区别重要行为与相对不重要行为，区别高可变性行为与行为的预期干预效果。

确定优先项目应遵循以下两项原则：①重要性原则，即确定为优先项目目标的健康问题对人群健康威胁严重，或对经济社会发展、社区稳定影响较大。例如发病率高，受累人群比例大，致残、致死率高，与该健康问题相关的危险因素分布广，群众非常关切等。②有效性原则，即通过健康管理，能有效地促使其发生预期改变的健康问题。例如，针对该健康问题有健康教育干预措施，且能够获得明确的健康效益；有明确的客观指标，可以定量地评价其消长，可随访观察；干预措施操作简便易行，成本效益较好，且易被所干预的对象人群接受等。

（四）确定目标

1. 总体目标　是指在执行某项健康管理规划后预期应达到理想的影响和效果。总体目标通常是宏观、远期、较为笼统的，不需要量化，它只是在规划提供一个总体上的努力方向。如糖尿病健康管理方案项目，其总目标是减少主要健康危险因素，有效预防控制糖尿病的发生和发展。

2. 具体目标　是为实现总目标所要达到的具体结果，要求是明确、具体、可测量的指标。其要求可归纳为"SMART" 5 个英文字母。S：special，具体的；M：measurable，可测量的；A：achievable，可完成的；R：reliability，可信的；T：time bound，有时间性的。

具体目标必须回答 4 个"W"和 2 个"H"，即：

Who——对谁？

What——实现什么变化？

When——在多长时间内实现这种变化？

Where——在什么范围内实现这种变化？

How much——变化程度多大？

How to measure——如何测量这种变化？

例如，对某社区糖尿病患者实行健康管理一年后，患者管理率达 60% 以上；健康体检率达到 50%；管理人群血糖控制率达到 95%。

（五）制订干预策略

干预策略的制订要紧紧围绕目标人群的特征及预期要达到的目标，主要通过教育与组织手段确定影响行为与环境的各种因素，全面分析这些因素之后，制订出恰当的干预策略。健康管理策略的内容包括：①健康教育策略，如信息交流、技能培训等。②社会策略，如政策、法规、制度等。③环境策略,即通过改变社会环境、人文环境、自然环境来影响目标人群的重点行为。通过随诊指导、举办讲座和培训、发放纸质、电子教育材料,以及社区活动进行目标人群或个体的能力建设,通过建立相应制度、改善目标人群生活和生产环境、提供卫生服务等方式,形成支持健康管理的环境。

(六) 确定评价指标

指标是反映目的或目标实现与否的特定测量,代替那些无法直接测量的目的或目标。如影响健康的环境危险因素:空气质量达到二级以上的天数、生活饮用水抽样监测合格率、食品卫生抽样监测合格率等。影响健康的个人行为危险因素:吸烟率、饮酒率、超重和肥胖率、锻炼率、慢性病知晓率等。指标的基本作用在于让我们知道是否达到了目标。评价指标需依据干预内容进行设计。

(七) 综合回顾

回顾应考虑:①资料信息收集是否完整、准确。②对主要健康问题和主要健康需求、主要的影响因素的掌握是否全面、准确、可信。③制订的目标是否明确、可测量或观察、是否合理、可及。④目标人群的选取是否恰当,人群覆盖是否全面。⑤选取的策略与措施对目标人群是否合适、可行、全面。⑥哪些政策和措施是为达到目标所必需的。

对干预方案、干预计划中存在的问题进行总结,找到解决方法,及时做好策略的调整,确保干预方案的实施、干预目标的实现。

二、干预方案制订

根据个体和群体需求评估结果确定优先干预的健康危险因素,确定干预的短期目标和长期目标并制订相应干预方案。如通过膳食干预、身体活动干预、行为方式干预、心理干预、健康教育等方法,来制订健康危险因素干预方案。

(一) 阶段性健康管理方案

1. 个体或群体健康管理指导计划　根据上文所述的依据,以健康状况评估、危险度、危险因素评估、干预目标期望评估等为依据,分情况制订个体或群体控制目标和减少危险因素的指导计划和方案。

2. 提出健康管理指导方案　随着信息技术的发展、智慧健康服务的普及和健康管理的完善,社区营养与健康管理建立起信息网路,健康管理指导方案通过系统软件自动生成相应的健康管理指导方案,包括饮食、营养、运动、中医养生、心理疏导、药物治疗等多方面建议处方,发送到客户(社区居民)手中,客户协助配合,进行阶段性改善和调整干预指导方案,该方法易于使客户接受,并取得良好效果。

(二) 年度社区营养与健康管理方案

在设计阶段性管理干预方案的同时,还应制定出年度的干预管理计划,为社区营养与健康管理的全面、宏观把握提供条件。在阶段性干预方案实施过程中,可以灵活地根据干预对象的健康状况进行调整,不断补充和完善年度健康管理方案,保证最终干预的有效性。

(三) 个体干预

制订个体干预方案的依据:个人因素、行为因素、环境因素等。①个人因素和行为因素可以合称个人行为因素,主要包括吸烟率、饮酒率、超重和肥胖率、锻炼率、慢性病知晓率等因素。个体干预方案需要依据个人行为因素的分析评估结果进行制订。②环境因素,包括空气质量、饮用水质量、食品卫生质量、家庭可支配收入、高等教育人口率、人均住房面积等

因素,个体干预方案需充分调查后,再进行制订。个体干预的主要步骤如下:

1. **评价** 在评估的基础上了解主要危险因素、主要健康问题。
2. **建议** 提出健康管理的目标、计划。
3. **认同** 干预对象认同,提高依从性。

(四)群体干预

群体干预的依据:健康风险评估、期望评估、环境评估。①健康风险评估包括:健康状态、未来患病或死亡危险、量化评估。②期望评估主要包括:健康管理的总目标和阶段干预的期望效果。③环境评估:即对影响健康的环境因素进行评估,都是群体干预的主要依据。群体干预的主要步骤为:

1. **评价** 在评估的基础上了解主要危险因素、主要健康问题。
2. **分类** 分别按低危、中危、高危人群进行分类干预。
3. **计划、认同** 干预对象认同,可行性。
4. **调整** 结果反馈,调整计划,再进入下一个周而复始的循环。

三、确定干预方案的实施条件

(一)社区开发

政府尤其是社区政府对社区营养与健康管理的政治承诺、认可和负责是持久开展社区营养与健康管理成功的关键。根据我国传统的做法,卫生工作单独由卫生部门管理和实施,现在要由社区政府实现一元化领导,这对于卫生部门和社区政府都需要有观念转化的过程。实践已经充分证明,政府的领导是实现"人人享有卫生保健"的重要因素。如北京某街道采用了一个全新的管理模式,即政府牵头、医院指导、部门配合、群众参与、规划设计、监测评价。政府牵头就是街道办事处代表区政府履行政府职责,对本社区居民的健康负责。通过社区诊断明确社区居民的需求,根据社区居民需求,结合社区发展目标、社区发展规划和年度计划,确定各有关部门的责任、考核标准、资金投入,制定有利于社区居民健康的政策和制度并监督执行。和平里街道的经验表明,由街道办事处领导有利于政府职能的转变,有利于调动社区一切可以调动的力量,尤其体现在政策、资源的支持上。和平里街道的成功经验已经得到世界卫生组织和社会各界的广泛赞扬和社区居民的支持。

(二)建立强大的社区联盟和社会支持系统

《雅加达宣言》指出:"面对健康的新威胁,需要采取新的行动方式。未来的挑战必须开拓社会许多部门,其中包括社区和家庭内部健康促进的固有潜能。""合作是极为重要的,特别是需要在各级政府与不同部门之间,在平等的基础上建立新的伙伴关系。"社区营养与健康管理是一项系统工程,必须争取和获得社区各部门、各学科的积极支持和参与,必须将健康问题纳入各部门领导的议事日程。发动社区各层次的人员广泛参与社区营养与健康管理活动,认识到增强社区健康是自己的事,形成一种人人关心社区健康、人人参与健康管理的社会风气。初级卫生保健与健康管理的重要原则是平等、社会公正、多部门合作和社会参与,这些都是巩固成果的要素,是增强社区凝聚力和强化社区的内在力量。

(三)多种策略的综合性应用

社区居民的健康和生活质量受各种复杂的行为因素和环境因素影响,以社区为基础的综合性防治是最为有效的方法,综合性指多学科、多部门联合行动,多层次干预(个体;群体如工作场所、学校、医院;环境)和多种干预手段(教育和信息、卫生立法、经济支持等)。这样有利于人力、物力的综合利用,减少重复投资,以达到投入少、产出高的目的。

社区综合性干预成功的实例很多,如上海市卫Ⅶ项目中的高血压防治就是很好的例子,其主要干预措施有:

1. 建立社区项目领导小组,全面负责社区内高血压控制活动,领导小组由社区负责人、一级医院负责人、学校以及社区内热心于该项目的群众代表组成。

2. 对35岁以上居民实施高血压筛检,发现高血压病人建立健康档案。

3. 规定医院初诊内科患者必须测量血压,以早期发现患者。

4. 培训血压测量员,定点为居民提供服务。

5. 分派健康管理师定点服务,该健康管理师对所在地区情况熟悉,并得到居民的信任,实施高血压三级管理。

6. 对登记高血压患者定期发送有关高血压控制和减少其并发症的知识资料,同时提供当地有关医疗服务和保健服务信息。

7. 对小学五年级学生增设小学时青少年互教互学的降低心血管病危险性的教育。

8. 在两所高中的学生中进行高血压筛检,确定青少年的高血压率。

9. 通过报纸、有线广播对全社区传播有关心血管病危险因素、降低这些危险因素的好处以及具体做法等信息。

10. 增加社区内工矿企业职工的高血压筛检。

11. 对护士进行在职培训。

12. 在社区俱乐部、老年之家、居民学校增加健康教育内容。

13. 所有高血压相关数据输入电脑,统一监测与管理。

上述例子均是综合运用各种干预策略的成功实例,具有一定的参考价值。

(四) 社区营养与健康管理方案的计划关键点

社区营养与健康管理方案要在充分调查、了解干预对象的依据下,遵循目标性、整体性、阶段性、实事求是性、可持续性、重要性、最佳作用性原则进行制订,由于健康管理面对健康危险因素复杂性和聚集性的特点,在社区营养与健康管理方案制订过程中还应注意以下问题:

1. **设置对照社区**　社区健康教育虽然不是科学实验,但为了正确评估健康教育的效果,设置对照社区是必要的。因为当我们评估进行社区健康教育所产生的效果时,无法确认社区发生的变化是否为健康教育所致,该变化也可能为自然变化或其他干预措施影响的结果。如果有了对照区,便可对照规划干预区和对照区的变化,其中变化的不同就可以认为是健康教育的作用。为了保证规划地区与对照区的可比性,除了规划区进行社区健康教育而对照区不进行外,其他各方面的条件都应力求一致。规划区与对照区应避免选择过于紧邻的地区,以免出现规划区对对照区产生影响。在对照社区和规划区进行基线和随访调查时,应严格坚持同一方法学和抽样标准。

2. **基线调查**　基线调查是指为了解研究对象的基础状态或研究开始阶段的情况而进行的调查,在社区营养与健康管理方案制订中运用,一方面是为了补充与完善地区的基础资料,另一方面是针对项目的目标,调查人群知、信、行方面的基础情况,以便于开展之后的评价工作。基线调查有利于研究者发现、提出新问题,可以帮助研究者确定优先解决的问题,为项目活动的实施提供方向和着力点,且有利于研究者进行项目方案设计和指标设计。基线调查的基本步骤:①确定研究目的;②确定研究对象和范围;③选择基线调查的类型和工具;④预调查或预试验;⑤现场调查;⑥资料收集与整理;⑦资料分析;⑧撰写调查报告。

3. 需求调查 面对社区人群多样化的需求,先对社区居民进行干预意愿和需求调查是有必要的,其有助于更加丰富和完善干预方案,为制订出更加人性化、个性化的可行方案提供依据,一定程度上提高社区居民的参与度,提高社区居民健康管理的体验感。

4. 健全干预信息网络 干预信息网络的建设和健全可以优化社区营养与健康管理,提高工作效率。①为居民建立电子健康档案,可以将居民健康检测的数据及分析评估结果全部上传云端,详细记录身体各项健康数据,能够科学有效地预测个体或群体健康发展趋势,利用健康科学算法,自动输出标准可行的干预方案。②健康检测结果通过云端整合后,方便筛查有慢性病既往史和查出慢性病的患者信息,为家庭医生随时进行慢性病监控和访问提供了便利。信息网络的建立便于将健康检测结果和分析评估报告与健康知识等相关网站进行链接,使社区居民通过网络就能了解相关健康知识进行自我保健。

5. 因地制宜 人群和地区都存在其独特性,社区营养与健康管理,需要在充分了解环境因素的基础上,考虑地区与地区之间存在的差异,根据每个地区的独特性选择最适宜的干预方案和形式。有的地区口腔疾病严重,可以进行口腔疾病相关知识宣传和自我治疗教育;而有的地区肥胖症、脂肪肝等病症表现也较为显著,这些慢性病不是短时间内可以看到干预效果的,在健康教育的同时,应进行长期管理干预,时时监控和预防,以此来促进健康。

四、干预效果评价

健康管理评价(health intervention evaluation)是指采用科学可行的方法,收集真实完整的信息,对健康管理方案的计划、措施、方法、效果进行系统的评估,将客观实际情况与预期目标进行比较,为方案的完善提供依据,是方案取得预期效果的关键措施。方案实施过程中应进行动态跟踪效果评价,依据健康管理前后的健康数据变化,进行重复评估,以此实现对居民健康状况的动态跟踪,将其健康结果重新录入健康档案,不断更新和完善健康信息。这一环节并不是健康管理的最终环节,健康管理是一个不断更新和发展的过程,这是一个循环的暂时中止,也是另一个循环的开始。

(一) 健康管理效果评价的目的和意义

通过健康管理效果评价,可确定健康管理方案是否具有先进性与合理性;为活动目标、方法、策略和措施的制订提供客观依据。过程评价利于管理者掌握项目进展情况,确定健康管理方案预期目标的达成程度、影响因素,以及衡量项目设计的合理性及可行性,发现项目设计的局限性和不足,为改进项目设计提供经验和依据。同时还可向公众介绍项目成果,扩大项目影响,改善公共关系,以取得目标人群、社区更广泛的支持与合作。要通过评价工作实践,不断提高工作人员的评价理论水平和实际操作能力。

(二) 健康管理效果评价的类型

1. 形成评价(formative evaluation) 指在方案执行前或执行早期对方案内容所进行评价。是一个为健康管理方案设计和发展提供信息的过程,包括为指定干预方案所做的需求评估及为方案设计和执行提供所需的基础材料。其目的在于使健康方案符合目标人群的实际情况,使方案更科学、更完善。形成评价包括需求评估和资源评估。

(1) 形成评价的目的:①决定需求,以便于制订方案的目标和干预措施;②方案实施前了解目标人群或个体,以决定适用于该人群的最佳干预方法;③产生新观念,探索新策略。

(2) 形成评价的内容:①了解目标人群的基本特征,项目目标是否符合对象人群特点;

②了解干预策略、活动的可行性;③对问卷进行干预调查及修改和完善;④在最初的计划执行阶段根据出现的新情况、新问题对计划进行适度调整。

（3）形成评价的方法:文献、档案、资料的回顾,专家咨询,专题小组讨论,目标人群调查,现场观察等。

2. 过程评价（process evaluation） 是规划实验过程中检测规划各项工作的进展,了解并保证规划的各项活动能按规划的程序发展。过程评价贯穿于计划执行的全过程。

（1）过程评价的目的:保证项目按计划顺利进行并达到预期效果评估,并不断修正方案内容。其内容一般包括针对个体的评价、针对组织的评价和针对政策与环境的评价。

（2）过程评价方法:①查阅档案资料;②目标人群调查,可根据随机原则,在少量目标人群中进行抽样调查、中心地区调查、网络调查、专题小组讨论等;③现场观察目标人群参与情况和满意度等。

（3）过程评价的指标:活动经费执行率、项目活动执行率、干预活动覆盖率、干预活动暴露率、目标人群满意度、有效指数等。

3. 效应评价 健康效应评价是应用统计学和流行病学方法,定量地评价环境及其他有损健康因素对特定人群的影响效应,从而争取及早采取全面的预防措施,以提高人群健康水平。效果评价是评估健康管理方案导致的目标人群健康相关行为及其形象因素的变化,评价的焦点在于方案对目标人群知识、态度、行为的直接影响。

（1）效应评价的内容:①倾向因素,目标人群的卫生保健知识、健康价值观念,对某一健康相关行为或疾病的态度,对自身易感性、疾病潜在威胁的信念。②促成因素,个人保健技能、卫生服务或实行健康行为所需资源的可及性。③强化因素,与目标人群关系密切的人对健康相关行为或疾病的看法、目标人群采纳某健康相关行为时获得的社会支持,以及其采纳该行为后自身的感受。④健康相关行为,干预前后目标人群的相关行为是否发生变化,改变量是多少,各种变化在人群中的分布如何。

（2）效果评价的常用指标:卫生知识均分、卫生知识合格率、卫生知识知晓率（正确率）、信念流行率、行为流行率、行为改变率等。

4. 结局评价 也称远期效果评价,即评价健康管理方案的最终目标是否实现,主要包括对健康状况和生活质量的评价。

（1）健康状况评价:①生理和心理健康指标,生理指标如身高、体重、体重指数、血压、血脂等生理指标干预前后的变化;心理健康指标如人格、抑郁等方面的变化。②疾病与死亡指标:如疾病发病率、患病率、死亡率、婴儿死亡率、5岁以下儿童死亡率、孕产妇死亡率、平均期望寿命、减寿人年数等。

（2）生活质量评价:对生活质量的评价主要采用生活质量测量表来进行评价:①生活质量指数,即 PQLI（physical quality of life index）指数;②美国社会健康协会指数,即 ASHA（American Social Health Association）指数;③日常活动量表,即 ADL（activities dailyliving）量表;④生活满意度指数量表,即 LSI（life satisfaction lndex）量表。

5. 总结评价 是综合形式评价、过程评价、效应评价、结局评价以及各方面资料做出的概括,能全面反映健康教育项目的成功与不足,为今后的计划制订和项目决策提供依据。

本章通过对社区营养与健康管理工作进行系统性梳理,概述制订社区营养与健康方案的依据和基本原则,对干预方案制订的内容进行概括,突出强调社区营养与健康管理方案制订工作中需加以注意的关键点,补充相关案例进行说明,以期能为社区营养与健康管理方案制订的规范和完善提供参考。

（胡 藩）

推荐阅读

［1］卜保鹏,黎采青,顾庆焕,等.社区健康管理的模式探索.中国全科医学,2011,14（19）:2192-2194.

［2］陈君石,黄建始.健康管理概论.北京:中国协和医科大学出版社,2006:35-80.

［3］郭海健.基于社区的高血压前期人群健康管理效果经济学评价.南京:南京医科大学,2018.［2020. 4. 20］https://kns. cnki. net/kcms/detail/detail. aspx? dbcode=CDFD&dbname=CDFDLAST2019&filename=101 9024712. nh&v=gzTdP792mTotZCnSfdZPUaxogopLxQ2bDR%25mmd2FKxfrnD%25mmd2Fv%25mmd2BfCD 3%25mmd2F7k1HVKAIdu%25mmd2BIaEp.

［4］黄建始.什么是健康管理.中国健康教育,2007,4:298-300.

［5］李星明,黄建始.健康管理和社区卫生整合对慢性病防治的意义与服务模式探讨.疾病控制杂志, 2008,01:53-57.

［6］刘天鹏.健康管理师培训教材.北京:人民军医出版社,2006:6-7.

［7］王家骥,李芳健.我国社区卫生服务中的健康管理.中国社区医师,2007,24:1-2.

［8］王靖.系统化健康教育对住院高血压病人的干预研究.山东:山东大学,2009:40-42.

［9］王培玉.健康管理学.北京:北京大学医学出版社,2012:4-5.

［10］武留信.健康管理师:社区管理分册.北京:人民卫生出版社,2015:32-33.

［11］袁红,向燕萍,张丽华,等.社区老年慢性病健康管理模式的探讨.公共卫生与预防医学,2011,22 （01）:127-128.

［12］张斓.中国城市社区人群健康评估指标体系研究.北京:北京协和医学院,2010.

［13］CUSHMAN W C,CUTLER J A,HANNA E,et al. Prevention and Treatment of Hypertension Study（PATHS）: effects of an alcohol treatment program on blood pressure. Arch Intern Med,1998,158（11）:1197-1207.

［14］NAKANISHI N,YOSHIDA H,NAKAMURA K,et al. Alcohol consumption and risk for hypertension in middle-aged Japanese men. J Hypertens,2001,19（5）:851-855.

［15］WHO. WHOQOL-Measuring Quality of life. MSA/MNH/PSF. Geneva:WHO,1997.

［16］YEN,L. ,EDINGTON,D. ,&WITTING P. Predictions of prospective medical claims and absenteeism costs for 1284 hourly workers from a manufacturing company. Journal of Occupational Medicine,1992,34:428-435.

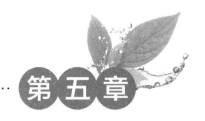

第五章

社区营养与健康管理的组织实施

广义来讲,社区是宏观社会的一个缩影,也称作社群,它是由几个社会群体和社会组织聚集形成的相互关联相互影响的共同体,并随着不同的社区聚集最终形成社会。社区居民的营养健康关系着整个国民健康,因此,针对社区居民进行营养干预与健康管理很有必要。

社区卫生服务机构和营养卫生从业人员对社区居民进行社区动员和营养宣传教育,旨在强调营养干预对健康管理的影响,改善居民营养状况,提高民众的健康营养素养。本章重点谈社区营养管理的具体实施办法。

第一节 社 区 动 员

社区动员是进行社区营养宣教和其他一切行为的前提和基础,好的社区动员能够更好调动社区居民参与的积极性,这是进行社区营养干预的一个前提条件,只有最大化地鼓励动员社区和家庭以及社会各部门协同合作,才能使健康宣传教育科普达到最大化。

一、社区动员的概念

社区是若干社会群体和社会组织聚集在某一个地域所形成的生活上相互关联的共同体,是社会组织的基础组成部分,是宏观社会的一个缩影。因此,社区居民的营养健康一定程度上反映了某地域内人们的健康状况。因此,提高社区居民的健康意识,鼓励健康的生活方式和饮食习惯尤为重要。

无论是个人咨询,还是面向大众的授课教育,社区动员都是一切行为的前提和基础。社区动员是指通过发动社区居民的广泛参与,让他们依靠自己的力量实现特定社区健康发展目标的群众性运动。是一个将满足社区居民营养需要和增进健康的目标转化为社区居民广泛参与的社会行动过程。群众的参与与支持是任何一项事业成功的基础,只有尽可能地鼓励和动员社区、家庭,并配合社会各部门组织协同合作,才能使健康营养知识普及达到最大化。

二、社区动员的目的

社区动员的目的在于鼓励和动员社区居民,动员必要的资源,包括各级政府部门、非政府组织,以及其他涉及卫生、教育、工商、新闻媒介等部门,争取他们在人力、财力、物力(如基层社区卫生专业人员、经费、宣传材料、物品、知识技能等)方面的支持,争取跨部门合作,建立多学科联盟,多机构组织共同行动从而解决社区居民的营养问题,普及营养科学知识,提高居民营养科学素养。

三、社区动员的指导原则

（一）坚持社区卫生服务的公益性质，注重卫生服务的公平、效率和可及性

社区卫生服务机构提供公共卫生服务和基本医疗服务，具有公益性质，不以营利为目的。要以社区、家庭和居民为服务对象，以妇女、儿童、老年人、慢性病人、残疾人、贫困居民等为服务重点，以主动服务、上门服务为主，开展健康教育、预防、保健、康复、生育指导服务和一般常见病、多发病的诊疗服务。

（二）坚持政府主导，鼓励社会参与，多渠道发展社区卫生服务

地方政府要制订发展规划，有计划、有步骤地建立健全以社区卫生服务中心和社区卫生服务站为主体，以诊所、医务所（室）、护理院等其他基层医疗机构为补充的社区卫生服务网络。在大中型城市，政府原则上按照3~10万居民或按照街道办事处所辖范围规划设置一所社区卫生服务中心，根据需要可设置若干社区卫生服务站。社区卫生服务中心与社区卫生服务站可实行一体化管理。社区卫生服务机构主要通过调整现有卫生资源，对政府举办的一级、部分二级医院和国有企事业单位所属医疗机构等基层医疗机构进行转型或改造改制设立。现有卫生资源不足的，应加以补充和完善。要按照平等、竞争、择优的原则，统筹社区卫生服务机构发展，鼓励社会力量参与发展社区卫生服务，充分发挥社会力量举办的社区卫生服务机构的作用。

（三）坚持实行区域卫生规划，立足于调整现有卫生资源、辅以改扩建和新建，健全社区卫生服务网络

政府设立的社区卫生服务机构属于事业单位，要根据事业单位改革原则，改革人事管理制度，按照服务工作需要和精干、效能的要求，实行定编定岗、公开招聘、合同聘用、岗位管理、绩效考核的办法。对工作绩效优异的人员予以奖励；对经培训仍达不到要求的人员按国家有关规定解除聘用关系。要改革收入分配管理制度，实行以岗位工资和绩效工资为主要内容的收入分配办法，加强和改善工资总额管理。社区卫生服务从业人员的收入不得与服务收入直接挂钩。各地区要积极探索建立科学合理的社区卫生服务收支运行管理机制，规范收支管理，有条件的可实行收支两条线管理试点。地方政府要按照购买服务的方式，根据社区服务人口、社区卫生服务机构提供的公共卫生服务项目数量、质量和相关成本核定财政补助；尚不具备条件的可以按人员基本工资和开展公共卫生服务所需经费核定政府举办的社区卫生服务机构财政补助，并积极探索、创造条件完善财政补助方式。各地区要采取有效办法，鼓励药品生产经营企业生产、供应质优价廉的社区卫生服务常用药品，开展政府集中采购、统一配送、零差率销售药品和医药分开试点。

（四）坚持公共卫生和基本医疗并重，中西医并重，防治结合

调整疾病预防控制、妇幼保健等预防保健机构的职能，适宜社区开展的公共卫生服务交由社区卫生服务机构承担。疾病预防控制、妇幼保健等预防保健机构要对社区卫生服务机构提供业务指导和技术支持。实行社区卫生服务机构与大中型医院多种形式的联合与合作，建立分级医疗和双向转诊制度，探索开展社区首诊制试点，由社区卫生服务机构逐步承担大中型医院的一般门诊、康复和护理等服务。发挥中医药和民族医药在社区卫生服务中的优势与作用。加强社区中医药和民族医药服务能力建设，合理配备中医药或民族医药专业技术人员，积极开展对社区卫生服务从业人员的中医药基本知识和技能培训，推广和应用适宜的中医药和民族医药技术。在预防、医疗、康复、健康教育等方面,充分利用中医药和民族医药资源,发挥中医药和民族医药的特色和优势。

(五) 坚持以地方为主,因地制宜,探索创新,积极推进

发展社区卫生服务是政府履行社会管理和公共服务职能的一项重要内容,主要责任在地方政府。地方政府要充分认识发展社区卫生服务对于维护居民健康、促进社区和谐的重要意义,认真贯彻落实国家有关方针政策,将发展社区卫生服务纳入政府年度工作目标考核。要成立以政府分管领导为组长、各有关部门负责同志参加的领导小组,加强对社区卫生服务发展工作的领导。省级人民政府要按照指导意见要求,结合本地实际,制定并贯彻落实具体政策措施,层层明确责任,加强调查研究,统筹协调,督查指导,落实工作任务。国务院成立由负责卫生工作的国务院副总理任组长的城市社区卫生工作领导小组,研究制订促进社区卫生发展的方针和政策措施,研究解决工作中的重大问题,加强对地方社区卫生服务工作的检查指导,推动社区卫生服务持续健康发展。

四、社区动员的特点

社区动员鼓励和强调各政府部门、社会组织,以及居民参与到社区营养工作中,参与人员越多,科学推广的受益面越广泛,影响也越深远。另一方面,社区动员也存在不足:①基层社区卫生人员是社区动员的主要实施者,其初期发展规模小,组织松散,管理粗放;②中坚力量多以退休人员为主,组织缺少活力;③综合原因导致民众健康意识缺乏,参与度低下。因此社区动员具有"大众性""普遍性"和"地域性"等特点,也存在明显的局限性。为了更大程度降低局限性的发生,动员更多人群,社区动员主要涉及以下 5 个方面的工作。

(一) 社区卫生专业人员主动参与

基层社区卫生工作人员是社区营养工作的具体执行者和实施者,也是社区营养工作计划、实施和评价的技术力量,他们对保证社区营养工作的顺利开展发挥着关键作用。因此,社区卫生专业工作人员自觉主动参与社区营养工作是顺利进行社区动员的前提和基础,具有十分重要的意义。社区卫生专业人员本身需要接受多种形式和途径的培训,使他们不仅能够不断提高社区营养工作的知识水平,专业技能和实践能力,而且能够让他们认识到社区营养工作的意义、职责和权利。

(二) 促使社区人群主动参与

要促使社区个人和家庭有意识地关注营养问题,主动参与项目,包括讨论计划、项目实施及评价等过程。社区是开展社区营养工作的基本场所,社区的基层组织(居委会或村委会)是社区动员的主要对象。家庭是组成社区的"基本细胞",利用家庭内的血缘关系和家庭中不同角色成员,使社区营养工作的参与更有操作性和可现实性。例如,一个家庭的膳食模式和烹调习惯往往影响的不是一个人,而是全家人。父母在家庭中对子女的影响不仅体现在生长发育和经济支持上,更重要的是体现在道德观念,生活习惯和饮食习惯上。因此,推动家庭参与是社区营养工作的社会基础。在这个工作中,要强调那些在社区内重要的关键人物的参与对整体社区营养工作的影响。社区的关键人物,如劳动模范、文明标兵、才艺明星、任职领导等有"名人效应"的人,他们的参与对其他个体起着积极的促进作用。

(三) 动员领导部门积极参与

领导是否积极参与,直接影响到社区营养工作的开展效果。要通过各种方式和途径向有关领导宣传社区营养工作的目的、意义、预期效果及其对社区人群的贡献等,使各级政府领导、部门领导及时了解有关营养行动计划,争取他们对社区营养工作的支持。有关政府部门有很多重要的工作,如社区保健、计划生育、预防接种、社区营养等,每项工作都要分配人力、财力和物力。因此,社区营养工作也面临竞争,必须争取各级政府领导将社区营养和改善人民生活质量及促进社会经济发展联系起来,作为政府应尽的职责并列入议事日程,制定必要的政策统筹规划,增加投入,保证社区营养工作的顺利开展。

(四) 动员非政府组织参与

非政府组织主要包括各类团体组织,如国家和各省市自治区的营养学会、食物与营养咨询委员会、学生营养与健康促进会、消费者协会、食品协会、保健品协会、老年协会、妇联、青联等。随着我国改革开放的深入,这些非政府组织在社会发展中发挥着日益重要的作用。他们在营养工作计划的制订、实施和营养宣传工作及信息服务或财力等方面可给予一定的支持。在开展社区营养工作中,应及时向他们发送会议通知、简报和社会宣传资料等,提高各类组织的关键人物对社区营养工作的认识,鼓励他们提出意见、建议,让他们积极参与社区营养工作的决策,促进社区营养工作的开展。

(五) 加强部门之间的沟通、协调与合作

社区营养工作不是单纯一个部门的工作,其涉及卫生、教育、工商、新闻媒介等各部门。同时,也亟需社会各个非营利组织和协会提出意见、建议,进行人力、物力支持。因此,在工作中,要加强各部门、各组织、各类人员之间的相互联系和协调,以便建立有利的行政和业务技术管理体系,明确共同目标、发挥各自的专长、技能和资源,共同完成好社区营养管理这一重要使命。

综上所述,应通过社区动员,将社区营养工作更好融入社区整体工作中去,促进社区营养工作发展,改善社区人们的营养知识水平和营养状况,提高社区人群的生活质量。

五、社区动员的方法

社区动员是顺利开展营养工作的前提和重要因素,那么应如何做呢?

首先,要确定范畴,即"三个轴心":①以地域为轴心,大致分为家庭、工作单位和学校、养老院等;②以人群为中心,又可分为一般人群和特殊人群,其中特殊人群包括老年人、中年人、青少年、婴幼儿、孕妇乳母等;③以生活为轴心,分为供人们娱乐健身的文化场所,以营利为目的的市场经营场所、商场和服务性场所。

以中国疾病预防控制中心营养与健康所 2016 年开展的中国儿童与乳母营养健康监测在北京某小区实施为例,开展社区动员步骤如下。

①步骤一:制订社区动员的详细计划

②步骤二:提高社区活动参与者的健康参与意识

③步骤三:明确各部门、人员职责,促进各个部门、人员的协调和联系

④步骤四:实施行动

(一) 制订社区动员的详细计划

在开始任何儿童和乳母的营养检测活动之前,制订翔实可行的计划对整个活动的实施具有指导意义,以此确定后期可能出现的影响因素。

1. 进行社区评估 社区评估作为社区动员的第一步,也是很重要的一步,为社区动员和营养宣传教育提供了信息参考,是这一系列活动的前提,具有重要指导意义。总的来讲,

社区评估主要从社区营养教育活动本身和目标群体的评估两方面分析。

（1）营养教育活动本身：需要了解该地区是否开展过心脏病相关的活动，以及该地区现在是否正在开展针对心脏病的活动。如果有类似活动的展开，可在这一阶段就联系活动负责人，表明意愿并确认能否得到对方的帮助和支持，或者是否有尝试合作的意愿。另外，要对相关的法律法规文献资料有所了解，为后期营养宣教做准备。对整个项目资金的估算也可在这一步进行，这对后期宣传教育的途径方式的选择有参考意义。

（2）目标群体的评估：需要了解目标人群过去对心脏病相关知识的了解程度；统计参与者在接受健康宣教之前达到项目目的（具体见本章第二节）的人数比例，了解的项目内容包括：①饮食对心脏病预防方面的影响意识的了解；②食物饱和脂肪酸、不饱和脂肪酸和反式脂肪酸与心脏病关系的了解；③参与者对有利心脏健康饮食烹饪方式的了解；④参与者是否能够读懂食品标签等。可为后期营养宣教的结果提供参考数据。

2. 联系并团结更多优秀的社区工作者，形成讨论小组　通过卫生部门进行社区范围内营养监测工作，由社区卫生专业人员和社区居委会（村委会）组织，鼓励包括营养健康、妇联、少年儿童基金会等各个组织和部门积极参与，同时吸引其他当地对乳母和儿童营养健康感兴趣的人群组成讨论小组，以面对面聊天或网络多媒体社交平台联系，鼓励开放式沟通，知识共享，共同获利。

3. 选择一位优秀的领导者　各部门和组织的领导的参与，对社区动员的推进起重要作用。无论是各级政府的领导或者部门领导，还是社区联盟的成员，这位领导者都需要具有创造力和组织能力。领导者需要是乳母和儿童专业问题的专家，并对此类人群的健康问题十分关注，有能力组织联盟成员，动员的潜在人群包括各相关部门人员和政府领导，以及这个社区的乳母和未成年人，要能够将这些具有不同观点和既得利益的人群聚集在一起，增强沟通，求同存异。

4. 确定目标和战略　确立一个明确、实际的目标有助于社区动员的顺利完成，战略方法决定为实现该目标所需要采取的行动。例如，针对不同年龄段的未成年人，钙推荐摄入量（recommended nutrient intake, RNI）也有差异，那么应如何保证未成年儿童每天摄入充足钙呢？首先保证其能稳定食用各种各样的奶制品，相当于每天液态奶 300g，多食用新鲜深绿色蔬菜和水果，同时可适量补充钙片。

5. 制订定期衡量进展的方法　创建变革需要时间。适当的成就将帮助人们保持成功所需的势头。应在动员规划过程的早期阶段，确定动员的短期和长期目标，并确定在实现这些目标时，在适当的时间以适当的方法进行衡量与评估。

6. 确定资金和其他资源　所有社区动员倡议都需要持续的财政和资源支持。因此，应提前确定需要的财务和其他资源，以及满足这些需求的可能来源。应明确以下问题："如果需要其他资源，如何为资源提供方提供案例，以证明计划可行性？""应当进行交流、反馈的人是谁？""在动员的联盟中，谁是最'好'的人？""动员的人愿意承担计划中相应角色吗？""这个工作（每个小阶段）需要多久才能完成？"

（二）提高社区活动参与者的健康参与意识

社区评估能帮助社区营养健康工作组织者更好地筛选适合的组织和个人，继而进行下一步工作。

努力提高社区居民的参与意识，是搞好社区建设的基本保证，是营养工作顺利开展的关键。为提高社区居民的参与度，需要增强他们对社区的归属感和认同感。首先要强化宣传教育,大力发展社区文化建设和基础建设。文化宣传教育是促使人群广泛参与的思想基础;对不同的参与主体要实施不同的、有针对性的宣传教育。另一方面,要从社区的方方面面做起,特别是社区服务工作,为广大居民提供实实在在的服务,使居民切身感受到社区在其生活中的重要地位,用关爱和服务把他们同社区紧紧连在一起。

(三)明确各部门、人员的职责,促进各个部门、人员的协调和联系

1. 政府各部门之间的职责

(1)国家卫生健康委员会:负责制订社区卫生服务发展规划、准入标准和管理规范,制订社区公共卫生服务项目,加强行业监督管理。按照国家有关规定,组织开展社区卫生服务从业人员岗位培训和继续教育。

(2)机构编制部门:牵头研究制订政府设立的社区卫生服务机构人员编制标准。

(3)发展改革部门:负责将社区卫生服务发展纳入国民经济和社会发展规划,根据需要,安排社区卫生服务机构基础设施建设投资。其中价格部门研究制订社区卫生服务收费标准和药品价格管理办法。

(4)教育部门:负责全科医学和社区护理学科教育,将社区卫生服务技能作为医学教育的重要内容。

(5)民政部门:负责将社区卫生服务纳入社区建设规划,探索建立以社区卫生服务为基础的城市医疗救助制度,做好社区卫生服务的民主监督工作。

(6)财政部门:负责制订社区卫生服务的财政补助政策及财务收支管理办法。

(7)人事部门:负责完善全科医师、护士等卫生技术人员的任职资格制度,制订社区全科医师、护士等卫生技术人员的聘用办法和吸引优秀卫生人才进社区的有关政策。

(8)劳动保障部门:负责制订促进城镇职工基本医疗保险参保人员到社区卫生服务机构就诊的有关政策措施。

(9)建设(规划)部门:负责按照国家有关标准,将社区卫生服务设施纳入城市建设规划,并依法加强监督。

(10)国家卫生健康委员会相关部门:负责优生优育技术服务的指导和管理。

(11)国家药品监督管理局相关部门:负责社区卫生服务所需药品和医疗器械的质量监督管理。

(12)中医药部门:负责制订推动中医药和民族医药为社区居民服务的有关政策措施。

2. 各部门、人员的协调与联系　因为社区营养工作需要依靠多个部门合作进行,因此各部门和人员之间协调合作非常重要。各部门、人员之间一个小的摩擦可能会导致整个活动无法顺利进行,只有所有人都明确了为社区居民健康服务的共同目标,发挥各自的专长和技能,才能共同完成这一使命。

(四)实施行动

在准备好以上步骤提到的资料,联系好人员之后,社区动员工作就可以顺利展开。然而社区动员只是一个开端,它为健康与营养教育的展开造势,为其扩大影响力,吸引更多组织部门和领导参与进来,让更多关注健康的营养人群受益。常言道"好的开始是成功的一半"。社区动员的成功展开也为后期的营养教育展开提供更充分的准备。

(林　峰)

第二节 营养与健康宣传教育

营养与健康宣传教育作为改善人民营养状况的主要有效手段之一,已被各国政府和营养学家所应用。营养与健康宣传教育,是一种改善人群营养状况的有效方法,通常说成营养宣教,也叫营养教育(nutrition education)。根据美国饮食协会定义,营养教育是指"根据个体的需要与食物来源,通过认识、态度、环境作用,以及对食物的理解过程,形成科学、合理的饮食习惯,从而达到改善人民营养状况的目的。"根据世界卫生组织的定义,营养教育是"通过改变人们的饮食行为而达到改善营养状况目的的一种有计划的活动"。综上所述,营养教育是以改善人民营养状况为目标,通过营养科学的信息交流,帮助个体和群体获得食物与营养知识、形成科学合理饮食习惯的教育活动和过程,是健康教育的重要组成部分。

居民营养状况的改善是一项复杂的系统工程,须从不同层面采取措施。而营养与健康宣传教育是营养干预的一种有效手段,具有低成本,高效益,易实施,受益面广等特点,对居民营养健康状况的改善和健康素养的提高具有重要作用。

一、营养与健康宣传教育主要内容

(一)主要对象

1. 个体 主要指公共营养和临床营养工作者的工作对象

2. 各类组织机构 包括学校、部队或食品企业等

3. 社区 包括街道、居委会、餐馆、食品店、社区保健等各种社会职能机构。

4. 政府和传媒 包括政府部门、大众传播媒介等。

(二)主要内容

1. 营养基础知识。

2. 健康生活方式。

3.《中国居民膳食指南》、"中国居民平衡膳食宝塔"。

4. 膳食营养相关慢性疾病的预防和控制。

5. 营养相关的法律、法规和政策。

(三)营养教育工作者所需要具备的技能

1. 掌握营养学、食品卫生学、食品学、卫生经济学等方面的专业理论知识;了解经济、政策、社会与文化因素对膳食营养状况的影响。

2. 具有传播营养知识技能。

3. 具有社会心理学、认知、教育以及行为科学的基础。

4. 有一定组织现场协调和研究能力。

5. 能够运用定量技术评价和解释系统分析结果。

二、营养与健康宣传教育目的及意义

营养与健康宣传教育的目的在于提高各类人群对营养与健康的认识,消除或减少不利于健康的膳食营养因素。通过普及营养知识,改变营养健康的观念和意识,倡导健康行为和生活方式,合理利用食物资源,纠正不良的饮食习惯和行为等,从而促进人群营养健康状况改善,减少营养相关疾病患病危险的发生率,预防营养性疾病的发生,提高人们健康水平和

生活质量。按照现代健康教育的观点,营养教育并非仅仅传播营养知识,还应提供促使个体、群体和社会改变膳食行为所必需的营养知识、操作技能和服务能力。

2002 年中国居民营养与健康现状调查结果表明,近 10 年我国城乡居民的膳食营养状况有了明显改善,营养不良和营养缺乏患病率持续下降,同时我国正面临着营养不良与营养过剩的双重挑战。一方面,微量营养素缺乏仍是城乡普遍存在的问题,其中钙、铁、维生素 A 的缺乏最为突出。城乡居民贫血患病率达 15.2%。另一方面,高血压患病率有较大幅度升高,糖尿病患病率增加,超重和肥胖患症病率呈明显上升趋势。本次调查结果表明,膳食高能量、高脂肪和少体力活动与超重、肥胖、糖尿病和血脂异常的发生密切相关;高盐饮食与高血压的患病风险密切相关;饮酒与高血压和血脂异常的患病危险密切相关。

营养教育可通过有计划、有组织、有系统和有评价的干预活动,提供人们改变不良膳食行为所必需的知识、技能和社会服务,普及营养知识,养成良好的膳食行为与生活方式,使人们在面临营养的问题时,有能力作出有益于健康的选择。大量调查研究表明,营养教育具有多途径、低成本和覆盖面广等特点,对提高广大群众的营养知识水平、合理调整膳食结构,以及预防营养相关疾病切实有效,对于提高国民健康素质和健康水平、全面建设小康社会、实现中华民族伟大复兴和推动人类文明进步具有重要意义。

三、营养与健康宣传教育的相关理论

(一)健康传播理论

随着传播学在公共卫生与健康教育领域的引入,健康传播(health communication)于 20 世纪 70 年代中期诞生。我国学者自 20 世纪 90 年代初确立健康传播的概念,将健康传播学研究纳入健康教育学科体系。进入 21 世纪,健康教育与健康促进已被确立为卫生事业发展的战略措施,在医疗预防保健中的作用日益增强。健康传播是健康教育与健康促进的基本策略和重要手段,是健康教育方法学研究的重要内容。

传播是人类通过符号和媒介交流信息,以期发生相应变化的活动。其特点是:社会性、普遍性、互动性、共享性、符号性和目的性。一个传播过程由传播者、受传者、信息、传播媒介和反馈五个要素构成。在健康教育中可以应用组织传播、大众传媒等多种方式,但人们最常用的手段仍然是人际传播和群体传播。

传播可分为五类:自我传播、人际传播、组织传播、群体传播、大众传播。

1. 自我传播 又称人的内向传播、人内传播,指个人接受外界信息后,在头脑内进行信息加工处理的心理过程。自我传播是一切社会传播活动的前提和生物学基础。任何传播活动,任何信息必须经过个人的认知过程,才能引起心理 - 行为变化的反应。选择性认知是普遍存在的一种心理现象,主要表现为选择性注意、选择性理解和选择性记忆。选择性心理是人们倾向于注意、理解、记忆力和自己的观念、经验、个性、需求等因素相一致的信息,其正面意义在于,促进了对"重要信息"的认知;但如果信息处理不当,选择性心理就会成为一种影响信息交流的干扰因素。

2. 人际传播 又称亲身传播,是指人与人之间面对面直接的信息交流,这是个体之间相互沟通、共享信息最基本的传播形式和建立人际关系的基础。其主要形式是面对面的传播,也可借助书信、电话、电子邮件等一些有形的物质媒介。

人际传播的主要社会功能是:

(1)获得与个人有关的信息。

（2）建立与他人的社会协作关系。

（3）达到认知他人和自我认知。因此，人际传播是进行说服教育、劝导他人改变态度的重要策略。健康教育与健康促进中常用的人际传播形式包括：咨询、交谈或个别访谈、劝服、指导等。

3. 组织传播 现代社会是高度组织化的社会，也是组织传播高度发达的社会。组织传播的常用方法包括公共关系活动、公益广告等。健康教育与健康促进"社会动员"和"社区参与"目标的实现，健康促进"促成、赋权、协调"三大策略的实施，无不与组织传播息息相关。

4. 群体传播 是指组织以外的非组织群体的传播活动。具有以下特点：

（1）信息传播在小群体成员之间进行，这是一种双向性的直接传播。

（2）群体传播在群体意识的形成中起重要作用。

（3）在群体交流中形成的群体倾向能够改变群体中个别人的不同意见，产生从众行为。

（4）群体中的"舆论领袖"对人们的认知和行为改变具有引导作用。

目前国内常用的群体传播方法有专题小组讨论、自我学习、同伴教育等。以专题小组形式收集或传递健康相关信息；利用群体力量来帮助人们学习自我保健技能；改变健康相关态度和行为。利用家人、同伴、朋友的强化因素，为促进个人改变不良行为习惯、采纳和保持新行为提供良好的社会心理环境。

5. 大众传播 大众传播是指职业性信息传播机构通过广播、电视、电影、报刊、书籍等大众媒介和特定传播技术手段，向社会人群传递信息的过程。随着科技的发展，大众传播高度发达、发展迅速，对大众传播媒介的占有与利用已成为社会文化发展的重要标志。但人们最常用和最灵活的传播手段仍然是人际传播和群体传播。在以促进全民健康为目标的健康教育与健康促进活动中，多种传播手段并用已被证明是最有效的干预策略之一。

健康传播是指以"人人健康"为出发点，运用各种传播媒介渠道和方法，以维护和促进人类健康为目的而获取、制作、传递、交流、分享健康信息的过程。

国际上以信息传播为主要干预手段的健康教育及作为采用综合策略的健康促进项目的一个部分而开展的传播活动，被称为健康传播活动或项目。健康传播活动是应用传播策略来告知、影响、激励公众、社区、组织机构人士、专业人员及领导，促使相关个人及组织掌握知识与信息、转变态度、做出决定并采纳有利于健康的行为的活动。

营养信息传播是健康传播的一个组成部分，是通过各种渠道，运用各种传播媒介和方法，为维护、改善个人和群体的营养状况与促进健康而制作、传递、分散和分享营养信息的过程。营养信息传播理论对营养教育项目的执行和有效完成具有重要的指导作用，也是广泛开展营养与健康知识宣传教育的理论基础。

由于不良行为和生活方式与疾病之间存在密切关系，健康教育与健康促进已成为21世纪公共卫生战略性策略。健康传播活动作为医学研究成果与大众健康知识、态度和行为之间的重要联结，在内容上实现了从"提供生物医学知识"到"促进行为和生活方式改变"的重要变化。倡导合理营养和良好的饮食习惯等对慢性非传染性疾病的预防控制具有积极作用，健康传播在其中扮演着重要角色。

（二）行为改变理论

健康教育的目的是帮助人们形成有益于健康的行为和生活方式，进而通过行为生活方式的改善来预防疾病、增进健康、提高生活质量。为此，需要研究人们的行为生活方式形成、发展与改变的规律,发现影响健康相关行为的因素,为采取有针对性的健康教育干预措施提供科学依据。自 20 世纪 50 年代以来,健康教育相关行为理论不断被创立和发展,并在控制吸烟、运动、婴儿喂养方式、体重控制、低脂食物选择、口腔保健等人群预防保健行为研究中得到广泛应用,为改善健康相关行为提供了重要依据,使行为改善取得了良好效果。目前运用较多也比较成熟的行为理论包括:知信行模式、健康信念模式、合理行动理论与计划行为理论等。

1. 知信行理论模式

将人们行为的改变分为获取知识、产生信念及形成行为 3 个连续过程。"知"是知识和学习,"信"是正确的信念和积极的态度,"行"指的是行动。

知信行(knowledge,attitude and practice,KAP)理论认为,信念是动力,行为改变过程是目标。①知识是行为的基础,通过学习改变原有目标,消除过去旧观念的影响,重新学习获取达到新目标的知识和技能。②信念或态度,是行为改变的动力,通过对知识进行有根据的独立思考,逐步形成信念与态度,由知识转变为信念和态度就能支配人的行动。③所谓行动就是将已经掌握并且相信的知识付之行动,促成有利于健康的行为形成。

该理论模式认为行为的改变有 3 个关键步骤:接受知识,确立信念和改变态度。以预防幽门螺杆菌病为例,健康教育工作者通过多种方法和途径帮助人们了解幽门螺杆菌在全球蔓延趋势及其严重性、传播途径和预防方法等。人们接受了这些知识,通过思考加强了对保护自己和他人健康的责任感,确信只要杜绝作为幽门螺杆菌传播途径的行为,就一定能预防幽门螺杆菌的感染。在这样的信念支配下,对象通过对行为结果的评价等心理活动,形成采纳预防幽门螺杆菌病行为的态度,最终可能摒弃相关危险行为。

知信行理论模式直观明了,应用广泛。但在实践中,要使获得的知识和信息最终转化为行为改变,仍然是一个漫长而复杂的过程。影响知识到行为顺利转化的因素很多,任何一个因素都有可能导致行为的顺利转化,也有可能导致行为的形成或改变失败。知、信、行三者之间的联系并不一定导致必然的行为反应。例如,人们接收到信息,了解了知识,但感到这些知识与自身的健康需求无关,或者对信息来源不信任,都不能促使行为发生相应的改变,这也是知信行理论在预测和解释健康相关行为时的不足之处。因此,在健康教育实践中,只有全面掌握知、信、行转变的复杂过程,才能及时、有效地消除或减弱不利影响,促进形成有利环境,进而达到改变行为的目的。

2. 健康信念模式

在 20 世纪 50 年代产生了健康信念模式(health believe mode),用于解释人们的预防保健行为。健康信念模式强调感知在行为决策中的重要性,是运用社会心理学方法解释健康相关行为的理论模式。在这种模式中,是否采纳有利于健康的行为与下列 5 个因素有关。

(1)感知疾病的威胁:对疾病威胁的感知由对疾病易感性的感知和对疾病严重性的感知构成。对疾病易感性和严重性的感知程度高,即对疾病危险的感知程度高,是促使人们产生行为动机的直接原因。

(2)感知健康行为的益处和障碍:人体对采纳行为后能带来的益处,或是由此会面临的障碍的主观判断。益处包括对保护和改善健康状况的益处及其他边际收益,障碍包括行为复杂、时间花费,以及经济负担等。只有当人们认识到自己的行为有效(比如可减缓病痛、减少疾病产生的社会影响等)时,才会自发的采取行动。反之,如果感觉到障碍多,就会阻碍个体对健康行为的采纳。

（3）自我效能：也称为效能期待。是指对自己实施和放弃某行为的能力的自信。个体对能力的评价和判断，即是否相信自己有能力控制自己与外在因素而成功采纳健康行为，并取得期望结果。自我效能的重要作用在于当认识到采取某种行动会面临的障碍时，需要有克服障碍的信心和意志，才能完成这种行动。自我效能高的人，更有可能采纳建议中有益于健康的行为。

（4）社会人口学因素：社会人口学因素包括人口特征（年龄、性别、种族）和社会心理因素（人格、社会地位、同事、团体等）。具有卫生保健知识的人更容易采纳健康行为。对不同类型的健康行为而言，不同年龄、性别、个体特征的个体采纳行为的可能性相异。

（5）提示因素：指诱发健康行为发生的因素，如传媒活动、他人忠告、医护人员提醒、亲友的疾病经验、某种标志物等。提示因素越多，个体采纳健康行为的可能性越大。

健康信念模式已经得到大量实验结果的验证，对于解释和预测健康相关行为、帮助设计健康教育调查研究和问题分析、指导健康教育干预都有很高价值；但因设计因素较多，造成模式的效度和信度检验也较为困难。

3. 计划行为理论模式

计划行为理论自 1985 年建立以来，受到社会心理学领域及其相关领域，特别是健康领域研究人员的重视，成为社会心理学领域关于人类行为最具影响力的理论之一。社会心理学家认为，人的行为由意向所激发，而意向又受到信念和态度的调节。美国社会心理学家 Ajzen 在上述基本观点的基础上，引入了感知行为控制因素，形成了计划行为理论，该理论对行为意向及行为本身具有较强的预测能力。

根据计划行为理论，人的行为是意向和感知到的行为控制综合作用的结果，意向又受到对行为的态度、主观准则、感知到的行为控制的影响；而信念，包括行为信念、准则信念和控制信念则给意向的 3 个影响因素提供了认知个体情感的基础。3 种信念内部整合后，分别形成对某一行为的态度、主观准则和感知到的行为控制，然后这 3 个因素在进行综合之后，形成了对某行为的意向，并促使行为发生。在现实中，由于各种因素的影响，感知到的行为控制有时并不能够全部实现，致使实际的行为控制与感知到的行为控制有一定差距。但在研究中很难对实际的行为控制进行测量，再用感知到的行为控制替代实际的行为控制。

在英国的一项关于控烟研究中发现，戒烟意向主要由感知到的行为控制和感知到的健康问题的易感性所决定，意向可以对未来 6 个月的戒烟尝试进行预测；另有研究发现孕妇关于吸烟对胎儿危害的认识，以及孕妇对自己控制吸烟能力的信念对孕妇的吸烟状态有显著影响。尽管计划行为理论已经在健康领域得到大量应用，并证实了该理论在健康领域的适用性，但由于健康相关行为特点各异，所以该理论对不同健康相关行为的预测能力也不尽相同；另外，在运用计划行为理论时，还需要与行为本身的特点结合，从而彻底理解人们健康相关行为的发生与变化。

四、营养与健康宣传教育的方法和步骤

（一）健康促进传播活动的规范程序

健康促进传播活动的规范程序（图 5-1）可以用传播金字塔模式加以形象化的说明。

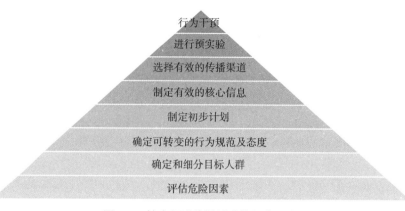

图 5-1　健康促进传播活动的规范程序

具体来说,健康促进传播活动的传播金字塔从塔底到塔顶共有 8 个层次:

第一层是"评估危险因素",即对目标人群进行调查和评估,相当于进行健康诊断。例如"某种营养缺乏病的危险因素有哪些?"

第二层是"确定和细分目标人群",即营养健康传播项目的对象,如"铁缺乏危险人群的特征是什么?",分得越细针对性就越强,若营养健康信息适应其特殊需要,则其传播更为有效。

第三层是"确定可转变的行为规范及态度",如"在碘缺乏或铁缺乏方面哪些行为可以改变? 哪些行为不能改变或很难改变?",均需要做调查研究。

第四层是"制订初步计划",应考虑"确定行为改变的目标是什么?""如何达到该目标?""采取什么方法?""转变的原因何在?"等问题。

第五层是"制订有效的核心信息"。

第六层是"选择有效的传播渠道",即仔细考虑这些信息如何传递出去。

第七层是"进行预试验",以确保信息与媒介能达到预期效果。

第八层是"行为干预",即如何制订、实施有效的传播策略。

除了上文提到的金字塔模式以外,三层干预(表 5-1)也是健康促进传播活动的一种模式,该模式针对不同目标群体(个人、社区和系统等),从三个层次由浅入深的进行干预,具体操作方式可参考表格。

表 5-1　三层干预

目标组	第一层:树立认知意识	第二层:改变行为方式	第三部:创造有利环境
个人	● 健康讲座 ● 健康筛查 ● 传单、海报、手册等 ● 网站 ● 特殊活动	● 一对一咨询 ● 小组会议	● 食堂项目 ● 同行领导者
社区	● 媒体宣布 ● 网站 ● 特殊活动	● 学校锻炼项目 ● 城市人民健康提高项目	● 多种政策支持健康社区产业 ● 购买要点提示 ● 对有健康项目的企业提供税收奖励

目标组	第一层:树立认知意识	第二层:改变行为方式	第三部:创造有利环境
系统	● 食品标签规范健康宣教 ● 餐馆菜单打营养标签 ● 立法	● 公司鼓励员工加入健身会所 ● 成立社区健康委员会	● 医保覆盖临床营养治疗 ● 学校政策禁止学生在学校吃糖果或喝高糖饮料 ● 立法

（二）营养与健康宣传教育主要步骤

1. 了解教育对象　在营养教育之前,应充分认识教育对象特别需要的营养健康信息,为制订计划提供可靠依据。对待教育的目标人群进行简略的调查和评估,发现并分析其主要营养健康问题,以及对生活质量的影响;进一步从知识、态度、行为等方面分析问题的深层次原因;同时对营养有关的人力、财力、物力资源,以及政策和信息资源进行了解和分析;明确该人群在膳食营养方面有哪些行为可以改变,哪些行为不能改变或很难改变。

2. 设计制订营养教育计划　为确保某项营养教育活动有依据、有针对性、有目标地进行,首先必须制订一个好的营养教育计划。应通过专题小组讨论的方式,了解教育对象的需要和接受能力,有针对性地设计营养教育计划。

设计营养教育计划主要步骤:①发现和分析营养健康问题,应当了解:服务对象中存在哪些与营养健康有关的问题;其发病率、患病率、死亡率,以及对生活质量的影响如何等。②分析问题的深层次原因,分析与知识、态度、行为有关的营养健康问题,如"是否与知识、态度、行为有明确的因果关系?""该行为是否经常发生?"等。③资源分析,包括人力资源、财力资源、物力资源、政策资源、信息资源和时间资源。④确定优先项目,根据与知信行关系的密切程度、行为可改变性、外部条件、死亡率、伤残率、危害性,以及受累人群数量确定优先项目。⑤确定营养干预目标,包括总体目标与具体目标。⑥制订传播、教育、干预策略和实施计划,包括确定与分析目标人群、制定干预策略、组织实施人员和实施机构,以及设计活动日程等。⑦制定评价计划,包括评价方法、评价指标、实施评价的机构和人员、实施评价的时间,以及实施结果的使用等。⑧经费预算,预算应与实际条件相符,并考虑实际需要与客观条件。

3. 确定营养教育途径和材料　根据设计计划,在调查研究的基础上,明确教育目标和对教育对象的认识,选择适宜的交流途径和制作有效的教育材料。为此需要考虑以下几个方面:

（1）是否有现成的、可选用的营养宣教材料:如果能收集到相关的营养宣传材料可直接选用;如果收集不到,可以自行设计制作,如小册子、挂图、宣传传单等。

（2）对教育对象进行营养教育的最佳途径:宣传途径包括个体传播、面对面交流、讲课、大众传播等。

（3）营养教育最适合的宣传方式:宣传方式包括发放小册子、放映幻灯片或录像片、讲课等。

4. 营养教育前期准备　根据要求编写相关的营养教育材料,要求内容科学、通俗易懂、图文并茂。为了宣传材料内容准确、合适,在大多数设计工作完成后,需要将准备好的宣传材料进行预试验,以便得到教育对象的反馈意见,进行修改完善。这时需要进行下列工作:

（1）了解教育对象对这些资料的反映,有什么意见和要求,对宣教内容、形式、评价等有何修改意见。

（2）了解教育对象能否接受这些信息，能否记住宣传的要点，是否认可这种宣传方式。一般可采用专题讨论或问卷调查了解有关情况。

（3）根据教育对象的反映，对教育资料进行修改。例如：宣教材料中宣传少吃动物性食物，画面是猪肉等食物，引起了某些忌食猪肉的宗教人士的不满，就需要及时进行修改。

（4）综合分析，确定信息如何推广，材料如何分发，如何追踪执行。

5. 实施营养教育计划　制订宣传材料和活动时间表，让每个工作者都明白自己的任务，并通过所确定的传播途径把计划中要宣传的营养内容传播给教育对象。在教育传播的过程中，要观察教育对象对宣传材料有何反映，他们愿意接受还是反对这些新知识，如果反对，原因是什么。要按每一步骤查找原因，以便及时进行纠正。

6. 教育效果评价　可通过近期、中期和远期的效果评价验证营养教育的效果。①近期效果，即目标人群的知识、态度、信息、服务的变化；②中期效果，主要指行为和危险目标因素的变化；③远期效果，指人们营养健康状况和生活质量的变化。例如：反映营养状况的指标有身高、体重变化，影响生活质量变化的指标有劳动生产力、智力、寿命、精神面貌的改善以及卫生保健、医疗费用的降低等。

根据上述几个方面，以目标人群营养知识、态度、信息和行为的变化为重点，写出营养教育的评价报告。通过上述评价，总结项目成功与否，并将取得的经验总结归纳，以便进一步推广。

五、营养与健康宣传教育示例

为了对营养宣教的实施过程和意义有更加形象、具体的认识，下面以降低女性心脏病风险为例的营养教育计划展开举例说明。基础社区卫生健康工作者和营养师负责营养教育的开展、实行、营养干预，以及后期的营养评估工作。

（一）制订营养教育计划

首先，确定"教育对象的营养问题是什么？""患冠心病的人群？""患病原因有哪些？""营养教育对象是什么情况？"。经调查了解，此次健康营养教育的核心人群和教育对象是关注心脏健康的女性群体。整个营养教育计划的设计都将围绕她们展开。

在设计前需了解以下问题：

"这个地区是否开展过针对冠心病的活动？""现在这个地区是否正在开展针对冠心病的活动？""在管理该计划时，是否有需要考虑到的国家相关的法律法规？""此次营养宣教计划大概需要多少资金支持？""是否容易实施？""这次活动预期达到什么目的？""谁负责该项目并评估其有效性？""从哪里可以得到营养教育相关的资源？""资料应该发给谁？""通过此次活动，个人、社区、相关机构、政府，以及省市国家有哪些好处？"

以上问题全部考虑清楚以后，进入下一步的工作，掌握和了解情况越多，对营养宣教工作顺利进行越有利。为了掌握和描述教育对象，应了解教育对象的性别、年龄、宗教、民族、文化、受教育程度、获取信息的主要途径、经济水平、营养知识、态度、行为、生活习惯，以明确何种渠道获得的信息更易被教育对象所接受。与其他进行过心脏病相关内容健康营养宣讲者联系并了解情况是获取信息的一个有效又简便的途径。除了同事之外，查找是否有其他单位或组织已经开始这方面的研究，如果有的话，可以与他们联系，从中了解情况，也可讨论有无合作机会。另外，信息来源还包括：文献资料、健康资料（医院、保健部门等的统计资料),以及政府部门、大学、居委会、医疗卫生工作者和被研究人群本身的有关资料。

1. 确定目标 干预或干预策略是确定目标和明确目的的方法。它解决了如何实施该计划以满足目标人群的营养需求的问题。这次营养教育设置两个目标:

目标一:宣传社区居民饮食在冠心病上的影响。

目标二:讲解有利于心脏健康的饮食习惯和相应食物制作方法。

2. 明确目的 通过营养教育,具体需要做到:

(1)提高目标人群对饮食与冠心病风险关系的认识,达到在课程结束时,可以说出两种提高血液总胆固醇的饮食因素的参与者百分比将从 25% 增加到 75% 的目的。

(2)增加对食物饱和脂肪酸和反式脂肪的膳食来源的了解,争取课程结束时,能够说出导致心脏病的三种主要膳食来源的参与者的百分比从 30% 增加到 75%。

(3)提高对心脏健康烹饪方法的认识,争取在课程结束时,能够描述和使用五种利于心脏健康烹饪方法的参与者的百分比从 60% 增加到 75%。

(4)增加标签阅读技巧,争取在课程结束时,使用食物标签上提供的营养信息准确指定食物脂肪含量的参与者百分比将从 20% 增加到 75%。

以目标和目的为指导,营养师需要设计一个项目规划大纲(表 5-2),大纲需要能够反映每个独立小项目与项目目的和受教育个人之间的关系。营养师可通过这种方式确认,是否所有必须传授给参与者以满足计划目标的信息都已列入计划大纲。另外需要注意的是,由于对具体情况可能了解不全面,在设计计划时可以通过专题小组讨论来收集更多的资料。收集资料的目的是尽可能详细地描述教育对象,以便计划的设计能适应他们的需要。

表 5-2 目的与会议大纲

项目目的	对应课程
● 提高目标人群对饮食与冠心病风险关系的认识,达到在课程结束时,可以说出两种提高血液总胆固醇的饮食因素的参与者百分比将从 25% 增加到 75% 的目的	● 课程简介及基础知识介绍
● 增加对食物饱和脂肪酸和反式脂肪的膳食来源的了解,以便课程结束时,争取能够说出导致心脏病的三种主要膳食来源的参与者的百分比从 30% 增加到 75%	● 不同类型脂肪的代表食物来源 低脂乳制品及大豆制品 低脂肉类以及肉类替代品 如何选购健康脂肪
● 提高对心脏健康烹饪方法的认识,争取在课程结束时,能够描述和使用五种利于心脏健康烹饪方法的参与者的百分比从 60% 增加到 75%	● 低脂乳制品及大豆制品 低脂肉类以及肉类替代品 水果蔬菜的选择 在外就餐饭店菜单如何分辨
● 增加标签阅读技巧,争取在课程结束时,使用食物标签上提供的营养信息准确指定食物脂肪含量的参与者百分比将从 20% 增加到 75%	● 食品标签如何分辨 如何选购健康食材

在掌握教育对象的足够资料后,必须建立教育对象追踪系统,教育计划越长,这个追踪系统就越重要。通过追踪系统可定期从教育对象那里得到有关情况,从而判断营养教育是否有效?还需要修改什么内容?最后,制订一个时间表,列出计划实施过程中要求完成每项活动的时间进度。时间表可按月或天来制订。

（二）选择教育途径和资料

完成调查工作,确定目标之后,确定合适的教育途径。健康教育宣传教育可能仅包括三场说教性的讲座,或者可能需要六场讲座和两次烹饪演示,或者可能涉及三个单独的咨询会议和十次小组讨论。项目教育途径的变化取决于很多方面,如宣讲的内容、用于支持宣讲内容的资料、项目的资金预算,以及婴儿父母亲的受教育程度、习惯接收信息知识的途径等。为了更好地使教育对象受到教育,促使他们改变其不良行为,有必要对教育对象的特征加以描述:"他们是否识字?""能否阅读印刷资料?""是否拥有收音机或电视机?""住的集中还是较分散?""他们的饮食模式怎么样?""目前已知道的营养和健康方面的知识有哪些?",所有这些对制作宣教材料都是很有用的。

教育材料可以用已有的材料(小册子、传单、宣传画、录像带等)进行修改后使用。例如:心脑血管疾病科室、疾病控制中心或某心脑血管疾病保健品和食品企业已有这方面的材料,可应用这些材料进行预防心脏病和健康饮食(如在欧美认可推广多年的降血压饮食模式,dietary approach to stop hypertension,DASH)的推广和烹饪课程教育。教育的途径选择应与所选择的传播途径协调一致,如面对面方式(如咨询,家访,演讲,上课,医务工作者对患者等)、大众媒介(如广播,电视,报纸,杂志等)或是联合应用所有的这些途径。每种途径都有各自优点,集中营养教育途径的优先顺序为:电视、上课、家访、书、报纸、杂志、广播、医院宣传及其他。在计划中,针对"目标一"可利用当地营养师进行课程宣讲作为主要途径,同时结合使用家访、电视、有线广播等途径进行营养宣教。针对"目标二",可以计划使用食品公司开发的膳食脂肪表,并广泛应用于营养咨询。在方案材料的选择方面,如购买现有教育项目和材料的成本等因素必须与制作内部教材所需的时间和为参加者复制材料的费用相权衡。

（三）准备教育材料及预实验

制作电视节目、广播稿、小册子等教育材料,内容应有趣、清楚、重点突出、说服力强。对于教育对象,应避免用专业、生僻的词汇,不能用很详细很复杂的专业资料阐明钙营养问题的原因和解决方案,应采用简洁、通俗的语言进行阐述,也可以使用图片、图表或戏剧化的形式展现。如果使用电视或录像的形式,应考虑最能说服教育对象改变他们不良习惯的最佳人选。设计教育材料时,还要考虑有关营养教育对象对营养知识理解力方面的特征:"他们想要一个绝对的回答还是一个概念性的回答?""他们相信科学家或医生吗?""营养对他们重要吗?""如何给他们提供这些材料?"。影响知识接受程度的主要因素:①是否清楚;②一致性;③重点性;④语气是否有吸引力;⑤可信度。

在准备营养教育材料过程中预试验是很重要的,需要在一定数量的教育对象中预试教育材料初稿。因为它能快速准确地判断准备好的材料是否易于理解、切题、可靠,能否引起人们的注意并容易记住,有无吸引力,能否被教育对象接受。通过预试验,除了能评价教育材料外,还能发现材料中哪一部分最富有感染力,是否需要增加新内容,哪些内容意义不大而应删除,预试验可采取问卷调查、采访、分组试验、专题小组讨论等,这取决于材料的性质以及教育对象的特征。根据预试验的结果,修改和完善教育材料,然后再进行预试验,再修改,重复多次后定稿。

（四）实施营养教育计划

准备工作就绪后开始实施计划。印材料,安排日程,培训每个参与工作的人员,明确每人的任务。为了使教育对象有所准备,在开始实施计划时,应举行一个"开幕仪式"。在营养教育计划的实施过程中,建立一个监测系统及时识别出现的问题、缺陷、障碍等。定期与教育对象交谈或观察邻近教育对象的情况,并做好记录。判断参与者是否愿意接受这些知识,接受度如何,如果不愿意,明确原因。在计划中选用当地参与者进行工作很有好处,因为她们最了解当地群众的语言和状况,在相当程度上能提高教育的效果。

(五)总结性评价报告

在营养教育项目结束时,需对项目进行评价。项目评价可以客观地分析项目的执行及效果。评价过程中必须围绕以下几个方面:

1. **目标达成情况**　"是否达到了预期的目的?""课程结束后,参与者对冠心病的预防上的知识和行为有无明显改善?""说出两种提高血液总胆固醇的食物的参与者百分比是否上升至75%?""是否有75%的参与者能够说出三种主要导致心脏病的膳食来源?""是否有75%的参与者能够描述和使用五种利于心脏健康烹饪方法?""是否75%的参与者能够使用食物标签上提供的营养信息准确指定食物脂肪含量?"

2. **明确影响因素**　发生行为改变的原因是参与了教育计划,还是别的因素。

3. **评价计划**　评价计划的设计、实施,以及评价等各阶段,包括各阶段的活动完成情况、实施过程是否严格按要求进行、经费使用是否合理等。

4. **总结分析**　对使计划顺利进行或导致计划失败的原因进行分析。

5. **提出问题**　讨论计划是否有需要修改的点。

6. **提炼经验**　若该次计划有不成功之处,分析提炼经验与教训,将之活用于下一次。

7. **观察、分析教育对象**　营养宣教前后在营养健康方面的知识、态度、行为发生了哪些变化。

通过营养教育项目的效果评价,最后写出一个总结性评价报告。总结性评价是在规划阶段设计,但在程序的末尾进行,提供了可衡量该计划有效性的信息。总结性评价的目的是获取有关参与者对该计划各个方面反应的数据,包括所涉及的主题、讲师或演示者、任何教学材料、项目活动(例如烹调演示和味觉测试)、项目的日程安排(包括位置、室温、可用性的停车场)、注册程序、广告和推广,以及任何其他方面的计划。参与者被要求对这些节目内容进行评分。

评价报告是营养教育项目的记录和总结,对本次项目和作为将来指导社区营养教育工作的开展有借鉴意义,重要性不容忽视。

(林　峰)

第三节　社区支持性环境建设

社区是居民日常活动的主要场所,社区健康管理是防治慢性疾病的有效手段。当前我国社区健康管理的发展还面临着不少难题,社区支持性环境建设不完善,制约我国社区健康管理的发展。做好社区支持性环境建设,是对居民进行健康教育、提高居民健康素养的基础,是做好社区健康管理的根本。

一、社区健康小屋

(一)社区健康小屋实施意义

1. **为政府政策服务,节省政府医疗开支**　社区健康小屋一体化(图5-2)是社区医疗机构服务群众的有效措施,通过健康小屋服务,使老百姓充分认识到社区医疗机构的价值所在,有利于社区发挥"防、治、保、康、教、计"六位一体的职能,有利于创建慢性病综合示范区的落实,进而有利于解决"看病难,看病贵"问题,全面体现政府对群众的关心。

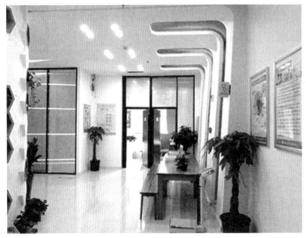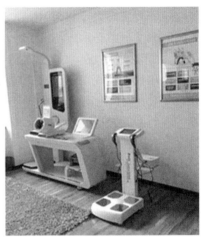

图 5-2 健康小屋

2. 能为社区卫生服务机构加强慢性病管理提供切实可行的手段 慢性病的防治与管理是长期的,甚至是终身的。引入健康小屋可提高对疾病的早期干预、疗效评估、疾病预测和防病治病水平。有利于促进社区医疗机构建立健康档案,筛查慢性病人,开展观察、治疗和随访工作(图 5-3)。

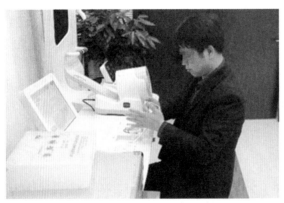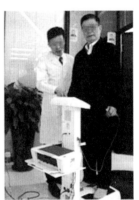

图 5-3 健康小屋检测

3. 能为百姓带来健康,也教会他们科学的生活方式 社区健康小屋一体化倡导防治并举,对糖尿病、高血压等慢性病患者及其高危群体存在的健康危险因素进行检测评估和指导,通过量化饮食和运动等非药物干预手段,帮助他们建立新的健康生活方式,从而达到降低血糖、血压、体重、血脂等代谢紊乱指标,实现控制疾病及其并发症的发生和发展、改善健康效果,减少医疗费用,提高生活质量的目标。在社区健康小屋一体化的指导下,他们学会了一套科学的生活方式,受益终身。

（二）健康小屋的方法和内容

1. 目的 以预防保健为重点,拓展和深化社区卫生服务,使健康保障"关口"前移。

2. 方法与内容 健康小屋设立于居民区附近(图5-4),小屋内配置宣传资料等,并提供以下服务:

（1）免费提供测量血压、体重、身高、体重指数计算,报纸杂志阅览等服务。

（2）咨询者无须挂号,推门即入与医师交谈,每位咨询者的接待时间一般为20~30min,在此期间医师可以提问、倾听和记录,但不会轻易打断患者的倾诉。

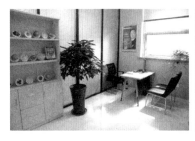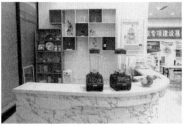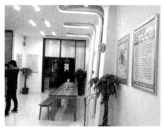

图5-4 健康小屋内部环境

（3）为每位咨询者进行中医体质辨证分析,制订全套健康宣教方案,如有需要会对其进行针灸、穴位熏蒸、音乐等中医药疗法。

（4）每天按照专题开展同伴教育,如肿瘤、糖尿病患者沙龙,以及心理咨询等内容;请有热情、有爱心、有防病治病经验的"老病号"担当编外"健康教育辅导员",并成立社区常见病防治自我管理小组。

（5）开设网上交流平台,由专业人员接受在线咨询,定期整理咨询记录。

（6）针对部分居民的要求,增设其他内容的咨询。

3. 成立健康教育小屋满足了新形势下居民对社区卫生服务的需求的变化,在健康教育新模式的探索中做到了"五个结合"。

（1）人际传播与大众传播相结合。

（2）平时宣教和集中宣教相结合。

（3）知识传播和行为教育有机相结合。

（4）群体教育和个体化教育相结合。

（5）现代医学理论与传统医学理论相结合。

因此,以"健康小屋"为载体的健康教育形式在某种程度上是以更加贴近社区居民及下沉社区,发挥了社区卫生服务的"六位一体"的功能,适应新形势下社区卫生服务的需求,逐渐得到社区居民越来越广泛的认同。

二、营养餐厅

营养餐厅的目的是为社区居民创建健康的饮食环境,定期普及健康知识,通过一日三餐的低盐、低油、适量蛋白、适量碳水、适量纤维素的膳食结构模式帮助社区居民进行健康行为改进,从而促进社区慢性病人群的身体健康。健康餐厅具有以下特色。

1. 餐厅提供健康宣传工具(图5-5、图5-6),让社区居民学习健康知识,树立健康的信念,掌握健康技能,形成健康的行为生活方式。

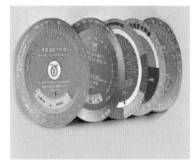

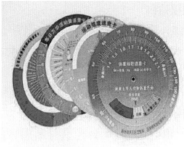

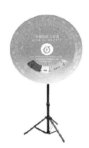

健康速查卡　　　　　　　　　健康转盘类　　　　　　　　　BMI立式转盘

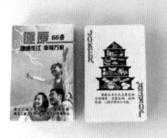

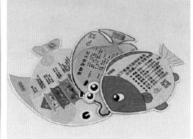

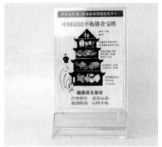

健康扑克牌　　　　　　　　　冰箱贴系列　　　　　　　　　健康桌牌

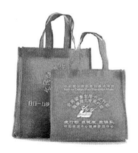

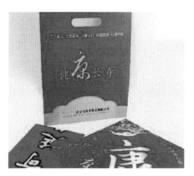

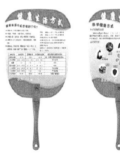

健康手提袋　　　　　　　　　健康春联　　　　　　　　　　扇子

图 5-5　健康宣传工具

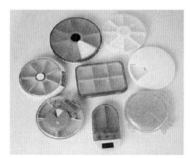

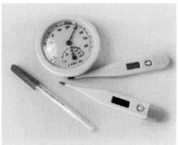

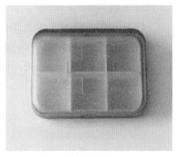

药盒系列　　　　　　　体温计、温湿度计系列　　　　　　6格十字药盒

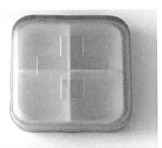

4格十字药盒

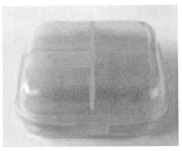

6格双层药盒

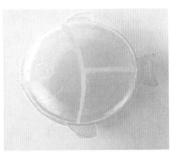

鱼形双层6格药盒

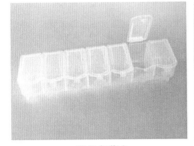

7格长条药盒

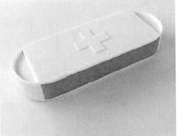

7格侧滑盖药盒

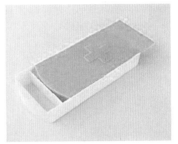

7格正滑盖药盒

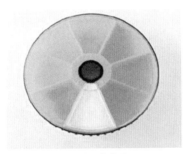

8格圆形大药盒

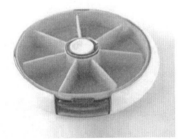

7格旋转药盒

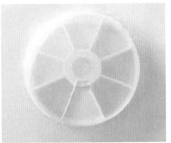

8格圆形小药盒

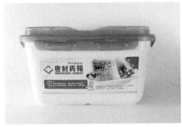

乐扣药箱

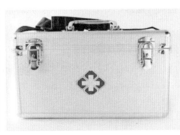

医药箱（出诊箱）

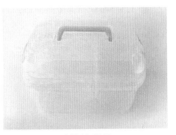

连体式药箱

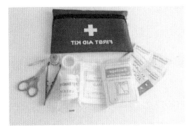

急救包12件套

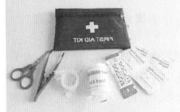

急救包8件套

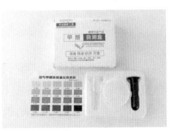

甲醛自测盒

图 5-6　环境起居工具

2. 餐厅根据"中国居民平衡膳食宝塔"指导的饮食标准定期组织发放解决相应问题的工具(图 5-7),帮助社区居民从营养餐厅到家庭都形成良好的生活习惯。

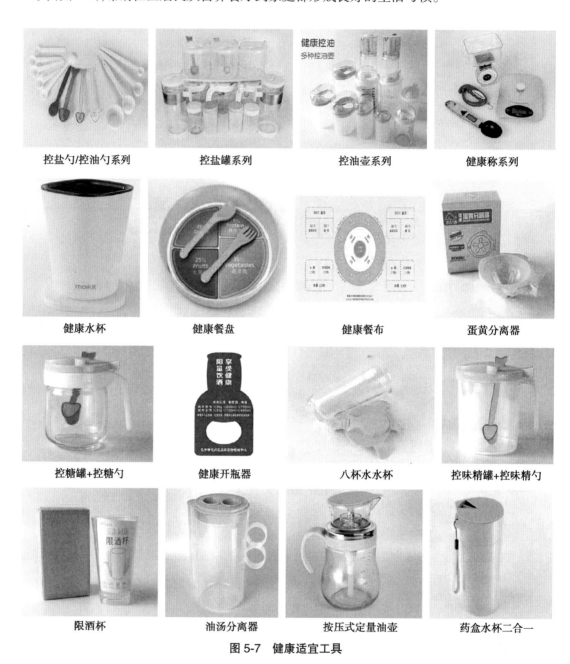

| 控盐勺/控油勺系列 | 控盐罐系列 | 控油壶系列 | 健康称系列 |

| 健康水杯 | 健康餐盘 | 健康餐布 | 蛋黄分离器 |

| 控糖罐+控糖勺 | 健康开瓶器 | 八杯水水杯 | 控味精罐+控味精勺 |

| 限酒杯 | 油汤分离器 | 按压式定量油壶 | 药盒水杯二合一 |

图 5-7　健康适宜工具

3. 餐厅采取早餐代餐(适量蛋白、高纤维、低热量、全营养)加中晚餐(低盐、低油)辅以膳食平衡营养餐盘控量(图 5-8)。

4. 营养师从业素养高,技能强,与社区居民关系和谐,共建社区营养餐厅健康文化(图 5-9)。

营养餐厅以社区慢性病人群的均衡营养、健康体重、远离三高需求为出发点,以全面膳食、合理饮食、科学配方、均衡营养为宗旨,通过对社区慢性病人群的需求进行全面的膳食调理,让社区慢性病人群的身体机能达到更佳的健康状态。

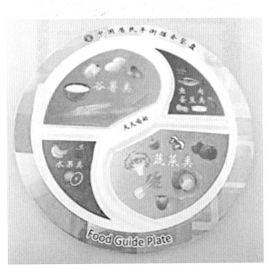
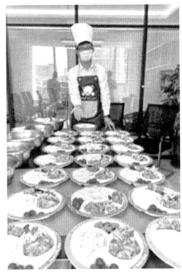

图 5-8　营养餐盘控量

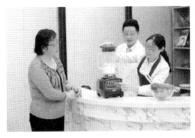
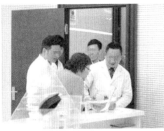
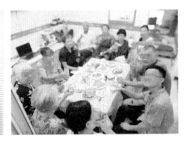

图 5-9　社区营养餐厅健康文化

三、营养食堂

营养食堂（图 5-10、图 5-11）就像社区居民的家,优美的环境、温馨的氛围、丰富的菜肴以满足饮食需求。一日三餐均衡营养、不同品种的餐品也为社区居民保障了全天身体所需的能量,同时成为社区居民工作之余畅谈、沟通、交流感情的地方。

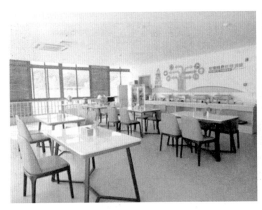
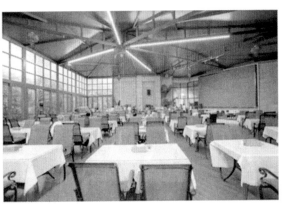

图 5-10　营养食堂（1）

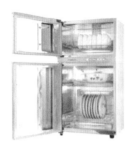

消毒柜

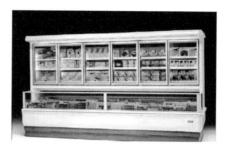

保险柜

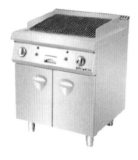

烧烤炉

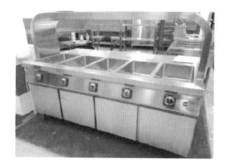

保温箱

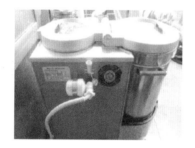

豆浆机

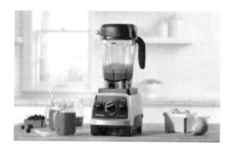

破壁机

图 5-11　营养食堂（2）

营养食堂具有以下特色。

1. 每餐食物种类丰富（图 5-12），可供不同饮食习惯的人选择。

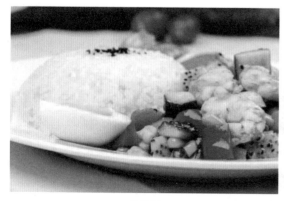

营养餐

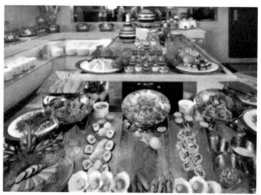

自助餐

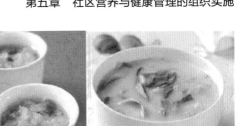
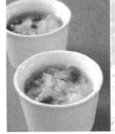

| 自选菜品区 | 汤粥类 |

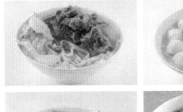

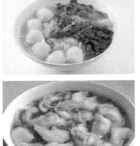

| 粉面类 | 早餐类 |

图 5-12 食物物种丰富

2. 菜品风味较多,地方特色浓郁(图 5-13)。

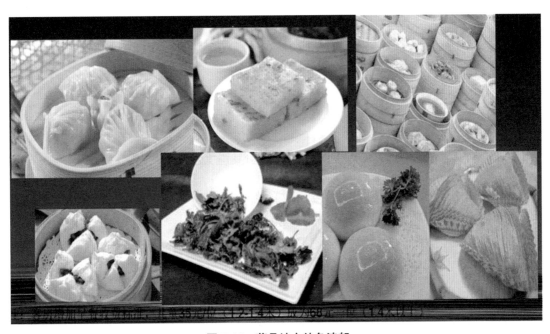

图 5-13 菜品地方特色浓郁

3. 设有"饮食干预"配置窗口(图 5-14),专门为特殊慢性病人群提供饮食。

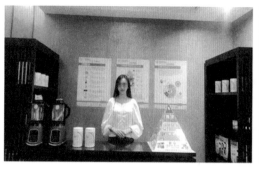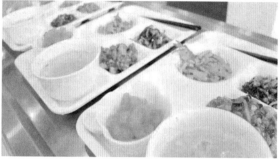

图 5-14 饮食干预窗口

4. 食堂从业人员卫生意识高,食物安全健康。

5. 食堂从业人员与社区居民关系和谐,营造了温暖的家庭氛围(图 5-15)。

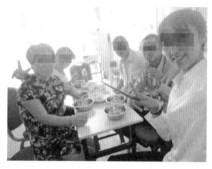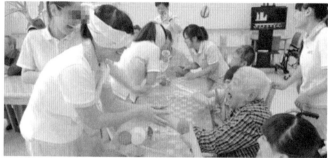

图 5-15 温暖的家庭氛围

科学的膳食不仅仅是单纯的营养补充,同时也是一种治疗疾病的手段,社区慢性病人群能够从营养食堂每日不同种类的餐品中,切身体会合理膳食的含意,同时也是一个学习与养成正确生活方式的过程。

(胡 藩)

第四节 社区营养与健康管理组织管理

开展社区营养教育与人群健康管理应建立政府主导、多部门协作、社会参与、全民行动的营养与慢性病综合防控工作机制,以社区为平台,以自我为主体,政府引导、卫生部门支持、社会力量参与的国民营养与健康管理的综合模式。

一、政府及有关职能部门

(一)政府

按照国务院办公厅印发的《国民营养计划(2017—2030 年)》的工作部署,辖区政府应将国民营养健康管理作为营养与慢性病综合防控的重要内容纳入政府议事日程,坚持政府引导,注重统筹规划、整合资源、完善制度、健全体系,充分发挥市场在配置营养资源和提供服务中的作用。立足现状,着眼长远,关注国民生命全周期、健康全过程的营养健康,将营养融入所有健康政策,营造全社会共同参与国民营养健康工作的政策环境。

街道办或乡镇政府应将居民营养健康管理纳入辖区社会治理网格化管理,落实专人负责,以居委会或村委会为单元,推行全民营养健康素质教育,建设健康支持性环境,定期开展健康生活方式的宣传教育和营养和慢性病防治专题讲座,为居民提供自我管理活动的场所以及活动基础设施,重点培养一支由志愿者组成的社区营养指导员队伍,协助辖区居民开展形式多样、有益于身心的群众性营养宣传促进活动。

(二) 发展改革部门

按照国务院办公厅印发的《中国食物与营养发展纲要(2014—2020年)》部署,发展改革部门应加强与农业、卫生、教育、科技等部门协作,将当地食物与营养发展实施计划的相关内容纳入经济与社会发展规划,关注重点产品(如优质食用农产品、方便营养加工食品和奶类、大豆食品)的生产发展,重点区域(如贫困地区、农村地区和流动人群集中及新型城镇化地区)和重点人群(如孕产妇与婴幼儿、儿童青少年、老年人)的营养健康状况,把普及国民膳食营养和健康知识、加强营养与慢性病防治队伍的能力建设,保障全民健康覆盖,推进全民健康生活方式的基本条件和基本设施作为打造健康中国、经济与社会发展的评价指标。

(三) 教育部门

教育部门将平衡膳食、"三减"(减盐、减油、减糖)、"三健"(健康体重、健康口腔、健康骨骼)、控制烟草等健康知识纳入中、小学健康教育教学内容,保证中、小学生校园活动锻炼的时间,提高学生的体质水平。

(四) 财政部门

财政部门根据经济社会发展水平以及疾病谱的转变、疾病负担的变化,将与营养相关的慢性病患者及其高危人群的健康管理纳入政府年度预算,并根据经济社会发展状况和健康需求逐步提高。

(五) 体育部门

体育部门贯彻落实《全民健身条例》,积极推行全民健身计划,加强公共健身设施建设,开展国民体质监测,指导并开展群众性体育活动,提升全民健身运动覆盖率和经常参加体育锻炼的比例。

(六) 总工会

为全面贯彻《"健康中国2030"规划纲要》,总工会应积极推进各企事业单位工间操制度,开展工作场所干预,推行职工健康体检,督促企事业单位重点开展以"三减""三健"为核心内容的健康素养教育,搭建职工健康指标自助检测点(或职工健康加油站)、职工健康小屋和健康管理信息化平台,积极开展营养健康单位、营养健康食堂和营养健康家庭的创建、评选活动,以加快企事业单位职工营养健康素养水平的全面提升。

(七) 广播电视出版宣传等部门

广播电视出版宣传等部门应根据《国民营养计划(2017—2030年)》和每年重要的主题宣传日,如全民营养周、"520"学生营养日、全民健康生活方式行动日和高血压日、联合国糖尿病日等活动,在不同的媒体上开辟健康生活方式、营养知识科普、慢性病防治知识、全民健康覆盖、健康中国专栏等栏目,进行大众健康知识传播,倡导宣传健康生活方式,推进全民健康覆盖。

(八) 市场监督管理部门

市场监督管理部门组织开展食品安全法律、法规、标准和食物营养相关知识的科普工作,倡导健康的饮食行为方式,增强消费者食品安全、营养保健意识。推广食品营养标签,创建营养健康餐厅、营养健康食堂、营养健康酒店等支持性环境,开展减盐限油与健康厨房行动,特定人群的健康需求配置营养套餐,引导居民改变不良的饮食习惯和行为。

(九)其他政府部门

科技、工业和信息化、人力资源和社会保障、环境保护、农业、商务等部门按照职能分工,密切配合,履职尽责。

二、卫生健康部门

(一)卫生行政部门

辖区卫生行政部门应以国务院办公厅《国民营养计划(2017—2030年)》为行动纲领,以国家推行的全人群健康管理为契机,制订、落实社区营养与健康管理行动实施方案,加强营养科普、科研队伍能力建设,完善以社区为平台的区域性健康信息平台,实施社区居民的营养健康状况监测、诊断、治疗以及评估和干预,加强社区管理组织协调,促进规范化管理水平的提升。

(二)基层医疗卫生机构

基层医疗卫生机构应将居民营养健康管理作为基本公共卫生服务项目中慢性病高风险人群管理的重要内容,也作为常见病、多发病的诊疗服务和部分疾病的康复、护理服务的重要内容。全科医生服务团队通过居民健康档案、健康体检、机会性筛查、日常诊疗服务等多种途径发现营养相关的慢性病高风险人群,并提供全程的营养监测和健康评估服务,降低和推迟营养相关性慢性病的发生、发展。

(三)综合性医疗机构

综合性医疗机构营养科室应将营养相关性疾病的管理职责纳入日常诊疗规范,通过临床诊疗、健康体检、机会性筛查、义诊等多途径发现营养相关的慢性病高风险人群,并开展临床营养治疗和生活方式干预,应与基层医疗卫生机构建立有效地双向转诊机制,参与医防合作的"防-治-管"全程服务,并指导基层医疗机构开展慢性病高风险人群的营养健康指导。

(四)社会办医院

完善配套支持政策,鼓励、支持社会办医院,通过政府购买服务等形式,参与所在区域居民营养健康管理,在卫生行政部门的指导下,承担与营养相关的慢性病健康管理公共卫生服务职能。

(五)疾病预防控制机构

辖区疾病预防控制机构负责指导、督促辖区医疗卫生机构、基层医疗卫生机构执行营养相关慢性病防控工作规范,组织开展辖区医疗机构、社会相关部门健康管理的能力建设,定期组织开展技术培训和辖区健康管理的质量监控和督导评估。利用区域人口健康信息平台,开展健康管理的质量和效果评估,为辖区政府政策制定提供依据。

三、社会力量

(一)社会团体

鼓励工会、共青团、妇联、社会组织等积极参与社区居民营养教育与健康管理工作,规范地推进全民健康覆盖。工会、共青团、妇联等组织充分利用现有的网络、资源,有针对性开展国民营养健康宣教与健康生活方式行动等活动。

（二）机关及企事业单位

利用现有的工作场所,机关、企事业单位定期组织职工健康体检推进单位职工的健康管理;通过健康自我管理小组、工间操与健身小组活动,建设健康食堂、健康单位、无烟工作场所等践行开展合理膳食、科学运动、"三减""三健"专项行动和控制血压、血糖、血脂,降低慢性病共同的危险因素水平。

（三）志愿者

在辖区内,结合健康家庭、单位、社区、学校以及食堂、餐厅和酒店等健康单元建设,大力发展社区营养指导员队伍,接受辖区政府、疾控机构和基层医疗机构的指导、培训,更好地协助基层医疗机构开展"吃动平衡,健康体重"等社区自我健康管理小组活动,为辖区居民开展均衡营养、科学运动等提供健康指导服务,丰富社区健康宣教和行动促进工作内涵。

（四）注册营养师／注册营养技师

为推动我国营养科技人员的职业化水平建设,提高营养从业人员的专业素质和技能,自2017年起,中国营养学会在全国推动了营养师职业化建设。今后,将会以社区营养师的角色逐渐融入到学校(营养配餐)、食品企业(开发宣传新产品)、餐饮业(设计营养菜单)、养老机构(抗炎餐食)、健身美容中心(体重控制咨询)、公共机构(营养咨询、管理及政策制定)等相关领域,目前我国的注册营养师／技师已成为一支推动"健康中国,营养先行"进程的主力军队伍。

（杨　虹）

第五节　社区营养与健康管理工作体系及其干预措施

目前,心脑血管疾病、恶性肿瘤、糖尿病等慢性病已成为严重威胁我国居民健康的重大疾病,同时存在出台的相关政策、措施的滞后,国民健康素养低下、慢性病防控适宜人才缺乏、基层医疗卫生机构技术服务提供链不完整的情况。因此,营养与慢性病干预管理等相关政策应融入辖区公共政策和公共服务体系,由政府及有关部门制定相应的政策措施,建立结构合理、系统内任务分工明确,协调、高效的工作体系,以夯实社区营养与健康管理的工作基础。

一、社区已成为国民营养与健康管理工作体系的主体

近年来,我国人民生活水平不断提高,国民营养健康状况明显改善,但仍面临居民营养不足与过剩并存、营养相关疾病多发、健康生活方式尚未普及等公共卫生问题,成为影响国民健康的重要因素。因此,社区逐渐变成了提升国民营养素养水平、推动全民健康促进的工作主体。社区卫生服务体系在卫生行政部门领导以及各医疗机构、疾病预防控制机构的配合下,承担起居民健康知识传播、健康行动促进、建立健康档案、健康管理,以及社区康复、营养监测等重要工作职责。目前,由国家至县级的各级卫生行政部门,统一指导全国的营养与健康管理工作的开展,疾控机构对营养干预工作、效果予以考核评价,基层医疗卫生机构、医院,以及专业防控机构开展具体工作。我国社区营养与健康管理工作体系见(图5-16)。

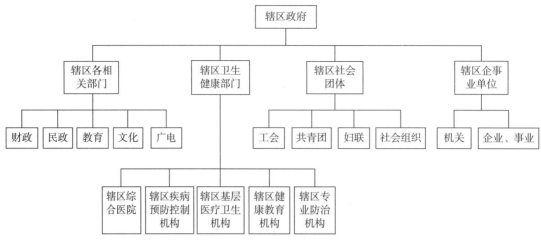

图 5-16 社区营养与健康管理工作体系

二、社区营养干预措施

社区营养干预,是以社区各种人群为主体,运用营养科学知识、技术和措施,研究和解决社区人群的营养问题,包括食物生产、食物供应、营养需要量、膳食结构、饮食行为、营养教育及营养相关疾病预防等工作。

(一)社区营养干预的意义

由于慢性病的难以治愈性,社区干预已成为世界各国控制慢性病的主要措施。在社区内开展营养干预和管理,为社区居民提供科学、必要的营养学知识、技能和服务,教育居民树立营养与食品安全的健康意识,养成良好的饮食行为和生活方式,可有效降低营养不良和营养相关性疾病的发生。有研究表明,营养干预后,居民对膳食结构得到了均衡调整,并有适当的运动量增加;社区慢性病患者的血糖、血脂、血压等指标数值和临床症状得到明显改善。可见,社区营养干预对高血压、高血糖、血脂异常等慢性病患者确实有改善代谢、稳定病情、预防并发症等作用。

(二)社区营养干预的措施

1. 社区人群营养监测 社区人群营养监测工作以社区营养师或营养医师为主要执行者,并与社区卫生服务人员密切配合,组成社区人群营养监测团队。其主要职责:通过调查、收集并分析相关资料,发现社区存在的营养问题(如食物选择与供应情况,营养素摄入情况,知识、态度和行为,以及营养相关的健康状况等),评价膳食和营养状况对社区人群健康状况的影响,并研制社区营养干预对策和措施。

2. 社区营养干预的措施 选择适当的营养措施是解决营养问题的关键。联合国粮农组织推荐的营养干预措施包括:婴幼儿食品补充、孕妇食品补充、营养教育、社区营养监测、营养康复中心、营养和健康综合保健、母乳喂养、营养素供应、食品强化、辅食添加、配方食品、初级卫生保健、食品储存、食物生产、食品补贴、食物票证、食品社会市场、食品的处理和配备等。其中,进行营养教育和咨询服务是一项主要而经常性的工作。通过此项活动,向社区群众宣传营养知识及国家的营养政策,使社区群众提高营养知识水平,做到科学饮食、合理营养、增进健康。

(1)选择营养干预措施的基本原则:①优先考虑要解决的营养问题的重要性排序;②要

考虑所选择的措施对解决营养问题能否发挥最佳作用;③要根据实施措施的参与性、实施和评估的难易程度、实施成本效益等几方面综合考虑。

（2）选择营养干预措施的步骤:①确定处于营养不良或受影响最大的高危人群。目标人群可以根据年龄、职业、社会经济收入、居民情况、民族、生理状况等特征确定。②分析目标人群营养不良的程度、性质。③确定干预项目涉及的范围、拥有的资源、社会参与度等因素。④确定每种干预措施的意义、有效性,以及实施的可行性、成本效益、评估的难易度。⑤参考有关文献和专家意见,确定营养项目干预手段中最有意义、最有可行性的干预措施。

（3）社区营养干预的措施:社区营养干预包括以下措施。

1）设置专业人员:通过政府支持在社区医疗服务机构中设置营养人员,或通过民营企业或民间组织设立社区营养服务中心,定期为社区营养师进行业务培训,提供进修机会,提高其营养知识和技能水平,培养一批知识全面的全科社区医师。同时不断充实立志为社区服务的营养专业人员,真正把营养干预工作纳入社区初级卫生保健服务中,全面改善居民的营养与健康状况。

2）建立居民营养健康档案:开展社区居民的健康状况普查档案,筛选一些特殊人群和高危人群,建立营养健康档案。比如社区的营养相关性慢性病(如糖尿病、消化道疾病、痛风、心脑血管疾病等)人群、社区里处于特殊生理时期的人群(如婴幼儿、孕妇、乳母及老年人等),以及对营养服务有需求的社区人群。也可为其进行定期的营养水平监测、膳食评估,检查其日常膳食的合理性,并给予科学的营养指导,实施营养改善目的。

3）定期举办营养知识讲座:营养知识的宣传与普及,是营养工作的重要内容。在社区开设健康教育活动室,定期为居民举办各种健康讲座,讲解相关的营养知识、常见慢性病的发病机制、健康危害、营养治疗原则、食谱的设计、食物的选择及家庭制作,以及营养补充剂或强化食品的选择和正确食用方法等知识,纠正人们在营养认识方面的常见误区,如偏食、嗜食,以及保健品、营养补充剂滥用等。

4）开展网上营养咨询:利用常用的社交网络平台,建立社区营养咨询网络,为社区居民提供营养知识和营养咨询,使广大居民不用走出家门,就能获得营养饮食信息。同时,通过在线营养咨询拉近社区营养师与居民的距离,提高社区营养师的知名度,并使社区营养师更加了解社区居民的营养需求,使社区营养服务工作更加贴近居民的实际生活需要,真正为社区居民服务。

5）开展社区营养咨询或设立专家咨询热线:经常开展面对面咨询或电话咨询。解答居民的各种营养饮食方面的疑问,或提供个性化的营养服务。

6）其他措施:包括举办家庭菜园、家庭养殖业培训班和现场指导,提供相应的营养强化食品或营养代餐品,申请政府项目和资助,为社区食物购买力低或制作困难的特殊人群提供社区营养餐厅,等等。

（杨　虹）

推荐阅读

［1］葛可佑.公共营养师.2版.北京:中国劳动社会保障出版社,2012.

［2］葛可佑.中国营养师培训教材.北京:人民卫生出版社,2005.

［3］李娜,孙彦.基层医院营养食堂与患者膳食的管理.中医药管理杂志,2016,24(17):160-161.

［4］BOYLE M A,HOLBEN D H. Community Nutrition in Action:An Entrepreneurial Approach. 6th ed. Wadsworth:Cengage Learning,2012.

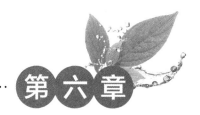

第 六 章

社区营养与健康管理的评估

为了改善社区营养问题,促进社区居民健康,越来越多的社区实施营养干预措施,而对干预项目进行评估同等重要。评估是指系统地应用研究程序来评估干预项目的研究设计、干预实施过程和干预的效果及经济效益。社区营养和健康管理评估可以解答营养干预项目的许多问题,例如:"干预措施是否产生预期的结果?""是否按照预期的计划实施?""是否在适合的人群中实施?""干预失败的原因抑或哪些因素会影响干预的结果?""干预的经济效益?"。项目评估不仅可以评估干预的有效性,也有助于改进干预项目。此外,项目评估也起到项目监督和质控的作用。项目评估包括了三大部分:过程评估、效果评估和卫生经济学评估。本章内容将介绍社区营养与健康管理的过程评估、效果评估和卫生经济学评估概念、内容和常用方法。

第一节 概 述

评估(evaluation)是系统地收集、划定和使用信息,以判断现状分析的正确性,就执行过程提供反馈,并衡量干预的效果和影响。在进行社区营养与健康管理时,评估不仅可为干预效果提供反馈意见,还有助于确定该方案是否适合目标人群,在方案执行过程中有何尚待解决的问题,有助于完善方案或者为继续支持方案提供证据。因此,评估是良好项目管理的一个关键环节,应成为任何规模的干预措施的组成部分。本节将着重讨论如何评估社区营养与健康管理的执行过程,如何衡量干预的效果,以及评估营养干预的投入产出效能。

一、评估目的

社区营养与健康管理的方案管理人员和规划人员必须对资助机构和决策者负责,要区分有效的现行方案、无效或低效的方案,并规划、设计和执行可对目标群体产生预期影响的新方案。为此,其需要获得一系列问题的答案,例如:"项目方案是否基于对营养状况的广泛分析、需求评估以及文化和行为方面的优先事项?""所选择的干预措施有可能显著改善营养问题吗?""是否选择了最合适的目标群体?""各种干预措施是相互促进,还是相互抵消?""干预是否按照预先设想的方式实施,是否有效,要花多少钱?"

为回答这些问题,评估应从头到尾纳入整个项目实施过程,制订一套完整的评估方案,并达到以下主要目的:①评估干预是否具有充分的理论基础,设计是否科学可行。②评估干预措施是否按照设计方案实施,或实际上是如何实施的情况,是否过程中控制了潜在的偏倚,为正确评价干预措施的效应提供证据。③协助项目管理者论证相关干预可达到最终目的程度。④通过干预效果的评估为政府、社区及其他组织的决策提供循证医学证据,减少或避免可能造成的损失或浪费,使有限的卫生资源得到合理配置与有效利用。⑤为国家或政府制定相关营养改善政策提供了科学依据。

二、评估内容

评估的内容视评估的目的而定,一般来说包括:干预方案的评估、干预过程的评估、效果的评估和经济学评估。干预方案的评估是从干预的必要性、设计是否科学、严谨和可行,所需经费是否合理等,通常由资助机构来评估。本部分重点介绍过程、效果及经济学评估。

(一)过程评估

社区营养与健康管理的过程评估(process evaluation)重点在检查干预过程是否依照干预设计的方案来实施,哪些因素影响干预方案的实施、评估干预对象对干预措施的可接收性,探索潜在有效的实施干预方法等。过程评估有助于了解具体的干预措施、项目实施过程中的各因素与干预效果之间的关系。根据过程评估的结果可改进方案设计和管理,一定程度上也可以解释项目成功或失败的原因,为将来改善干预方案或新的干预计划提供参考。过程评估的主要目的是评估干预措施是否按照预期进行及实际实施情况。评估内容主要包括项目背景、人群招募、人群覆盖率、干预实施剂量、干预接收剂量和干预质量这几个方面,将在本章第二节进行详细介绍。

(二)效果评估

社区营养与健康管理的效果评估(effect evaluation)是指在社区内运用营养等相关科学理论、技术和方法,评价营养干预对社区人群营养与健康水平,以及相关疾病发生或进展的影响。其评价结局指标主要包括营养知识、态度和行为(KAP)指标,食物和营养素的摄入情况,总体身体的营养状况(体格测量)、体内营养状态、营养缺乏或相关慢性疾病等,本部分将在本章第三节详细介绍。

(三)卫生经济学评估

社区营养与健康管理的卫生经济学评估(health economic evaluation)是指应用卫生经济学理论和方法,将相关营养或健康管理活动的经济投入(成本)和相关产出之间的联系进行比较评估。目前常用方法主要包括成本 - 效果分析(cost-effectiveness analysis,CEA),成本 - 效益分析(cost-benefit analysis,CBA)和成本 - 效用分析(cost-utility analysis,CUA)。本章第四节将对这三种方法进行较为详细的介绍。

三、评估结果的传播与反馈

一旦评估完成,就必须向参与方案的利益有关方提供反馈意见,传播与反馈则主要是指如何将评估结果反馈到规划和执行阶段。如果方案取得成功,传播成果将有助于获得对该方案的进一步支持,并帮助其他地区获得对实施类似方案的支持。传播活动的宣传也可能增加方案的影响。如果该方案没有取得成功,结果的传播有助于在其他类似干预措施中改善其缺陷或克服相关问题,以及考虑避免重复无效的干预。

另外,评价结果也可以为下一轮规划提供科学依据。对评估结果的利用需考虑该评估结果是否具有应用价值,如"该方案应继续实施,还是需要停止?""是否需要改进现有方案?""这个干预项目是否有未预期的副作用?"。因此,评估结果特别是中期评估的结果应及时反馈,以便在方案进一步扩大之前对其进行适当修改。

（王　澄　陈裕明）

第二节　过程评估

过程评估(process evaluation)是指评估影响干预的背景因素、审查干预对象对干预措施的接受度,以及探索实施干预的方式及情况等。其有助于了解具体的干预措施或项目组成组分与项目效果之间的关系,并根据过程评估的结果改进方案设计和管理,一定程度上也可以解释项目失败的原因,为将来计划方案提供参考。既往项目评估的重点都放在效果评估上,以确定营养干预措施是否有效。如今,社区营养干预方式多样,且越来越多采用多种营养干预措施综合干预的方式,营养干预变得越来越复杂,这使得研究人员难以评估干预措施的独立效果,且同样的干预措施在不同社区之间的干预效果也不一致。其原因可能是不同社区的社会、政治和经济环境不同,或者相同的干预措施在不同社区的实际实施情况存在差异。改进和维持成功的营养干预措施越来越依赖于识别有效干预的关键组成部分的能力、确定干预措施对结局是否有效,以及确定干预措施在何种条件下有效。过程评估的核心内容是评估营养干预措施的实施情况和背景,有助于了解干预有效与否的原因,与效果评估同等重要。

一、过程评估目的

过程评估的主要目的是评估干预措施是否按照预期设计进行及实际实施情况,在何种条件下实施。过程评估还有助于了解所施加干预措施或项目组成部分之间的关系。在综合的多方法干预中,可以通过个人咨询、营养健康讲座和发放宣传材料等方式进行干预。过程评估可以帮助了解每种干预措施的独立影响,并且可以阐明干预措施之间可能发生的相互作用。很少有研究试图打开干预有效性的"黑匣子",以了解项目中实际发生了什么,以及这些因素是如何影响项目结果的。如果查看"黑匣子",会是更加全面的过程评估。

过程评估可以评估干预的质量和准确性。资助者、干预者和参与者越来越希望所提供的或接收的干预具有高质量且高度准确。此外,关注干预措施的成本效益是干预计划和评估中越来越重要的组成部分,过程评估可以满足这些要求。

过程评估还有助于理解和改进干预措施实施基于的理论基础知识。由于更多的项目实施了基于理论基础知识的干预措施,因此更需要分辨其中有效果的理论知识。过程评估工作可以验证干预措施基于的理论基础知识与最终干预结果之间的联系。了解这些干预措施如何以及为何干预成功或失败,并分析其的机制,是完善理论和提高干预效果的关键,也将为以后实施基于理论基础知识的干预措施提供参考信息。

二、过程评估内容

干预措施可能由于其设计的弱点或因为没有得到适当的实施而不能得到有效的预期结果;另一方面,即使干预没有按预期完全实施,有时也可以得到有效的结果。因此,需要探索实施过程中具体是何种干预措施起作用。过程评估通常指在评估干预质量(干预是否按预期提供)、剂量(干预者实施的干预剂量和参与者接收的剂量)和持续的时间。相同的干预措施通常在不同背景下实施时会有不同的效果,且复杂的干预措施在不同背景下实施时可能需要进行某些调整,因此通常还需要评估干预实施的背景。此外,过程评估通常也会评估干预的覆盖率及人群的招募情况。过程评估的主要内容如下。

(一) 背景

干预的背景是指对干预措施的实施和干预效果有直接或间接影响的社会、政治和经济环境。过程评估的作用是评估干预措施是否按照预期进行,以及解释造成干预成功与否的可能原因。在不同的背景下,相同的干预措施可能会有不同的效果,因此通常需要了解干预措施是在何种背景下实施的。为了评估背景,过程评估人员需要确定哪些环境因素可能影响干预实施,然后确定如何收集适当的数据进行评估。例如:在某社区中学生中通过课堂授课形式进行营养健康宣教,先对老师进行培训,再由老师对学生授课。学校领导和老师们对干预项目的支持度就是需要考虑的背景因素,校领导及老师重视和支持的学校干预开展更加到位、顺利。因此,同样的干预措施在不同学校的干预效果可能不一致。在进行干预之前,尽可能多的列出可能影响干预措施的实施和干预效果的背景因素有重要意义。有时,可以利用既往的研究结果来了解干预背景因素对干预效果的影响。

(二) 人群招募

是指用于在个人或组织层面上招募或吸引潜在目标人群的程序,也包括了减少参与者的流失。招募评估的作用是评估人群的招募是否按照计划进行招募,评估所投入使用的资源和探索潜在目标个人和/或人群不参加项目的原因,可以作为评估招募效果的内容。进行招募评估时常问的问题包括:"计划的招募方式和实际采用的招募方式是什么?""有哪些因素对招募有影响?""哪些个人或群体更有可能响应招募,其原因是什么?"。如果人群招募产生了选择偏倚,阐明选择偏倚对最终干预结果的影响。利用适当的招募过程评估结果,评估人员或调查人员将避免把仅在具有某些特征人群中进行干预得到的有效结果推广到全人群中应用。

(三) 覆盖率

是指参与干预的人群占潜在目标人群的比例。例如:计划在某社区的中学生中通过课堂宣讲形式进行营养健康宣教,该社区在读中学生 4 000 人,参与营养健康课程的有 3 200 人,则覆盖率为(3 200/4 000)×100%=80%。有效的营养干预项目旨在尽可能多地吸引参与者。因此,覆盖率的计算对于评估总体干预措施的实施至关重要。评估人员通常收集的数据包括:潜在目标人群人数、收到招募邀请的人数、响应招募的人数和实际参与并合格完成项目的人数等。此外,了解潜在目标人群中哪部分人群实际参与也非常重要。例如:如果总体覆盖率高,但只有最健康的人群参与,那么覆盖率的计算范围应适当扩大到整个社区人群。通常评估人员至少收集人口的某些特征资料,如健康状况、年龄、性别、种族或民族、收入和教育水平等。在计算覆盖率时,有时难以确切地知道潜在目标人群的具体数量。例如:估计某居民点成员数,但其成员可能因为临时租房人员进出而发生变化。如果计划的目标是覆盖社区中的老年人,则可以使用来自政府机构的人口普查数据来估计在特定社区中有多少 65 岁及以上的社区成员。

(四) 干预实施剂量

是指干预实施的频率、数量、持续时间,或指干预者向参与者施加干预的程度。干预实施的剂量与干预效果有直接关联,评价干预实施剂量可以测量干预实施的质量,解释相应的干预效果。干预与评估同步进行还有监督作用,可保障干预实施到位。干预实施剂量与干预者的行为和态度息息相关。进行干预实施剂量评估时，常问的问题为："实际向参与者提供了多大程度的干预措施？"例如：计划在某社区中学生中通过课堂宣讲形式进行营养健康宣教，先对老师进行培训，再由老师通过授课形式进行宣讲。干预实施剂量的评估可以调查老师实际向学生进行了几次授课、每次授课时长，以及实际讲授的内容、授课内容和形式对参加者的吸引力等。干预实施剂量的不同可以解释为什么相同的干预措施在不同的社区的干预效果不同，是过程评估的重要内容。

（五）干预接收剂量

与干预实施剂量相对应的是干预接收剂量，是指参与者接收干预措施的程度，其量化标准包括但不限于参与者对干预者或干预措施的满意度。与干预实施剂量相同，干预接收剂量与干预效果有直接关联，也是过程评估的重要组分。为了评估参与者干预接收剂量，评估人员通常会问的问题包括："参与者在多大程度上参与了干预活动？""参与者对干预者或者干预的内容有何反应？"。例如：评估学生对营养健康宣教内容的接收程度，可以测试学生对于营养健康知识的掌握、调查是否有相应态度和行为的变化，以及对于课程内容的评价或满意度。

（六）干预质量

是指干预措施的实施质量和完整性。尽管看起来相当直观、简单，但设计适当的方案进行评估通常很困难，因为健康管理的质量几乎是一种主观概念。干预质量的评估包括评估干预是否按照预先设计的方案进行，以及是否与可能的理论基础一致。一些项目制定了核心干预内容清单或必须实施干预措施的最低要求，以便获得较高的干预质量达标率。训练有素的评估人员可以通过使用观察法来评估干预实施情况，以此来评估干预质量。一种更经济的方法是让干预者填写某种类型的调查问卷，以评估干预措施的实施方式。例如：干预者是否按照预期进行了干预的所有内容，并评估了它们的执行情况。如老师是否按照培训将所有营养健康课程内容授予学生。但这种方法的问题可能存在回忆偏倚或被调查者有意给出不真实的答复，选择多个干预质量指标可能会加强结果的说服力。

三、过程评估步骤

（一）项目描述

过程评估的第二步工作是尽可能详细地描述项目的所有组成部分，包括背景、目标、行动计划、实施环节和资源等，有助于评估人员将评估内容集中在最重要的问题上。

1. 背景　对项目实施背景的描述应包括项目实施所处的环境因素，如历史、地理、政治、社会和经济环境等，也包括相互竞争、合作的团体或组织之间的关系。了解这些环境因素有助于评估人员解释干预结果和评估干预措施是否适用于其他社区，背景的描述是过程评估的重要内容之一。

2. 目的　描述营养干预项目拟解决的公共卫生问题，通常描述的内容包括问题的性质和影响力、受影响的人群和/或干预实施的目标人群、拟解决的问题是否发生变化，以及以何种方式发生变化。例如：拟评估通过营养干预措施解决社区儿童营养不良问题的项目，应当描述儿童营养不良问题在社区的影响及问题大小，如发病率或患病率和造成的健康问题，以及发病率或患病率的变化趋势。

3. 理论基础知识　评估人员应了解干预措施实施的理论基础知识，了解干预措施是否基于现有的理论、干预措施是如何实施的，以及如何起作用。另一方面，过程评估的结果也可以用于验证理论知识，甚至创建新的理论。在过程评估的计划完成之前，如果关于具体的干预措施是什么,或者干预措施是如何起作用存在不明确之处,都应该与干预者或项目计划者一起协商、分析原因,并予以解决。通常,绘制干预的概念模型图或者逻辑模型图能帮助评估人员更清晰地理解理论基础知识在干预中的作用。

4. 行动 是指项目及其工作人员为实现目标群体的预期成果而采取的行动,如资金使用、人员培训和干预实施等等,其中核心的内容是干预的实际实施情况。具体采取的行动及行动计划因项目而异。评估人员通常应了解详细的行动计划及实际的实施情况。

5. 资源 资源包括:时间、人才、技术、设备、信息、资金和其他可用于进行项目活动的资产。项目资源描述应该描述所进行干预的剂量或强度,并突出需要实施的干预措施和可用于实施这些干预措施的资源之间可能存在的不匹配的情况。如果最终干预没有得到预期的结果,也可以从资源的投入中探索可能的原因。例如:由于营养健康教育材料印发不足,不能保证社区目标人群每个人都接收到完整教育材料,干预实施不到位,可能出现干预结果水平低,甚至无效。

(二)确定核心评估问题

评估问题定义了过程评估要探索的关键问题,有助于评估人员开展工作时关注重点内容,并为评估工作的进行提供了指导。

定义和评估干预质量可能是最具有挑战性的环节,应该基于该项目的理论基础。在确定具体干预措施之后,评估干预实施剂量是相对简单的,因为这与干预者提供的干预措施有关。评估干预接收剂量在某种程度上更具挑战性,因为需要考虑参与者的预期反应和／或行为。

覆盖率、人群招募和背景的过程评估,通常涉及文档和保存的记录。如出勤或参与记录通常用于评估覆盖率。但是,必须将出勤记录与潜在目标人群的数量进行比较才有意义。如果有多种干预措施或者同一干预措施中包含多个干预行动,除了计算整体的覆盖率,也可以单独计算每个干预措施或干预行动的覆盖率。例如:对某社区进行的营养干预包括了营养健康教育和营养强化,可以单独计算两个干预措施的覆盖率;同时,营养健康教育又包括了举办讲座、发放相关材料等行动,也可以计算每个行动的覆盖率。人群招募的过程评估包括明确阐述招募过程,以及记录招募行动和影响招募的因素。同样,对背景的评估要求评估人员确定可能影响项目实施或结果的组织,社区和政治／社会环境中的潜在因素,并建立有效的机制来监控或评估这些因素。示例的评估问题见表6-1。

表 6-1 示例评估问题

评估内容	可能的问题
背景	组织、社区、社会／政治背景或其他背景因素中的哪些因素可能会影响干预实施或干预的结果?
人群招募	计划的招募方式和实际采用的招募方式是什么? 有哪些因素对招募有影响? 采取了何种措施降低不应答或失访? 有哪些因素会增加不应答或失访?
覆盖率	每个干预措施有多大比例的目标人群参与?
干预实施剂量	对干预者的培训在多大程度上按计划实施? 干预措施在多大程度上施加给参与者?
干预接收剂量	参与者在多大程度上参与了干预活动? 参与者多大程度上能理解和掌握干预内容? 参与者对干预者或者干预的内容满意度如何?
干预质量	干预措施在多大程度上与理论基础知识相符? 干预措施的完成度如何,是否所有的干预措施都实施?

（三）选择方法:资料收集及分析方法

选择过程评估方法需要考虑:设计(何时收集资料)、资料来源、收集资料所需的工具或措施、资料收集程序、资料管理策略和资料分析。具体方法的选择可以基于过程评估问题(或目标)、可用资源以及项目的背景。建议使用多种方法收集资料,因为不同的资料来源可能会产生不同的结论。

1. **设计** 何时收集资料和资料收集的频率。例如:评估通过课堂宣讲形式进行营养健康宣教,每学期至少观察课堂授课两次,观察间隔至少两周;在项目的最后一个月与参与者进行小组座谈。

2. **资料来源** 例如:谁将接受调查、访谈或被观察,或者资料来源于文档和保存的记录。

3. **资料收集方法** 定性和定量资料收集方法都可用于过程评估。常见的定性资料收集方法包括:访谈法和小组座谈法中的开放性问题、案例研究、文档审阅、开放式调查和录像的内容分析。常用的定量资料收集方法包括:调查、直接观察、核对表、出勤日志、自我管理表格和问卷调查。

4. **资料收集程序** 详细阐明如何进行资料收集,如详细描述如何开展一对一、面对面的问卷调查或者小组座谈。

5. **资料管理程序** 详细阐明资料核查、修正和录入等一系列步骤。

6. **资料分析** 包括定性资料分析和定量资料分析。

四、研究实例:奥尔巴尼营养干预项目过程评估

（一）项目描述

1. **背景和目的** 奥尔巴尼营养干预项目(albany nutrition intervention program,ANIP),在2011—2012年,仅8%的澳大利亚成年人的蔬菜水果摄入量达到澳大利亚的膳食推荐摄入量,而不良的膳食习惯与代谢综合征和心血管疾病等慢性疾病相关。ANIP旨在促进澳大利亚农村成年人改善膳食习惯以降低代谢综合征及相关慢性疾病的发病风险。本评估主要是描述ANIP过程评估以深入了解干预措施与干预效果之间的关系。

2. **研究设计和干预措施** 这项为期6个月的随机对照试验对来自澳大利亚贫困农村社区的50~69岁人群进行营养干预。招募到401名有代谢综合征风险的参与者,随机分配到干预组或候补对照组,候补对照组的参与者在干预组干预完成后再进行干预。进行过程评估调查的对象是干预组参与者(n=201)。干预措施包括通过发放纸质小册子和互动网站等方式向参与者提供信息,鼓励参与者设定营养目标和进行体重管理。干预者将在第1、3、6、12、18和24周通过电话鼓励参与者使用项目资源和设定目标,参与者也可以通过电子邮件和电话反馈信息。

3. **项目资源** 纸质小册子,内有膳食摄入推荐和相关营养教育内容。包括营养知识和其他相关链接的网页。干预进度跟踪网站,参与者可以记录他们每日和每周的膳食行为和体重。每个月给干预组参与者发送包含营养教育内容的邮件或信,另一作用是降低失访率。在第1、3、6、12、18和24周电话联系参与者。

4. **理论基础知识** ANIP的实施是基于自我决定理论(self-determination theory)。自我决定理论是指在充分认识个人需要和环境信息的基础上,个体对自己的行动做出自由的选择。如在实施干预后,干预组参与者更倾向于改善膳食习惯。

(二)确定核心评估问题和资料收集

根据评估的主要内容,背景、人群招募、覆盖率、干预实施及接收剂量和干预质量确定核心评估问题,见表6-1示例问题。针对ANIP,本过程评估使用了多种方法收集定性和定量数据,包括在线调查、失访者访谈和研究者记录(人群招募和干预实施记录),旨在评估主要内容。

(三)过程评估结果

1. 背景、人群招募和覆盖率 在2014年10月到2015年12月时间段内进行人群筛选和招募。在第一阶段筛选,根据奥尔巴尼和周边地区电话黄页本共拨通12 723个电话。57.6%(n=7 332)同意参加澳大利亚2型糖尿病风险(AUSDRISK)筛查。研究人员同时记录了部分不愿意参与项目的原因,如没时间(n=71)、对项目不感兴趣(n=31)、自我感觉健康状况良好(n=26)、有健康问题(n=21)和将离开该地区(n=9)等原因。

在完成AUSDRISK调查问卷的人中,15.5%(n=1 134)符合第二阶段筛选的资格,但仅有其中的46.4%(n=526)接受了招募邀请,53.6%(n=608)在收到邀请后拒绝。第三阶段筛选后,最终符合随机化条件且纳入研究的是401名参与者[干预(n=201);对照(n=200)]。

随机分组后,所有干预组参与者都收到了纸质小册子,可以访问网络的参与者(n=145,72.1%)也获得了在线资源。在6个月干预期间,24.9%的干预组参与者(n=50)退出干预。部分参与者退出的原因是:健康问题(n=10)、个人问题(n=7)和失去兴趣(n=7)等(表6-2)。

表6-2 ANIP人群招募和覆盖率

招募过程	人数	百分比/%
电话联系	12 723	–
同意参与AUSDRISK	7 332	57.6
通过AUSDRISK筛查	1 134	15.5
接受招募邀请	526	46.4
参与项目	401	76.2
可以访问网络	145	72.1

2. 干预实施剂量、干预接收剂量和干预质量 按原干预计划,所有参与者在干预期间应接到6次来自干预者的电话。电话联系的目的是鼓励参与者使用项目资源和设定目标。干预者记录了在干预期间通话成功的次数和号码,其中有13.9%(n=28)参与者拒绝参加或无法联系,53.7%(n=108)参与者通话成功的次数在1次到3次,32.4%(n=65)参与者通话成功的次数大于或等于4次。所有干预组参与者都收到了纸质小册子。

大多数接受在线调查的参与者表示纸质小册子促进他们多吃水果和蔬菜(68.5%),少吃糖、脂肪和盐(71.2%)。参与者具体饮食变化包括减少糖、酒精、脂肪和加工食品的摄入,以及增加水果、蔬菜,谷物和水的摄入。大多数参与者没有通过网站使用干预进度跟踪(65.1%),不使用的部分原因包括:未使用该网站(n=16)、没时间(n=9)、对当前的方法很满意(n=7)、停止使用它(n=6)和没有动力(n=3)。

3. 干预接收剂量(满意度) 对参与者的满意度调查显示,大多数参与者认为纸质小册子很有用(69.9%)、有吸引力(76.7%)和适合其年龄段的人群(小册子78.1%),网站是最不受欢迎的资源。研究人员同时也调查了参与者参与项目的原因以及完成项目的动力,得到的主要回答包括体重控制、预期的健康益处、喜欢挑战,以及愿意协助研究。

参与者被要求对项目做出评价,喜欢该项目的主要原因包括他们收到的鼓励程度、克服障碍的建议、使用项目资源的指导,以及随时能与干预者联系和寻求帮助。不喜欢该项目的主要原因是参与者与干预者之间缺乏联系。

(四)过程评估结论

ANIP的过程评估内容主要包括人群招募、覆盖率和参与者对项目的满意度,没有着重评估项目背景和干预质量。ANIP的过程评估结果有助于了解人群招募的困难和干预措施的实施、接收情况。了解目标人群拒绝参加和失访的原因有助于研究人员改进招募策略,增加目标人群参加项目。此外,制订适当的招募策略也有可能减轻资源负担。了解各种干预措施的接收度和参与者的满意度,有助于研究人员在后续或其他项目的开展中适当调整干预措施,提高干预的有效性。

(林捷胜　陈裕明)

第三节　效　果　评　估

一、概述

营养干预的效果评估是研究者根据研究目的,按预先确定的研究方案将研究对象随机分配到试验组和对照组,对试验组人为地施加营养干预因素,并追踪观察该因素的作用,比较和分析两组或多组人群的结局,评估营养干预措施的有效性。干预的目的是解决现存的营养相关问题。结局指标包括营养相关KAP、膳食摄入量、总体营养状态、体内的营养状态、营养缺乏病及其他相关疾病。

二、实验设计类型

效果评估可以使用各种定量方法,随机对照实验或类实验是评估干预效果有力的评估方式。每一种方法均有其优点和缺点,一般根据方案目标和现有资源进行选择。

(一)随机对照实验

随机对照实验(randomized control trial,RCT)作为效果及副作用评价的金标准,是循证医学中证据等级最高的一类研究设计,可提供一项干预或计划成功与否的最高质量证据。RCT设计是指将个人或群体(如家庭、学校或社区等)进行随机分组,使除干预因素外的其他可能影响结果的因素,尽可能在干预和对照组之间得到平衡,以控制潜在的混杂偏倚。

随机对照实验设计基本原则:

1. **对照**　因为研究对象较为复杂,存在很多干扰或混杂因素,在研究中将一部分研究对象设置为对照组,以去除非研究因素的干扰。要正确评价干预措施的效应,必须采用严密的、合理的对照设计,由此来控制偏倚,使研究者做出正确评价。

2. **随机**　通过随机分组提高组间均衡性,减少干扰因素所致的混杂偏倚,提高研究结果的真实性。随机分组,即所有的研究对象都有同等的概率被分到试验组或对照组。以均衡两组中已知和未知的混杂因素,从而提高两组的可比性。

3. **盲法**　社区试验对象都是人群,不管是研究对象、观察者还是资料整理、分析者的主观心理因素都会对结果会产生一定影响;可通过盲法处理,减少或避免因主观心理因素对试验造成的误差,更能得到客观真实的结果。一般来说,盲法可分为:单盲、双盲和三盲。在行为干预往往难以使得研究参与者和干预实施者做到盲法,但也应尽可能在结局评估或统计分析时做到盲法。

4. **重复**　指在相同的条件下试验结果的可重复性,反映研究结果的稳定性和精确性。

(二)类实验

相对于严格的随机对照实验必须随机分组并且设立均衡可比的对照组,部分实验常因受实际条件所限而不能随机分组或不能设立平行的对照组,这样的研究称为类实验或准实验。其特点在于:①研究对象数量往往较大、范围较广;②因实际情况不允许,对研究对象常不进行随机分组;③无平行的对照,有时有内对照或自身对照。根据其特点,类实验可以分为两类:非随机分组的对照实验和无随机分组也无平行对照(自身前后对照或历史对照)的实验。

1. **非随机对照试验类实验**　无法做到将研究对象随机分配到干预组和对照组,但仍常设非随机分组的对照组。在社区试验中,如果对整个居民区人群进行干预,随机分组就不能进行,可选具有可比性的另外一个社区人群作为对照。例如:研究者规定甲地社区饮水加氟而乙地社区不加,然后对比甲、乙两地社区儿童龋患率及平均龋齿数的差异,最后对饮水加氟的预防效果进行评价。

2. **无平行对照实验**　一般不另设对照组,而以实验组自身前后对照,即干预试验前、后进行比较。例如:在社区开展糖尿病知识宣传教育活动,然后比较宣教前后社区居民糖尿病健康知识知晓率。此外,无平行对照试验也可以与已知的未进行该干预措施的社区结果进行比较。这类试验因不能控制任何可能的干扰因素对结果的影响,证据效力最低。

现将研究类型优、缺点汇总简单汇总,见表6-3。

表6-3　研究类型优缺点汇总

方法	优点	缺点
随机对照实验	提供高质量的证据 组间可比性好 减少混杂偏倚	需要资源及经费多 随机分组实施难度高 干预的依从性较差
类实验	设计更具可行性 易于接受,依从性高 不需要过多的资源及经费	证据力度低 组间可比性差,混杂偏倚大

三、营养相关结局指标

(一)概述

在营养干预实验研究中,研究者通常通过一系列结局指标进行营养干预的效果评估,这些指标包括:KAP、膳食摄入量、体格测量、体内各营养素营养状态、临床营养缺乏或过量、营养相关的其他疾病(如冠心病、糖尿病、癌症等)、死亡、生存质量等。

（二）知识 - 态度 - 行为（KAP）

1. KAP 理论模型 行为学的研究表明,知识与行为之间有重要的联系:知识和学习,是行为改变的基础;态度和信念,是行为改变的动力;摒弃危害健康的行为,自发产生促进健康的行为,是行为改变的目标。"知、信、行"理论认为只有掌握一定程度的营养知识,建立起科学、积极的态度和信念,才有可能主动形成有益于健康的行为。营养干预正是促进知识转变成行为的重要外界条件。KAP 理论的应用是营养健康教育的重要组成部分,是用来评估通过营养教育活动目标人群的知识、态度、行为及其影响因素的变化,能够对营养教育的效果进行定性及定量的评价。

2. KAP 量表 示例见表 6-4。

表 6-4 知识 - 态度 - 行为量表示例

维度	问题	问题类型	例子
知识	营养	是非题	我们应该多吃足全谷类食品?
知识	食物安全	是非题	生的或未煮熟的四季豆是不能食用的?
知识	营养	单选题	下列哪种食物维生素 C 含量最多:①大豆;②橙子;③牛奶;④猪肉;⑤土豆
态度	营养	单选题	如果你意识到你的饮食模式不健康,你会立即改变它:①非常同意;②同意;③不确定;④不同意。⑤非常反对
态度	食品安全	单选题	你想参加在你的校园里举行的关于食品安全的讲座:①非常同意;②同意;③不确定;④不同意;⑤非常反对
行为	营养	单选题	你多久吃一次早餐:①从来不吃;②每星期 1~2 次;③每周 3~4 次;④每周 5~6 次;⑤每天 1 次。
行为	食品安全	单选题	在购买时,你是否注意到食品包装上的保质期:①从不;②很少;③偶尔;④经常;⑤总是。

3. KAP 指标的计算

（1）知晓：

$$健康知识知晓率 = \frac{正确知晓某知识的人数}{被调查人数} \times 100\%$$

$$营养知识均分 = \frac{被调查者知识得分总和}{被调查人数} \times 100\%$$

（2）态度：

$$信念流行率 = \frac{持某信念的人数}{被调查人数} \times 100\%$$

（3）行为：

$$行为流行率 = \frac{有某种行为的人数}{被调查人数} \times 100\%$$

$$行为改变率 = \frac{在一定期间内某行为改变人数}{观察期间开始的有某行为人数} \times 100\%$$

4. KAP 理论模型进行营养效果评价的优缺点

KAP 理论简单易行,能够较合理地解释行为改变。一般而言,营养知识知晓率越高,其正确行为的形成率也升高。但很多调查显示,知识的掌握与行为的形成之间并没有必然的联系。KAP 三者间不存在因果关系。这是由于人们从接受知识和信息到相关行为的改变需要经历一系列复杂过程,其中许多因素可能影响从知识到行为的顺利转化,因而 KAP 理论在解释行为转变的复杂性方面略显不足。营养干预中居民行为的改变没有知识增加那样容易,所以我们不但要加强营养知识的宣传教育,同时还要创造良好的环境,以促进人们健康营养饮食行为的形成。

(三)膳食评价

膳食评价是营养干预效果评价的重要组成部分,居民的膳食营养状况是国家经济发展和社会进步的重要标志,健康的膳食是预防慢性病的主要措施之一。在进行营养调查时,通常用自我报告的方式收集食物摄入量数据,因为它们与生物标志物或临床指标等直接方法相比,实用性强,易于管理,所需人力和财政资源也较少。

1. 膳食调查方法

(1)称重法:

1)定义:用日常测量工具对食物进行准确称重,以了解调查对象调查期间的食物消耗量,并计算每人每日的营养素摄入量。

2)调查方法:①准确记录每餐各种食物及调味品的名称;②准确称取各种食物烹调前毛重、净重,烹调后食物的熟重及吃剩饭菜的重量;③计算生熟比 = 生食物重量 / 熟食物重量;④将消耗的食物按品种分类、综合,求得每人每日的食物消耗量;⑤按食物成分表计算每人每日的营养素摄入量。

3)优点:称重法是个体膳食调查的理想方法。常作为标准用于评价其他方法的准确度。准确、细致,能获得可靠的个人食物摄入量,准确计算和分析营养素摄入量及变化状况。

4)缺点:耗费人力、物力较多,对调查人员的技术要求较高。

5)适用条件:可用于家庭、个人、团体的膳食调查。

(2)记账法:

1)定义:指通过记录一定时期内的食物消耗总量,并根据同一时期进餐人数计算每人每日对各种食物的平均摄入量。该法耗费人力少,适于家庭调查,也适用于幼儿园、中小学或部队的调查。

2)调查方法:①食物消耗量的记录:a. 开始记录库存食物;b. 过程记录采购的食物;c. 结束记录库存食物;d. 消耗量 = 原库存量 + 采购量 − 现库存量;②进餐人数登记:a. 集体调查要记录每日每餐进餐人数,以计算总人日数;b. 标准人日数是被调查者参考成年轻体力活动男性能量推荐量,基于一日三餐能量消费占比,将各类人群每餐折合为标准人的用餐天数,即标准人日数;c. 对于有伙食账目的集体食堂等单位,可查阅过去一定时期内不同能量推荐量人群各餐次用餐的人数,计算总的标准人日数。各食物的消费量除总标准人日数,可算出平均每标准人每日各种食物的摄入量。

3)优点:①操作简单、费用低,人力少;②可调查较长时期,一般数个月至 1 年甚至更长;③适用于大样本。

4)缺点:①集体的人均摄入量,不能反映某一个体的实际摄入水平和个体间的差异;②在无电子用餐记录地方,每餐记录不同能量推荐量人群用餐数较为困难。

（3）24 小时回顾法：

1）定义：通过询问的方式由经过培训的调查员使用开放式调查表引导式提问，借助食物模型、家用量具或食物图谱帮助调查对象回顾调查前 24h 内摄入的所有食物的数量和种类，对其食物摄入量进行计算和评价。调查结果与称重法的结果具有高度的相关性。常用于家庭中个体的食物消耗调查。用于描述不同组个体的平均摄入量，也用于散居的特殊人群调查。

2）调查方法：①用开放式调查表指导调查对象从最后一餐开始回顾前 24h 进餐情况；②详细询问进食时间、食物名称、原料名称、重量等（包括在外进食）；③通过家用量具、食物模型或图谱进行估计，并填写在调查表内；④每次入户调查时间控制在 15~45min；⑤一般选用连续 3d 24h 回顾。

3）优点：①食物可量化，面对面调查，应答率较高；②时间短，对应答者文化程度要求不高；③可提供个体食物摄入量变异的数据；④开放式询问可得到摄入频率较低的食物的信息；⑤常用来评价较大群组的平均摄入量。

4）缺点：①回顾不全面对结果影响较大；②样本量大时，膳食相对简单，误差易分散；③应答者的回顾性依赖短期记忆；④对调查者要严格培训，调查者之间的差别难以统一；⑤不适用于认知能力不足的儿童或老人。

5）误差来源：遗漏食物、增多食物、估计食物量不准，或者改变真实膳食。

6）适用条件：适用于家庭、个人的膳食调查。

（4）食物频数法：

1）定义：是以调查问卷的形式获得一段时期内摄入食物的种类和次数的一种方法。通过调查个体既往经常性食物摄入种类和平均摄入量来评价膳食营养状况，研究既往膳食习惯与某些慢性疾病的关系。包括定性、定量和半定量的食物频率法。

2）调查方法：①问卷包括食物名单和食物频率；②食物名单的确定要根据调查的目的，选择被调查者经常食用的食物、含有所要研究营养成分的食物或被调查者之间摄入状况差异较大的食物；③若是综合性膳食摄入状况评价，采用被调查对象常用的食物；④若研究营养相关疾病与膳食摄入的关系，则采用与相关疾病有关的几种食物或含有特殊营养素的食物。

3）定性的食物频率法调查：通常是指调查每种食物特定时期内所吃的次数，而不收集食物量、份额大小的资料。调查的参考时间短可一周，长可到一年以上。被调查食物摄入的次数从不吃到每天一次或多次。

4）半定量的食物频率法调查：要求被调查者提供所吃食物的数量，通常借助于测量辅助物，或参考目标人群的平均份量确定每次的摄入量。

5）优点：①调查表是标准化的，人为调查误差较少；②能够迅速得到日常食物摄入种类和摄入量，反映长期营养素摄入模式；③可作为研究慢性病与膳食模式关系的依据，其结果可作为膳食指导宣传教育的参考。

6）缺点：①需要对过去的食物进行回忆，调查者的实施难易程度取决所列食物的数量、复杂性，以及量化过程；②与其他方法相比，对食物份额大小的量化不准确，不能准确估计能量和各种营养素的摄入量；③编制、验证食物表需要一定时间和精力；④受问卷条目数的限制，难以具体到单一食物的消费量估计。

7）误差来源：应答询问时可能会出现增多食物、估计食物量不准、估计食物消耗率不准而产生误差。

8）适用条件:适用于个体的膳食调查,探究膳食习惯与某种慢性病的关系。

2. 膳食评价指标

（1）各类食物的摄入量:

1）类别（参考 2016 年"中国居民平衡膳食宝塔"）:①谷类食物;②蔬菜和水果;③鱼、禽、肉、蛋等动物性食物;④奶类和豆类食物;⑤烹调油;⑥食盐。

2）各类食物量的计算方法:根据上述膳食调查结果,将食物按类别进行分类、折算、计算并统计各类食物的摄入总量。

评价方法:①定量,报告干预前后各种食物的摄入量及干预前后各种食物摄入量的差值或差值的百分比。②定性:将膳食调查摄入量与"中国居民平衡膳食宝塔"推荐范围相比,可分为不足、合适、超过三类。进而在干预后比较干预前后分类性质是否改变。③群体膳食评价群体膳食评价时,分析群体中各类食物摄入量达到"中国居民平衡膳食宝塔"参考摄入量要求的人数百分比。

（2）热量及各种营养素的摄入量:

1）类别:热量、产热营养素（糖类、蛋白质、脂肪）、维生素类（脂溶性、水溶性）、矿物质、微量元素、水。

2）计算方法:膳食总热量及各类营养素的计算

食物可食部的计算: 可食部（EP）=［（食物重量 – 废弃部分的重量）/ 食物重量］× 100%;食物营养素的计算:某食物的营养素含量 =（W/100）× EP × A。W:食物的重量（g）,EP:可食部,A:100g 可食部食物中对应的热量或某营养素的含量（参考《中国食物成分表》）。

3）评价方法:①定量,报告干预前后膳食热量及各种营养素的摄入量,及其干预前后的变化值或变化值的百分比。②定性,与中国居民膳食参考摄入量中同性别、同年龄、同体力劳动强度人群水平的比较（可分为不足、合适、过量）。再进行干预前后分类的比较。

4）评价内容:

①膳食热量摄入评价:a. 成年人达到参考摄入量的 80% 以上,被认为足够,低于 70% 则认为不足。b. 儿童达到参考摄入量的 90% 以上才认为足够,低于 80% 则不足。c. 如能量摄入量超过参考摄入量的 20% 以上,就可能引起体重过重或肥胖,但需结合个体 BMI 或身高体重来评价。d. 群体膳食评价时分析群体中热量摄入达到中国居民膳食营养素参考摄入量要求的人数百分比,以及 BMI 在正常范围的人数比例,如 BMI 超重肥胖比例增加,即使能量摄入达标率高,也说明摄入量高于需求。

②膳食蛋白质摄入评价:a. 蛋白质的摄入量,当能量供应充足时,蛋白质摄入量达参考摄入量的 80% 以上,可以满足大多数成年人,长期低于这个水平可能使一部分儿童出现缺乏症状。b. 蛋白质所提供的能量应占一天总能量的 10%~15%,儿童、孕妇、病人等蛋白质需要量较高的群体及在能量摄入减少情况下的题,此比例可适当增加,但一般不超过 20%。c. 动物性或坚果豆类提供的优质蛋白质至少占总量的 1/3,最好达 50%。d. 群体膳食评价时分析群体中蛋白质达到中国居民膳食营养素参考摄入量要求的人数百分比。

③膳食脂肪摄入评价:a. 膳食脂肪提供的能量应占一天摄入总量的 20%~30%。b. 脂肪的来源除了来自动物性食物和谷类,主要来自油脂,油脂的品种至少两种以上,植物油的摄入每天以 20~25g 为宜。c.除了评价脂肪的种类和摄入量以外,还要评价摄入的脂肪酸之间的比例。d. 群体膳食评价时分析群体中各种脂肪达到中国居民膳食营养素参考摄入量要

求的人数百分比。

④维生素及矿物质和微量元素摄入评价：a. 分析个体中无机盐与维生素的摄入量要求达到参考摄入量的 80% 以上。b. 群体膳食评价时分析群体中各种微量元素达到中国居民膳食营养素参考摄入量要求的人数百分比。

⑤水及膳食纤维的摄入量的评价。

（3）膳食模式评价：膳食质量评分是一种总体膳食质量的评价方法，它较传统的以单一营养素为基础的营养评价方法更能反映膳食营养状况。以下列举几种常见的膳食质量指数：

1）健康饮食指数（healthy eating index，HEI）：HEI 是 1995 年以美国居民膳食指南为依据建立的混合膳食指数，用于监测美国人群的膳食摄入量。HEI 由谷类、蔬菜、水果、奶类、肉类 5 组食物，总脂肪、饱和脂肪、胆固醇、钠 4 个营养素，以及食物种类数共 10 项构成。每项 0~10 分，总分 0~100 分。HEI 高于 80 为"良好膳食"，在 51~80 之间为"需要改善的膳食"，低于 50 则为"不良膳食"。

2）营养质量指数（index of nutritional quality，INQ）：INQ 由蛋白质、脂肪、胆固醇、膳食纤维、酒精、胡萝卜素等 35 种营养素构成。每种营养素的摄入量与推荐量进行对比，计算其达到推荐量的程度。摄入量不应超过推荐水平的营养素，如脂肪、饱和脂肪酸等，其分值之和得到 INQ+；摄入量不应低于推荐水平的营养素，如蛋白质、纤维、维生素 C 等，其分值之和得到 INQ-。INQ+ 或 INQ- 的分值范围为 0~100 分，分值越高代表膳食质量越好。

3）中国膳食平衡指数（diet balance index，DBI）：中国膳食平衡指数是以食物及食物种类为基础的膳食指数的代表。中国膳食平衡指数是依据《中国居民膳食指南》及"中国居民平衡膳食宝塔"建立的，用以评价中国健康成年人的膳食质量。DBI 包含谷类、蔬菜水果类、奶类和豆类、动物性食物、酒精和调味品、食物种类、饮水量 7 种食物种类。其中与营养不足相关的指标（如蔬菜水果类、奶类和豆类）取负分，与营养过剩相关的指标（如酒精和调味品）取正分，总分范围为 -72~44。DBI 评分体系中可计算 DBI 总分、负端分、正端分和膳食质量距，几种分值一起使用能够同时反映某种膳食中存在的摄入不足和摄入过量问题。各项分值越接近于 0，即摄入量越接近于膳食指南推荐量，则膳食质量越好。

4）膳食质量指数（diet quality index，DQI）：DQI 是 1994 年以美国食品和营养公告中推荐的标准为基础建立的混合膳食指数，最初用于与膳食相关的慢性病的研究。DQI 包括总脂肪、饱和脂肪、胆固醇、蛋白质、钠、钙、水果和蔬菜、谷类和豆类 8 项指标。每项指标有三个分值 0、1、2，分别表示膳食质量达标、一般、较差。DQI 总分范围 0~16 分，分数越低，则膳食质量越好。为了便于解释，1999 年研究人员对 DQI 进行了修订，得到 DQI-R。DQI-R 由 10 个指标构成，每个指标 10 分，总分 0~100 分。分值越高，膳食质量越好。此外，研究人员还建立了针对不同国家不同人群的 DQI，如适用于中国人群膳食质量评价的中国 DQI，用于不同国家膳食质量比较的国际膳食质量指数（diet quality index-international，DQI-I），以及学龄前儿童膳食质量指数（revised children's diet quality index，RC-DQI）等。

5）膳食模式（dietary pattern）评价的优点与局限性：膳食指数法相对于传统的膳食评价方法具有优越性，多种膳食指数能够从不同角度评价人群及个体的膳食状况，其中混合膳食指数对膳食质量的评价更为综合、全面。可预见，膳食指数法的总体发展趋势为混合膳食指数。但是，现存膳食指数中，大多是针对正常成年人的，儿童、青少年、孕妇及老年人营养素的需要量与正常成年人有很大差别，因此需要进一步探寻针对这些特殊人群的膳食指数，以便更科学、合理、全面地评价各个人群的膳食营养状况。

（4）营养结构评价：

1）各类食物构成的评价：比较食物构成的合理性，合理的膳食至少应包含5大类食物，15种以上食品。如果包括了4大类食品，10种以上食物，可被认为膳食结构比较合理；如果只包括2~3类食品，10种以下食物，可被认为膳食结构单调，组成不合理。

2）3大产热营养素的供能比评价：3种产能营养素在体内都有其特殊的生理功能，虽能一定程度上相互转化，但不能完全代替，3者在总能量供给中应有一个恰当的比例，即合理的分配。根据2013年中国营养学会修订的《中国居民膳食营养素参考摄入量》，成人碳水化合物以占总能量的55%~65%，脂肪占20%~30%，蛋白质占10%~15%为宜。年龄愈小，蛋白质及脂肪供能占的比例应适当增加。成人脂肪摄入量一般不宜超过总能量的30%。

3）优质蛋白质的比例：食物蛋白质的氨基酸模式越接近人体蛋白质的氨基酸模式，则这种蛋白质越容易被人体吸收利用，称为优质蛋白质，如动物蛋白质中的蛋、奶、肉、鱼等，以及大豆和坚果的蛋白质。为改善膳食蛋白质质量，在膳食中应保证有一定数量的优质蛋白质。一般要求动物性蛋白质和大豆或坚果提供的蛋白质应占膳食蛋白质总量的30%~50%。

4）能量餐次分配评价：成人三餐能量分配的适宜比例，为早餐25%~30%；午餐30%~40%；晚餐30%~40%。

3. 膳食指标评价干预效果的优缺点　与生物标志物或临床指标等直接方法相比，用自我报告的方式收集食物摄入量数据，实用性强、易于管理、无创伤、所需人力和财政资源也较少。但使用自我报告方法收集的数据有一定的局限性。例如：当被调查者报告他们认为是可取的行为而不是正确的行为时，其可能会出现反应偏差。称重的食物记录通常被认为是进行饮食评估的最佳方法，但他们仍然可以显示对健康或者不健康食品的报告偏差，并且数据收集工具的设计和管理也可能导致自我报告数据的不准确和偏差。

（四）体格测量相关指标和评价方法

1. 体格测量简介　人体体格大小和生长速度是反映营养状况的灵敏指标。体格测量数据被广泛应用于评价群体或个体营养状况，以及社区营养干预效果。因为学龄前儿童在整个人群中最敏感，更具有代表性，因此学龄前儿童体测结果常被用来评价一个地区人群的营养状况。体格测定方法比较规范，对人群营养状况及其变化的反映较灵敏。主要测量项目见表6-5。

表6-5　主要体格测量项目

人群	测量项目	计算指标
儿童（2岁以下）	身长、体重、头围	月龄别（身长、体重、头围）、身长别体重
儿童（2岁以上）	身高、体重、头围、胸围、上臂围、皮褶厚度（上臂、背部、腹部）	年龄别（身高、体重、体重指数、头围、上臂围、腰围、臀围、腰臀围比），身高别体重
成人	身高、体重、腰围、臀围、上臂围、皮褶厚度（上臂、背部、腹部）	体重指数、腰围、臀围、腰臀围比、皮褶厚度等

2. 常见的体格指标

（1）身高（长）：反映人体骨骼生长发育和人体纵向高度的主要形态指标。2岁以下儿童需量身长。

（2）体重：反映人体横向生长、围、宽、厚度及重量的整体指标。它不仅反映人体骨骼、肌肉、皮下脂肪及内脏器官的发育状况和人体的充实程度，而且可以间接反映人体的营养状况。连续观测和记录体重的变化能有效地反映机体能量代谢和蛋白质的储存状况。体重是体格测量指标中最方便、价廉的指标。

（3）头围：反映大脑和颅骨发育的重要指标。出生后 2 年内脑的发育相当快，头围增长也快。如果小儿的头围明显超出正常范围，则可能患脑积水、巨脑症及软骨营养不良等疾病。如果头围过小，可能是脑发育不全、头小畸形。所以，监测 3 岁以前小儿的头围，有助于及早发现和诊断疾病。

（4）胸围：反映胸廓、胸背肌肉、皮下脂肪和肺发育的重要指标。在一定程度上反映身体形态和呼吸器官的发育状况，同时也是青少年生长发育水平的重要指标。

（5）腰围：是反映腹部脂肪分布的重要指标，腰围作为腹部肥胖诊断指标已得到广泛认可和应用。

（6）臀围：反映臀部脂肪分布的重要指标。同时测量臀围和腰围以计算腰臀比，它反映了人体的脂肪分布特点和肥胖特点。

（7）上臂围：反映上臂骨骼肌肉、皮下脂肪和皮肤的发育的重要指标，分为上臂紧张围和上臂松弛围，两者差值越大说明肌肉发育状况越好，反之说明脂肪发育状况良好。

（8）皮褶厚度：是测量和评定人体脂肪量的最简便方法。人体脂肪大约有 2/3 贮存在皮下组织，通过测量皮下脂肪的厚度，不仅可以了解皮下脂肪的厚度，判断人的肥胖情况，而且可以用所测得的皮下脂肪厚度推测全身的脂肪数量，来评价人体组成的比例，间接反映能量的变化。最重要的三个测量部位是上臂（肱三头肌）、背部（肩胛下角部）、腹部（脐旁）。

3. 体格生长的评价方法　包括体格生长水平、生长速度和身体匀称程度三方面。效果评价方法有：①定量，定量资料直接比较，如对某社区儿童进行营养干预，对比该社区儿童干预前后体重变化是否具有统计学意义（详见本章第四节内容）。②定性，根据体格测量指标进行营养状况的评价分类，再对该分类资料进行比较。其中营养状况的评价分类根据不同的年龄阶段可分为儿童的体格测量指标评价方法和成人的体格测量指标评价方法。

（1）儿童的体格测量指标评价方法有中位数百分比评价法、标准差等级法、标准差评分法等。

1）中位数百分比评价法：通过计算儿童身高或体重的实际测量值是否达到同年龄、同性别参考标准中位数的百分比来进行营养评价的方法。

①使用指标：年龄别身高、年龄别体重、身高别体重

②计算公式：中位数百分比 =（实测值 / 中位数值）× 100%。

③评价标准：详见表 6-6。

表 6-6　中位数百分比法营养评价标准

评价	年龄别体重中位数 /%	年龄别身高中位数 /%	身高别体重中位数 /%
营养正常	90~100	95~100	90~120
轻度营养不良	75~89	90~94	80~89
中度营养不良	74~60	85~89	70~79
重度营养不良	<60	<85	<70

2）标准差等级法：

①使用指标：参考标准平均值、参考标准标准差。

②计算公式：$\overline{X} \pm S$；$\overline{X} \pm 2S$。

③评价标准：详见表6-7。

表6-7 标准差等级法营养评价标准

等级	标准
上等	$>(\overline{X}+2S)$
中上等	$(\overline{X}+1S) \sim (\overline{X}+2S)$
中等	$(\overline{X}+1S) \sim (\overline{X}-1S)$
中下等	$(\overline{X}-1S) \sim (\overline{X}-2S)$
下等	$>(\overline{X}-2S)$

3）Z评分法：

①使用指标：参考人群中位数、参考人群标准差。

②计算公式：Z评分 =（儿童测量数据 - 参考人群中位数）/ 参考人群标准差。

③评价标准：详见表6-8。

表6-8 标准差等级法营养评价标准

分值	评价
年龄别身高Z评分 <-2	生长迟缓
年龄别体重Z评分 <-2	低体重
年龄别体重Z评分 >2	超重
身高别体重Z评分 >2	肥胖
身高别体重Z评分 <-2	消瘦

（2）成人营养学评价方法体重指数、腰围：

1）体重指数：评价标准详见表6-9。

表6-9 体重指数（BMI）营养评价分类标准 单位：kg/m^2

BMI评价	WHO成人标准（1998）	中国成人标准（2003）
体重过低	<18.5	<18.5
正常范围	18.5~24.9	18.5~23.9
超重	25.0~29.9	24~27.9
肥胖	≥30	≥28

2）腰围：评价标准详见表6-10。

表 6-10　腰围标准　　　　　　　　　　　　　　　　　　　　　单位:cm

腰围	WHO	中国
男性	正常 <94;中心性肥胖≥94	正常 <85;中心性肥胖≥85
女性	正常 <80;中心性肥胖≥80	正常 <80;中心性肥胖≥80

（五）体内营养状况

人群的营养状况调查除膳食调查、体格测量、临床物理检查外,还应在可能的条件下进行仪器和生化检查。营养缺乏病临床体征和症状的出现,表明体内营养素缺乏已达到较严重的程度;但实际上,在此之前,机体组织中的营养素浓度、血和尿中营养素或代谢产物的含量也已发生变化。用生化检测的手段测定被测者体液或排泄物中与营养有关的成分,可判断人体营养水平,对早期诊断与预防具有重要意义。此外,相关营养素在体内的暴露水平,或者是其对应的功能指标,能更好地反映体外摄入及体内代谢情况。

营养状况的实验室检查指的是借助生化、生理实验手段,发现人体临床营养缺乏症、营养储备低下或过营养状况,以便及早掌握营养失调征兆和变化动态,及时采取必要的预防措施。

一般效果评价方式可分为两大类:①指标定量变化分析,即比较干预前后实验室指标变化;②率的比较,即比较干预前后正常（或不正常）率的变化。以下为几种比较常见实验室相关指标举例:

1. **血浆蛋白**　是评定营养状况的重要指标,临床上常测定血浆白蛋白、转铁蛋白和前白蛋白的含量。营养不良时,均出现不同程度的下降。

2. **肌酐**　是蛋白质的代谢产物,尿中的肌酐排泄量与体内骨骼肌基本成比例,故可用于判断体内骨骼肌含量。

$$肌酐身高指数（\%）=\frac{尿肌酐排泄量（mg/24h）}{［身高（cm）-100］× 肌酐系数}×100\%$$

（肌酐系数:男性 23mg,女性 18mg）

3. **尿三甲基组氨酸**　是肌纤蛋白和肌球蛋白的最终代谢产物,测定其排出量可判断机体蛋白质的分解量。

4. **氮平衡**　用于初步判断体内蛋白质合成与分解状况。当氮的摄入量 > 氮的排出量时为正氮平衡,反之为负氮平衡。

计算公式:

（1）氮平衡（g/d）=24h 摄入氮量（g）-24h 排出氮量（g）

（2）24h 排出氮量（g）=24h 尿中尿素氮（g）+4（g）

（常数 4 为粪便、汗液及其他排泄物中排泄的氮量）

5. **免疫指标营养**　不良时多以细胞免疫系统受损为主。

（1）血淋巴细胞计数:是反映机体细胞免疫状态的简易参数,氮在严重感染时,该指标的参考价值受影响。计数 <1.5 × 10⁹/L 常提示营养不良。

计算公式:周围血淋巴细胞计数 = 周围血白细胞计数 × 淋巴细胞（%）

（2）Ⅰ型皮肤超敏试验（DH）:能基本反映人体的细胞免疫功能。通常用 5 种抗原各 0.1ml,于双前臂下端不同部位做皮内注射,24~48h 后观察反应,皮丘直径 >5mm 为阳性,否则为阴性,人体细胞免疫能力与阳性反应程度呈正比。

（3）T细胞亚群和自然杀伤细胞活力:其细胞活力下降为营养不良。

6. 微量元素

（1）锌:目前暂无确定的敏感、特异的评价指标,所以一般采用综合指标来评价人体锌营养状况。特征指标有发锌、血锌、尿锌等;生化指标如血清碱性磷酸酶等;补锌反应可观察补锌后及生化特征指标的改变,这是目前最可靠诊断轻度锌缺乏的方法。对于生长发育期人群,还可根据其生长发育状况进行综合评定。

（2）铁:传统评价机体铁营养状况的实验室指标有血清铁、总铁结合力、运铁蛋白饱和度、血红蛋白浓度等。以上指标可受到炎症急性期反应的影响,使得特殊情况下检测结果不能准确地反应机体铁状况;而铁缺乏的确定性指标——骨髓细胞染色,其侵害性(骨髓穿刺)和操作复杂等缺点,导致在应用上具有较大的局限性。因此,研究者发现并建立了可溶性转铁蛋白受体(soluble transferrin receptor,sTfR)及其检测方法,以准确地评价机体的铁状况。

血清铁蛋白(serum ferritin,SF)和可溶性转铁蛋白受体(sTfR)均是反映缺铁性贫血的可靠指标。正常机体发生铁缺乏时,以上两个指标的变化迥然相反,试验证明在铁减少期,体内铁储存减少,此时血清铁蛋白的浓度与储铁的多少显著正相关,随着体内储铁的减少SF浓度急剧下降,此阶段可溶性转铁蛋白受体几乎无变化。当储铁耗尽进入细胞生成缺铁期时,随着机体动用组织铁量的增加,可溶性转铁蛋白受体浓度显著上升,相反血清铁蛋白浓度几乎没有改变。在此期间虽然其他传统实验指标亦有相应的变化但不如可溶性转铁蛋白受体变化明显和一致。

7. 机体营养状况小结 机体营养状况评价是通过直接测量相关营养素在体内的暴露水平或其对应功能指标水平,及其导致的临床疾病,从而评价体内营养素状况。体内营养状况指标汇总见表6-11。

表 6-11 体内营养状况指标

营养素	体内指标物质水平	功能指标	临床缺乏	临床过量
产热营养素				
蛋白质	血浆白蛋白	体格测量指标	消瘦、水肿等	无特异性指标
脂肪	红细胞、血浆或磷脂脂肪酸	体内脂肪含量或分布	消瘦	肥胖
碳水化合物	无	脂肪含量	消瘦	肥胖
维生素				
脂溶性维生素				
维生素 A	视黄醇、视黄醇结合蛋白	暗适应能力	夜盲症	中毒
维生素 D	25-OH-VD	骨密度、骨盐含量、骨强度	佝偻病、骨软化症、骨质疏松症	软组织钙化
维生素 E	血浆(清)α-生育酚、红细胞生育酚	红细胞溶血试验	无特异性缺乏症	中毒
水溶性维生素				
维生素 B_1	尿负荷试验、24h 尿中 B_1	红细胞转酮醇酶活力系数	干性脚气病、湿性脚气病、混合型脚气病	发抖、疱疹、过敏症状

营养素	体内指标物质水平	功能指标	临床缺乏	临床过量
维生素 B$_2$	尿负荷试验、24h 尿中 B$_2$	全血谷胱甘肽还原酶活力系数	"口腔 - 生殖综合征"	无特异性指标
维生素 B$_6$	血浆磷酸吡哆醛、血浆维生素 B$_6$ 总量、尿中维生素 B$_6$ 总量	无特异性指标	皮肤炎症、周围神经炎	周围神经炎
叶酸	血清叶酸、红细胞叶酸	血浆同型半胱氨酸	巨幼红细胞贫血、神经管畸形	胃肠道症状
维生素 B$_{12}$	血清维生素 B$_{12}$ 含量	血浆同型半胱氨酸	影响造血系统和神经系统	
维生素 C	血浆、白细胞维生素 C 含量、尿负荷试验	毛细血管脆性试验	维生素 C 缺乏症(坏血病)	维生素 C 依赖症
矿物质				
钙	血清钙磷比值	骨吸收与骨形成标志物,骨密度、骨盐含量、骨强度	佝偻病、骨质疏松症	泌尿系结石、软组织钙化
镁	血浆(清)镁、尿镁		神经肌肉兴奋性亢进	腹泻、恶心、胃肠痉挛,严重者呆滞心搏停止
钾	血浆(清)钾;24h 尿钾	无特异性指标	肌无力、瘫痪、心律失常	中毒
钠	血浆(清)钠;24h 尿钠	无特异性指标	恶心、呕吐、休克	中毒
微量元素				
锌	血清(浆)锌、尿锌、唾液锌	金属硫蛋白	生长发育迟缓、性发育障碍、味觉嗅觉障碍神经精神功能障碍	
硒	血液或组织中硒含量	谷胱甘肽过氧化物酶活性	克山病	中毒
碘	尿碘	甲状腺激素 T3、T4	甲状腺肿、克汀病	高碘性甲状腺肿
铜	血浆(清)铜、铜酶		恶性贫血,生长不良和偶然性神经错乱	心力衰竭等毒性反应
铁	血清铁蛋白、运铁蛋白饱和度、红细胞原卟啉、血红蛋白	无特异性指标	缺铁性贫血;对智力发育有影响	过量:引起心脏和肝脏疾病、糖尿病、肿瘤

(六) 营养相关慢性病

与膳食营养密切相关的慢性病主要有高血压、冠心病、脑卒中、糖尿病、脂肪肝、癌症、骨质疏松、痛风等,而感染性疾病,如急性呼吸道感染等,通常与营养缺乏有关。可以通过定量指标评估其病情,如血糖、血脂水平;通过定性评估患病率、发病率及重要并发症发生率等。下文将以高血压、血脂异常为例进行说明。

1. 高血压

（1）定量评估：血压变化 = 干预后血压改变 – 基线血压。

（2）定性评估：根据诊断标准确定患病率、发病率及重要并发症发生及死亡率等。

（3）高血压的诊断：《中国高血压防治指南（2011 版）》（以下简称新指南）规定：在未使用降压药物的情况下，非同日 3 次测量血压，收缩压≥140mmHg 和 / 或舒张压≥90mmHg，可诊断为高血压。患者既往有高血压史，目前正在使用降压药物，血压即使小于 140/90mmHg，也诊断为高血压。

2. 血脂异常

（1）定量评估：比较基线与干预后胆固醇、低密度脂蛋白、甘油三酯、高密度脂蛋白等血脂代谢指标的改变（变化值 = 干预后 – 基线）。

（2）定性评估：根据诊断标准确定患病率、发病率及重要并发症发生率及死亡率等。

（3）血脂异常诊断：实验室检查结果是诊断血脂代谢异常的主要依据。《中国成人血脂异常防治指南》根据国人的实际情况设定了血脂的新标准。

1）胆固醇：<200mg/dl 为合适范围，200~239mg/dl 为边缘升高，≥240mg/dl 为升高。

2）低密度脂蛋白：<130mg/dl 为合适范围，130~159mg/dl 为边缘升高，≥160mg/dl 为升高。

3）甘油三酯：150mg/dl 以下为合适范围，150~190mg/dl 为边缘升高，≥200mg/dl 为升高。

4）高密度脂蛋白：男性应≥40mg/dl，女性应≥50mg/dl。

3. 资料获取方式

（1）公共卫生监测数据：经过长期、连续、系统地收集，得到有关健康事件、卫生问题的资料，经过科学分析和解释后可获得重要的公共卫生信息，并及时反馈给需要信息的人或机构，用以指导制订、完善和评价公共卫生干预措施与策略的过程。我国部分地区已开展对恶性肿瘤、心脑血管病、出生缺陷等非传染性疾病进行监测。例如：由北京心脑血管医疗研究中心牵头组织了我国 16 省市、19 个监测区对心血管疾病发展趋势及其影响因素进行监测（即 MONICA 项目的中国部分）。天津市开展了以"肿瘤、冠心病、脑卒中、高血压"为重点的非传染性"四病"的防治研究等。

（2）医院诊断资料：随着医院信息化建设的发展，各种临床信息系统的应用，临床观察性数据被大量记录和存储。近年来，电子病历以其传递速度快、储存容量大、使用方便、共享性好和成本低等特点在我国医疗系统中逐渐得到广泛应用。医院信息系统中的观察数据如能加以有效利用，将会提供许多有价值的干预因素和治疗结果之间的因果关系或相关线索，节约大量研究经费。

（3）专门调查获得的数据：在进行社区营养干预效果评估时，资料更常来源于专门调查获得的数据。根据不同的目的，系统全面地收集相关数据，同时在数据收集中要有统一的标准和方法以及规范的工作程序。数据资料通常包括：人口学资料、人群疾病发病或死亡资料、实验室检测的血清学资料、膳食因素调查资料、干预措施记录资料。

（七）死亡

根据不同类型卫生项目或干预对社区居民总死亡率、各特异病因的死亡（如冠状动脉粥样硬化性心脏病死亡、癌症的死亡等）及死因构成比的影响情况，综合评价项目效果并探讨影响社区居民死亡率的相关因素。

（八）生存质量

我国历来卫生事业的重点是预防为主,特别是我国疾病流行模式从传染病和营养缺乏疾病向慢性退行性疾病转变,传统的发病率、死亡率和期望寿命等指标,已不能适应新形势的需要,生存质量评价及有关的生存质量调整寿命年等新指标应运而生,更能适应新的需要,可以全面评价预防措施对人群健康和社会生活环境的效应。生存质量是指个人处于自己的生存环境中,对本身生存的一种自我感受,它涉及人们在生存中的文化和价值体系所反映出与其生存目的、期望、标准及其关注的关系,它强调的是个体对生存的幸福感和满足感。

测量量表根据其适用范围可分为普适性和疾病特异性量表。普适性量表适用于评价所有患者和普通人群的总体健康状态。常用的普适性量表,如医学结局研究 36- 条简表(SF-36)、世界卫生组织生存质量测定量表(WHOQOL-100 量表)等。特异性量表,如艾滋病患者生存质量量表、癌症及不同类型癌症患者生存质量量表、糖尿病患者生存质量量表等。

生存质量评价要点:①将研究对象按不同处理因素分成若干组,比较生存质量的差别;②生存质量评价极少是一次性测评,一般需要做多次的重复测评,比较不同时期生存质量的变化,因此一般按重复测量资料进行分析;③生存质量评价一定是多维度的,包括身体机能、心理功能、社会功能等多方面的情况,可分维度进行分析。

四、营养干预效果的评估

营养、疾病变化指标,在预后评价中,除了上述结局事件发生率、生存质量外,也常用疾病特征定量测量值来反映病情的变化,如血压、血糖、血脂值的变化、肿瘤大小的改变、动脉斑块面积及厚度等。

（一）定量资料评价

1. 前后变化值

$$前后变化值 = 最后一次测量值 - 基线测量值$$

适合于只有一次随访的资料处理。对于多次随访资料则忽略了中间随访数据,降低了资料的利用率。此外,该指标未校正观察时间,观察时间越长,变化越大,所以观察时间不同不适宜使用该指标。

2. 前后变化值的百分比

$$前后变化值的百分比 = \frac{最后一次测量值 - 基线测量值}{基线测量值} \times 100\%$$

与单纯改变值相比,校正了基线值的差异。

3. 变化的斜率

$$变化的斜率 = \frac{最后一次测量值 - 基线测量值}{观察时间} \times 100\%$$

斜率为前后改变值 / 观察时间。随访期有多次测量时,可用测量值与测量时间进行回归分析,所得的回归系数即为变化的斜率。也可以用不同时点的百分改变值来做回归分析,计算斜率。意义为单位时间内的绝对或相对变化幅度。该指标校正了观察时间,适合于线性变化资料的转换。

4. 曲线下面积
以观察时间为横坐标,各时点的结局指标测量值为纵坐标,计算测量值连线与横坐标下面的面积。该指标适合于非线性变化的资料分析,如负荷血糖代谢、营养代谢等。

(二)定性资料评价

1. 病情程度的变化(等级资料的改变)

多数疾病并不是每一个观察单位都有确切值,而是有一定级别的数据,各级之间有性质上的差别或程度上的不同。如脂肪肝可分为轻、中、重度;临床疗效分为治愈、显效、好转、无效,临床检验结果分为"-、+、++、+++",疼痛等症状的严重程度分为0(无疼痛)、1(轻度)、2(中度)、3(重度)等。根据数据特点可以用构成比或率来进行分析,如干预效果可表示为治愈率、好转率等。脂肪肝可计算各程度的构成比,即用各种程度病人数除以总病例数,各构成比之和应为100%。

2. 结局事件的发生率

(1)发病率:发病率表示在一定期间内,一定人群中某病新发生的病例出现的频率。是反映疾病对人群健康影响和描述疾病分布状态的一项测量指标。常见的结局事件可以包括:上述营养评价指标的异常事件发生率(过低、过高)、营养缺乏症(中毒)的发生率、营养相关疾病的发病率或其并发症的发生率等。

计算公式:
$$发病率 = \frac{一定期间内某人群新病例数}{同期内暴露人口数} \times 100\%$$

(2)总死亡率、死亡专率:

1)总死亡率:指在一定期间内总死亡人数与该人群同期平均人口数之比。

计算公式:
$$死亡率 = \frac{一定期间内某人群总死亡人数}{该人群同期内平均人口数} \times 100\%$$

2)死亡专率:死亡可按不同病种、性别、年龄等分别计算,如心脏病死亡率等,此时分母人口数应与产生分子的人口数相对应。

$$某病死亡率 = \frac{一定期间内某病总死亡人数}{该人群同期内平均人口数} \times 100\%$$

$$年龄死亡率 = \frac{一定期间内某年龄人群总死亡人数}{该年龄人群同期内平均人口数} \times 100\%$$

$$性别死亡率 = \frac{一定期间内某性别总死亡人数}{该性别人群同期内平均人口数} \times 100\%$$

(3)病死率:病死率是指在所有患有某种疾病的患者中,在特定观察时间内,死于该病的患者所占的比例。该指标适用于在观察期具有较大比例死亡的疾病预后的评价。如中风或心肌梗死、癌症等致死率高的疾病。

$$病死率 = \frac{死于该病的患者数}{接受观察的患者总人数} \times 100\% (/ 观察时间)$$

$$接受观察的患者总人数 = 基线观察数 - (删失数 /2)$$

删失数为在未出现目标结局前,因各种原因导致的所有退出、流失或死亡人数之和。

(4)治愈率:治愈率是经过治疗后痊愈患者占接受治疗患者的比例。

$$治愈率 = \frac{治愈的患者数}{接受治疗的患者人数} \times 100\%$$

(5)缓解率:缓解率是指给予某种治疗后,进入疾病临床症状减轻或消失的患者所占比例。缓解根据其程度可分为完全缓解、部分缓解和自发缓解。

$$缓解率 = \frac{缓解的患者数}{接受治疗的患者人数} \times 100\%$$

其他常见的率型指标还有复发率、转移率等,其差别主要在于计算公式中分子部分所定义的结局事件人数不同。

(三)资料的整理与分析

1. **资料的整理与分析内容**　包括:①确定干预组与对照组;②确定结局事件发生人数;③计算各组发病率;④统计学显著性检验;⑤效应关联分析(表 6-12)。

表 6-12　资料整理与分析

指标	干预组	对照组
基线值(率)	$a_0(100\%)$	$b_0(100\%)$
结局值(率)	$a_1(100\%)$	$b_1(100\%)$
改变值(率)	$d_1=a_1-a_0$ 或	$d_0=b_1-b_0$ 或
	$(a_1-a_0)/a_0 \times 100\%$	$(b_1-b_0)/b_0 \times 100\%$
显著性检验($H_0:d_1=d_0$)	改变值:t 检验 U 检验、方差分析、秩和检验等;改变率:χ^2 检验、秩和检验等	
效应联系强度		
相对危险度降低(RRR)	$(p_0-p_1)/p_0$*	
绝对危险度降低(ARR)	p_1-p_0	
需治疗人数(NNT)	$1/ARR$	

*p_0 为对照组事件发生率,p_1 为干预组事件发生率。

2. **分组资料的整理**　在干预过程中,干预组和对照组不再改变,在资料分析只需要按开始的分组分析就可以了。但实际的研究中,干预组和对照组中的对象有可能不服从原分组,在观察结束时候需要重新确认分组。对分组改变常见的处理方式有如下几种。

(1) 按基线分组方式不变:这种方式是实际研究常用的一种处理方式,是分析保护性效应的主要方法。优点是完整保存了随机分组,减少了潜在的混杂偏倚;缺点是因干预组和对照组其后期的接受的干预与基线分组时可能发生了不同程度的变化,随访时间越长,基线分组和结局分组实际不一致,出现所谓干预随时间的"稀释"效应。按照这种方式分组分析,容易低估干预与结局的效应强度,但可减少保护性效应的假阳性率。

(2) 剔除不依从人群:这是一种相对简单的处理方式,将不依从的人群剔除。这种方式适合于分组变动比例很小的研究,优点是保持了干预组与对照组人群的纯洁性,避免了错误分类偏倚。但当不依从比例较大时,剔除不依从的人群不仅大大减少合格的人群的数量,降低统计效率,而且也会引入因剔除导致的选择偏倚,容易高估干预的效果。

(3) 计算平均干预水平:这是一种较常用的处理方式,适合于随访间隔较均匀而干预水平相对稳定的研究。将基线至目标结局出现前或随访截止前的多次干预测量结果取算数平均值或几何平均值,然后根据平均值来分组。优点是平衡了不依从人群接受干预的变化,减少了错误分类,缺点是基于假定干预措施是均匀分布的,没有考虑单次干预剂量与干预频率的交互效应问题。如饮酒与脂肪肝的研究,两组人饮酒的均值均为每天 1 两白酒,一组是每天均匀饮用 1 两,而另一组是一个月饮用 2~3 次,每次超过 1 斤,结果可能是前者没有危害,而后者可能会出现严重危害（1 两 =50g，1 斤 =500g）。

（4）累积干预剂量：这种方式适合于干预因素需要累积到一定的剂量才发生作用的研究。优点是考虑是干预的总量，缺点与计算平均干预剂量类似。

（5）最大干预剂量：按照最高干预剂量分组。

综上所述，没有一种适合于所有研究因素的分组的处理方式，具体采用哪种处理方式，需要结合专业知识和所研究的因素来判断。

3. 显著性检验方法

（1）卡方（χ^2）检验：适用于分类资料的统计推断。常用于两个或两个以上总体概率，如治疗有效率、缓解率、阳性率等的比较。资料常整理成四格表。

（2）U 检验：当研究的样本量较大，样本的频数分布近似正态分布，此时可用正态分布的原理来检验两组率的差异是否具有统计学意义。

（3）t 检验：适用于小样本资料，总体标准差不知，用样本标准差替代总体标准差。

（4）其他显著性检验方法：率较低，样本量较小时可用直接概率法、二项分布检验。极小率，但样本量大时可采用泊松分布（Poisson distribution）检验。

（5）多因素分析：当研究的因素为多因素时，虽然可以按照分层分析，但需要很大的样本量。在实际研究中，多个变量之间往往存在关联，在收集资料时也难以对多个因素的不同水平进行有效控制。在这种情况下可以拟合多因素统计模型进行分析，常用的多因素模型有 logistic 回归模型、Cox 回归模型和广义线性模型等。

（6）生存分析：上述效应分析方法未考虑干预导致结局所需的时间。例如：对 40~50 岁人群随访 30 年，以死亡作为结局事件，死亡发生在随访的前 5 年和 5 年之后意义则完全不同，前者损失的寿命年远多于后者。分析干预对结局是否发生及其发生的时间两个变量的影响，即为生存分析。常用的生存分析方法有：寿命表法、Kaplan-Meier 生存分析和 Cox 回归分析。3 种方法均可计算各时段的总体生存或死亡概率，计算中位生存期，绘制生存函数曲线（图 6-1）。比较两组生存曲线的差异可采用 log-rank 检验。寿命表适合于大样本的研究，Kaplan-Meier 可分析小样本和大样本的研究，Cox 回归适合于较大样本或大样本单因素及多因素对生存时间及生存率影响的研究，详细方法请参阅统计学生存分析。

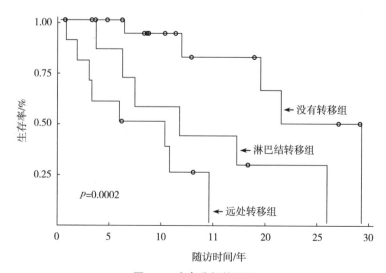

图 6-1　生存分析结果图

4. 结果展示示例

（1）定量指标：

1）前后变化值：如表 6-13 所示，该干预实验将对象分为 3 组，每组计算基线与经干预后的握力、单脚站立时间、正常步速的差值，并以平均值 ± 标准差（范围）的形式展示差值，用 PROC 混合模型调整混杂因素后，采用方差分析、重复测量的方法分析各组差值之间的差异。

表 6-13　3 个月干预参与者身体测量指标的变化

	锻炼 + 营养组		锻炼组		对照组	
	均数 ± 标准差	n	均数 ± 标准差	n	均数 ± 标准差	n
握力 /kg						
基线	15.5 ± 3.8	30	14.6 ± 3.2	28	15.8 ± 3.5	31
干预前后变化	1.2 ± 4.0	26	2.3 ± 3.1[*,‡]	25	0.4 ± 2.6	24
正常步速 /(m·s⁻¹)						
基线	1.06 ± 0.22	30	1.06 ± 0.23	28	1.05 ± 0.21	31
干预前后变化	0.17 ± 0.34	26	0.09 ± 0.59	25	0.13 ± 0.38	28

注：*$P<0.05$，‡$p<0.01$。

2）前后变化值的百分比：以随访时间为横坐标，骨密度的平均变化量为纵坐标作图，图 6-2 展示了某研究 9 年随访髋部骨密度干预前后变化值的百分比。

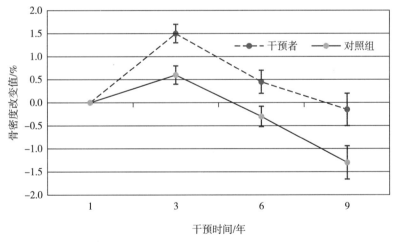

图 6-2　处理组与对照组髋部骨密度干预前后平均变化值百分比

3）曲线下面积：该指标适合于非线性变化的资料分析，如血糖生成指数、药物代谢等。如图 6-3，以观察时间为横坐标，各时点的血糖浓度测量值为纵坐标，计算测量值连线与横坐标下面的面积，表示不同的累积浓度。

（2）定性指标：

1）相对风险比与生存曲线结果示例：某研究检验了不同红肉摄入频次与 2 型糖尿病发

病的风险,可以基于摄入频次分组,看看各种疾病发生风险的相对比例(表 6-14)。也可以采用生存曲线的形式表示不同组别生存率或某病的发生率的差异(图 6-4)。

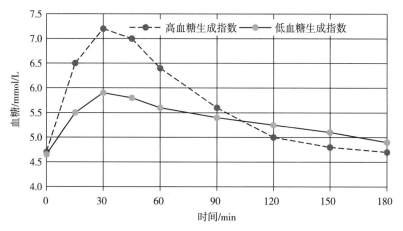

图 6-3　不同血糖生成指数食物血糖曲线下面积

表 6-14　不同红肉摄入频率与 2 型糖尿病发病风险

	<1 次 / 周	1 次 / 周	2~4 次 / 周	5 次 / 周	P 趋势
红肉摄入中位数 /(份·d)⁻¹	0.03	0.20	0.42	1.06	—
病例数 / 人年数	69/22 694	110/30 284	502/128 806	877/145 092	—
HR1[①](95%CI)	1.00	1.20(0.89~1.62)	1.30(1.01~1.68)	2.03(1.58~2.60)	<0.000 1
HR2[②](95%CI)	1.00	1.15(0.85~1.57)	1.08(0.83~1.40)	1.29(0.99~1.67)	0.01

①为风险比,年龄和能量校正模型;②为多因素校正模型。

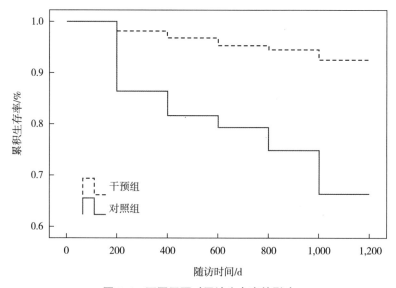

图 6-4　不同干预对累计生存率的影响

（李依红　钟晴炜　刘　梦　陈裕明）

第四节　卫生经济学评估

一、概述

（一）卫生经济学评估的定义和意义

卫生经济学评估是应用一定的技术经济分析与评估方法,将相关卫生规划或卫生活动的投入和产出相联系进行比较评估(图 6-5)。

应用技术经济评估的方法,对卫生规划的制定、实施过程或产生的结果,从成本和效果两个方面进行科学的分析,为政府或卫生部门从决策到实施规划方案,以及规划方案目标实现的程度,提出决策和评估的依据,减少或避免可能造成的损失或浪费,使有限的卫生资源得到合理的配置与有效的利用。

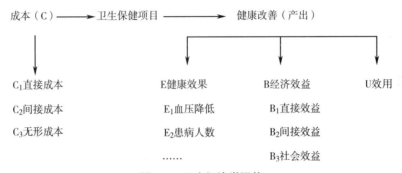

图 6-5　卫生经济学评估

（二）卫生经济学评估的方法

目前使用比较多的有四种方法:即成本 - 效果分析(cost-effectiveness analysis,CEA)、成本 - 效益分析(cost-benefit analysis,CBA)、成本 - 效用分析(cost-utility analysis,CUA)、成本 - 最小分析(cost-minimization analysis,CMA),四种方法的定义、成本、结果、应用领域等各有不同,详见表 6-15。其中前三种较为常用。

表 6-15　卫生经济学评估方法比较

评估方法	成本 - 效果分析	成本 - 效益分析	成本 - 效用分析	成本 - 最小分析
成本单位	货币单位(元)	货币单位(元)	货币单位(元)	货币单位(元)
结果单位	临床生物指标	货币单位(元)	生命质量效用值	无
评估方法	成本效果比,增量成本	①净效益法 ②费效比法 ③投资回报率	生命质量效用测量值和成本比较	以结果相同作为前提,比较各方案成本差异
优点	指标相对容易获得,具有直观性并容易定性和定量	适用于单个或多个方案的评估	合并了获得的健康效果中的数量和质量,适用于单个或多个方案的评估	问题简化

评估方法	成本 - 效果分析	成本 - 效益分析	成本 - 效用分析	成本 - 最小分析
缺点	未涉及对象的满意度和偏好(生命质量)	隐性结果难以用货币形式确定;健康和生命难以用货币量化	结果难以准确测量	检验或证明获得的结果相同不容易
应用	应用广泛	在宏观分析和决策时较为常用	慢性病的评估	使用受限

(三) 卫生经济学评估的步骤

进行卫生经济学评估的步骤可简单分为八步。

1. 明确目的与价值观　卫生经济学评估可用于论证某干预活动实施方案的可行性,或比较改善同一健康问题的各个方案,也可以比较改善不同健康问题的各个方案,在进行评估前应先明确评估的目的。

2. 确定各种备选计划或方案。

3. 成本的计量与估算　成本可分为三种:直接成本、间接成本、无形成本。

(1) 直接成本:指那些直接和医疗服务有关的费用,包括住院费、门诊诊疗费、药品费、检查化验费、放射费、康复费、护理费等。

(2) 间接成本:包括患者及其家庭因疾病而产生的如伙食费、营养费、交通费、住宿费、家庭看护费等费用,这些成本和疾病直接有关,但不属于医疗服务成本。

(3) 无形成本:比间接成本更难测量,是指疾病或医疗造成的疼痛、痛苦、悲伤和其他非经济结果的成本。

4. 卫生计划方案产出的测量　产出的测量主要使用效果、效益和效用。效果是指相关卫生规划或卫生活动的方案实施后所取得的健康相关结果(如不良事件的发生、病情况变化等),可能是好的结果,也可能是不好的结果。效益是将相关卫生规划或卫生活动方案实施所获得的有用结果以货币的形式表达。效用是通常指人们所获得的满足感。

5. 货币的时间和生命价值　考虑货币的时间和生命价值,对不同时间的成本和结果予以调整。考虑时间对资金的影响,即不同时间发生的等额资金在价值上的差别。同时应考虑时间对生命的影响,即未来一年的生命与现在一年的生命所拥有的价值是不一样的。

6. 投入产出分析定量评估。

7. 敏感性分析　由于测量和计算过程中存在着一定程度的不确定性,通过敏感性分析可以评估改变假设条件或改变在一定范围内的估计值是否会影响结果或结论的稳定性,使研究者重视重要参数对评估结果的影响,尤其要确定哪些因素可以影响分析的结论,从而便于对分析结果进行修正,并且在今后的研究中重点考虑这些因素。

8. 分析与评估。

二、社区营养与健康管理的成本 - 效果分析

(一) 定义及基本原理

成本 - 效果分析是指将某卫生规划或卫生活动每个方案的成本与效果相联系进行分析与评估。确定每个方案是否可行,并且比较各个方案,确定并选出最佳方案。成本效果分析一般适用于相同目标、同类指标的比较,它不必使用货币值作为效果指标,而直接用那些能

够反映人民健康状况变化的指标作为效果的体现。

（二）效果指标选择及原则

在社区营养与健康管理的成本 - 效果分析中,可选取的效果种类很多,详见本章"第三节　效果评估"。其选取的原则可概括如下:①相关卫生规划或卫生活动方案的成本尽量低,同时取得的效果尽量好;②明确卫生规划或卫生活动方案的实施是否存在成本上限,即预算约束;③明确卫生规划或卫生活动方案的实施是否存在期望效果下限;④成本效果分析中成本采用的是货币形式,而效果却采用的是健康指标、卫生问题改善指标或卫生服务利用指标等。

（三）方法

进行成本 - 效果分析的方法主要是成本效果比,进一步可细分为以下三类。

1. **成本相同时比较其效果大小**　指方案成本总额相同,比较其效果。例如:两社区拟对其社区内 65 岁以上老年人进行健康教育以改善高血压的患病情况,每家社区均投资100 000 元用于宣教,血压测量等项目。经过一段时间的宣教,两家社区的老人的血压变化状况有所不同:A 社区平均降低 8mmHg,B 社区平均降低 5mmHg,可得两家社区健康教育的效果以 A 为优。

2. **效果相同时比较其成本高低**　是指方案的效果相同,比较其成本。例如:某社区医院拟对其所管理的 65 岁以上老年人进行健康教育以改善高血压的患病情况,对其中一半老人使用 A 方案宣教,另一部分则采用 B 方案,结果两种方案的效果相同,老人血压均降低6mmHg,但 A 方案投资 5 万元,B 方案 10 万元。可知在效果相同的情况下,成本低的方案 A是较好的方案。

3. **成本效果都不相同时比较平均成本**　是指方案的成本和效果均不同。例如:某 4 家社区医院拟对其所管理的 65 岁以上老年人进行健康教育以改善高血压的患病情况,A 社区投资 10 万元,血压降低效果为 3mmHg;B 社区投资 15 万元,血压降低效果为 4mmHg;C 社区投资 10 万元,血压降低效果为 4mmHg;D 社区投资 12 万元,血压降低效果为 4.5mmHg。此时应计算每投资 1 单位,所获得的效果,再进行比较,可发现:A 社区与 C 社区比较:C 社区效果较好;B 社区与 C 社区比较:C 社区效果较好;C 社区与 D 社区比较:C 社区效果较好。

（四）优缺点

成本 - 效果分析的优点在于被比较的结果采用了较为常用的健康指标,这些指标相对容易获得,具有直观性并容易定性和定量。因此成本 - 效果分析是目前应用最广泛的卫生经济学评估方法。但是,这些指标往往只集中在生存方面的指标,而没有涉及干预对象的满意度和偏好,或者说是生命质量的内容。例如:通过健康教育,在年轻人和老年人中获得了相同的血压降低量,那么在这两种人群中健康教育的价值被认为是相等的,而事实上是不同的。

三、社区营养与健康管理的成本 - 效益分析

（一）定义及基本原理

成本效益分析是通过比较各种备选方案的全部预期效益和全部预期成本的现值,来评估这些备选方案。为决策者选择计划方案和决策提供参数和依据,即研究方案的效益是否超过它的资源消耗的机会成本,只有效益不低于机会成本的方案才是可行的方案。其决策

标准比较简单,总的来说只要方案的净社会效益大于零 - 即效益大于成本。这个方案就是经济上可行的。

(二)效益的选择

在进行成本效益分析时,重要的是找到合适的方法使用货币形式来反映健康效果。效益的获取方法主要有三种:①人力资本法,即把对卫生服务的利用视为对个人的人力资本的投资,在测量对于这种投资的回报时,可以利用这个人更新的或提高了的生产率,将获得的健康时间的价值数量化。因而,人力资本方法利用市场工资率,将货币权数置于健康时间之上,而一个项目的价值就以挣得工资的现值来估价。②支付意愿法,考虑生命延长、疾病的治愈、身体和精神痛苦减轻等有形和无形价值。③摩擦成本法,疾病导致的生产损失,取决于恢复生产所花费的时间。

(三)基本方法

成本 - 效益分析比较方案时,通常采用三种结果指标和方法进行评估。

1. 净现值法 是按照一定的年利率,计算卫生规划或卫生活动各个方案在实施周期内各年所发生所有成本的现值之和与所有效益的现值之和,再计算效益现值和与成本现值和的差,该差值即为净现值(net present value,NPV)。净现值是反映项目在计算期内获利能力的动态评估指标。

如果 NPV>0,表示在考虑资金时间价值的情况下,该卫生规划或卫生活动实施方案所获得的总效益大于投入的总成本,可以接受该方案;如果 NPV<0,表示在考虑资金的时间价值的情况下,该卫生规划或卫生活动实施方案所获得的总效益小于投入的总成本,不可以接受该方案。同时,NPV 也可以比较多个卫生规划或卫生活动的实施方案,即 NPV 最大的方案为最优方案。

净现值法的特点是年利率的选择对于净现值的计算以及方案的评估结论影响很大。此外,如果各个方案周期不同,净现值法难以直接判断方案的优劣。如一个 3 年方案的净现值为 100 万元,一个 5 年方案的净现值为 180 万元,仅从净现值难以确定两个方案中哪个是最优方案。另外,净现值没有考虑投入资金的利用效率,有的方案虽然净现值比较高,但是投入的成本也比较高,资金的利用效率有可能相对比较低,仅依靠净现值无法直接判断。

2. 效益成本比率法 是按照一定的年利率,计算卫生规划或卫生活动实施方案周期内各年所发生所有成本的现值之和与所有效益的现值之和,再计算效益现值和与成本现值和的比,所获得的比值即为效益成本比率(benefit cost ratio,BCR)。效益成本比率法就是卫生计划方案效益现值总额与成本现值总额之比。

如果 BCR>1,表示在考虑资金时间价值的情况下,该卫生规划或卫生活动的实施方案所获得的总效益现值大于投入的总成本现值,可以接受该方案;如果 BCR<1,表示在考虑资金时间价值的情况下,该卫生规划或卫生活动的实施方案所获得的总效益现值小于投入的总成本现值,不可以接受该方案。

3. 投资回报率法 即净效益 / 成本,标出百分率,所得的百分数越大,此干预方案的价值越高。

(四)优缺点

成本 - 效益分析方法的优点在于其应用范围广泛,适用于单个或多个方案的评估。对单个方案来说,可以用于测定是否从投入中得到肯定的或预期的最小回报;对多方案来说,被比较的方案可以是不相关的内容,如预防吸烟和普查糖尿病所带来的效益之间的比较。

因此,成本 - 效益分析在宏观分析和决策时较为常用。成本 - 效益分析方法的缺点在于方案的效果需用货币单位来测量,当效果很难换算成金额或不适宜用金额来表示时,就难于使用这种分析方法。如人们对膳食宣教的结果的满意度或偏好,结果不仅难于测量而且很难用货币形式去确定,这在一定程度上限制了成本 - 效益分析方法的广泛使用。

四、社区营养与健康管理的成本 - 效用分析

(一)定义及基本原理

成本 - 效用分析实际上是成本 - 效果分析的特例,它的特点在于效用指标是人工制订的,使用卫生服务最终产品指标把获得的生命数量和生命质量结合到一起,反映了同一健康效果价值的不同。进行成本 - 效果分析时,比较的是每增加一年寿命的成本。其侧重生存质量的改善,而不是延长生存时限,一般采用质量调整生存年数(quality-adjusted life years,QALYs)或失能调整生命年(disability adjusted life years,DALYs)作为相互比较的基础。

(二)基本方法

1. 质量调整生存年数

由于实践某项卫生计划或方案,拯救了人的生命,不同程度地延长了人的寿命,但不同的人其延长的生存期质量不同,将不同生活质量的生存年数换算成生活质量相当于完全健康的人的生存年数,称之为质量调整生存年数。

健康水平用效用值来表示,效用是一个无计量单位的指标,习惯上给各种结局中最好的一个赋效用值为 1,最坏的一个赋效用值为 0,居于中间的按其好坏依次赋予 1 到 0 之间的值。在医学领域,身心完全健康和死亡常被看作最好和最坏的结局,分别取效用值为 1 和 0。实施该方法最困难的一点是效用的测量,目前常用的方法有:专家判断法、文献查阅法和抽样调查法。常见健康状态的效用值见表 6-16。

表 6-16　健康状态的效用值

健康状况	效用值	健康状况	效用值
健康	1.00	严重心绞痛	0.50
绝经期综合征	0.99	焦虑、压抑、孤独感	0.45
高血压治疗副作用	0.95~0.99	聋、盲、哑	0.39
轻度心绞痛	0.90	长期住院	0.33
肾移植	0.84	假肢行走、失去听力	0.31
中度心绞痛	0.70	死亡	0.00
中度疼痛,生理活动受限	0.67	失去知觉	<0.001
血液透析	0.57~0.59	四肢瘫痪伴有严重疼痛	<0.001

2. 失能调整生命年

失能(伤残)调整生命年是指从发病到死亡所损失的全部健康年,包括因早死所致的寿命损失年和疾病所致伤残引起的健康寿命损失年两部分,是综合评估各种非致死性健康结果(包括各种伤残状态)与早死的效用指标,可以用来衡量人们生命与健康状况的改善情况。

评估失能程度使用失能权重,0 为完全健康的权重,1 为死亡的权重,其他各种伤残状态的权重介于完全健康与死亡之间,随着伤残程度的加重,伤残对人们生活影响的增加,赋予的权重也就越大(表 6-17)。

表 6-17　失能权重的定义

等级	描述	失能权重
一级	在下列领域内至少有一项活动受限:娱乐、教育、生育、就业	0.096
二级	在下列领域内有一项大部分活动受限:娱乐、教育、生育、就业	0.220
三级	在下列领域有两项或两项以上活动受限:娱乐、教育、生育、就业	0.400
四级	在下列领域大部分活动受限:娱乐、教育、生育、就业	0.600
五级	日常活动如做饭、购物、做家务均需借助工具的帮助	0.810
六级	日常生活如吃饭、个人卫生及大小便需别人帮助	0.920

(三) 优缺点

CUA 合并了获得的健康效果中的数量和质量,其结果充分考虑了干预对象的生存质量,这是 CEA 无法做到的。但 CUA 常用于评估那些延长生命但伴有严重副作用的医疗计划,如癌症的治疗方案;或者那些只降低发病率而不是死亡率的医疗计划,如关节炎的治疗方案。又由于 CUA 中的结果较难量化,故目前使用较少。

(邓昀阳　陈裕明)

推荐阅读

[1] 黄承钰. 医学营养学. 北京:人民卫生出版社,2013.

[2] 杨月欣. 公共营养师 - 国家职业资格四级·2 版. 北京:中国劳动社会保障出版社,2012.

[3] BENTON T,TEEMAN D,SCOTT E,et al. Third Evaluation of the School Fruit and Vegetable Scheme.[2018-11-01]https://www. nfer. ac. uk/third-evaluation-of-the-school-fruit-and-vegetable-scheme.

[4] BLACKSHAW J,COULTON V,CHADBOURN T. Standard evaluation framework for weight management interventions. Public Health England,London:Wellington House,2018.

[5] BONNESEN CT,PLAUBORG R,DENBAEK AM,et al. Process evaluation of a multi-component intervention to reduce infectious diseases and improve hygiene and well-being among school children:the Hi Five study. Health Educ Res,2015,30(3):497-512.

[6] HESHMAT R,ABDOLLAHI Z,GHOTBABADI FS,et al. Nutritional knowledge,attitude and practice toward micronutrients among Iranian households:the NUTRI-KAP survey. J Diabetes Metab Dis,2016,15:42.

[7] MILTE RK,RATCLIFFE J,MILLER MD,et al. Economic evaluation for protein and energy supplementation in adults:opportunities to strengthen the evidence. Eur J Clin Nutr,2013,67(12):1243-1250.

[8] MOORE G F,AUDREY S,BARKER M,et al. Process evaluation of complex interventions:Medical Research Council guidance. BMJ,2015,350:h1258.

[9] OSHAUG A. Evaluation of nutrition education programmes:Implications for programme planners and

evaluators.［2018-11-01］. http://www. fao. org/docrep/.

［10］PARTIDA S，MARSHALL A，HENRY R，et al. Attitudes toward Nutrition and Dietary Habits and Effectiveness of Nutrition Education in Active Adolescents in a Private School Setting：A Pilot Study. Nutrients，2018，10（9），pii：E1260.

［11］SHARMA Y，THOMPSON C，MILLER M，et al. Economic evaluation of an extended nutritional intervention in older Australian hospitalized patients：a randomized controlled trial. BMC Geriatr，2018，18（19）：41.

［12］SIMMONS S F，KEELER E，AN R，et al. Cost-Effectiveness of Nutrition Intervention in Long-Term Care. J Am Geriatr Soc，2015，63（11）：2308-2316.

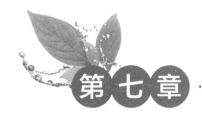

第七章

特殊人群营养与健康的社区管理

特殊人群定义的生命周期包括孕妇、乳母、婴幼儿、学龄前儿童、学龄儿童和老年人人群。这些特殊人群的生理代谢特点、营养需要和健康管理的特点不同于一般人群,是营养与健康管理的重点关注目标。因此,本章主要集中介绍特殊人群营养与健康的社区管理内容。

第一节　孕妇乳母营养与健康管理

妊娠期和哺乳期关乎着两代人的健康,既要提供满足胎儿和婴儿的生长发育,还要满足自身的营养需求。孕期营养不良可导致胎儿低出生体重、早产、围生期新生儿病死率高、脑发育受损、先天畸形等;同时,孕期营养不良也可引起母亲妊娠期营养素摄入不足,孕妇本身可出现营养缺乏病,如营养性贫血、骨质软化症、营养不良性水肿、维生素缺乏症等。妇女从妊娠期开始直到产后哺乳期,都是需要加强营养的特殊时期。与此同时,随着经济的快速发展,人民生活水平的提升,以及膳食模式的转变,妊娠期和哺乳期营养过剩导致的胎儿和孕产妇近期和远期健康效应逐渐成为日益凸显的问题。因此,合理的膳食和健康生活方式等对于保证母体健康和下一代人的身心发育至关重要。

一、孕妇的生理特点

为适应和满足胎儿的生长发育需求,孕妇自身机体在全身各系统和脏器发生一系列适应性的生理性改变,主要表现如下。

（一）内分泌系统

主要体现在人绒毛膜促性腺激素（human chorionic gonadotropin,hCG）,人绒毛膜生长素（human chorionic somatotropin,hCS）,雌激素和孕酮等的变化,以上激素主要负责受精卵着床,维持黄体,保护胚胎不受母体免疫系统的攻击,胎盘营养转化,刺激胎盘和胎儿的生长,糖脂代谢,乳腺发育并有效阻止乳汁在孕期的分泌等。

（二）血液系统

孕妇自妊娠 6~8 周血容量逐渐增加,至 32~34 周时达到高峰（增幅 30%~45%）,总容量可较孕前增加 1 200~1 800ml,在此期间血浆增幅大于红细胞的增幅,故在正常妊娠时血液呈稀释状态,血黏度下降、血细胞比容降低。孕期骨髓会不断产生红细胞,网织红细胞轻度增多。但由于血浆容量增加明显,孕妇自妊娠第 6~20 周起,红细胞计数、血红蛋白浓度及血细胞比容均相对下降。孕 20 周以后,红细胞容量逐渐赶超血容量的增长趋势,至 37 周达到峰值,较健康妇女增加 1/3。妊娠期妇女血红蛋白水平从孕 3~4 月开始下降,在 20~28 孕周时,由于红细胞数量也开始明显增加,且逐渐超过血浆容量增加速度,血红蛋白浓度又稍有回升,至孕末期出现相对的血浓缩状态。血细胞比容自孕 3~4 月开始上升,至孕 5 月后下降,孕 8 月时达到最低值,之后恢复上升趋势,与血红蛋白变化曲线相同。

(三)消化系统

妊娠期由于雌激素和黄体酮等的变化,孕妇常常伴有消化功能的改变,牙龈肥厚、牙龈出血和牙龈炎。胃肠平滑肌张力下降、贲门括约肌松弛、消化液分泌量减少、胃排空时间延长、肠蠕动减弱等。50%~90% 的妊娠期妇女可出现恶心和呕吐,在妊娠期前 3 个月尤为常见,多达 15% 的孕妇症状持续超过 16 周或整个妊娠期,症状严重程度可从轻微到严重(妊娠剧吐)。胃食管反流病在妊娠期妇女中有较高的发生率,为 30%~80%,原因可能与妊娠时胃食管连接处功能和结构的改变、雌激素升高导致的食管括约肌压力降低和妊娠时的体重增加等有关。尽管如此,但是妊娠期母体对某些营养素的吸收却明显增强,如钙、铁、叶酸和维生素 B_{12},尤其在妊娠后期。

(四)体重

目前我国一直根据美国国家医学研究院(Institute of Medicine,IOM)推荐的孕期增重适宜值范围对孕妇进行营养与孕期保健指导。1990 年,IOM 修订了妊娠期间体重增长指南,体重值的增长与妇女的体重指数(body mass index,BMI)成反比。基于全国调查数据,估计生产 3~4kg 的足月健康儿的母体体重增长,用于 BMI 的分段。肥胖妇女趋于增长相对较低的体重,但是至少也要增加 6kg。相反,身高较低妇女(<157cm)推荐其增重应在相应 BMI 分段的较低范围。增重较低的瘦小妇女生产低出生体重婴儿的危险性较高。因此,该人群是营养咨询和健康教育的重点人群。我国传统建议孕期增重 10~15kg。2012 年中国疾病预防控制中心建议孕前体重正常者孕期增重 12kg 左右为宜。考虑到与西方妇女在体型、膳食结构以及对妊娠和分娩的文化观念等方面都存在一定差异,我国妇女直接采用西方国家的孕期增重适宜值是不合适的,目前虽有专家尝试将 IOM 标准与我国国情结合制定标准,研究表明也卓有成效,但是大多数是在小范围地区内进行的研究,尚需要在大范围内进行大样本研究。

二、孕期妇女饮食原则和膳食指南

孕期胎儿的生长发育、母体乳腺和子宫等生殖器官的发育以及为分娩后乳汁分泌进行必要的营养储备,都需要额外的营养。因此,妊娠各期妇女的膳食应在非孕妇女的基础上,根据胎儿生长速率及母体生理和代谢的变化进行适当的调整。孕早期胎儿生长发育速度相对缓慢,所需营养与孕前无太大差别。孕中期开始,胎儿生长发育逐渐加速,母体生殖器官的发育也相应加快,对营养的需要增大,应合理增加食物的摄入量。

(一)能量

为满足胎儿的生长发育,胎盘和母体自身组织的增长所需,适宜的能量是很重要的。中国营养学会建议妊娠初期与妊娠中后期膳食能量需要量在非孕期的基础上分别增加 300kcal/d 和 450kcal/d。由于地区、气候、民族、生活习惯和劳动强度等的不同,对能量的需求和供给也不同,一般根据体重的增减进行调整。

(二)蛋白质

妊娠期必须摄入足够的蛋白质供给胎儿的生长发育和自身的需求,生产一个足月儿大约需要储存和消耗 900g 蛋白质。孕中期和晚期的蛋白质推荐摄入量与非孕期相比分别增加 15g/d 和 30g/d,其中至少 50% 属于优质蛋白质。

(三) 脂类

脂类是胎儿神经系统的重要组成部分,脑细胞的增殖和生长都需要一定量的必需脂肪酸;此外,母体为产后泌乳需要储备一定量的脂肪。中国营养学会建议,孕妇膳食脂肪的功能比为 20%~30%,其中要求亚油酸达到总能量的 4%,α- 亚麻酸达到总能量的 0.6%,二十碳五烯酸(eicosapentaenoic acid,EPA)和二十二碳六烯酸(docosahexaenoic acid,DHA)达到 250mg/d。

(四) 维生素

1. **维生素 A** 妊娠期维生素 A 的缺乏或过量均会造成不良的妊娠结局,缺乏与胎儿宫内发育迟缓,低出生体重和早产有关;过量则可能导致自发性流产和胎儿先天畸形如中枢神经系统畸形,颅面和心血管缺陷以及胸腺畸形。世界卫生组织和中国营养学会建议孕妇通过摄取富含类胡萝卜素的食物来补充维生素 A,孕中后期在非孕期的基础上增加 70μg RAE/d。

2. **维生素 D** 妊娠期对维生素 D 的需求明显增加。但是无论是维生素 D 的缺乏还是过量都将造成不良结果,缺乏可能导致孕妇骨质软化症,新生儿低钙血症和手足抽搐,过量则可能导致婴儿高钙血症而发生维生素 D 中毒。

3. **B 族维生素** 维生素 B_1 和 B_2 均与能量代谢有关。孕妇维生素 B_1 的缺乏不仅可导致自身特别是新生儿脚气病的发生,影响胃肠道功能,甚至加重早孕反应。维生素 B_2 的缺乏则与胎儿生长发育迟缓和缺铁性贫血有关。两者在孕中后期与非孕期相比,补充量均分别增加 0.2mg/d 和 0.3mg/d。叶酸对预防神经管畸形和高同型半胱氨酸血症、促进红细胞成熟和血红蛋白合成极为重要。育龄期妇女在孕前三个月每天补充叶酸补充剂 400μg/d,并维持整个妊娠期。

(五) 矿物质

1. **钙** 妊娠期钙的需求量显著增加。不仅胎儿需要储备约 30g 钙以满足骨骼和牙齿的生长发育,且妊娠母体需储备一定量的钙供泌乳所需。孕早期胎儿储钙较少,但是孕中后期分别每天增加 110mg 和 350mg。孕妇需摄入含钙丰富的食物,摄入不足时适当补充一些钙制剂。中国营养学会建议,妊娠中后期与非孕期相比,均增加 200mg/d。

2. **铁** 由于孕妇生理性贫血,补偿分娩时失血造成的铁丢失,满足出生后 6 个月之内的婴儿铁的需求,孕期铁的需要量也明显增加。孕妇应该适当增加含铁丰富的食物的摄入,必要时在医生指导下加服铁剂。在非孕期的基础上,妊娠中后期分别增加 4mg/d 和 9mg/d。

3. **锌** 适宜的锌水平有利于胎儿生长发育,可以预防先天性畸形。整个妊娠期的锌摄入量在非孕期的基础上增加 2mg/d。

4. **碘** 孕妇碘营养缺乏会导致胎儿甲状腺功能低下,不仅会导致生长发育迟缓,且会对大脑神经系统的发育造成损伤。除非及早纠正碘缺乏,否则损伤将不可逆。整个妊娠期碘的摄入量在非孕期的基础上增加 110μg/d。

中国营养学会膳食指南修订专家委员会妇幼人群膳食指南修订专家工作组推荐,孕期妇女膳食指南应在一般人群膳食指南的基础上补充以下 5 条内容:

1. 补充叶酸,常吃含铁丰富的食物,选用碘盐

整个孕期应口服叶酸补充剂 400μg/d,每天摄入绿叶蔬菜,每天保证摄入 400g 各种蔬菜,且其中 1/2 以上为新鲜深色蔬菜,可提供叶酸约 200μg 膳食叶酸当量。

孕期应常吃含铁丰富的食物,铁缺乏严重者可在医师指导下适量补铁。孕中晚期每天

增加 20~50g 红肉可提供铁 1~2.5mg,每周摄入 1~2 次动物血和肝脏,每次 20~50g,可提供铁 7~15mg,基本可以满足孕期增加的铁营养需要。孕期碘的推荐摄入量为 230μg/d,比非孕时增加近 1 倍,食用碘盐仅可获得推荐量的 50% 左右,为满足孕期对碘的需要,建议孕妇常吃富含碘的海产食品。海带(鲜,100g)、紫菜(干,2.5g)、裙带菜(干,0.7g)、贝类(30g)、海鱼(40g)可分别提供碘 110μg。

2. 孕吐严重者,可少量多餐,保证摄入含必要量碳水化合物的食物

孕早期无明显早孕反应者应继续保持孕前平衡膳食;早孕反应明显者不必过分强调平衡膳食;保证每天摄取至少 130g 糖类,孕吐严重影响进食时,为保证脑组织对葡萄糖的需要,预防酮症酸中毒对胎儿的危害,每天必需摄取至少 130g 糖类。应首选富含碳水化合物、易消化的粮谷类食物,如米、面、烤面包、烤馒头片、饼干等。各种糕点、薯类、根茎类蔬菜和一些水果中也含有较多糖类,可根据孕妇的口味选用。可提供 130g 糖类的食物有:200g 左右的全麦粉,或者 170~180g 精制小麦粉或大米,或者大米 50g、小麦精粉 50g、鲜玉米 100g、薯类 150g 的食物组合,是满足 130g 糖类摄入的最低限的食物。

3. 孕中晚期适量增加奶、鱼、禽、蛋、瘦肉的摄入

孕中期孕妇每天需要增加蛋白质 15g、钙 200mg、能量 300kcal,在孕前平衡膳食的基础上,额外增加奶 200g,可以提供优质蛋白质 5~6g、钙 200mg 和能量 70~120kcal,再增加鱼、禽、蛋、瘦肉共计 50g 左右,可提供优质蛋白质约 10g,能量 80~150kcal。孕晚期孕妇每天需要增加蛋白质 30g、钙 200mg,能量 450kcal,应在孕前平衡膳食的基础上,每天增加奶 200g,再增加鱼、禽、蛋、瘦肉共计约 125g。每周最好食用 2~3 次深海鱼类。

4. 适量身体活动,维持孕期适宜增重

体重增长是反映孕妇营养状况的最实用的直观指标,与胎儿出生体重、妊娠并发症等妊娠结局密切相关。孕期适宜增重有助于获得良好妊娠结局,应重视体重监测和管理。孕早期体重变化不大,可每月测量 1 次,孕中晚期应每周测量 1 次体重,并根据体重增长速率调整能量摄入水平。体重增长不足者,可适当增加高能量密度的食物摄入;体重增长过多者,应在保证营养素供应的同时注意控制总能量的摄入,并适当增加身体活动。若无医学禁忌,多数活动和运动对孕妇都是安全的。孕中晚期孕妇每天应进行 30min 中等强度的身体活动。常见的中等强度运动包括:快走、游泳、打球、跳舞、孕妇瑜伽、各种家务劳动等。应根据自己的身体状况和孕前的运动习惯,结合主观感觉选择活动类型,量力而行,循序渐进。

5. 禁烟酒,愉快孕育新生命,积极准备母乳喂养

烟草、酒精对胚胎发育的各个阶段都有明显的毒性作用,容易引起流产、早产和胎儿畸形。孕妇应禁烟酒,还要避免被动吸烟和不良空气环境。怀孕期间身体的各种变化都可能会影响孕妇的情绪,需要以积极的心态去面对和适应,愉快享受这一过程。孕妇情绪波动时应多与家人和朋友沟通、向专业人员咨询。适当进行户外活动和运动有助于释放压力,愉悦心情。母乳喂养对孩子和母亲都是最好的选择,成功的母乳喂养不仅需要健康的身体准备,还需要积极的心理准备。孕中期以后应该积极准备母乳喂养,了解母乳喂养的益处、增强母乳喂养的意愿、学习母乳喂养的方法和技巧,为产后尽早开奶和成功母乳喂养做好各项准备。

三、常见营养相关疾病问题及其健康指导

(一)营养性贫血

营养性贫血包括缺铁性贫血和巨幼红细胞性贫血。在非疟疾流行地区,贫血孕妇超过

50% 是缺铁性贫血,其表现为小细胞低色素性贫血,即血红蛋白 <110g/L。在我国,孕妇缺铁性贫血的患病率为 19.1%,在孕晚期高达 33.8%。

缺铁性贫血高发病率及其对母儿的不良影响使得预防非常重要,预防措施主要如下:①增强营养,注意营养均衡,多食含铁丰富的食物;②加强围产期保健,对所有孕妇在首次产检(最好在孕 12 周以内)筛查血常规,以后每 8~12 周重复筛查。血常规测定是确定贫血的初筛试验,有条件者可检测血清铁蛋白、血清铁及转铁蛋白饱和度等,有助于诊断。

巨幼红细胞性贫血是仅次于缺铁性贫血的营养缺乏性贫血,在各国的发病率相差很大,在发达国家已经很少见。随着生活水平的提高以及对孕期增补叶酸可预防胎儿开放性神经管缺陷的认识,由叶酸缺乏所致巨幼红细胞性贫血逐步减少。

(二)骨质软化症

如果母体血钙浓度降低,而同时为了满足胎儿生长发育所需要的钙,必须动用母体骨骼钙,结果导致母体骨骼钙不足,引起脊柱、骨盆骨质软化,骨盆变形,重者甚至造成难产。妊娠期正值骨密度峰值形成期,妊娠期钙摄入量低,可能对母亲骨密度造成永久性影响。因此,为预防以上情况的发生,除了摄取充足的钙质外,鼓励孕妇多参加户外活动,多晒太阳,以获得充足的维生素 D。也可口服维生素 D 制剂和钙片。奶类是钙的良好来源,每日至少补充 500ml 奶制品能够有效预防孕期骨质软化症的发生。

(三)营养不良性水肿,胎儿生长发育迟缓,脑发育受损和低出生体重

妊娠期尤其是中后期能量、蛋白质和其他营养素摄入不足时可导致以上情况的发生。脑发育受损造成不可逆的智力低下、营养不良性水肿、胎儿生长发育迟缓和低出生体重则与成年期的多种慢性病如心脑血管疾病、糖尿病和高脂血症等有关。对高危孕妇应早期检查,早期发现导致以上情况的危险因素,调整饮食、增加能量和蛋白质及其他营养素的摄入,做到平衡膳食。同时加强健康教育工作,消除所有可能导致以上不良情况的因素:如吸烟、饮酒、营养不良或偏食,发现问题需要尽早引产者应到医疗条件较好的医院进行治疗。

(四)妊娠期糖尿病

妊娠糖尿病(gestational diabetes,GDM)是指在怀孕期间首次发现的糖耐量异常状态,是最常见的妊娠并发症之一。GDM 是以空腹和餐后血糖、氨基酸(特别是支链氨基酸)和血脂(特别是甘油三酯)增高为特征。GDM 患病率逐年增加,成为新兴的全球流行病。GDM 不仅可能导致剖宫产、肩难产、巨大儿和新生儿低血糖等,GDM 妇女在产后发生 2 型糖尿病(type 2 diabetes,T2DM)和心血管疾病的风险显著增加,且增加了其后代在生命早期和成年阶段出现肥胖和患 T2DM 的风险,严重威胁两代人的身体健康。

糖尿病家族史、GDM 史、遗传和种族等因素与 GDM 发生相关。缺乏锻炼、睡眠质量差等生活方式也将增加 GDM 发生概率,然而目前研究关于吸烟是否增加 GDM 的发生风险尚存在争议,需进一步探讨。另外,孕前或孕期肥胖是 GDM 的重要危险因素;高龄(年龄≥35岁)也是一个明确的发生 GDM 的危险因素;月经初潮时间越早与 GDM 风险增加有显著的相关性;与无生育问题的孕妇相比,具有生育问题史的妇女发展 GDM 的风险高达 41%;双胎比单胎妊娠的 GDM 发生率较高,肥胖妇女妊娠胎次越多发生 GDM 的风险越高;教育水平最低的妇女发生 GDM 的可能性高于教育水平最高的妇女。

一项 Meta 分析(包括 29 项随机对照试验)显示怀孕期间的生活方式改变可以使 GDM 的风险降低 18%,且干预措施越早干预效果越好,坚持健康的膳食习惯是目前预防 GDM 的最佳方式。孕早期进行有规律的身体活动与锻炼可以预防 GDM 的发生,早期预防和早期妊

娠期间身体活动对预防 GDM 是有效的。此外,在怀孕期间控制体质量的增加可降低 GDM 的风险。同时,控制从成年早期到怀孕期间的体质量增加也是预防 GDM 发病的主要策略。

(五) 妊娠期肥胖

妊娠期肥胖是指妊娠期妇女体内脂肪组织过度蓄积的状态。近年来妊娠期肥胖的发生率呈快速增长趋势,肥胖程度的增加可对孕妇及围生儿造成严重危害,从而对人类健康产生深远影响。国内外大量研究证实,肥胖与许多不良妊娠结局密切相关,如妊娠期糖尿病、妊娠期高血压、子痫前期、巨大儿、难产、剖宫产、新生儿窒息、早产、产程延长等。肥胖孕妇巨大儿的发生率是正常孕妇的 2~3 倍,且巨大儿成年后糖尿病、高血脂、心血管疾病的发病率高于正常人群。

妊娠期肥胖孕妇更应通过把握妊娠期间的平衡膳食控制妊娠期体质量增长。对于妊娠期肥胖的孕妇可以制订饮食处方进行营养及行为治疗,以利于其规范化管理。妊娠早期就应制订合理的膳食方案,中国营养学会推荐的供给量可作为营养指导的参考。

(六) 妊娠期高血压

妊娠期高血压疾病使母婴结局的不良事件(剖宫产、早产、胎儿窘迫、围产儿死亡、低出生体重)的发生率大大增加,危害了母婴安全,使人口的出生质量降低。妊娠期高血压与妊娠期高血压家族史、妊娠期负性事件、未定期产检、负性情绪和未服用叶酸有关,应对这一人群针对性地开展干预以降低妊娠期高血压的发生风险。应做好以下工作:①加强宣传产前定期检查的重要性,提高孕妇的自我认识和生殖保健知识,确保定期产检的进行;②对孕妇直系亲属的家族病史进行调查,筛选具有妊娠期高血压疾病的遗传情况,并进行干预;③为孕妇营造良好的生活氛围,避免生活的不良事件对其心理和生理造成干扰;④及时了解孕妇的心理状况并采取有效的心理干预方法进行心理疏导;⑤定期检测叶酸浓度,遵医嘱合理补充叶酸。

(七) 先兆子痫

先兆子痫是妊娠期特有的疾病,是孕产妇及围生期胎儿死亡的首要原因。其是指怀孕前血压一直正常的孕妇到妊娠 20 周以后便出现高血压、蛋白尿或水肿等变化,出现头痛、眼花、恶心、呕吐、上腹不适等症状,是妊娠高血压发展到较严重的一个阶段,随时可能发展为子痫;患者出现抽搐、昏迷,危及生命。尽管目前先兆子痫的病因和机制尚不清楚,但有些危险因素是营养相关的:母体肥胖、糖尿病、高血压及高同型半胱氨酸血症。在饮食调控中,补充钙剂是较肯定的方法。研究发现,补钙使妊娠妇女先兆子痫发生风险降低了 55%,对于高危妊娠妇女和低钙摄入的人群,补充钙剂能降低高血压的风险,并且相对经济安全。补钙应于妊娠早期开始,对于高危妊娠妇女,每日补钙剂量应该在 1g 以上。然而,目前有关于妊娠期补充钙剂预防子痫前期对中国人群的有效性和适宜剂量还需进一步研究。

(八) 酒精和咖啡因的滥用

胎儿酒精综合征(fetal alcohol syndrome,FAS)是胎儿母亲在妊娠期间酗酒对胎儿造成的永久性出生缺陷,病情严重程度受母亲喝酒的量、频率及时间影响。酒精进入胎盘并抑制胎儿的成长及体质量,造成其独特的脸部小斑,破坏神经元及脑部结构,并引起体质、心智或行为等问题。FAS 是唯一在国际疾病分类和有关健康问题的统计分类中有关生前酒精暴露的定义名称,并被编入国际疾病分类(ICD-9 及 ICD-10)的疾病诊断中。由于 FAS 对胎儿造成不可逆的严重损伤,妊娠期应该禁酒。

咖啡因作为日常生活中频繁接触的食品和药品成分,其妊娠期使用的安全性已引起广泛的关注。美国食品与药品监督管理局指出大量咖啡因的摄入可导致低出生体质量儿、自然流产等不良妊娠结局,建议妊娠期应限制咖啡因的摄入,但不必完全禁止。WHO 推荐咖啡因摄入量应小于 300mg/d,而美国妇产科学院推荐咖啡因摄入量应小于 200mg/d。事实上,中国人每日饮用大量咖啡者尚属少数,所以目前尚缺乏针对中国人群的咖啡因流行病学研究结果,尤其是针对妊娠期女性的研究。而且中国人崇尚养生,而茶叶品种繁多,不同茶叶中的成分不同,咖啡因含量也有差异,因此针对中国人群饮食习惯的咖啡因研究还有待研究者进一步努力。

四、乳母的生理特点

哺乳期是指产后产妇用自己的乳汁喂养婴儿的时期,就是开始哺乳到停止哺乳的这段时间。这段时间尤其是产褥期(坐月子)是母体生理变化最明显的阶段,主要的生理变化如下。

基础代谢率增高,一般基础代谢率比未哺乳妇女高 20%,以保证机体恢复和哺乳的进行。血液中激素水平急剧降低,母体的子宫及其附件逐渐恢复至孕前状态,乳房则进一步加强其产乳和泌乳过程。

泌乳过程是一个复杂的神经反射,受神经内分泌的影响。孕晚期雌激素和黄体酮分别作用于乳腺的导管系统和囊泡。分娩后黄体酮消失,催乳素增加促进乳汁的分泌。

乳母的营养状况不仅影响乳汁的质也影响乳汁的量,乳母膳食蛋白质摄入不足或优质蛋白质摄入不足时,乳汁中蛋白质的含量和组成受较大影响。乳母的营养状况直接影响到乳汁的含量。泌乳量少是母乳营养不良的一个指标。产后第一天的泌乳量约 50ml,第二天约 100ml,第二周则增至 500ml/d,此后正常泌乳量约 800ml/d。

哺乳可以有效促进子宫的恢复,避免乳房肿胀和乳腺炎的发生,且能延长恢复排卵时间间隔,预防产后肥胖,降低乳母乳腺癌和卵巢癌的发生,但是哺乳过程消耗较多的钙,若不及时和足量补充钙质,则易导致骨质疏松症的发生。

五、乳母饮食原则和膳食指南

世界卫生组织建议婴儿 6 个月内应纯母乳喂养,并在添加辅食的基础上持续母乳喂养到 2 岁甚至更长时间。每 100ml 乳汁所含能量为 67~77kcal,乳汁能量的转化效率约为80%,每日分泌 800ml 乳汁需增加 670kcal 能量摄入。鉴于孕期脂肪的蓄积,结合乳母基础代谢增加,推荐乳母每日膳食能量摄入量较非妊娠期妇女增加 500kcal。一般而言,乳母蛋白质推荐量在非孕妇女的基础上每日增加 25g,建议多吃优质蛋白质含量丰富的动物性食物和豆类及其制品。乳母膳食中需有适量脂肪,尤其是多不饱和脂肪酸,其能提供婴儿生长发育尤其中枢神经系统发育以及脂溶性维生素吸收等的需要,以总能量的 20%~30% 为宜。

母乳中钙等主要矿物质元素一般不受膳食的影响,但是硒和碘随着摄入量的增加乳汁中的含量也增加。乳母钙、铁、锌和碘的推荐摄入量在非孕期的基础上分别增加 200mg/d,4mg/d,4.5mg/d,120μg/d。维生素方面:水溶性维生素基本都可进入乳汁,但是达到一定程度后不再继续增加;脂溶性维生素中维生素 D 基本不进入乳汁,维生素 A 的摄入量影响乳汁中的含量,但是转移依旧存在限制,超过一定数量则乳汁中的维生素 A 不再按比例增加。

乳母的营养状况是泌乳的基础,且受产后情绪和睡眠等因素的影响,哺乳期妇女膳食指南在一般人群膳食指南基础上增加以下 5 条内容。

1. 增加富含优质蛋白质及维生素 A 的动物性食物和海产品,选用碘盐 每天比孕前增加约 80~100g 的鱼、禽、蛋、瘦肉（每天总量为 220g）,必要时可部分用大豆及其制品替代。每天比孕前增饮 200ml 的牛奶,使饮奶总量达到每日 400~500ml。每周吃 1~2 次动物肝脏（总量达 85g 猪肝或 40g 鸡肝）。至少每周摄入 1 次海鱼、海带、紫菜、贝类等海产品。采用加碘盐烹调食物。

2. 产褥期食物多样不过量,重视整个哺乳期营养 产褥期膳食应是由多样化食物构成的平衡膳食,无特殊食物禁忌。产褥期每天应吃肉、禽、鱼、蛋、奶等动物性食品,但不应过量。吃各种各样蔬菜水果,保证每天摄入蔬菜 500g。保证整个哺乳期的营养充足和均衡以持续进行母乳喂养。

3. 愉悦心情,充足睡眠,促进乳汁分泌 乳母的情绪、心理及精神状态可直接兴奋或抑制大脑皮质来刺激或抑制催乳素及催产素的释放,从而影响乳汁分泌。因此,家人应充分关心乳母,帮助其调整心态、舒缓压力,树立母乳喂养的自信心。

4. 保持生活、饮食规律 乳母应生活规律,每日保证 8h 以上睡眠时间。乳母每日需水量应比一般人增加 500~1 000ml,每餐应保证有带汤水的食物,但也需避免哺乳期蓄积过多的脂肪。

5. 坚持哺乳,适度运动,逐步恢复适宜体重 孕期体重过度增加及产后体重滞留,是女性肥胖发生的重要原因之一。因此,乳母还应适当运动和做产后健身操,产后 2d 开始做产褥期保健操。产后 6 周开始规律有氧运动如散步、慢跑等。这样不仅可以使得产妇机体复原,逐步恢复适宜体重,且有利于预防远期糖尿病、心血管疾病、乳腺癌等慢性病的发生。

6. 忌烟酒,避免浓茶和咖啡 乳母吸烟、饮酒会影响乳汁分泌,烟草中的尼古丁和酒精也可通过乳汁进入婴儿体内,影响婴儿睡眠及精神运动发育。乳母忌吸烟饮酒,并防止母亲及婴儿吸入二手烟。此外,茶和咖啡中的咖啡因有可能造成婴儿兴奋,乳母应避免饮用浓茶和大量咖啡,以免摄入过多咖啡因。

六、哺乳期常见健康问题及其健康指导

（一）产后体重滞留

产后体重滞留是指产后体重明显高于孕前体重,且持续恢复不到正常体重,产后体重指数高于正常水平的一种状态。产后体重滞留问题在临床上目前已经成为一个较为常见的问题。

目前研究一致认为:孕期增重过多尤其是孕前低体重者孕期增重过多,是产后体重滞留的独立危险因素。此外发现,初产妇比经产妇体重滞留更高发。不仅如此,产后体重滞留还可能受到种族、年龄、经济水平,以及体力活动、膳食与能量摄入、母乳喂养等产后行为的影响。

合理的干预措施可以有效减短体重滞留的时间。尽管干预方式存在各自差异,然而其效果是明显的。尤其适时开展营养和运动项目干预,建立适合产后超重、肥胖妇女的营养教育干预模式十分迫切。然而,目前国内尚缺乏成熟的产后体重管理模式。

（二）产后抑郁

产后抑郁（postpartum depression,PPD）是最常见的分娩并发症之一,主要表现为抑郁、焦虑、失眠及易激惹等症状,常发生在产后 1 个月,4~6 周时症状明显,发病率最高,对产妇的身心健康及婴儿的认知发育均有不同程度的消极影响,严重者可导致自杀或杀婴。尽管

目前国内外对 PPD 发生率的报道很多,但由于产后抑郁评估量表等不同存在较大差异。钱耀荣等采用 Meta 分析 84 篇文献,总样本量为 52 776 例次,共检出 8 390 例次抑郁症,抑郁发生率为 14.7%(13.1%~16.3%)。

现有研究发现,家庭亲密度适应性差、情感支持期望落差、人工喂养、户口在农村、婴儿性别不符合全家期望,以及消极的应对方式等因素是 PPD 的危险因素;而社会和家庭的支持有利于减少产后抑郁的发生。临床研究甚至发现,导乐分娩是一种合适的"社会 - 家庭 - 心理"干预方式,可以通过改善初产妇产后心理状态减少 PPD 等的发生。

沈松英等统计评价产后延续健康管理对中国产妇纯母乳喂养和产后抑郁的影响,meta 分析结果提示,对产妇特别是初产妇进行专业的产后延续健康管理,其中包括至少 2 次以上入户访视,可能会促使产妇采用有益于身心健康的行为和生活方式,从而增加纯母乳喂养率和减少 PPD 的发生。

七、孕产妇健康管理

健康管理是针对个体和群体的健康进行监测、分析、评估和干预,在健康评价的基础上提供针对性的健康改善计划,并鼓励、促使和帮助人们主动采取行动来改善和维护健康。

孕期保健不仅影响妇女自身的健康水平,还关系到婴幼儿的健康,开展孕期保健服务需求的调查研究,对有针对性开展孕期妇女健康教育工作具有现实指导意义。健康管理可改善产妇的复查情况,实施健康管理后,通过交流、指导,赢得广大产妇的信任,使产妇认识到产后复查对身体恢复的影响,提高产妇的预防保健意识,从而提高了产后复查的依从性。健康管理可减少产妇并发症的发生,实施健康管理可使产妇在整个产褥期接受专业、持续、及时的个性化医疗保健服务,大大降低了产妇的各种并发症的发生率。产褥期产妇进行延续健康管理有可能减少产褥期产后抑郁的发生风险及增加纯母乳喂养率。出院产妇延续家庭健康管理可提高母婴健康水平。

(一)健康教育

广泛开展健康教育,是孕产妇健康管理的重要基础。社区卫生服务机构需要联系公安、民政、计划生育、妇联等各部门掌握准备生育的夫妇,特别关注流动人口,在社区采取多种健康教育方式宣传孕产期保健知识,达到"母亲安全,社会重视,家庭支持,丈夫关爱,本人提高自我保健意识",并主动进入孕产妇保健系统的目的。健康教育的方式包括:发放宣传品、张贴宣传画、放映科普录像、举办知识讲座或在门诊进行宣传、开展咨询、APP 宣传、网络社交平台宣传、互动式健康教育等。健康教育的内容包括:①宣传生育的基本知识,做到向生命负责;②做好孕前准备,做到有准备、有计划的怀孕;③孕产期保健的流程、内容和意义;④社区提供服务的地点和方式;⑤对流动人口的相关政策。

我国孕产妇的健康管理包括孕前保健服务、第一次产前保健服务、第二、三次产前保健服务、第一次产褥保健服务和第二次产褥保健服务。

1. 孕前保健服务 为有意愿怀孕的夫妇至少孕前 6 个月提供保健服务,使得母亲做到有准备、有计划的怀孕,预防和减少影响妇女健康和妊娠的不利因素,同时减少出生缺陷等不良结局的发生。孕前保健服务内容包括:孕前一般检查和健康评估、分类和处理、保健指导三方面。

(1)孕前一般检查父母的健康状况直接影响后代的健康,同时妊娠负担的增加将影响母体本身的健康。因此,必须进行孕前一般检查和健康评估。

询问:包括本人基本情况、夫妇双方家族史和遗传史、职业和工作中不良因素暴露史以及个人生活习惯等重要信息。

观察:观察妇女的体型、体态、营养状况和精神状态等。

一般检查:测量身高、体重并计算 BMI,测量血压,心肺听诊,妇科检查(外阴部、肛门附近、阴道、宫颈、子宫和附件等)。

实验室检查:白带、血、尿常规、肝肾功能是基本的实验室检查项目。

(2)评估以上询问、观察、检查等可了解夫妇双方的健康状况,以及是否存在影响生育以及后代健康的问题。

(3)分类处理针对未发现问题的孕前妇女,主要进行孕前一般心理和生理保健指导。建立健康的生活方式,重视合理营养,培养良好的饮食习惯,戒烟戒酒,避免接触生活和工作环境中的不安全因素和有毒有害物质,停止不必要的药物从而避免其对胎儿生长发育的不良影响;远离狗、猫等宠物,预防弓形虫病,避免弓形虫感染引起流产或胎儿宫内发育迟缓等;进行生殖的生理知识宣教,指导推算排卵期,宣传生殖相关的生理知识。

针对发现有问题的孕前妇女,如果是生活或工作环境中接触有毒有害的因素,应当建议暂缓生育,调离不良生活或工作环境;年龄大于 35 岁,有不孕史及不良生育史、双方有遗传病或家族史、有重要脏器疾病以及精神病、患有急慢性传染病、生殖系统感染和性传播疾病的,则转至上级医院,进行相应检查、治疗和指导。

(4)保健指导:

1)营养指导:主要按照中国营养学会膳食指南中的备孕妇女膳食指南的推荐安排每日膳食。在一般人群膳食指南基础上特别补充以下 3 条内容:

①调整孕前体质量至适宜水平:肥胖或低体质量备孕妇女应调整 BMI 达到 18.5~23.9kg/m² 范围,保证平衡膳食并维持适宜 BMI,以在最佳的生理状态下孕育新生命。②常吃含铁丰富的食物:动物血、肝脏及红肉中铁含量及铁的吸收率均高,每周摄入 1 次动物血或畜禽肝脏 25~50g,并且在摄入富含铁的畜肉或动物血和肝脏时,同时摄入含维生素 C 较多的蔬菜和水果,可提高膳食铁的吸收与利用率;选用碘盐,建议备孕妇女除规律食用碘盐外,每周再摄入 1 次富含碘的食物,如海带、紫菜、贻贝(淡菜),以增加一定量的碘储备;孕前 3 个月开始补充叶酸,在我国,给计划怀孕的妇女和孕妇每天补充 400μg 叶酸,已成为重要的营养干预政策。③禁烟酒,保持健康生活方式:计划怀孕前 6 个月夫妻双方应戒烟、禁酒,并远离吸烟环境;夫妻双方均应遵循平衡膳食原则,纠正可能的营养缺乏和不良饮食习惯;保持良好的卫生习惯,避免感染和炎症;有条件时进行全身健康体检,积极治疗相关炎症疾病(如牙周病),避免带病怀孕;保证每天至少 30min 中等强度的运动;规律生活,避免熬夜,保证充足睡眠,保持愉悦心情。

2)心理指导:良好的心理状态,对于经历漫长且艰辛的孕育过程以及养育过程都是非常重要的。因此,孕前应该做好心理准备:①树立生男生女都一样的观念,不仅是妈妈本人要有正确的认识,家庭所有成员都应该从老一辈的"重男轻女"思想中解放出来;②愉快地接受孕期各种变化;③接受未来家庭心理空间的变化,小生命的到来将会使得曾经的夫妻二人空间变为三人空间;④做好承担的准备,孩子的出生意味着更多的责任和义务,一个生命的孕育将需要倾注大量的精力和财力,因此不仅需要积累一定的物质基础,且需要学会适应家务和养育的义务。

3)营造良好的家庭氛围:新生命的孕育过程是夫妇共同的事业,丈夫在此过程中要积极参与和承担,并且做好以下几点:健康检查、戒烟酒、重视合理营养与注意适度休息、建立和谐的家庭关系。此外,家庭其他成员同时也应该做好孕育新生命的精神准备、物质准备和知识储备,维持健康的生活方式,营造温馨和谐的家庭氛围。

2. 产前保健服务 产前共提供三次保健服务,分别是孕早期(12周)、孕中期(16~20周)和孕晚期(20~24周),包括一般检查和评估,分类处理和指导三方面的内容。

(1)一般检查:

1)询问:产前第一次保健服务的询问相对产前第二、三次保健服务的询问更为详细。询问应包括:①本人基本情况,现病史、既往史;②月经初潮、周期、经量和末次月经等情况、生育史、生殖道手术史、本次妊娠情况;③夫妇双方家族疾病史、生活和工作环境中不良因素暴露史。第二、三次保健服务的询问不再针对以上情况重复询问,主要是有针对性的询问孕妇孕期的健康状况和心理状态,是否存在异常感觉等,同时注意观察孕妇的营养状况、精神状态等。

2)一般体检:第一次产前保健服务测量身高、体重、血压、心肺听诊、妇科检查;第二、三次产前保健服务在此基础上观察膝反射和下肢有无水肿,以及宫高和胎心检测等产科检查。

3)实验室检查:包括血尿常规、肝肾功能和白带检查;第二、三次产前保健服务应增加尿蛋白检测、唐氏筛查。此外,对于以下情况者应该转诊至有资质的医疗机构进行产前诊断:高龄孕妇、羊水异常者、胎儿发育异常者、孕早期接触过有毒有害因素可能导致胎儿出生缺陷等不良结局者、夫妇双方存在家族疾病史、曾经有两次以上不明原因的流产、死胎或者新生儿死亡者。

除此之外,在以上过程中倘若发现心境不佳或有明显抑郁或焦虑者,应该进一步进行心理量表测定。

(2)分类处理:

1)针对未发现问题的孕妇:进行孕期保健指导,第一产前保健服务时建立第一份健康档案,并同时建立"孕产妇保健手册",登记"社区孕产妇保健服务登记本";孕16~20周做生活保健、孕妇体操、胎教保健指导;孕20~24周进行自我监护、母乳喂养和分娩准备保健指导等;预约下一次产前保健服务时间;预约孕16~24周去指定上级医院进行B超大畸形排查;孕24~28周去上级医院进行糖尿病筛查;孕28周转上级医院。

2)针对发现问题的孕妇:转诊至上级医院,经上级医院明确诊断,明确能否继续妊娠,明确并发症者是否留在上级医院进行健康管理,对不适宜生育者则及时终止妊娠,经上级医院治愈者,可转回至社区卫生服务中心继续健康管理。

(3)保健指导:

1)营养指导:主要按照中国营养学会《中国居民膳食指南》中的孕妇膳食指南内容推荐安排每日膳食,如前所述。

2)保健指导:孕早期暴露不良因素可能会影响胎儿的正常发育,影响器官的分化和致畸,孕中晚期胎儿生长发育加速,孕妇尤其是孕晚期孕妇自身体型变化较大,情绪波动较大,因此需要注意以下问题。

①避免环境中不良因素对胚胎的影响,不良环境因素包括可引起感染的各种病原体、各种药物、有毒有害物质(铅、汞、苯及农药等)、各种不良物理因素(射线、噪声、振动、高温、极低温和微波等)。为避免以上不良因素的暴露,孕妇应尽量做到以下几点:不接触猫、狗,不吃未经煮熟的鱼、肉、虾、蟹等;尽量少化妆;避免染发或烫发;原则上少服药或不服药,确

实需要药物治疗,应遵医嘱;避免接触放射线和有毒有害物质;戒烟酒,远离二手烟;注意个人卫生,做到勤洗澡、勤换衣;注意口腔卫生和保健;注意适度休息,避免重体力劳动或剧烈运动。

②适度运动,一般而言,孕妇在孕期可以安全地进行适度的体育锻炼和孕妇体操。运动可调整孕妇情绪,精力充沛,同时还可缓解因孕期姿势失去平衡而导致的不适,而且通过锻炼可以强健肌肉和伸展骨盆关节等,为自然分娩奠定良好的基础。但需注意以下几点:孕妇最好在医生指导下进行运动;孕前不爱运动的妇女,到孕中期可以循序渐进地运动;孕晚期需要减缓活动;运动前需做热身准备;不要盲目过度运动;孕妇体操可从孕3个月左右开始,每天坚持做,运动量以不感到疲劳为宜;有先兆流产、早产史、多胎、羊水过多、前置胎盘,以及严重内科合并症者不宜做孕妇体操。

③胎教:根据胎儿各时期发育特点,有针对性地、主动地给予胎儿各种信息刺激以促进胎儿身心的健康发育。胎教的方法有音乐胎教、语言和抚摸胎教、记胎儿日记。胎动计数,通过计数胎动监测胎儿在子宫内的状况是非常常用的监护方法。从孕26周开始可进行胎动计数,每天早、中、晚固定时间测3次,每次1h。3次胎动次数相加,乘以4,即为12h的胎动数。正常为30次及以上。少于20次,可能胎儿异常,少于10次,提示胎儿在宫内明显缺氧。如胎动次数减少或消失或过分剧烈,都应立即到医院就诊。

④母乳喂养指导,从孕晚期开始,应该开始向孕妇及家人介绍母乳喂养的好处,帮助孕妇树立母乳喂养的信心并且帮助孕妇掌握母乳喂养的技巧。

⑤分娩准备教育,分娩准备教育可以充分调动产妇的主观能动性,保护和支持自然分娩,促使分娩的顺利进行。要介绍分娩的生理特点和相关知识,介绍自然分娩和剖宫产利弊;介绍镇痛措施特别是非药物性的镇痛措施;介绍临产先兆的表现及入院时间;介绍并鼓励陪伴分娩;介绍三个产程的保健要点。

(4)心理指导。

(5)丈夫参与和家庭社会支持。

3. 产褥期保健服务　为了保证产妇顺利康复、新生儿健康成长和母乳喂养的成功,孕产期系统保健服务中要求在产褥期内进行一次产后访视和产褥期保健指导,分别在产后7d内到产妇家中提供保健服务;产后42d检查产妇是否恢复正常。检查正常,则产妇可以结案;如发现异常,则转院治疗。

(1)分类处理:

1)康复正常者:进行常规的产褥卫生、母乳喂养、产后营养和心理指导。

2)异常情况者:子宫复旧不全,产后鼓励产妇早起床、早活动,多取半卧位休息以利于恶露引流,可以指导产妇适当使用益母草等利于子宫收缩的药物,使用口服抗生素如青霉素等预防感染。会阴伤口愈合不良,保持会阴部清洁、干爽,勤换洗内裤,局部使用95%乙醇湿敷。产后便秘,指导多下床活动、多吃膳食纤维含量高的蔬菜水果。产后尿潴留,多饮水、定时小便,可采取听流水声、热敷法、热气熏蒸外阴部、肌肉注射新斯的明、留置导尿管等方式诱导排尿。早期乳腺炎,应尽快排空乳汁,之后可以继续哺乳,也可局部冷敷同时服用抗生素。产后抑郁,抑郁量表测定,重视产妇的心理保健,同时鼓励和指导丈夫和家庭给予产妇关爱。存在合并症的产妇,如心、肝、肾等功能尚未恢复正常或还有有关症状者,则需转诊治疗。

(2)保健指导:鉴于产后康复、母乳喂养等的重要性,产后需要注意以下几方面的保健。

①指导产后选择安静、舒适、清洁、空气流通的居住空间;②保证充足的睡眠时间以保证产后体力的恢复,要经常变换卧床姿势、不要长时间仰卧以防止子宫后倾;③鼓励产后早运动,坚持做产后体操,但是有产后大出血、发烧、严重合并症、会阴严重裂伤等的产妇不宜做产后体操;④做好个人卫生从而避免产褥期感染,产褥期 7 天内勤擦身,第 7 天后勤洗澡,勤换洗衣服和被褥,勿用澡盆盆浴,每天用温开水清洗会阴部,注意口腔清洁;恢复性生活和节制生育的指导。

母乳喂养指导,世界卫生组织(WHO)建议婴儿 6 个月坚持纯母乳喂养,建议母乳喂养坚持至 2 岁。社区卫生服务机构应向产妇介绍正确的喂奶姿势、正确的含接姿势、喂奶方法、如何判断婴儿是否吃到足够量的母乳、乳头皲裂等母乳喂养常见问题的处理办法、婴儿吐奶和溢奶的预防和处理、母乳喂养维生素 D 等营养素的补充问题。

(唐玉涵)

第二节 婴幼儿营养

婴幼儿期(0~3 岁),是儿童生长发育最快速的时期,是养成良好饮食习惯的关键时期,也是完成从以母乳为营养到以其他食物为营养的过渡期,合理营养将为婴幼儿一生的体力、智力的发育打下良好基础。由于婴幼儿期的生长极为迅速,而各器官的发育尚未成熟,对食物的消化吸收能力有限,在供给足够营养满足生长发育的同时应考虑婴幼儿发育成熟状况与生理需要一致,促进婴幼儿正常生长发育,否则将会影响儿童期甚至成人期的生命质量。因此,如何科学喂养尤为重要。

一、婴幼儿的生长发育特点

(一) 体格生长

婴儿期指出生至 1 岁,系第一个生长高峰。出生后前 6 个月生长最快。婴儿出生体重平均为 3.3kg,生后 3 个月体重可增至出生时的 2 倍,而 1 周岁时将增至出生时的 3 倍。出生时身长平均为 50cm,1 岁时增加至 75cm。出生时头围平均为 34cm,1 岁时增至 46cm。胸围比头围小 1~2cm,但增长速度快,到 1 岁时与头围基本相等并开始超过头围。

幼儿期指出生后 1~3 岁,生长发育虽不及婴儿迅猛,但仍处于较快速的阶段。体重每年增加约 2kg;身长第二年增加 11~13cm,第三年增加 8~9cm;头围约以每年 1cm 的速度增长,2 岁以后胸围增长超过头围。

(二) 消化系统

1. **口腔** 口腔狭小,口腔黏膜柔嫩,血管丰富,易受损伤;双颊有丰富的脂肪,利于婴儿吸吮;唾液腺发育欠成熟,唾液分泌较少,唾液淀粉酶含量低,不利于消化淀粉;乳牙 6~8 个月左右开始萌出,咀嚼食物的能力较差。

2. **食管和胃** 食管较成人细且短,食管和胃壁的黏膜和肌层都较薄,弹性组织发育不完善,易受损伤。新生儿的胃容量较小约为 25~50ml,6 个月时约为 200ml,1 岁时达 300~500ml。胃呈水平位,至会走路才慢慢转变为直立位。胃贲门括约肌发育比幽门括约肌差,易引起幽门痉挛而出现溢乳和呕吐。胃蛋白酶的活力弱,凝乳酶和脂肪酶含量少,故消化能力有限,胃排空延迟。

3. **肠**　肠道相对较长,固定性较差,易发生肠套叠;肠壁黏膜血管和淋巴结丰富,通透性强,有利于营养物质的吸收,但肠壁屏蔽功能较差,肠腔中微生物、毒素,以及过敏物质可渗入肠壁进入血流而致病;肠壁肌肉薄弱,肠蠕动差,食物在肠腔内停留时间较长,利于消化吸收,但若大肠蠕动功能不协调,会导致大便滞留或功能性肠梗阻。

4. **胰腺**　胰腺发育尚不成熟,分泌的消化酶活力低。婴儿4~6个月开始分泌少量胰淀粉酶,因此3~4个月以前不宜添加淀粉类辅食。

5. **肝脏**　肝血管丰富,但肝细胞分化不全,肝功能较差,胆汁分泌较少,影响脂肪的消化吸收。

6. **消化酶**　①蛋白酶:胃蛋白酶出生时活性低,3个月后活性增加,18个月时达到成人水平。胰蛋白酶生后1周活性增加,1个月时达成人水平。故新生儿消化蛋白质能力较好。②脂肪酶:自孕25周起舌脂酶已很活跃。胎儿16周产生胰脂酶,但水平甚低,出生后1周逐渐上升,人乳脂肪酶含量多,可部分弥补出生时胰脂酶的不足。因此新生儿对脂类吸收不完善。③蔗糖酶、肠双糖酶、淀粉酶:在胎儿8个月时蔗糖酶、麦芽糖酶的活性达最高。乳糖酶的活力到34~38孕周才达高峰,故早产儿易发生乳糖吸收不良。唾液淀粉酶发育较迟,出生3个月后其活性逐渐增强,2岁达成人水平;肠淀粉酶出生时已有,而胰淀粉酶在生后4~6个月开始分泌。

7. **肠道细菌**　胎儿在羊膜破裂前处于无菌状态,新生儿肠道细菌的定植始于分娩的整个过程,但微生物群生态系的建立是一个在几年内才完成的缓慢渐进过程。新生儿肠道内首先定植的是大肠杆菌、肠葡萄球菌等需氧或兼性厌氧菌,生后第1天,肠道细菌依次是肠杆菌、肠球菌、葡萄球菌和类杆菌。生后第2天即有双歧杆菌定植,1周左右,其上升为优势菌,之后数量逐渐增高,而肠杆菌、肠球菌、葡萄球菌随时间推移数量逐渐减少,乳酸杆菌随时间推移逐渐增多,添加辅食后双歧杆菌数量有所下降,而肠杆菌、类杆菌数量有所增加。

(三)脑和神经系统发育特点

婴儿出生时脑重约为370g,占体重的1/8。大脑的发育尤其是大脑皮质细胞的增殖、增大和分化主要发生在孕后期和出生后第1年内,尤其是出生后头6个月内,6月龄时脑重增加至出生时的2倍(600~700g),至1周岁时脑重达900~1 000g,接近成人脑重的2/3。

(四)免疫系统特点

机体免疫功能的发育始于胚胎早期,到出生时尚未发育完善,随着年龄增长逐渐达到成人水平,婴儿期处于生理性免疫功能低下状态。婴儿的特异性细胞免疫和体液免疫功能均较低。

二、婴幼儿营养素的需求

婴幼儿期是生长发育最快的阶段,代谢旺盛,对能量和营养素的需要高于其他任何时期。但婴幼儿消化器官和排泄器官发育尚未成熟,功能不健全,对营养素的吸收和利用受到一定的限制。婴幼儿的营养需要特点具体表现在以下方面。

(一)能量

1. **基础代谢**　指人体在清醒、安静、空腹情况下,于18~25℃温度环境中,维持生命基本活动所需的最低能量。婴儿基础代谢较高,约占总能量的60%,以后随着年龄增长逐渐减少。

2. **食物特殊动力作用**　因摄入食物引起能量代谢额外增高的现象称为食物的生热效

应,即食物的特殊动力作用。婴儿期此项能量所需较高,约占总能量消耗的7%~8%,而幼儿为5%左右。

3. 活动　婴幼儿活动所需热量与身体大小、活动强度、持续时间、活动类型等密切相关。一般来说,这部分热能波动较大,多动好哭者可高出平均值的2~3倍,而安静少哭的婴幼儿可能减半。

4. 生长发育　这部分能量所需是儿童特有的,是儿童迅速生长发育的动力和源泉。婴幼儿处于生长发育高峰期,各组织器官的生长及功能的成熟均需要能量的消耗。每增加1g新组织需要能量4.5~5.7kcal,如能量供给不足,可导致生长发育迟缓。刚出生的几个月,生长所需能量约占总能量消耗的1/3。

5. 排泄丢失　为部分未经消化吸收的食物排出体外所丢失的能量,约占基础代谢的10%。

《中国居民膳食营养素参考摄入量(2013)》推荐,0~6月龄婴儿每日能量需要量为90kcal/kg,7~12月龄为80kcal/kg。能量摄入长期不足,可使生长发育迟缓或停滞,而能量摄入过多可导致肥胖。通常按婴儿的健康状况、是否出现饥饿的症状,以及婴幼儿的体重增加情况判断能量供给量是否适宜。

(二) 蛋白质

蛋白质是机体细胞、组织和器官的重要组成成分,是一切生命的物质基础,而一切生命的表现形式,本质上就是蛋白质功能的体现,没有蛋白质就没有生命。婴幼儿正处于生长发育阶段,保证充足的蛋白质是正常生长发育的关键。蛋白质经消化分解为多种氨基酸被吸收利用,食物中的不同蛋白质具有不同的氨基酸模式。凡是人体所必需,无法由其他氨基酸转变而必须由膳食供给的,称为必需氨基酸。儿童必需氨基酸共有9种,分别为色氨酸、亮氨酸、异亮氨酸、缬氨酸、苯丙氨酸、蛋氨酸、赖氨酸、苏氨酸、组氨酸。

婴儿的蛋白质需要量是以营养状态良好的母亲喂养婴儿的需要量为标准来衡量。0~6月龄婴儿应给予纯母乳喂养,母乳具有最佳的必需氨基酸模式,且与肝脏和肾脏的代谢能力相匹配,可保证婴儿的最佳生长发育。对于非母乳喂养的婴儿,需要选择人工配方奶喂养,由于配方奶蛋白质营养价值低于母乳蛋白质,因此需适当增加蛋白质的摄入量。婴儿满6月龄后,开始添加辅食,以补充母乳或配方奶营养的不足。1~3岁幼儿膳食向成人混合膳食过渡,蛋白质的主要来源为奶类,其次为蛋类、肉类、鱼类、禽类,大豆和谷类。

若膳食蛋白质供给不足,婴幼儿可表现出生长发育迟缓或停滞、消化吸收障碍、肝功能障碍、抵抗力下降、消瘦、腹泻、水肿、贫血等。此外,因婴幼儿的肾脏及消化器官尚未发育成熟,过高的蛋白质摄入也会对机体产生不利影响。《中国居民膳食营养素参考摄入量(2013)》建议,0~6月龄婴儿蛋白质的适宜摄入量(adequate intake,AI)为9g/d,7~12月龄婴儿蛋白质的推荐摄入量(recommended nutrient intake,RNI)为20g/d,1~3岁幼儿蛋白质RNI为25g/d。

(三) 脂类

脂肪是体内能量和必需脂肪酸的重要来源,摄入过多或过少对婴幼儿的生长发育都不利。婴儿期脂肪的摄入量和脂肪酸的构成对婴儿的生长发育至关重要。婴幼儿对必需氨基酸缺乏较敏感。婴儿膳食中缺乏必需脂肪酸可出现湿疹性皮炎、认知供能下降、大脑发育延缓、脂溶性维生素缺乏等状况。营养良好乳母的乳汁能满足0~6月龄婴儿的营养需要。6月龄后婴儿,膳食仍以母乳或乳类食品为主,所含脂肪仍比较高,但添加辅食的脂肪含量不高,脂肪的供能比相应降低。1~3岁幼儿膳食由高脂含量的母乳或乳制品向成人混合膳食过渡。《中国居民膳食营养素参考摄入量(2013)》建议,婴幼儿每日膳食中脂肪能量占总能量的适宜比例6月龄以内为48%,7~12月龄为40%,1~3岁为35%。

二十二碳六烯酸(docosahexenoic acid,DHA)是脂肪酸家族的一员,属于n-3长链多不饱和脂肪酸。DHA是脑、神经组织及视网膜中含量最高的脂肪酸,对婴幼儿脑及视觉功能发育有重要作用。婴儿缺乏DHA一方面可影响神经纤维和神经突触的发育,导致注意力受损,认知障碍;另一方面可导致视力异常,对明暗辨别能力较低,看东西模糊。DHA在体内可通过亚麻酸合成,但转化率低,人体所需DHA主要通过饮食摄取,主要来源为富脂鱼类、蛋黄、母乳、海藻等。参照《中国孕产妇及婴幼儿补充DHA的专家共识》,婴幼儿DHA的补充应因人而异。①母乳喂养婴儿:母乳是婴儿DHA的主要来源,母乳喂养的足月儿不需要另外补充DHA。②无法母乳喂养或母乳喂养不足的婴儿:牛乳及其他代乳品中的DHA含量较低,不能满足婴儿需要。可应用含DHA的配方粉,其中DHA的含量应为总脂肪酸的0.2%~0.5%。③早产儿:早产儿脑中DHA含量低,体内促进α-亚麻酸转变成DHA的去饱和酶活力较低,且生长较快需要量相对大。欧洲儿科胃肠病学、肝病学和营养学会建议,早产儿每日DHA摄入量12~30mg/kg;美国儿科学会建议,出生不足1 000g的早产儿应每日DHA摄入量≥21mg/kg,出生体重不足1 500g者≥18mg/kg;④幼儿:宜调整饮食以满足DHA需求。

(四)糖类

糖类是主要的供能营养素,有助于完成脂肪氧化和节约蛋白质作用,同时还是脑能量供应的主要物质。

母乳是0~6月龄婴儿营养的来源。母乳中的糖类主要是乳糖,还有少量的葡萄糖、半乳糖和低聚果糖等。7~12月龄婴儿,除母乳或配方奶外,还添加谷类等辅食。根据《中国居民膳食营养素参考摄入量(2013)》建议,0~6个月婴儿的糖类的AI为60g/d,7~12月龄婴儿为85g/d。

1~3岁幼儿膳食开始复杂化,糖类来源增多,种类增多。除母乳或奶类食物中的乳糖外,各种糖类逐渐进入其膳食,如单糖中的葡萄糖和果糖,双糖中的蔗糖、乳糖及麦芽糖,谷类食物中的低聚糖和多聚糖等。《中国居民膳食营养素参考摄入量(2013)》建议糖类的平均需要量为120g/d,糖类供能占总能量的比例为50%~65%。

(五)矿物质

矿物质在婴幼儿时期具有极为重要的作用。下面仅就我国婴幼儿常缺乏的钙、铁、锌、碘做简要叙述。

1. 钙 婴儿出生时体内钙含量占体重的0.8%,到成年时增加为体重的1.5%~2.0%,这表明在生长过程中需要储留大量的钙。由于母乳中钙吸收率高,0~6月龄母乳喂养的婴儿一般不会引起明显的钙缺乏,7~12月龄婴儿母乳摄入减少,辅食摄入量增加。1~3岁幼儿的骨骼生长及相关生理功能的维持需要充足的钙。食物中钙的最好来源是奶及奶制品,其钙含量丰富,吸收率高,是幼儿钙最理想的来源。此外,豆类及制品、芝麻、小虾皮、海带等也含有一定的钙。《中国居民膳食营养素参考摄入量(2013)》推荐0~6月龄婴儿钙的AI为200mg/d,7~12月龄婴儿钙的AI为300mg/d,1~2岁幼儿钙的RNI为400mg/d,2~3岁幼儿钙的RNI为600mg/d。

2. 铁 铁供应不足可导致缺铁性贫血,在婴幼儿和学龄前儿童中发病率较高,患病高峰年龄主要是 6 月龄至 3 岁的婴幼儿。缺铁除了引起血液系统的改变以外,还可影响婴幼儿行为和智能发育,严重贫血可增加婴幼儿的死亡率。婴儿出生后体内有一定量的铁储备,可供 3~4 个月之内使用,母乳含铁不高,婴儿在 4~6 个月后即需要从膳食中补充铁。《中国居民膳食营养素参考摄入量(2013)》推荐,0~6 月龄婴儿铁的 AI 为 0.3mg/d,7~12 月龄婴儿因辅食添加,铁的 RNI 为 10mg/d,1~3 岁铁的 RNI 为 9mg/d。动物肝脏、动物血、瘦肉是铁的良好来源。膳食中丰富的维生素 C 可促进铁的吸收。

3. **锌** 锌对机体免疫功能、激素调节、细胞分化,以及味觉形成等过程有重要影响。婴幼儿缺锌可表现为食欲减退、生长停滞、味觉异常或异食癖、认知行为改变等。足月新生儿体内有一定的锌储备。母乳喂养儿在前几个月可以利用体内储存的锌而不发生锌缺乏,但 4~5 个月后也需要从辅食中补充,肝泥、蛋黄、婴儿配方食品是较好的锌来源。《中国居民膳食营养素参考摄入量(2013)》推荐,0~6 月龄婴儿锌的 AI 是 2mg/d,7~12 月龄儿锌的 RNI 是 3.5mg/d。1~3 岁幼儿是锌缺乏的高危人群,锌的最好食物来源是蛤贝类,如牡蛎、扇贝等;其次,动物内脏(尤其是肝)、蘑菇、坚果类、豆类、肉类也含有一定的锌。《中国居民膳食营养素参考摄入量(2013)》推荐,1~3 岁幼儿锌的 RNI 是 4mg/d。

4. **碘** 碘是甲状腺素的组分,甲状腺对于维持机体的正常的代谢、体格生长和脑发育极为重要。严重碘缺乏可致儿童体格发育迟缓和智力低下,形成所谓的"呆小病"或"克汀病"。含碘较高的食物主要是海产品,如海带、紫菜等。2 岁以上幼儿可采用加碘食盐。参照《中国居民膳食营养素参考摄入量(2013)》,0~6 月龄婴儿碘的 AI 为 85μg/d,7~12 月龄婴儿碘的 AI 为 115μg/d,1~3 岁幼儿碘的 RNI 为 90μg/d。

(六)维生素

维生素对维持婴幼儿的生长发育发挥着非常重要的作用,大多数维生素不能在体内合成,必须从食物中摄取,几乎所有的维生素在缺乏时都会影响婴幼儿的生长发育,其中关系最为密切的有以下几种。

1. **维生素 A** 婴幼儿维生素 A 摄入不足可影响体重的增长,并可出现上皮组织角化、眼干燥症和夜盲病等缺乏症状,但维生素 A 过量摄入也可引起中毒,表现出呕吐、昏睡、头痛、皮疹等。参照《中国居民膳食营养素参考摄入量(2013)》,6 月龄内婴儿维生素 A 的 AI 以母乳中含量计算所得,以活性视黄醇当量计为 300μgRAE/d,母乳喂养的婴儿一般不需额外补充;7~12 月龄的婴儿除母乳外,还需添加辅食,其维生素 A 的 AI 为 350μgRAE/d;1~2 岁幼儿维生素 A 主要来源于动物肝脏、鲜奶、蛋黄,以及深绿色、黄红色及红色的蔬菜和水果,膳食 RNI 为 310μgRAE/d。

2. **维生素 D** 维生素 D 对婴幼儿的生长发育十分重要。维生素 D 缺乏可导致佝偻病,我国婴幼儿佝偻病的患病率一直较高,主要原因就是膳食中维生素 D 含量较低。因此,应给婴幼儿适宜补充维生素 D,并且应该多晒太阳。但应注意的是如果长期过量摄入维生素 D 会引起中毒。《中国居民膳食营养素参考摄入量(2013)》建议,1 岁以内婴儿维生素 D 为 20μg/d,1~3 岁幼儿维生素 D 的 RNI 为 10μg/d。

3. **B 族维生素** 包括维生素 B_1、维生素 B_2、烟酸、维生素 B_6、叶酸、维生素 B_{12}、泛酸和生物素。B 族维生素因参与能量代谢、核酸的合成,对生长发育、食欲等有重要的作用。慢性缺乏可引起幼儿食欲和消化能力降低,甚至生长发育迟缓。B 族维生素的参考摄入量见表 7-1。

表 7-1　0~3 岁婴幼儿部分 B 族维生素的参考摄入量

年龄 / 岁	维生素 B_1/ ($mg \cdot d^{-1}$)	维生素 B_2/ ($mg \cdot d^{-1}$)	维生素 B_6/ ($mg \cdot d^{-1}$)	维生素 B_{12}/ ($\mu g \cdot d^{-1}$)	叶酸 / ($\mu gDFE \cdot d^{-1}$)	烟酸 / ($mgNE \cdot d^{-1}$)
0~	0.01（AI）	0.40（AI）	0.20（AI）	0.30（AI）	65（AI）	2（AI）
0.5~	0.23（AI）	0.50（AI）	0.40（AI）	0.60（AI）	100（AI）	3（AI）
1~3	0.60（RNI）	0.60（RNI）	0.60（RNI）	1.00（RNI）	160（RNI）	6（RNI）

4. 其他　人工喂养的婴幼儿还应该注意维生素 E 和维生素 C 的补充,尤其是早产儿更应该注意补充维生素 E。

三、婴幼儿喂养和指导

婴幼儿生长发育所需要的能量和营养素必须通过合理的喂养来获得,应该结合母亲的生理状态、婴幼儿生长发育特点及胃肠道功能尚未完善的特点,确定科学的喂养方式。

（一）婴幼儿喂养方式

婴幼儿喂养方式可分为母乳喂养、配方奶喂养和混合喂养 3 种。

1. 母乳喂养　母乳是婴儿最理想的食物,能满足 6 月龄以内婴儿所需的全部液体和营养素。

（1）母乳基本成分和泌乳量:

1）成分:母乳分为初乳、过渡乳、成熟乳和晚乳 4 期。产后第 1 周分泌的乳汁为初乳,呈蛋黄色,质地黏稠,富含免疫蛋白,尤其是分泌型免疫球蛋白 A 和乳铁蛋白等,乳糖和脂肪较成熟乳少,最适合新生儿的需要。产后第 2 周分泌的乳汁为过渡乳,其后进入成熟乳,期间乳汁含量渐增,乳糖和脂肪含量逐渐增加,而蛋白质含量下降。晚乳指产后 10 个月以后的母乳,各种营养成分均有所下降,量也减少。

2）泌乳量:产后第一天的泌乳量约为 50ml,第二天约分泌 100ml,到第二周增加到500ml/d 左右,正常乳汁分泌量约为 750~850ml/d。通常根据婴儿体重增长率作为奶量是否足够的指标。

乳母良好的营养状况是泌乳的基础,如果其哺乳期营养不足,将会减少乳汁分泌量,降低乳汁质量,从而影响婴儿的健康状况。乳母膳食蛋白质质量差且摄入量严重不足时将会影响乳汁中蛋白质的含量和组成。母乳中脂肪酸、磷脂和脂溶性维生素含量也受乳母膳食营养素摄入量的影响。

（2）母乳喂养的优点:

1）营养素齐全:母乳最适合婴儿的需要,消化吸收利用率高。①母乳蛋白质含量低于牛奶,但质优良,母乳以乳清蛋白为主,含酪蛋白少,乳清蛋白在胃内形成乳凝块细小而柔软,容易为婴儿消化吸收。②母乳中必需氨基酸比例适当,牛磺酸和胱氨酸含量较高,是牛乳的 10 倍,二者都是婴儿的条件必需氨基酸。③母乳中含有的脂肪颗粒小,并且含有乳脂酶,比牛奶中的脂肪更易被消化吸收,尤适宜于胰脂酶活力较低的新生儿及早产儿。④母乳含多不饱和脂肪酸较多,除亚油酸和亚麻酸外,还含有花生四烯酸和 DHA,有利于中枢神经系统和大脑发育。⑤母乳中富含乳糖,以乙型乳糖为主,利于脂类氧化和糖原在肝内储存,并可促进乳酸杆菌生长,有效抑制大肠杆菌等的生长,还有助于铁、钙、锌等吸收。⑥母乳中的矿物质含量明显低于牛乳,可保护尚未发育完善的肾功能,钙磷比例适宜(2∶1),钙的吸收率高,母乳铁和锌的生物利用率都高于牛奶,对生长发育极为有利。

2)含丰富的免疫物质,利于增强婴儿抗感染的能力:母乳中含有各种免疫球蛋白,包括IgA、IgG、IgM、IgD,其中 IgA 占总量的 90%,多为分泌型 IgA,具有抗肠道微生物和异物的作用;乳铁蛋白可通过对铁的竞争,抑制病原微生物的代谢和繁殖;溶菌酶可溶解杀伤细菌,发挥抗炎作用;免疫活性细胞,如 T 细胞、B 细胞、巨噬细胞等,可吞噬、消化、杀伤病原微生物,增强免疫功能;双歧杆菌因子是一种含氮多糖,能促进双歧杆菌生长,降低肠道 pH,抑制腐败菌生长。母乳中的多种免疫物质在婴儿体内构成了有效的防御系统,保护婴儿免受感染。

3)对过敏性疾病有保护作用:母乳喂养能有效地避免婴儿过早接触异源性蛋白质,减少对异源性蛋白质的暴露水平。纯母乳喂养儿 1 岁以内极少发生湿疹等过敏性疾病。

4)经济、方便、卫生:母乳自然产生,无须购买,可节省大量的资源;温度适宜,不需消毒,喂哺方便;母乳喂养可避免婴儿暴露于来自食物和餐具的污染。

5)促进产后恢复,增进母婴交流:哺乳可帮助子宫收缩、推迟月经复潮以及促进脂肪消耗等。哺乳过程中母亲通过与婴儿的皮肤接触、眼神交流、微笑和语言,以及爱抚等可增强母婴间的情感交流,有助于促进婴儿的心理和智力发育。

6)母乳喂养对母婴近期和远期健康都有益处:如母乳喂养的儿童肥胖、糖尿病等疾病的发生率较低;哺乳可能降低母亲以后发生肥胖、骨质疏松及乳腺癌的可能性。

2. 配方奶喂养 因疾病或其他原因不能进行母乳喂养时,可采用牛乳或其他代乳品喂养婴儿,建议首选婴儿配方奶粉。配方奶喂养虽不如母乳喂养好,但如能选择优质的乳品,调配合适,注意消毒,也能满足婴儿生长发育所需。

(1)配方奶粉的基本要求:婴儿配方奶的生产依据是母乳的营养素含量及其组成模式。随着营养学和食品工业的发展而不断改进,不断对人乳成分、结构及功能等方面进行研究,以人乳为蓝本对牛奶、羊奶等基础原料成分进行改造,调整其营养成分的组成、含量和结构,添加婴儿必需的多种微量元素,配制成适合婴儿特点并能满足婴儿生长发育所需的产品。如模拟母乳蛋白质含量和构成进行酪蛋白和乳清蛋白的比例调配,降低酪蛋白含量,增加乳清蛋白含量,使其在胃中形成细小柔软、易消化的凝块;模拟母乳脂肪酸的构成,添加母乳水平的必需脂肪酸和条件必需脂肪酸;模拟母乳添加足够数量的乳糖和婴儿必需的微量营养素;严格降低矿物质的含量,以降低肠道渗透压和肾溶质负荷;添加牛磺酸、乳铁蛋白等。尽管在营养成分含量、结构和状态方面不能与母乳相媲美,但比普通液态奶、成人奶粉、蛋白粉、豆奶粉等更适合婴儿,是因各种原因而无法母乳喂养婴儿的首选。

(2)治疗性配方奶的选择:

1)水解蛋白配方:对确诊为牛奶蛋白过敏的婴儿,应坚持母乳喂养,可继续母乳喂养至2 岁,但母亲要限制奶制品的摄入。如不能进行母乳喂养而牛奶蛋白过敏的婴儿应首选氨基酸配方或深度水解配方奶,不建议选择部分水解蛋白配方奶、大豆配方奶。

2)无乳糖配方:乳糖不耐症的患儿要选用无乳糖配方奶粉。

3)低苯丙氨酸配方:苯丙酮尿症患儿要选用低苯丙氨酸的配方奶粉。

3. 混合喂养 母乳不足或不能按时喂养,在继续坚持用母乳喂养的同时,用配方奶喂养以补充母乳不足的喂养方式称为部分母乳喂养或混合喂养。混合喂养的方法如下。

1)补授法:6月龄内婴儿母乳不足时,仍应维持必要的吸吮次数,以刺激母乳分泌。每次哺喂时,先喂母乳,后用配方奶补充母乳不足。补授的乳量根据婴儿食欲及母乳分泌量而定,即"缺多少补多少"。

2）代授法：一般用于 6 月龄以后无法坚持母乳喂养的情况,可逐渐减少母乳喂养的次数,用配方奶替代母乳。

（二）母乳喂养常见问题

1. 乳量不足　正常乳母产后 6 个月内每天泌乳量随婴儿月龄增长逐渐增加,成熟乳量平均可达每日 700~1 000ml。

（1）婴儿母乳摄入不足可出现：①体重增长不足,生长曲线平缓甚至下降,尤其新生儿期体重增长低于 600g；②尿量每天少于 6 次；③吸吮时不能闻及吞咽声；④每次哺乳后常哭闹不能安静入睡,或睡眠时间小于 1h（新生儿除外）。

（2）缓解方法：若确因乳量不足影响婴儿生长,应劝告母亲不要轻易放弃母乳喂养,可在每次哺乳后用配方奶补充母乳不足。

2. 乳头内陷或皲裂　乳头内陷需要产前或产后做简单的乳头护理,每日用清水（忌用肥皂或酒精之类）擦洗、挤、捏乳头,母亲亦可用乳头矫正器矫正乳头内陷。母亲应学会"乳房喂养"而不是"乳头喂养",大部分婴儿仍可从扁平或内陷乳头吸吮乳汁,每次哺乳后可挤出少许乳汁均匀地涂抹在乳头上,乳汁中丰富的蛋白质和抑菌物质对乳头表皮有保护作用,可防止乳头皲裂及感染。

3. 溢奶

（1）发生原因：小婴儿胃容量较小,呈水平位置,且具有贲门括约肌松弛,幽门括约肌发育较好等消化道解剖生理特点,使 6 月龄内的小婴儿常出现溢奶。喂养方法不当导致吞入气体过多或过度喂养亦可发生溢奶。

（2）缓解方法：喂奶后宜将婴儿头靠在母亲肩上竖直抱起,轻拍背部,可帮助排出吞入空气而预防溢奶。婴儿睡眠时宜右侧卧位,可预防睡眠时溢奶而致窒息。若经指导后婴儿溢奶症状无改善,或体重增长不良,应及时转诊。

4. 母乳性黄疸　母乳性黄疸指纯母乳喂养的健康足月儿或近足月儿生后 2 周后发生的黄疸。母乳性黄疸婴儿若一般体格生长良好,无任何临床症状,无须治疗,黄疸可自然消退,可继续母乳喂养。若黄疸明显,累及四肢及手足心,应及时就医。如血清胆红素水平大于 15~20mg/ml,且无其他病理情况,建议停喂母乳 3 天,待黄疸减轻后,可恢复母乳喂养。停喂母乳期间,母亲应定时挤奶,维持泌乳,婴儿可暂时用配方奶替代喂养,再次喂养母乳时,黄疸可有反复,但不会达到原有程度。

5. 母亲外出时的母乳喂养　母亲外出或上班后,应鼓励母亲坚持母乳喂养。每天哺乳不少于 3 次,外出或上班时挤出母乳,以保持母乳的分泌量。

（三）辅食添加

婴儿生长至 4~6 月龄,母乳的质和量都无法满足他们的需要,同时婴儿的消化吸收功能日趋完善,乳牙萌出,咀嚼能力增强,可逐渐适应半固体和固体食物,所以自 4~6 月龄起可添加一些辅助食品,补充他们的营养需求,也为断乳做准备。辅助食品,简称辅食,《7~24 月龄婴幼儿喂养指南》对辅食定义为除母乳或配方奶以外的其他各种性状的食物,包括各种天然的固体、液体食物,以及商品化食物。从婴儿生长发育的角度来看,辅食添加不仅补充生长发育所需各种营养素,对婴儿口腔运动功能和认知能力发育以及建立多样化的膳食结构都非常重要。辅食添加的原则如下。

1. 由少到多、由细到粗、由稀到稠,由一种到多种　如先吃米糊、稀粥、稠粥到软饭。先吃菜泥再吃菜末到碎菜。任何新食物从小量(每次 1~2 茶匙)每日 1 次开始,如蛋黄从 1/4 个渐增至 1 个。

2. 新食物逐个识别,待适应数日后再增加新的品种　习惯一种后再添加另一种,至少需习惯 4~5 日后再添加另一种新食物,便于识别过敏或不耐受的新食物。

3. 用小匙喂　选用适合婴儿嘴大小的匙喂食,可训练其口腔运动功能。

4. 坚持多次尝试　在添加新食物时常会被婴儿用舌头推出,甚至出现恶心,这是婴儿的自我保护意识,也可能是婴儿还不能有效地吞咽半固体食物,不要因此误以为婴儿不愿接受或不喜欢而停止喂食,需要坚持喂食,一般经过 10~15 次后,新食物就会被婴儿接受。

5. 应在婴儿健康、消化功能正常时添加辅助食品　开始引入新食物时,应在婴儿健康、心情愉快、有饥饿感时添加。

6. 避免调味过重的食物　如高糖、高盐和调味品的食物。

需要注意的是,婴儿对食物的适应能力和爱好存在个体差异,辅食开始添加的时间以及品种和数量增加的快慢应根据具体情况灵活掌握(表 7-2)。

表 7-2　辅食添加的种类和顺序

时期	食物形状	添加辅食
吞咽期(4~6 月)	流质、稀泥糊	强化铁米粉、蔬菜泥、鲜果汁、青菜汁
蠕嚼期(7~8 月)	稠泥糊	稠粥、烂面、鱼泥、肉末、蛋黄、肝泥、菜泥、水果泥
细嚼期(9~11 月)	半固体食物	软饭、挂面、碎肉、碎菜、豆制品
咀嚼期(12~15 月)	固体食物	馒头、面包、米饭、水果、蔬菜
成人饭(15 个月以上)	普通食物	/

(四)零食原则

零食是非正餐时间食用的各种少量的食物和饮料(不包括水)。幼儿在定时定量吃"三餐两点"或"三餐一点"的基础上,还可以选择适当的零食作为正餐必要的营养补充。选择零食时,不要一味满足儿童的口味和喜好,以防止儿童养成乱吃零食、只吃零食、不吃或少吃正餐的习惯。零食选择应注意以下方面:

1. 选择新鲜、天然、易消化的食物　如奶制品、水果和蔬菜类食物。奶类含有丰富的优质蛋白质和钙,新鲜水果蔬菜类含有多种维生素、矿物质和膳食纤维。多选此类食物有益儿童健康。

2. 安排在两次正餐之间,量不宜多　睡前 30min 不要吃零食,每次吃零食的量应以吃完零食后不影响规律正餐的食量为准,不要养成睡觉前吃零食的习惯,以免影响肠胃及牙齿的健康。

3. 油炸、含糖过多、过咸的零食　经常吃油炸的零食易导致儿童肥胖;含糖过多的零食容易引起龋齿;常吃含盐高的零食会增加患高血压的风险。应注意引导他们少吃此类零食。

4. 多喝白开水,少喝含糖饮料　含糖饮料含有较多的能量,经常饮用容易引起儿童超重和肥胖,并可腐蚀牙齿。应引导学龄前儿童少喝含糖饮料,多喝白开水。

5. 吃零食前要洗手,吃完漱口　吃零食时应注意卫生,养成吃零食前洗手的好习惯。吃完零食后还要漱口或刷牙,以防发生龋齿。

6. 注意零食的食用安全　避免整粒的豆类、坚果类食物呛入气管发生意外,建议坚果和豆类食物磨成粉或打成糊食用。

7. 儿童零食引导　对年龄大的儿童,可引导孩子认识食品营养标签,学会辨别食品营养生产日期和保质期。

(五) 幼儿合理饮食

幼儿膳食从婴儿期的以乳类为主过渡到以谷类为主,奶、蛋、鱼、禽、肉及蔬菜和水果为辅的混合膳食,但其烹调方法应与成人有差别,幼儿合理膳食具体有以下方面:

1. 食物品种和进食量

(1) 进食品种及量:每天应摄入 350~500ml 乳类,不能继续母乳喂养的 2 岁以内幼儿建议选择配方奶。注意膳食品种多样化,提倡自然食品,均衡膳食,每天应摄入 1 个鸡蛋、50g 动物性食物、100~150g 蔬菜、150~200g 水果、20~25g 植物油。幼儿应进食体积适宜、质地稍软、少盐易消化的家常食物,避免给幼儿吃油炸食品,少吃快餐,不喝甜饮料,包括乳酸饮料。

(2) 饮食安排:每天的进食可安排 3 餐主食、2~3 次乳类与营养点心,餐间控制零食。家长负责为儿童提供安全、营养、易于消化和美味的健康食物,允许儿童决定进食量,规律进餐,让儿童体验饥饿和饱足感。

2. 饮食行为

(1) 进食方式:12 月龄的幼儿应该开始练习自己用餐具进食,培养幼儿的独立能力和正确反应能力。1~2 岁幼儿应分餐进食,鼓励自己进食,2~3 岁儿童应独立进食。

(2) 进食行为:应定时、定点、定量进餐,每次进餐时间为 20~30min。进食过程中应避免边吃边玩、边看电视,不要追逐喂养,不使用奶瓶喝奶。家长的饮食行为对幼儿有较大影响,避免强迫喂养和过度喂养,预防儿童拒食、偏食和过食。家长少提供高脂、高糖食物、快餐食品、碳酸饮料及含糖饮料。

(3) 食物烹调方式:食物宜单独加工,烹制以蒸、煮、炖、炒为主,注意食物的色、香、味。可让儿童参与食物制作过程,提高儿童对食物的兴趣。

(4) 适量饮水:根据季节和儿童活动量决定饮水量,以白开水为好,以不影响幼儿奶类摄入和日常饮食为度。

3. 饮食环境　家人围坐就餐是幼儿学习自主进食的最佳方式,应为幼儿提供轻松、愉快的良好进餐环境和气氛,避免嘈杂的进餐环境。避免进餐时恐吓、训斥和打骂幼儿。

四、婴幼儿常见健康相关问题及指导

1. 缺铁性贫血

(1) 基本概念和定义:缺铁性贫血(iron-deficiency anemia,IDA)是婴幼儿时期最常见的一种贫血,是由于体内铁缺乏,最终导致血红蛋白合成减少所致的一类贫血,红细胞呈小细胞低色素性改变,具有血清铁蛋白、血清铁和转铁蛋白饱和度降低、总铁结合力增高等铁代谢异常的特点,是铁缺乏症发展最为严重的阶段。

流行病学:铁缺乏症是全球性的健康问题和最常见的营养缺乏症。IDA 是世界上最常见的贫血类型,据 WHO 估计,世界 1/3 人口缺铁,发达国家儿童 IDA 患病率高达 5%,而发展中国家学龄前和学龄儿童 IDA 的患病率高达 42%~53%。我国儿童铁缺乏显著高于发达国家。中国 7 个月 ~7 岁儿童铁缺乏症流行病学的调查研究显示,我国 7 个月 ~7 岁儿童铁缺乏症患病率 32.5%,其中 IDA 患病率 7.8%。尽管目前 IDA 患病率已显著降低,但婴儿

IDA 仍占 20.5%,显著高于幼儿和学龄前儿童,而农村儿童 IDA 总患病率达 12.3%,显著高于城市儿童的 5.6%。

IDA 可影响小儿生长发育、运动和免疫等功能,也是小儿反复感染迁延不愈的重要原因。因此及早干预对预防缺铁导致的儿童健康损害具有非常重要的意义。

（2）病因：

1）先天储存铁不足：妊娠期孕母的铁逆浓度梯度跨胎盘主动转运至胎儿,尤其在妊娠晚期母胎铁转运量最大。故而早产、双胎或多胎、胎儿失血和孕母严重缺铁均可导致胎儿先天储铁减少。

2）铁摄入量不足：母乳尽管铁吸收率高,但含铁量低;长期单纯母乳喂养而未及时添加富含铁的食物,或未使用铁强化配方乳是儿童铁缺乏的重要原因。

3）肠道铁吸收障碍：不合理的饮食搭配和胃肠疾病均可影响铁的吸收。

4）生长发育旺盛,铁的需求量增加：婴儿和青春期儿童生长发育快,对铁的需求量大,未及时添加富铁食物,易于发生铁缺乏。

5）铁丢失增多：体内任何部位的长期慢性失血均可导致缺铁。

（3）预防：

1）孕期预防：加强营养,摄入富含铁食物。从妊娠第 3 个月开始,按元素铁 60mg/d 口服补铁,必要时可延续至产后;同时补充小剂量叶酸（400μg/d）及其他维生素和矿物质。

2）早产儿和低出生体重儿：提倡母乳喂养。纯母乳喂养者应从 2~4 周开始补铁,剂量 1~2mg/(kg·d) 元素铁,直至 1 周岁。不能母乳喂养的婴儿应采用铁强化配方乳,一般无须额外补铁。牛乳含铁量和吸收率低,1 岁以内不宜采用单纯牛乳喂养。

3）足月儿：由于母乳铁生物利用度高,应尽量母乳喂养 4~6 个月;此后如继续母乳喂养,应及时添加富含铁的食物;必要时可按每日计量 1mg/kg 元素铁补铁。未采用母乳喂养、不能母乳喂养或母乳喂养后改为混合部分喂养的婴儿,应采用铁强化配方乳,并及时添加富含铁的食物。1 岁以内应尽量避免单纯牛乳喂养。

4）幼儿：注意食物的均衡和营养,纠正厌食和偏食等不良习惯;鼓励进食蔬菜和水果,促进肠道铁的吸收;尽量采用铁强化配方乳,不建议单纯牛乳喂养。

（4）治疗：

1）一般治疗：加强护理,避免感染,合理喂养,给予富含铁的食物,注意休息。

2）病因治疗：尽可能查找导致缺铁的原因和基础疾病,并采取相应措施祛除病因。如纠正厌食和偏食等不良饮食行为习惯、治疗慢性失血疾病等。

3）铁剂治疗：铁剂是治疗缺铁性贫血的特效药。若无特殊原因,尽量给予铁剂口服治疗。常用的口服铁剂有硫酸亚铁（含铁元素 20%）、富马酸亚铁（含铁元素 33%）、葡萄糖酸亚铁（含铁元素 12%）、琥珀酸亚铁（含铁元素 35%）、多糖铁复合物（含铁元素 46%）等。口服铁剂的剂量按元素铁计算,每日 4~6mg/kg,分 3 次口服。口服铁剂在两餐之间为宜,既可减少胃肠道不适反应,又能增加铁的吸收。同时服用维生素 C 可促进铁的吸收,而牛奶、茶、咖啡及抗酸药等与铁剂同服可影响铁的吸收,应当避免。血红蛋白达正常值后,仍需继续服用 3~7 个月,以补充体内储存铁。

2. 牛奶蛋白过敏

（1）概述：牛奶蛋白过敏（cow's milk protein allergy,CMPA）,是食物过敏的常见类型,多见于婴幼儿,为牛奶蛋白引起的异常或过强的免疫反应,可由 IgE 介导、非 IgE 介导或两者混合介导导致。中国部分城市的研究显示,0~3岁婴幼儿CMPA患病率约为0.83%~3.5%。CMPA症状无特异性,常可累及多器官系统,如皮肤、胃肠道及呼吸系统等,甚至可发生严重过敏反应。因此,CMPA早期诊断及正确治疗有利于减轻疾病对生长发育的影响。

（2）饮食管理及治疗:治疗CMPA的最佳方法是回避牛奶蛋白,给予低过敏性配方替代治疗,以提供生长所需的能量和营养素,并进行对症治疗。

1）母乳喂养儿发生CMPA:继续母乳喂养,母亲需回避牛奶及其制品至少2周;部分过敏性结肠炎儿童母亲需持续回避4周。若母亲回避牛奶及其制品后儿童症状明显改善,母亲可逐渐加入牛奶,如症状未再出现,方可恢复正常饮食;如症状再现,则母亲在哺乳期间均应进行饮食回避,并在断离母乳后给予深度水解蛋白配方或氨基酸配方替代。因牛奶是钙的主要来源,目前回避饮食期间应注意补充钙剂。对于严重CMPA患儿,母亲饮食回避无效时,可考虑直接采用深度水解蛋白配方或氨基酸配方替代。

2）配方奶喂养儿发生CMPA:≤2岁CMPA患儿应完全回避含有牛奶蛋白成分的食物及配方,并以低过敏性配方替代;>2岁CMPA患儿由于食物来源丰富,可满足生长发育需要,故可进行无奶饮食:①氨基酸配方,对于牛奶蛋白合并多种食物过敏、非IgE介导的胃肠道疾病、生长发育障碍、严重CMPA患儿及不能耐受深度水解蛋白配方者建议使用氨基酸配方;②深度水解配方,适用于大多数CMPA患儿;<10%CMPA患儿不能耐受深度水解配方,在最初使用时,应注意有无不良反应;③大豆蛋白或其他动物奶配方,考虑营养因素及交叉过敏反应的影响,不主张选用。

3. 乳糖不耐受

（1）概述:当小肠黏膜乳糖酶缺乏时,乳汁中的乳糖便不能在小肠中被分解和吸收,临床上出现腹痛、腹胀、腹泻、产气增多等症状,称为乳糖不耐受(lactose intolerance,LI),也称乳糖酶缺乏;如果仅引起乳糖吸收障碍而无临床症状,称为乳糖吸收不良(lactose malabsorption,LM)。幼年断奶后,乳糖酶的活性急剧降低,多数人可出现乳糖不耐受。中国儿童乳糖不耐受发生率为12.2%~32.2%。我国成人乳糖酶缺乏的发生率达75%~95%,北京、广州等地3~5岁儿童乳糖酶缺乏的发生率为30%左右,7~8岁儿童迅速增加到80%以上,与成人相似。

（2）病理机制:乳糖是双糖,不能直接从小肠吸收进入血液循环,需要乳糖酶将其水解为葡萄糖和半乳糖后方可被吸收。乳糖酶缺乏时,未被吸收的乳糖进入结肠,被结肠菌群所含酶酵解,生成CO_2、H_2和CH_4等气体,以及短链脂肪酸(如丁酸)、乳酸和其他发酵产物,致肠腔内渗透压增加,刺激肠道,发生肠鸣、腹胀、疼痛、腹泻及其他胃肠不适症状。

（3）临床表现:乳糖不耐受的临床不适是一组症状,可在进食乳制品30min或2h内出现恶心、呕吐、腹胀、腹泻、腹痉挛痛、肠鸣音异常等小肠刺激症状。

（4）诊断治疗:

1）诊断:乳糖酶缺乏的诊断方法以临床症状为主,可试用无乳糖配方,如症状无缓解,提示乳糖不耐受。也可与牛奶蛋白过敏相鉴别,牛奶蛋白过敏儿童进食无乳糖配方症状无缓解。部分婴幼儿可能二者均存在。

2）治疗:乳糖不耐受的主要治疗手段是回避含乳糖食物或使用无乳糖制剂。①限制高乳糖食物,选用低乳糖食物。牛乳可采用加工成奶酪或者经乳酸菌发酵成酸乳使乳糖含量降低。②补充乳糖酶,乳糖酶可有效缓解乳糖吸收不良。食用奶制品前,可先服用乳糖酶制剂。③无乳糖替代配方,包括乳基和豆基两种无乳糖替代配方。无乳糖配方替代配方可用于先天性乳糖酶缺乏、原发性乳糖酶缺乏，以及半乳糖血症。值得指出的是，由于乳糖不仅提供婴儿生长所需能量，也是婴儿食物纤维的来源，有益于肠道有益菌的生长，还有助于肠道钙的吸收，故对于儿童腹泻恢复期继发性乳糖酶缺乏可短时间采用无乳糖替代配方，但不主张长期使用。

4. 儿童腹泻

（1）概述：腹泻病为多种病原、多种因素引起的以大便次数增多和大便性状改变为特点的一组疾病，是儿童营养不良的重要原因。调查结果显示，我国 5 岁以下儿童的年发病率平均为 1.9 次 / 人。大多数腹泻 1 周内可治愈，但严重的急性腹泻可导致患儿死亡。婴幼儿，特别是伴有营养不良和免疫功能低下者出现重症读写和并发症的可能性更大。急性腹泻后出现继发性乳糖酶缺乏是导致婴儿腹泻病迁延的主要原因之一，有文献表明婴儿腹泻中乳糖不耐受发病率达 46.9%~70%。如果不及时纠正这种状态，可进一步加重腹泻，甚至造成营养物质的吸收障碍，影响婴儿的生长发育。因此，如何让腹泻婴儿既保证摄入充足的营养又不增加肠道的负担显得尤为重要。

（2）诊断：

1）根据大便性状和次数判断：根据家长和看护者对患儿大便性状改变（呈稀水便、糊状便、黏液脓血便）和大便次数比平时增多的主诉可作出腹泻诊断。

2）根据病程分类：急性腹泻病，病程≤2 周；迁延性腹泻病，病程为 2 周~2 个月；慢性腹泻病，病程 >2 个月。

3）对腹泻患儿进行有无脱水和电解质紊乱的评估：尽可能对中重度脱水患儿行血电解质检查和血气分析。

4）综合评估：根据患儿粪便性状、粪便的肉眼和镜检所见、发病季节、发病年龄及流行情况初步估计病因。

（3）治疗：

1）脱水的预防和治疗：首先应充分评估有无脱水及脱水程度，补液纠正脱水。重度脱水患儿应给予静脉补液，一旦患儿可以口服，即给予口服补液盐（oral rehydration salts，ORS）补液，在累积损失量补足后应尽早给予继续喂养。对于无脱水的患儿，也应多饮水或增加母乳喂养次数或口服 ORS 预防脱水。

2）补锌治疗：由于微量元素锌对肠黏膜的修复是必需的营养物质，补锌能够缩短腹泻病程、减轻腹泻的严重程度，而且能够降低 2~3 个月腹泻的再发生，因此腹泻期间也应及早注意锌的补充。WHO 推荐，腹泻患儿能进食后即开始补锌治疗，<6 月龄婴儿每天补锌元素 10mg，>6 月龄婴儿每天补锌元素 20mg，共 10~14d。

（4）营养干预：

1）母乳喂养儿继续母乳喂养：如果腹泻 1 周后无好转，或出现乳糖不耐受的可疑临床表现，可转用无乳糖或低乳糖配方奶喂养。

2）无乳糖或低乳糖配方奶喂养：<6 月龄的人工喂养儿或者 >6 个月以乳类为主要膳食的婴儿，可转用此方式。急性腹泻继发乳糖酶缺乏的患儿，乳糖酶恢复过程比较缓慢。如果患儿继续普通配方奶喂养，乳糖含量丰富的食物将加重肠道负担，导致腹泻加重或迁延。腹泻缓解后 3d 可逐步转为常规配方奶，未缓解者需到专科医院进一步检查，针对病因进行治疗，并配合营养干预。

3）日常食物喂养：>6 个月以辅食为主要膳食的婴儿可继续已经习惯的食物，如粥、面条、烂饭、蛋、鱼末、肉末、新鲜果汁。但应避免高脂高糖的食物和含粗纤维的蔬菜和水果,且不应添加新辅食。如进食量少,可增加喂养餐次。

五、婴幼儿健康管理

营养管理是婴幼儿健康管理的重要内容。婴幼儿营养管理包括营养状况的评估、分类及处理,一般从膳食调查、体格测量、营养相关性体征的临床检查和实验室检查四个方面进行。

(一)膳食调查

通过膳食调查可以了解婴幼儿喂养史、饮食行为习惯、对食物嗜好,以及通过膳食摄入的各种能量和各种营养素的水平,是全面、合理评估营养状况的基础。

1. 调查方法　婴幼儿的膳食调查多采用 24 小时膳食回顾法、膳食史法、食物频数法,以及称重记录法。

(1)24 小时膳食回顾法:是由婴幼儿养护者、幼儿园保育员、老师回顾和描述 24h 内儿童摄入的全部食物的种类和数量,一般多采用 3 天 24h 膳食回顾。为更好地依据记忆中的食物视觉信息,估量各种食物的摄入量,汪之顶团队研制出《回顾性膳食调查辅助参照食物图谱》,该图谱特别覆盖了针对儿童膳食评估所需要分量和食物形态。

(2)膳食史法:通过回顾婴幼儿目前或过去某个时期(过去 1 个月、6 个月或 1 年)的总体膳食概况,包括喂养史资料、食欲、饮食习惯、不良膳食行为状态及膳食概况,以评估其饮食习惯、膳食行为状况和膳食模式,针对个体进行,常用于临床诊疗实践。

(3)食物频数法:通过以问卷形式调查婴幼儿经常性的食物摄入种类,根据每日、每周、每个月甚至每年所摄入各种食物的种类或频次来评估其膳食营养状况,多用于群体性大样本流行病学调查。

(4)称重记录法:称重记录法是比较精确的调查方法,通过由调查者或婴幼儿养护者运用日常的各种测量工具对食物进行称重或估计,了解婴幼儿当前食物消耗情况。大多进行 3d 调查,是由于婴幼儿一日膳食往往波动较大,反映日常饮食状况的代表性较差。

2. 评估内容及方法　包括膳食模式评估,营养素摄入评估,能量、蛋白质的食物来源,各餐能量分配比例。

(1)膳食模式评估:与食物摄入种类和数量的评估有关,参照标准为《中国居民膳食指南》和相应年龄段儿童平衡膳食算盘(2016)的食物分类原则及食物推荐量。

(2)营养素摄入的评估:参照《食物成分表》,将调查所得食物摄入量数据计算出每日能量和营养素摄入量数据,与《中国居民膳食营养素参考摄入量》比较。

(3)能量、蛋白质的食物来源:优质蛋白的供能比例、三大供能营养素的供能比例。

(4)各餐能量分配比例。

3. 结果

(1)平均摄入量≤估计平均需要量(EAR):营养素摄入不足,必须充分重视(不足的风险概率 >50%)。

(2)EAR< 平均摄入量 <RNI:营养素摄入不足,可能需要改善(2.5%< 不足的风险概率 <50%)。

(3)平均摄入量≥RNI:可认为该营养素摄入充足。

(4)平均摄入量 > 可耐受最高摄入量(UL):需要警惕过量的风险。

（二）体格测量

体格测量指标可较好地反映营养状况。婴幼儿体格测量的指标包括体重、身长、头围、胸围、坐高、皮下脂肪等。

1. 体格测量方法

（1）体重：采用儿童杠杆式体重计，婴儿取卧位，幼儿取坐位。

（2）身长：使用卧式身长量板，取仰卧位。

（3）坐高：使用卧式身长量板，取仰卧位，量顶臀长。

（4）头围：采用软皮尺，取坐位或卧位，测量从头部右侧齐眉弓上缘经枕骨粗隆，从左侧眉弓上缘回至右侧齐眉弓上缘的距离。

（5）胸围：采用软皮尺，取卧位。测量从右侧乳头下缘，经两肩胛骨下角缘，经左侧乳头下缘回至右侧乳头下缘的距离。

（6）皮褶厚度：采用皮褶厚度计。①腹壁皮下脂肪：取左侧锁骨中线平脐处的腹壁皮肤，皮褶方向与躯干长轴平行；②肩胛下皮脂厚度：取左肩胛下角下稍偏外侧处，量时皮褶自下向上中方向，与脊柱成45°；③三头肌皮脂厚度：肩峰与鹰嘴连线中点平行，皮褶方向与长壁长轴平行。

2. 评价方法

（1）Z评分法：身高（长）、体重、体重指数Z评分广泛用于0~5岁儿童营养与健康的评价。参考标准：WHO儿童生长参考值，评分等级见表7-3、表7-4、表7-5。

Z评分 =（测量数据 - 同年龄同性别参考标准中位数）/ 参考标准的标准差

（2）百分数法：即将参考人群的生长测量值按年龄分从大到小排序，列出不同百分位值，常用第3、10、25、50、75、90、97百分位数。①第3百分位以下属于生长异常；②第3~25百分位属于中等偏下；③第25~75百分位属于中等；④第75~90百分位属于中等偏上；⑤第97百分位以上属于生长超常。可参考我国2005年九省市儿童体格发育调查数据的标准。

（3）曲线图法：按年龄的体重、按年龄的身长、或按年龄的头围将不同时间系统的数值测量画成曲线进行评估。可参考WHO标准中0~5岁儿童生长曲线。

表7-3 身高生长Z评分等级

Z评分	~-3	-3~-2	-2~+2	+2~+3	+3~
年龄别身高（长）	重度生长迟缓	轻度生长迟缓	正常	偏高	高身材

表7-4 体重生长Z评分等级

Z评分	~-3	-3~-2	-2~-1	-1~+2	+2~+3	+3~
年龄别体重	严重体重不足	中度体重不足	轻度体重不足	正常	可能偏重	可能超重

表7-5 体重生长Z评分等级

Z评分	~-3	-3~-2	-2~-1	-1~+1	+1~+2	+2~+3	+3~
身高别体重（或年龄别BMI）	重度消瘦	消瘦	偏瘦	正常	超重	肥胖	肥胖

3. **评价内容**　包括生长水平、生长速度、匀称程度。

（1）生长水平：将某一年龄时点所获得的某一项体格生长测量值与参考人群值比较，得到该儿童在同年龄、同性别人群中所处的位置，即为此儿童在该项体格生长指标在此年龄的生长水平。常采用百分位数法。

（2）生长速度：采用动态纵向观察个体儿童生长的方法，可较好地反映儿童的生长轨道和生长趋势，体现生长的差异。国内外普遍采用曲线图法。

（3）匀称程度：用多项指标（如体重/身长、坐高/身长等）进行综合评价，反映体形和身材的匀称度。

（三）营养相关性体征的临床检查

临床检查是营养状况评价的重要手段，通过检查可以发现有无营养素缺乏的临床表现。常见的临床体征与可能缺乏的营养素关系见表 7-6。

表 7-6　常见临床体征与可能缺乏的营养素

部位	体征	可能缺乏的营养素
全身	消瘦或水肿，发育不良	热能、蛋白质、锌
皮肤	干燥，毛囊角化	维生素 A
	毛囊四周出血点	维生素 C
	癞皮病皮炎	烟酸
	阴囊炎，脂溢性皮炎	维生素 B_2
头发	稀少，失去光泽	蛋白质、维生素 A
眼睛	毕脱氏斑，角膜干燥，夜盲	维生素 A
唇	口角炎，唇炎	维生素 B_2
口腔	齿龈炎，齿龈出血，齿龈松肿	维生素 C
	舌炎，舌猩红，舌肉红	维生素 B_2、烟酸
	地图舌	维生素 B_2、烟酸、锌
指甲	舟状甲	铁
骨骼	颅骨软化，方颅，鸡胸，船主肋，"O"形腿，"X"形腿	维生素 D
	骨膜下出血	维生素 C
神经	肌肉无力，四肢末端蚁行感，下肢肌肉疼痛	维生素 B_1

（四）实验室检查

营养评价中常用的实验室检测指标很多，与主要营养素对应的指标见表 7-7。

表 7-7　人体营养状况的生化检测常用指标

营养素	检测指标
蛋白质	血清总蛋白、血清白蛋白、血清球蛋白、白/球（白球比）、空腹血中氨基酸总量/必需氨基酸、尿氢脯氨酸系数、游离氨基酸、每日必然损失氮等。
血脂	总脂、甘油三酯、α 脂蛋白、β 脂蛋白、胆固醇、游离脂肪酸、血酮
钙、磷及维生素 D	血清钙、血清无机磷、血清钙磷乘积、血清碱性磷酸酶、血浆 25-OH-D_3、血浆 1,25-$(OH)_2$-D_3 等

营养素	检测指标
锌	发锌、血浆锌、红细胞锌、血清碱性磷酸酶活性
铁	全血血红蛋白浓度、血清运铁蛋白饱和度、血清铁、血清铁蛋白、血细胞比容、红细胞游离原卟啉、平均红细胞体积、平均红细胞血红蛋白量、平均红细胞血红蛋白浓度等
维生素类	维生素 A:血清视黄醇、血清胡萝卜素 维生素 B1:红细胞酮醇酶活性系数、5mg 负荷尿试验 维生素 B2:红细胞谷胱甘肽还原酶活性系数、5mg 负荷尿试验 维生素 B3:50mg 负荷尿试验 维生素 C:血浆维生素 C 含量、500mg 负荷尿试验 叶酸:血浆叶酸、红细胞叶酸等
其他	尿糖、尿蛋白、尿肌酐、尿肌酐系数、全血丙酮酸等

（张吉甜　陈立勇）

第三节　学龄前儿童

儿童期一般分为三个阶段,3~6 岁为学龄前期,6~12 岁为学龄期,12~18 岁为青少年期。学龄前期儿童体格生长发育速度减慢,处于稳步增长状态,智力发育迅速,与同龄儿童和社会事物有了广泛的接触,知识面得以扩大,自理能力和初步社交能力能够得到锻炼,是培养良好习惯和品德的重要时期。学龄前儿童处于生长发育阶段,对各种营养素的需要量相对高于成人,因此平衡膳食、合理营养,保证食物品种的多样化,保证充分供给各种营养素和能量,不仅可以保证他们的正常生长发育,还可以为成年后的健康打下良好基础。

一、学龄前儿童生长发育特点

1. 身高和体重　身高每年增长 5~7cm;体重每年平均增加 1~2kg,生长迅速者可达 3~4kg。

2. 神经系统　3 岁时神经系统的发育基本完成,智力发育完善,但脑细胞的体积仍在增大,神经纤维的鞘髓化仍在继续,神经冲动的传导速度明显快于婴幼儿期。

3. 消化系统　3 岁时乳牙已出齐,6 岁时恒牙已萌出,咀嚼能力与消化功能逐渐增强,但胃容量较小,舌短而宽,灵活性较差,对食物的搅拌,协助吞咽的能力不足,咀嚼及消化能力仍有限,远低于成人,对于形状过大的食品,可能造成吞咽困难,甚至窒息。因此,这一时期还不能给予成人膳食,对固体食物需要较长时间的适应,需选择容量小、营养丰富的食物,以免引起消化功能紊乱。

4. 心理　学龄前儿童的注意力分散,不能专心进食,在食物的选择上有自我倾向,模仿力强。因此,要结合其心理特点培养良好的饮食习惯。

二、学龄前儿童营养素的需求

1. 能量　儿童能量需要量包括基础代谢、生长发育和合理活动的消耗,中国营养学会建议 3~6 岁学龄前男童膳食能量平均需要量为 1 250~1 600kcal/d,女童为 1 200~1 450kcal/d。

随着年龄的增长,机体对能量的需要量相应增加,好动儿童的能量需要量高于安静儿童。

2. **蛋白质** 中国营养学会建议学龄前儿童蛋白质参考推荐摄入量为 30~35g/d,蛋白质供能为总能量的 14%~15%。优质蛋白质的供给应占全天蛋白质来源的 30%~40%,其中来源于动物性食物的蛋白质应占 50%,其余蛋白质可由植物性食物谷类、豆类等提供。

3. **脂肪** 学龄前儿童需脂肪约 4~6g/(kg·d),脂肪供能比高于成人,AI 占总能量的 30%~35%,亚油酸供能不应低于总能量的 3%,亚麻酸供能不低于总能量的 0.5%。建议使用含有 α-亚麻酸的大豆油、低芥酸菜籽油或脂肪酸比例适宜的调和油为烹调油,在对动物性食品选择时,可多选用鱼类等富含 ω-3 长链多不饱和脂肪酸的水产品。

4. **糖类** 学龄前期儿童的膳食以谷类为糖类的主要来源,约需糖类 15g/(kg·d),糖类 AI 约为总能量的 50%~65%,但不宜食用过多的糖和甜食,适量的膳食纤维是学龄前儿童肠道所必需的。

5. **矿物质** 主要包括钙、碘、铁、锌。

(1)钙:为满足学龄前期儿童骨骼的生长,中国营养学会建议学龄前儿童钙的 RNI 为 800mg/d,UL 为 2 000mg/d。要保证学龄前儿童钙的适宜摄入水平,儿童奶的摄入量应不低于 300ml/d,也不宜超过 600ml/d。

(2)碘:儿童是缺碘的敏感人群,主要影响大脑发育,为减少因缺碘而导致的发育障碍,学龄前儿童碘的 RNI 为 90μg/d,UL 为 200μg/d。

(3)铁:学龄前儿童生长发育仍较快,内源性铁较少,需要从食物中补充铁。4~6 岁儿童铁的 RNI 为 10mg/d,UL 为 30mg/d。膳食中丰富的维生素 C 可促进铁的吸收。

(4)锌:锌与胎儿发育、儿童智力、生长发育、新陈代谢、组织修复均密切相关。儿童期用于生长的锌每公斤体重约 23~30μg。缺锌可引起味觉下降、厌食、嗜睡、面色苍白,抵抗力差而易患各种感染性疾病,严重时可出现生长发育迟缓。4~6 岁儿童锌 RNI 为 5.5mg/d,UL 为 12mg/d。

6. **维生素**

(1)维生素 A:维生素 A 对学龄前儿童的生长发育有重要作用,缺乏较常见。在我国,学龄前儿童维生素 A 缺乏约为 9%~11%。4~6 岁学龄前儿童 RNI 为 360μgRAE/d,UL 为 900μgRAE/d。

(2)维生素 D:维生素 D 对学龄前儿童的生长尤其是骨骼的生长有重要作用。4~6 岁学龄前儿童 RNI 为 10μg/d,UL 为 30μg/d。

(3)B 族维生素:维生素 B_1、维生素 B_2 和烟酸在保证儿童体内的能量代谢以促进其生长发育方面有重要的作用。这 3 种 B 族维生素常协同发挥作用,缺乏时可能同时存在多种维生素不足。学龄前儿童维生素 B_1 的 RNI 为 0.8mg/d,维生素 B_2 的 RNI 为 0.7mg/d,烟酸的 RNI 为 8mg/d。

(4)维生素 C:在 4~6 岁学龄前儿童的 RNI 为 50mg/d。

三、学龄前儿童膳食指南

《中国居民膳食指南》中学龄前儿童膳食指南适用于满 2 周岁后至满 6 周岁前的儿童。它是基于 2~5 岁儿童生理和营养特点,在一般人群膳食指南基础上增加的关键推荐。

1.《中国居民膳食指南》学龄前儿童膳食指南关键推荐

推荐一:规律就餐,自主进食不挑食,培养良好饮食习惯。

推进二:每天饮奶,足量饮水,正确选择零食。

推荐三:食物应合理烹调,易于消化,少调料、少油炸。

推荐四:参与食物选择与制作,增进对食物的认知与喜爱。

推荐五:经常户外活动,保障健康生长。

2. 实践应用

(1) 合理安排 2~5 岁儿童膳食:2~5 岁儿童每天应安排早、中、晚三次正餐,在此基础上还至少有两次加餐。一般分别安排在上、下午各一次,晚餐时间比较早时,可在睡前 2h 安排一次加餐。加餐以奶类、水果为主,配以少量松软面点。晚间加餐不宜安排甜食,以预防龋齿。

儿童膳食注意要点:①两正餐之间应间隔 4~5h,加餐与正餐之间应间隔 1.5~2h;②加餐份量宜少,以免影响正餐进食量;③根据季节和饮食习惯更换和搭配食谱。

(2) 引导儿童规律就餐、专注进食:由于 2~5 岁儿童注意力不易集中,易受环境影响,如进食时玩玩具、看电视、做游戏等都会降低其对食物的关注度,影响进食和营养摄入。

儿童进餐注意要点:①尽可能给儿童提供固定的就餐座位,定时定量进餐。②让孩子自己使用筷、匙进食,养成自主进餐的习惯,既可增加儿童进食兴趣,又可培养其自信心和独立能力。避免追着喂、边吃边玩、边吃边看电视等行为。③吃饭细嚼慢咽但不拖延,最好在30min 内吃完。

(3) 避免儿童挑食偏食:2~5 岁仍处于培养良好饮食行为和习惯的关键阶段,挑食偏食是常见的不良饮食习惯。由于儿童自主性的萌发,对食物可能表现出不同的喜好,出现一时性偏食和挑食,此时需要家长或看护人适时、正确地加以引导和纠正,以免形成挑食、偏食的不良习惯。儿童偏爱甜食,应适当加以控制,以防发生龋齿和超重。家长良好的饮食行为对儿童具有重要影响,建议家长应以身作则、言传身教,并与儿童一起进食,起到良好榜样作用,帮助孩子从小养成不挑食、不偏食的良好习惯。应鼓励儿童选择多种食物,引导孩子合理选择健康食物,达到营养均衡(表 7-8)。对于儿童不喜欢吃的食物,可通过变更烹调方法或盛放容器,如将蔬菜切碎,将瘦肉剁碎,将多种食物制作成包子或饺子等;也可采用重复小份量供应,鼓励尝试并及时给予表扬加以改善,不可强迫喂食。通过增加儿童身体活动量,尤其是选择儿童喜欢的运动或游戏项目,能使其肌肉得到充分锻炼,增加能量消耗,增进食欲,提高进食能力。此外,家长还应避免以食物作为奖励或惩罚的措施。

表 7-8 2~5 岁儿童各类食物每天建议摄入量　　　　　　　　　　　　　单位:g/d

食物类别	2~3 岁	4~5 岁
谷类	85~100	100~150
薯类	适量	适量
蔬菜	200~250	250~300
水果	100~150	150
畜禽肉类		
蛋类	50~70	70~105
水产品		
大豆	5~15	15

食物类别	2~3 岁	4~5 岁
坚果	–	适量
乳制品	500	350~500
食用油	15~20	20~25
食盐	<2	<3

（4）培养和巩固儿童饮奶习惯：我国 2~3 岁儿童的膳食钙每天推荐量为 600mg，4~6 岁儿童为 800mg。奶及奶制品中钙含量丰富且吸收率高，是儿童钙的最佳来源。每天饮用 300~400ml 奶或相当量奶制品，可保证 2~5 岁儿童钙摄入量达到适宜水平。家长应以身作则常饮奶，鼓励和督促孩子每天饮奶，选择和提供儿童喜爱和适宜的奶制品，逐步养成每天饮奶的习惯。

如果儿童饮奶后出现胃肠不适（如腹胀、腹泻、腹痛）可能与乳糖不耐受有关，可采取以下方法加以解决：①少量多次饮奶或吃酸奶；②饮奶前进食一定量主食，避免空腹饮奶；③改吃无乳糖奶或饮奶时加用乳糖酶。

（5）培养儿童养成喝白开水的习惯：2~5 岁儿童新陈代谢旺盛，活动量多，水分需要量也大，建议每天饮水量 1 000~1 500ml，应以白开水为主，避免饮含糖饮料。儿童胃容量小，每天应少量多次饮水（上午、下午各 2~3 次），晚饭后根据情况而定。不宜在进餐前大量饮水，以免充盈胃容量，冲淡胃酸，影响食欲和消化。

家里常备凉白开水，提醒孩子定时饮用，家长应以身作则养成良好的饮水习惯。由于含糖饮料对儿童有着较大的诱惑，许多儿童容易形成对含糖饮料的嗜爱，需要给予正确引导，告知儿童喝含糖饮料对健康的危害。家中不购买碳酸、果汁饮料，避免将含糖饮料作为零食提供给儿童。可适当选择家庭自制的豆浆、果汁等天然饮品，饮后需及时漱口，以保持口腔卫生，预防龋齿。

（6）合理地选择零食：零食是 2~5 岁儿童全天膳食营养的必要补充，是儿童饮食中的重要内容，零食应尽可能与加餐相结合，以不影响正餐为宜。零食选择应注意以下几方面：①宜选择新鲜、天然、易消化的食物，如奶制品、水果、蔬类、坚果和豆类食物；②少选油炸食品和膨化食品；③零食最好安排在两次正餐之间，量不宜多，睡觉前 30min 不要吃零食。此外，还需注意吃零食前要洗手，吃完漱口。

（7）注意零食的食用安全：避免整粒的豆类、坚果类食物呛入气管发生意外，建议坚果和豆类食物磨成粉或打成糊食用。对年龄较大的儿童，可引导孩子认识食品标签，学会辨识食品生产日期和保质期。

（8）恰当地烹调儿童膳食：从小培养儿童清淡口味，有助于形成终生的健康饮食习惯。长期过量食用钠盐会增加高血压、心脏病等慢性疾病风险，为儿童烹调食物时，应控制食盐用量，还应少选含盐高的腌制食品或调味品。在为 2~6 岁儿童烹调加工食物时，应尽可能保持食物的原汁原味，让孩子首先品尝和接纳各种食物的自然味道。尽可能少用或不用味精或鸡精、色素、糖精等调味品，可选天然、新鲜香料（如葱、蒜、洋葱、柠檬、醋、香草等）和新鲜蔬果汁（如番茄汁、南瓜汁、菠菜汁等）进行调味。

每人每次正餐烹调油用量不多于 2 茶匙（10ml）。优质食油含丰富不饱和脂肪，有助脂肪酸平衡,减少成年心脑血管疾病风险,可选用常温下为液态的植物油。为儿童制备膳食时,应少选用饱和脂肪较多的油脂,如猪油、牛油、棕榈油等(常温下为固态的油脂)。在烹调方式上,宜采用蒸、煮、炖、煨等烹调方式,尽量少用油炸、烤、煎等方式。

(9)让儿童参与食物的选择与制作:在保证安全的情况下,应鼓励儿童参与家庭食物的选择和制作,帮助儿童了解食物的基本常识和对健康的重要意义,增加对食物的认知,对食物产生心理认同和喜爱,减少对某些食物的偏见,从而学会尊重和爱惜食物。家长或幼儿园老师可带儿童去市场选购食物,辨识应季蔬果,尝试自主选购蔬菜。在节假日,带儿童去农田认识农作物,实践简单的农业生产过程,参与植物的种植,观察植物的生长过程,介绍蔬菜的生长方式、营养成分及对身体的益处,并亲自动手采摘蔬菜,激发孩子对食物的兴趣,享受劳动成果。让儿童参与家庭膳食制作过程,参与一些如择菜这种力所能及的加工活动,体会参与的乐趣。

(10)限制屏幕前时间,合理安排儿童的运动和户外活动:2~5岁儿童每天应进行至少60min的体育活动,最好是户外游戏或运动,除睡觉外尽量避免儿童有连续超过1h的静止状态,每天看电视、玩平板电脑、手机等电子设备的时间累计不超过2h。建议每天结合日常生活多做体力锻炼,如玩耍、散步、爬楼梯、收拾玩具等。适量做较高强度的户外活动,包括有氧运动(骑小自行车、快跑等)、伸展运动、肌肉强化运动(攀架、健身球等)、团体活动(跳舞、小型球类游戏等)。家长也应以身作则,减少看电视、玩手机、电脑或电子游戏等静态活动,增加亲子互动。

四、学龄前儿童常见健康相关问题及指导

1. **吸吮手指**　婴儿生下数月就有吮指现象,1~2岁最频繁,学龄期消失。但有些儿童因缺乏环境刺激,缺少爱抚,会保留吸吮习惯。吮指多在感到无聊或想睡觉时出现。不要刻意提醒或专注其动作,也没有必要加以训斥,以免不良习惯强化。关键是要减少儿童的内心压力,鼓励患儿用手做其他事情来分散其注意力,使症状减轻,也可采用厌恶疗法和其他行为治疗。

2. **功能性遗尿**　指儿童5岁后仍经常出现的不自主性排尿。患儿多无明显器质原因,以熟睡中遗尿为主要表现。患病率约3%~6%,男孩多见,通常进入青春期后自行消失。少数患儿表现为清醒时有尿意,但不能控制排尿反射而尿裤子。病因多为综合性因素,其中起关键作用的因素是心因性紧张。遗尿症儿童常伴有情绪问题、睡行症或多动障碍等。采取防治措施应首先了解病因、改善环境、消除心理紧张因素;要掌握排尿规律,逐步进行训练;家长应提供心理支持,不应训斥或羞辱。此外,药物治疗也有一定作用。

3. **口吃**　俗称结巴,是常见于2~5岁儿童(尤其男孩)的一种以言语节律异常为主要表现的语言障碍,出现不自主的语言重复,发音延长或停止。口吃若持续至10岁后,多转移为永久性口吃。口吃的发生有多种原因,如歧视、突然惊吓、心理压力、模仿、强制性改变左利手(左撇子)等。有些父母对孩子学话过于急躁,进行过多矫正,或恐吓和逼迫儿童学话等,也可导致口吃。口吃若持续日久,会使患儿出现孤僻、退缩、自卑、羞怯等不良性格特征。口吃的矫治主要在于消除环境不良因素,提供心理支持,帮助树立自信,不讥笑不训斥,培养从容不迫的讲话习惯等。严重者可进行语言矫治训练。

4. **屏气发作**　小儿屏气发作又称呼吸暂停症,是指儿童在剧烈哭闹时突然出现呼吸暂停的现象。屏气发作时,由于屏气导致高碳酸血症和脑缺氧,而且哭泣时脑血管收缩和继发

性呼吸道痉挛,使心跳减慢引起血流量减少,最后出现昏厥及抽搐。本病是婴幼儿时期较多见的发作性神经官能症。最多见于 2~3 岁,6 个月前及 6 岁后者少见。

本病主要与情绪有关,情绪因素或物理刺激均可以诱发。屏气发作的原因除与情绪因素有关外,尚与机体缺铁有关;发病的小儿中有相当一部分同时有缺铁性贫血。该症状发作次数不定,严重者可一天数次(只要有刺激因素即可诱发);随着年龄的增长发作次数逐渐减少。常于 5~6 岁发作停止,约 30% 有家族史。

本病临床表现为当患儿受到疼痛、恐惧、痛哭、发怒或受到挫折等不良刺激之后,即出现急剧情感暴发,高声哭叫、过度换气,接着出现屏气、呼吸暂停、口唇发紫及四肢强直,严重者可以短时期意识丧失、全身强直、角弓反张、四肢肌肉阵挛性抽动。全过程约 1min 左右,重者持续 2~3min。然后全身肌肉放松,呼吸复现,大部分孩子神志恢复或短暂发呆,亦有立即入睡的。

矫治的关键在于正确教育。平时家长对小儿不要过分溺爱,注意生活环境的安排,解除引起精神紧张和冲突的因素,尽量避免突然意外的刺激。家族成员平时对孩子既要和蔼可亲使他感到家庭的温暖;又要耐心教育使他自觉地严格要求自己。若过分强调不挫伤其情绪而无原则的满足孩子的欲望,可造成性格上的异常。相反,若不考虑疾病的特点而提过分严格的要求,容易使屏气发作频发,对健康不利。

本病一般不需药物治疗,家长不必惊慌失措,患儿发作可自行恢复。若屏气发作时间过长,造成脑部缺氧,可以掐人中、印堂、合谷等穴位,使其尽快恢复。对频繁发作的病儿,可在医生指导下,用阿托品治疗。若有缺铁性贫血则应及时补充铁剂。

五、学龄前儿童健康管理

1. 时间和地点 出生后 3 岁(满 3 周岁至 3 周岁 11 个月 29 天),在基层医疗卫生机构进行健康管理。4~6 岁在基层医疗卫生机构或幼儿园进行健康管理。3~6 岁学龄前儿童每年进行一次。

2. 询问和观察 3 岁儿童询问饮食情况、过敏情况、患病情况、行为情况、牙齿护理等。4~6 岁儿童询问一年来孩子患病情况、发育过程中有无育儿困惑,便于体检中有针对性检查和进行相应的健康教育。

3. 体格检查和处理

(1)测量体重、身高:对体格发育进行评价,对低体重、生长迟缓、消瘦或肥胖的孩子,分析原因,提出干预办法,适时转诊。若孩子的身高体重在均值减两个标准差以下,为营养不良,应引起注意;若身高体重曲线水平虽较低,但与平均曲线平行,可继续观察;若 3 个月曲线一直没有上升,应转诊。

(2)一般情况:精神状态、面色、营养状况等。

(3)眼睛:检查结膜是否充血,是否有分泌物、畏光、流泪等,若有结膜充血、分泌物过多,建议转诊。

(4)视力:采用国际标准视力表或对数视力表,视力低于正常(按国际标准视力表数值,3 岁视力正常为 0.4~0.6,4 岁为 0.6~0.8,5、6 岁为 0.8~1.0)或两眼视力相差两行及以上的孩子,建议转诊。

(5)耳:检查耳道有无异常分泌物,如有,进行对症处理或建议转诊。

(6)听力:3 岁儿童使用行为测听法进行听力筛查。筛查未通过者建议转诊。4~6 岁儿童无须检查。

（7）口腔：出现褐色或黑褐色斑点或斑块，表面粗糙，甚至出现明显的牙体结构破坏则判断为龋齿，检查记录龋齿数目，发现未治疗龋齿，建议转诊。6岁儿童另需检查第一恒磨牙是否完全萌出，如果完全萌出，并发现窝沟较深，建议做窝沟封闭。

（8）胸部：确定心率是否在正常范围、心率是否规则、有无心音异常及心脏杂音、肺部呼吸音有无异常，如有异常，建议转诊。

（9）腹部：腹部检查，有无肝脾大、腹膨隆、舟状腹等。出现以下情况时建议转诊：①肝和/或脾大、无法解释和处理的腹胀；②出生后既不能自然排便，且腹胀严重，常伴有呕吐。

（10）步态：3岁时观察步态是否正常、有无跛行，如有异常则建议转诊。由4岁开始，内八字脚及扁平足的逐渐减少，4~6岁儿童无须检查。

（11）血常规检查：血红蛋白（hemoglobin，Hb）值低于<110g/L（海拔每升高1 000m，Hb值上升约4%）就可能是贫血。Hb值90g/L~109g/L为轻度贫血，60g/L~89g/L为中度贫血，<60g/L为重度贫血。轻度贫血患儿，查找原因，对患儿家长进行喂养指导，给予患儿药物治疗，一个月后复查。恢复正常者，继续服药4周~6周；复查仍未改善或进行性加重者，建议转诊。中重度贫血患儿建议转诊。

（12）其他发育评估（有条件的地区可开展）：按照"儿童神经精神发育进程"（表7-9）进行评估，若发现发育落后者分析原因，进行指导，适时转诊。

表7-9 儿童神经精神发育进程（节选）

年龄	粗、细动作	语言	适应周围人物的能力与行为
3岁	能跑、会骑三轮车，会洗手、洗脸，脱、穿简单衣服	能说短歌谣，数几个数	能认识画上的东西；认识男、女；自称"我"；变现自尊心、同情心、害羞
4岁	能爬梯子、会穿鞋	能唱歌	能画人像、能初步思考问题、记忆力强、好发问
5岁	能单足跳、会穿鞋	开始识字	能分辨颜色、能数10个数、能知道物品用途及性能
6岁	参加简单劳动，如扫地、擦桌子、剪纸、泥塑、结绳等	能讲故事、开始写字	能数几十个数、可简单加减、喜独立自主

4. 指导

（1）合理膳食：询问家长孩子是否挑食、偏食，建立均衡饮食的概念。防止孩子营养不良或营养过剩。建立良好和健康的饮食习惯。

（2）生长发育：对孩子体格发育状况做出评价，指导体格锻炼的方法。3岁儿童另需指导家长做入托前心理和自理能力的准备工作。

（3）疾病预防：告知家长若发现孩子经常揉眼睛，有畏光、流泪等症状，看电视及图画时距离过近，歪头视物等状况，应及时就诊。4岁儿童提醒注意用眼卫生，避免长时间接触电子产品。5~6岁儿童若发现眯眼看东西，看电视时经常往前凑，看书写字时离书本比较近等症状，及时就诊。

（4）口腔保健：主要提醒家长注意孩子的口腔卫生。指导3~5岁的儿童家长，鼓励和帮助培养孩子睡前刷牙的习惯,教孩子自己刷牙,刷牙时开始使用牙膏,每次牙膏用量为绿豆大小。6岁儿童主要指导家长,提醒孩子早晚刷牙,饭后漱口。如果有条件,中午也应刷牙一次。低氟地区的孩子,建议使用含氟牙膏。刷牙时每次牙膏用量为绿豆大小。另外,鼓励家长让3~6岁的儿童接受有口腔专业人员实施的局部应用氟化物防龋措施。

(5)其他:3~5岁儿童告知家长下一年度健康管理时间地点。

5. 预防伤害指导

(1)跌伤:家中台面与窗台距离应考虑预防孩子跌落。孩子独自在床上时,应有窗栏。住楼房的家庭,窗户应安装护栏。

(2)烧烫伤:①给孩子准备洗澡水时,应先放凉水,后加热水。避免碰到装热水的容器。②使用热水袋给新生儿取暖时,要将塞子塞紧,并用毛巾或厚布包裹起来,不宜让新生儿的皮肤接触热水袋。③孩子会爬会走后,应注意将热的水、汤、粥等放在远离孩子的地方,饭菜晾凉后再喂,不应放在桌边,特别是不能放在有桌布的桌子上,以免被孩子碰翻。④蚊香、热水瓶应放在离孩子较远的地方。⑤6岁以下孩子不宜进厨房。

(3)窒息:①宜单独睡婴儿床,避免在床上放置毛绒玩具或多余的尿布、衣被等物品,以防意外堵塞婴儿鼻子和口腔。②如果和母亲一起睡,儿童宜单独睡在一个被子里,防止母亲熟睡时压到造成窒息。③不宜让儿童玩过小的玩具,注意玩具上是否会有容易脱落的细小零件。④应注意玩具上的适用年龄。⑤经常检查儿童周围是否有遗落的纽扣、硬币、棋子等物品。⑥不宜儿童吃整个坚果,如瓜子、花生和豆类,以防造成气管异物和窒息。

(4)中毒:①不宜把可能会对孩子造成伤害的物品,如药物、洗涤用品、杀虫剂、刀剪等利器、火柴等易燃品放在孩子能接触到的地方,以防误食误伤或中毒。②过敏性体质的孩子慎用毛绒玩具。③房间内使用煤油炉、煤气炉、煤炉、炭盆取暖时,要注意通风,避免一氧化碳中毒。

(5)溺水:①习惯用浴缸的家庭,应及时将浴缸里的水放干,浴室门关好,以防孩子掉进装满水的浴缸。②家庭中有水缸或水井,应加盖。③屋外有水沟、池塘等,要装护栏,若实在无法安装,应照看好孩子,以免落水。

(6)交通伤害:①乘坐小型汽车时,应给孩子准备专用汽车座椅。②任何时候都不宜将孩子单独留在汽车里。③坐自行车后座时防止脚插入自行车后轮引起自行车辐条伤。

(7)动物伤害:①饲养宠物的家庭不宜让猫、狗等宠物单独与孩子在一起。②消灭老鼠,防止被其咬伤及传染疾病。

(8)其他:①经常检查孩子的手指和脚趾是否被手套或被子上的丝线缠绕,以免因血流不通造成组织坏死。②经常给孩子修剪指甲,宜把指甲尖修圆,以免抓伤皮肤。照看孩子的人也不宜留长指甲,防止伤害到孩子。③电风扇应选有扇页保护的,防止孩子把手指伸进去。④应避免孩子玩耍带尖、有棱角的玩具。⑤电源插座应有一定高度,电源插孔应用专用绝缘片保护好。⑥严禁孩子拿小匙或筷子等长形物体玩,特别要小心不应将这些物件含在嘴里,防止跌倒时受伤。⑦检查家中是否有高处物品容易跌落砸伤等。⑧对孩子行体格检查时,应注意看孩子身上是否有异常的青紫、外伤等情况,特别是女童。如发现孩子有受到虐待的可能,一定要追问,必要时报警处理。

(周 芸)

第四节 学龄儿童

学龄儿童是指从 6 岁到不满 18 岁的未成年人。6~12 岁称之为学龄期,12~18 岁为青少年期。学龄期儿童体格仍维持稳步增长,除生殖系统外的其他器官和系统已逐渐接近成人水平,而且独立活动能力逐步增强,可接受成人的大部分食物。此期是儿童体格和智力发育的关键时期,充足的营养摄入可以保证其体格和智力的正常发育。青少年期包括青春发育期和少年期。合理膳食和均衡营养对维持机体的生理功能、促进学龄儿童体格和智力的正常发育至关重要。应根据学龄儿童生长发育的特点和营养需求,给予学龄儿童合理的膳食,培养健康的生活方式。学龄儿童应定期进行健康检查,以早期发现健康问题,早期给予预防或治疗。

一、学龄儿童生长发育特点

(一)学龄期

学龄期儿童的生长发育速度更趋平稳,每年体重增加 2~3kg,身高增加 4~7.5cm。学龄儿童的体力活动逐渐增强,智力发育迅速,除生殖系统外的其他器官、组织、系统,包括脑的形态发育逐渐接近成人的水平,并为青春期做好营养储备。

(二)青少年期

1. 体格生长发育的第二次高峰 出现在小学高年级时,进入第二次生长发育加速的青春期,身高、体重快速增长。此期个体差异较大,且与性别、活动状况、进入青春期迟早有密切的关系。女生的突增期开始于 10~12 岁,以脂肪沉积为主,男生在 12~15 岁,以肌肉及骨骼增长为主。在这一时期,每年体重增长 2~5kg,个别可达 8~10kg;身高男生平均增长 7~9kg,女生平均增长 5~7cm,所增加的身高可占其成人身高的 15%~20%。

2. 体成分变化 在青春期以前男童与女童脂肪和肌肉占体重的比例相似,分别为 15% 和 19%;进入青春期以后,女性脂肪增加到 22%,男性仍为 15%,而此时男性增加的瘦体重(即去脂体重)约为女生的 2 倍。

3. 性发育成熟 生殖系统迅速发育并趋于成熟,第二性征逐渐明显,女孩出现行经,男孩出现遗精等现象。

4. 心理发育成熟 青少年的抽象思维能力加强,思维活跃,记忆力增强,心理发育逐渐成熟,追求独立的愿望强烈。这些变化导致的饮食行为的某些改变(如盲目节食等)可影响其生长发育。

二、学龄儿童营养素的需求

1. 能量 学龄儿童能量需要量包括基础代谢、食物特殊动力作用、生长发育、排泄消耗和合理活动的消耗(达到中等体力活动水平)。儿童基础代谢的能量需要量较成人高,随年龄增长逐渐减少,如 7 岁时儿童基础代谢率为 44kcal/(kg·d),12 岁时儿童基础代谢率为 30kcal/(kg·d),中国营养学会建议 6~11 岁学龄期中体力活动水平 EER 为男 1 600~2 350kcal/d,女 1 450~2 050kcal/d。12~18 岁青少年期中体力活动水平 EER 为男 2 350~2 850kcal/d,女 2 050~2 300kcal/d。

2. 蛋白质 学龄儿童蛋白质参考推荐摄入量 7~10 岁为 40~50g/d;11 岁男童为 60g/d,女童为 55g/d;14~17 岁男童 75g/d,女童为 60g/d。学龄儿童蛋白质供能占总能量的 12%~14%。优质蛋白质的供给应占全天蛋白质来源的 30%~40%,其中来源于动物性食物的蛋白质应占 50%。

3. 脂肪 学龄儿童脂肪 AI 以占总能量的 20%~30% 为宜。在脂肪种类的选择上要注意选择含必需脂肪酸的植物油。

4. 糖类 学龄儿童膳食中糖类 AI 占总能量的 50%~65% 为宜。应注意避免摄入过多的食用糖,特别是含糖饮料。

5. 矿物质

(1)钙:学龄儿童骨骼生长迅速,尤其是青少年时期,这一时期骨量的增加量占到成年期的 45% 左右。青少年期钙的营养状况决定成年后的峰值骨量,青少年每天钙摄入量高者的骨量和骨密度均高于摄入量低者,良好的钙摄入可有效降低老年期骨质疏松性骨折的发病危险性。7~10 岁钙的 RNI 为 1 000mg/d,11~13 岁为 1 200mg/d,14~17 岁为 1 000mg/d。钙的 UL 为 2 000mg/d。

(2)碘:儿童是缺碘的敏感人群,学龄儿童膳食碘 RNI,7~10 岁为 90μg/d,11~13 岁为 110μg/d,14~17 岁为 120μg/d。UL 为 7~10 岁 300μg/d,11~13 岁 400μg/d,14~17 岁 500μg/d。

(3)铁:青春期男生比女生在体内增加更多的肌肉,肌蛋白和血红蛋白需要铁来合成;而青春期女生从月经中丢失大量铁,需要从膳食中补充。7~10 岁儿童铁的 RNI 为 13mg/d,UL 为 30mg/d;11~17 岁男童铁的 RNI 为 15~16mg/d,女童为 18mg/d,UL 为 40mg/d。

(4)锌:由于生长发育迅速,特别是肌肉组织的迅速增加以及性发育的成熟,体内锌的需求量增多,需要增加锌的摄入量。7~10 岁 RNI 为 7.0mg/d,UL 为 19mg/d;11~13 岁 RNI 为男 10mg/d,女 9.0mg/d,UL 为 28mg/d;14~17 岁 RNI 为男 11.5mg/d,女 8.5mg/d,UL 为 35mg/d。

6. 维生素

(1)维生素 A:维生素 A 对学龄儿童的生长发育有重要作用。7~10 岁学龄儿童维生素 A 的 RNI 为 500μgRAE/d,UL 为 1 500μgRAE/d。11~13 岁 RNI 为男 670μgRAE/d,女 630μgRAE/d,UL 为 2 100μgRAE/d;14~17 岁 RNI 为男 820μgRAE/d,女 630μgRAE/d,UL 为 2 700μgRAE/d。

(2)B 族维生素:维生素 B_1、维生素 B_2 和烟酸在保证儿童体内的能量代谢以促进其生长发育方面有重要的作用。①学龄儿童膳食维生素 B_1 的 RNI,7~10 岁为 1.0mg/d;11~13 岁为男 1.3mg/d,女 1.1mg/d;14~17 岁为男 1.6mg/d,女 1.3mg/d。②膳食维生素 B_2 的 RNI,7~10 岁为 1.0mg/d;11~13 岁为男 1.3mg/d,女 1.1mg/d;14~17 岁为男 1.5mg/d,女 1.2mg/d。③膳食烟酸的 RNI,7~10 岁为男 11mg/d,女 10mg/d,UL 为 20mg/d;11~13 岁为男 14mg/d,女 12mg/d,UL 为 25mg/d;14~17 岁为男 16mg/d,女 13mg/d,UL 为 30mg/d。

(3)维生素 C:维生素 C RNI 值 7~10 岁为 65mg/d;11~13 岁为 90mg/d;14~17 岁为 100mg/d。

三、学龄儿童的合理膳食

学龄儿童的合理膳食,中国营养学会在遵循《中国居民膳食指南(2016)》基础上,增加了 5 条针对学龄儿童核心推荐。

推荐一:认识食物,学习烹饪,提高营养科学素养。

推荐二:三餐合理,规律进餐,培养健康饮食行为。

推荐三:合理选择零食,足量饮水,不喝含糖饮料。

推荐四:不偏食节食,不暴饮暴食,保持适宜体重增长。

推荐五:保证每天至少活动60min,增加户外活动时间。

（一）认识食物,学习烹饪,提高营养科学素养

1. 认识食物,了解食物对建康的影响 学龄儿童应了解食物和营养的相关知识,首先要认识食物,了解食物的来源、分类、主要营养特点;了解食物的生长、加工、烹调及其对食物营养价值的影响;了解食物的消化吸收及其对健康的影响。

2. 合理搭配食物,培养健康饮食行为 学会选择与合理搭配食物,并养成健康的饮食行为。了解《中国居民膳食指南》和"中国居民平衡膳食宝塔",了解食物多样化原则,注意荤素搭配、粗细搭配等。学会使用食品营养标签合理选择食品。掌握健康饮食制作技能,科学管理自身饮食。

3. 参与食物的选择与烹饪,传承我国优秀饮食文化 尽可能多地参与到家庭食物的选择、购买,参与食物的加工和烹调等;了解和认识食物,学习食物的合理搭配、烹饪知识和技能。教导儿童了解不同地域的饮食习惯与风俗,传承优秀的饮食文化,注意培养餐桌礼仪,如主动请家中长辈入座、就餐时不大声喧哗、不随意翻动盘中的食物等。餐前,让儿童一起为家人摆放餐具;餐后,让儿童一起收拾餐桌、清洗碗筷等。培养儿童怀着感恩的心享受每一餐饭,教会儿童珍惜食物。

4. 家庭、学校和社会应共同开展饮食教育,提高营养科学素养

（1）充分发挥家长的指导作用:家长应学习和掌握营养知识,改变自身不健康饮食行为,言传身教;尽可能多和孩子一起就餐,有意识地培养儿童选择健康食物的能力;和孩子一起到农田,让孩子在耕种、采摘、收割等体验中了解食物的生长过程,使孩子懂得选择营养健康的食物、珍惜食物。

（2）把营养健康融入学校教育:学校应开设营养健康教育相关的课程,营造营养健康教育校园环境,做好学校食堂的膳食营养氛围建设。如利用教室、校园广播、宣传栏、墙报等阵地,采取班会、讲座、竞赛、演讲、手抄报、同伴教育等形式开展营养健康主题宣教;在学校食堂张贴海报、宣传画、展板等,或通过电视、液晶屏等途径宣传营养健康知识,组织相关人员在学生进餐时给予均衡膳食指导。老师应积极主动参与营养健康教育活动,将营养健康教育与教学相结合,让学生潜移默化地学会营养健康知识和技能。学校还应向家长普及营养知识,邀请家长参加营养健康教育活动,提高家长的膳食营养素质,形成家 - 校合力。

（3）创造社区营养氛围:学龄儿童的饮食行为会受到生活环境的影响,社区及其他机构也应该积极营造学龄儿童营养健康氛围,包括以下内容:①利用每年的"学生营养日""全民营养周"等,广泛开展营养宣传教育,促进家庭和儿童对合理膳食的认知,培养健康的饮食行为。②因地制宜地开展社区营养健康教育活动,在社区设立营养宣传栏、举办社区健康大讲堂、开展社区家庭健康烹饪比赛、评选健康家庭、创立社区营养宣传指导员或志愿者等。③鼓励媒体加入营养健康教育宣传,充分发挥媒体优势,制作营养健康视频资料或公益广告,开展线上平台教育,提供科学正确的饮食信息,减少食品广告对儿童食物消费的诱导。④其他方面如组织食品企业、农场向公众开放,让儿童参观或参与食品种植、养殖及生产,认识食物。

（4）营造愉悦的就餐环境:家庭应营造轻松快乐的就餐环境,让儿童保持心情愉快,不在进餐时批评指责儿童;也不要把食物作为奖罚工具。安排学龄儿童与家人或同学共同进餐,享受家人朋友团聚的快乐。良好的进餐环境还需要保持室内整洁、光线充足、空气流通、温度适宜、餐桌与食具清洁美观等。

(二)三餐合理,规律进餐,培养健康饮食行为

1. **饮食合理,进餐规律** 学龄儿童饮食应多样化,保证营养齐全,并且做到清淡饮食。三餐的食物应有主食,搭配蔬菜、畜禽肉类、鱼虾类、蛋类、大豆类及其制品、奶类及其制品等来保证营养均衡。不用糕点、甜食或零食代替正餐;不用水果代替蔬菜,或蔬菜代替水果;不用果汁代替水果。

经常食用奶及其制品、大豆及其制品,经常进行户外活动,以促进骨骼发育。经常吃含铁丰富的食物,如瘦肉等,同时搭配新鲜的蔬菜和水果,预防缺铁性贫血。

一日三餐的时间应相对固定,两餐间隔 4~6h,做到定时定量,进餐时细嚼慢咽。早餐提供的能量应占全天总能量的 25%~30%,午餐占 30%~40%、晚餐占 30%~35% 为宜;午餐在一天中起着承上启下的作用,要吃饱吃好;晚餐要适量。

2. **吃好早餐每天吃早餐,早餐的营养要充足** 营养充足的早餐至少应包括谷薯类、肉蛋类、奶豆类、果蔬类中三类及以上食物。

3. **天天喝奶** 每天摄入奶或奶制品 300g 及以上,可以选择鲜奶、酸奶、奶粉或奶酪,奶和奶制品富含钙质和优质蛋白,经常进行户外活动接受阳光浴,促进皮肤中维生素 D 的合成,促进钙的吸收利用。

4. **尽然选择含蔬菜、水果相对比较丰富的食品,少吃含能量、脂肪、食盐或添加糖高的食品和饮料** 多数快餐在制作过程中用油、盐等调味品较多,要注意合理选择。如果某一餐中食用了比较多的能量含量高的食品,如油炸食品,其他餐次要增加新鲜蔬菜水果的摄入,适当减少主食和动物性食物的食用量。

(三)合理选择零食,足量饮水,不喝含糖饮料

1. **合理选择零食** 选择干净卫生、营养价值高的食物作为零食,并考虑尽量选择正餐不容易包含的一些食物,如坚果、新鲜水果等。水果和能生吃的新鲜蔬菜含有丰富的维生素、矿物质和膳食纤维。奶类、大豆及其制品、全麦面包麦片煮红薯等谷薯类也可做零食。

油炸、含盐高或含添加糖高的食品不宜做零食,更不能代替正餐,如含糖饮料、油炸食品、太咸或者太甜的食物、街头食品(如烤羊肉串)等。不能选择没有生产日期、无质量合格证或无生产厂家信息的“三无”产品。

2. **两餐之间加少量零食** 吃零食的量以不影响正餐为宜,两餐之间可以吃少量零食,不能用零食代替正餐。吃饭前、后 30min 内不宜吃零食,不要看电视时吃零食,也不要边玩边吃零食,睡觉前 30min 不吃零食。吃零食后要及时刷牙或漱口。

3. **足量饮水** 学龄儿童每天应少量多次、足量喝清洁的饮用水,首选白开水。建议6 岁儿童每天饮水 800ml;7~10 岁儿童每天饮水 1 000ml;11~13 岁男生每天饮水 1 300ml,女生每天饮水 1 100ml;14~17 岁男生每天饮水 1 400ml,女生每天饮水 1 200ml。在天气炎热出汗较多时应适量增加饮水量。饮水应少量多次,不能口渴后再喝,建议每个课间喝100~200ml 水,闲暇时每小时喝 100~200ml 水。

4. **不喝含糖饮料** 多数饮料都含有添加糖,过量饮用含糖饮料会对学龄儿童的健康造成危害,应不喝或少喝含糖饮料,更不能用饮料替代水。选择饮料时可以参考营养成分表,尽量选择“碳水化合物”或“糖”含量低的饮料。

含糖饮料中的酸性成分会对牙齿表面进行酸蚀,导致龋齿,喝完饮料后要注意口腔卫生,用清水漱口。另外,可通过增加身体活动来消耗通过含糖饮料摄入的能量。

5. 巧用营养标签选零食和饮料　零食和饮料包装上的"营养成分表"提供重要食品信息,可以作为选择食品的有用工具。对于一般健康的学龄儿童,可参考营养成分表中的蛋白质指标,选择蛋白质含量高的产品。超重肥胖的学龄儿童,应关注能量、糖类、脂肪等信息,选择低能量、低脂肪的产品。

6. 禁止饮酒　提高学龄儿童对饮酒危害的认识,家长要避免当着儿童的面饮酒,不让儿童尝试饮酒。加强对儿童聚会、聚餐的引导,避免饮酒。学校应开展预防酒精滥用的宣教活动,加强对学生的心理健康引导。

（四）不偏食节食,不暴饮暴食,保持适宜体重增长

1. 保持适宜的体重增长　学龄儿童正处于生长发育的关键时期,适宜的身高和体重增长是营养均衡的体现。应通过合理饮食和积极运动,预防营养不良或超重肥胖。

2. 不偏食节食、不暴饮暴食

（1）培养学龄儿童树立科学的健康观念和体型认知,正确认识体重的合理增长以及青春期体型变化,避免盲目减轻体重。避免过度节食,或采用极端的、不科学的减重方式控制体重,应根据膳食需要合理安排三餐。过度节食行为容易导致营养不良,要早发现、早矫正、早干预。一旦发现由过度节食导致的营养不良或身体不适,应及早就医,并在医生的指导下进行治疗。

（2）家长对于孩子偏食、挑食行为应该早发现、早纠正。调整食谱,增加食物的多样性,提高孩子对食物的接受程度,避免容易让孩子对食物产生厌烦的单调食谱。让孩子认识并尝试吃各种各样的食物,避免形成食物偏好。尽可能地让孩子参与食物的选择、购买、准备和烹调,以便让孩子了解和认识食物;对良好饮食行为及时给予口头表扬和鼓励;以身作则为孩子树立榜样,通过言传身教帮助孩子形成健康的饮食观念和行为。

（3）避免暴饮暴食,应定时进餐,形成并遵循进餐规律。低年龄儿童可以用较小的餐具进餐,促进形成定量进餐的习惯。避免在消极情绪下进食,采取听音乐、与朋友交谈等方式缓解消极情绪;了解、记录、监测、控制自身饮食习惯。家长应对孩子多观察、多沟通,了解暴饮暴食的原因。可以采用谈话或玩游戏的方式来帮助孩子缓解情绪,不要让孩子把暴饮暴食当作解决问题的工具。

3. 改善儿童营养不良　营养不良儿童的膳食安排,要在保证能量摄入充足的基础上,增加鱼、禽、蛋、瘦肉、豆制品等富含优质蛋白质食物的摄入,经常食用奶及奶制品,每天吃新鲜的蔬菜和水果;保证一日三餐,纠正偏食挑食和过度节食等不健康饮食行为,并保持适宜的身体活动。有些青春期女生为了追求"苗条"体型而盲目节食,家长和学校要对青春期女生加强引导,如因过度节食出现消瘦或其他疾病时应及时就医。

4. 控制儿童超重肥胖　对于已经超重肥胖的儿童,要在保证正常生长发育的前提下调整膳食结构、控制总能量摄入,减少高脂肪、高能量食物的摄入,合理安排三餐,避免零食和含糖饮料。对于重度肥胖的儿童,应进一步限制高能量食物如油炸食品、肥肉、糖、奶油制品等的摄入量。在饮食调整的同时配合行为矫正,密切控制每日摄入的能量,监测体重变化。同时,超重肥胖儿童应逐步增加运动频率和强度,养成运动生活化的习惯,减少久坐活动。例如从每天 15min 的身体活动开始,逐步增加至每天 1h 的中高等强度运动,家长可以帮助儿童设定运动目标、与儿童共同运动、将有趣的身体活动方式引入家庭生活,同时对儿童看电视、玩电脑等静态活动方式予以监督和干预。需要强调的是,学龄儿童处于生长发育的旺盛时期,在调节饮食、合理运动时,不能过度控制体重,必须以保证健康生长发育为前提,保持适宜的体重增加。

(五)保证每天至少活动60min,增加户外活动时间

1. **积极开展身体活动** 学龄儿童应每天累计至少60min中等到高强度的身体活动,以有氧运动为主,每次最好10min以上。每周至少进行3次高强度的身体活动,如长跑、游泳、打篮球等;3次抗阻力运动和骨质增强型运动,如伏地挺身、仰卧起坐、引体向上等。做到运动强度、形式,以及部位的多样化,合理安排有氧和无氧运动、关节柔韧性活动、躯干和四肢大肌肉群的抗阻力训练、身体平衡和协调性练习等。同时,注意运动姿势的正确性,以及低、中和高强度身体活动之间的过渡环节。运动前做好充分的准备活动,避免空腹运动,饭后1h再进行运动,运动后注意补充水分。

2. **创造运动环境** 制订适合学龄儿童生理特点的作息时间表和运动计划,保证学习、运动和睡眠时间。鼓励家长与儿童一起进行形式多样的运动,为其提供必要的运动服装和器具等,培养运动兴趣。将运动生活化,如上下学步行、参加家务劳动等。充分利用在校期间的课间活动和/或体育课等时间,在户外阳光下活动。学校要改善户外活动场地和设施,为学生提供运动指导,提高运动技能。雾霾天或空气污染严重时,可以在室内进行不明显增加呼吸和心率的运动、协调性和平衡性练习等,如仰卧起坐、瑜伽,适当延长运动间隔,降低运动强度。

3. **减少视屏时间** 让学龄儿童了解久坐不动和长时间看视屏带来的危害,提醒他们每坐1h都要进行身体活动。不在卧室摆放电视、电脑,减少使用手机、电脑和看电视等视屏时间。视屏时间每天不超过2h,越少越好。保证充足的睡眠时间,小学生每天10h、初中生9h、高中生8h。

学龄儿童各类食物建议摄入量见表7-10。

表7-10 学龄儿童各类食物建议摄入量* 　　　　　单位:g/d

食物类别	7岁~	11岁~	14~17岁
谷类	150~200	225~250	250~300
全谷物和杂豆		30~70	50~100
薯类		25~50	50~100
蔬菜类	300	400~450	450~500
水果类	150~200	200~300	300~350
畜禽肉类	40	50	50~75
水产品	40	50	50~75
蛋类	25~40	40~50	50
奶及奶制品	300	300	300
大豆	105	105	105~175
坚果		——	50~70

*能量需要量水平计算,按照7岁~为1 400~1 600kcal/d,11岁~为1 800~2 000kcal/d,14~17岁为2 000~2 400kcal/d。

四、学龄儿童常见健康相关问题及指导

(一)视力不良与近视

视力不良是中国儿童少年患病率居高不下的常见病,其中绝大多数是近视。近30年来,中国儿童少年视力不良检出率逐年增长,且严重程度逐年加重,并呈现出低龄化的趋势,表现为城市高于农村,女童高于男童的特点。这种现象可能与经济水平发展、户外活动减少、学习负担加重、使用电子屏幕时间增加等因素有关。因此,定期进行视力检查,改善学习照明条件、培养正确坐姿、养成良好用眼习惯、增加户外活动等是视力不良或近视预防的重要策略措施。

1. 视力不良 又称视力低下,是各种原因导致的视力低于一定水平的总称,包括近视、远视和散光等屈光不正和弱视等其他眼病。在学生视力不良中,近视占绝大多数,预防近视是防治视力不良保护学生视力的核心。

2. 近视

(1)概述:近视是在不使用调节功能状态下,远处来的平行光线在视网膜感光层前方聚焦。按屈光度,近视可分低度($-0.25D\sim-3.0D$)、中度($-3.25D\sim-6.0D$)、高度近视($-6.25D\sim-9.0D$)。按有无调节因素参与,可分为假性、真性、半真性近视。若是假性近视,用睫状肌麻痹药前为近视,用药后近视消失,成为正视或远视;若是真性近视,用药后近视屈光度不变;若是半真性近视,用药后屈光度下降,但仍为近视。

(2)近视的发病机制:眼轴长度、角膜屈光力、晶状体屈光力是三个重要的、决定是否近视及其严重程度的屈光参数。大部分儿童出生时远视,伴随发育进程,眼轴的变长,晶状体、角膜弯曲度逐渐变平,使眼睛屈光能力变强,发展为正视,这一过程称之为正视化。正视化在多数人群中6岁左右完成(东亚人群最为典型),少数人群正视化过程可延至青春期早期。正视化完成后,角膜曲率基本不再变化,但是眼轴长度却可以继续增长,构成了近视形成的生理基础。与此同时,晶状体调节能力的下降过程与近视发展密切相关。刚开始读写的儿童,由于晶状体调节能力很强,读书时眼睛与书的距离(简称眼书距离)只有5~6cm也能看清楚,此时儿童为使书上的字或图能被清晰辨识常不由自主把书放得很近。随着年龄增长,晶状体弹性逐渐减弱,调节能力逐步下降;若不及时纠正儿童近距离读写习惯,加之学习时间过长、光照条件不良等因素,可使眼睛经常处于高度调节紧张状态,即使在看远处时睫状肌仍然处于收缩状态,引起悬韧带放松、继而晶状体的屈光力过强,形成近视。这种因过度视近工作而形成的近视称为调节紧张性近视,属功能性改变,常称为假性近视。若立即采取积极的视力保护措施,纠正不良的用眼习惯,放松睫状肌,视力可恢复正常。如果依然不注意用眼卫生,可引起眼球充血、眼压增高,眼球壁的弹性下降,进而刺激眼轴伸长,形成轴性近视,属于器质性(不可逆变化),常称为真性近视。儿童少年由于视近工作时间过长,往往调节紧张性近视与轴性近视并存。

(3)近视的预防:

1)加强学校预防近视工作:学校应加强预防近视的健康教育,每年进行2次定期视力检查,做到早诊早治;改进教育制度,减少作业量、减少近距离读写时间和强度;保障体育课、课间操、课外锻炼、户外活动时间和质量;改善教学设施,教室、黑板、课桌椅、采光照明设置均应符合卫生标准;定期调换(左中右或前后)学生座位,随时提醒学生坐姿课本的纸张要求和印刷应规范,字体清晰,大小适当。学校食堂要为学生准备营养健康的食物,均衡膳食,

合理搭配,保证钙、锌、铬微量元素的摄入。

2）培养良好用眼习惯:培养学生正确读写姿势,包括保持一定的眼书距离,写字时手握笔处离笔尖一定距离,胸前和桌近缘保持一定距离;读写 1h 左右休息,眼睛眺望远处;在舒适的光线下读写;不躺卧看书,不走路或在震动的车中看书;不长时间观看手机、游戏机、电脑、电视等电子屏幕;保证足够的睡眠,使眼睛充分休息。

3）创造良好的生活环境:家长应积极参与近视防治,包括督促孩子积极参加户外活动或做眼保健操,防止眼睛过度疲劳;尽量减少给孩子增加课外读写负担;改善照明条件,宜用日光灯,若用 15W 灯管,和桌面、书本的距离为 50~70cm;若用 30~40W 白炽灯,灯管距离桌面、书本距离应为 100~170cm;光线从左前上方射入,不被手或身体遮挡;注意饮食营养,保持充足睡眠;正确放置电视机距离应为电视屏幕对角线的 5 倍,高度以电视屏幕稍低于双眼水平视线为宜;晚上看电视宜有较暗室内灯光陪衬,使眼睛适应电视的明暗对比;灯光不要直射在屏幕上,以免眩光。

4）认真做好眼保健操:眼保健操通过按摩眼周穴位,引发刺激,增强眼局部血液循环,解除眼内肌的调节性痉挛,消除视力疲劳,有实际预防作用。做操时集中注意力,闭眼,肌肉放松;认真按摩穴位,手法轻柔,速度均匀,以感觉到酸胀为度。

5）积极参加户外互动亲近阳光:每天尽可能保证 40min 以上的户外活动时间。户外较强的光照强度可以促进视网膜多巴胺的释放,抑制眼轴的延长,延缓近视进展。户外的光成分以短波的蓝、绿光为主,对视力具有保护作用,而室内的光中长波的红光成分较多,可促进眼轴伸长,加快近视进展;户外具有开阔的视野,可以减轻眼调节负荷,放松睫状肌,预防和控制调节紧张性近视。

6）加强围生期保健:减少早产儿、低体重儿的发生。

（4）近视的矫正:

1）及时检查:发现儿童少年有视力不良迹象时,应尽快去医院眼科充分散瞳验光,以确定视力低下性质;不要盲目去眼镜店配镜,避免近视过早固化。

2）合理配镜:在近视眼前加适度凹透镜,可使远处平行光进入眼球前变为散射光,在视网膜上重新准确成像。配镜前需要进行他觉验光法（睫状肌麻痹状态下）,包括散瞳检影验光或散瞳电脑验光。儿童期、青春早期应增加配镜频次,不能过度矫正。

3）抗胆碱能药物:使用阿托品制剂眼药水,可抑制睫状肌收缩,解除调节痉挛,达到使晶状体变扁平,屈折力降低,减轻近视的目的,对于假性近视有一定效果。该药物还有扩张血管、改善眼部血液循环的作用,有助于改善眼睫状肌的痉挛状况。

4）手术治疗:准分子激光原位角膜磨镶术是手术矫治近视的方法,主要适用于 25 岁以上成年人,而不适用于儿童少年。儿童少年发育尚未成熟,角膜厚度受限,故术后回退率很高,相隔时间越久远越明显。

（二）心理卫生

1. **概述** 心理健康是良好生活质量的基础,心理健康的儿童青少年有极大可能成长为快乐而有自信的成人,惠及社会及民族健康。儿童青少年的心理可塑性高,发展过程中受自身、家庭、学校、社会等一系列因素的影响。若危险因素较多,累积程度较高,就有可能引发心理卫生问题,造成心理障碍;若保护因素较多,则更有可能维持心理健康的动态平衡。

儿童少年心理卫生,就是根据儿童少年的发育规律及特点,充分运用医学、心理学、教育学、社会学等多个学科的理论和方法,在个体、家庭、学校、社区等层面,有针对性地进行教育、指导和咨询,帮助儿童、少年维持稳定的情绪和良好的社会适应能力,在心理健康上保持动态平衡,降低心理卫生问题发生率,从而为成年期的身心健康奠定良好的基础。

当儿童少年的心理发展偏离正常轨迹,就会产生所谓的心理卫生问题,当其严重程度及持续时间达到一定程度,就可能进一步发展为心理障碍。儿童少年常见的心理卫生问题或障碍大致可以分为发展性障碍、行为问题、身心相关问题、情绪障碍四大类。

2. 儿童少年常见心理障碍及其预防控制

(1) 注意缺陷多动障碍:注意缺陷多动障碍(attention-deficit/hyperactivity disorder, ADHD)也称多动症,是以注意力不集中、活动过度、情绪冲动、学习困难为特征的综合征。多见于学龄儿童,男童患病率高于女童。ADHD患儿多合并有破坏性行为、心境障碍、焦虑障碍、学习障碍、抽动障碍等,其中75%存在一种以上合并症。

ADHD病因复杂,目前倾向于认为与家族遗传、神经系统损害、环境毒副作用、不良养育等多种因素有关。主要表现有:①过度活动,自幼易兴奋、活动量大、多哭闹、睡眠差、喂食困难;入学后课堂纪律差、无法静心作业、做事唐突、冒失。②注意力不集中,上课时注意力易被无关刺激吸引分散,无心听讲,东张西望,常违反纪律。③冲动,易兴奋,做事不顾及后果;常有攻击行为;不遵守规则,缺乏忍耐,不愿等待;难以理解他人内心活动,不能分辨对方表情,对同学的玩笑常有过激反应。④学习困难,学习成绩不良,存在多方面的语言理解或表达问题,手眼协调不良,短时记忆困难等,三年级以后情况尤甚。

ADHD的临床表现不具有特异性,多动、冲动和注意缺陷在儿童少年的正常发育进程也能观察到,只有当这些症状持续、广泛存在,并损害其学习能力和社会交往等重要功能时才考虑诊断为ADHD。

治疗主要通过临床药物和行为指导相结合进行。患儿在校期间可服用药物(主要是中枢兴奋剂,如哌甲酯或托莫西汀等),约20%的患儿需要接受特殊性教育训练(行为疗法为主)。训练利用条件反射原理,每当出现合适行为时就给予奖励,鼓励保持并继续改进;当出现不合适行为时,予以漠视,或暂时剥夺一些权利(如暂时和同学们隔离)以示惩戒。实施前须确定患儿的"靶行为",如听课时在座位上扭动、往窗外看属于负性靶行为;举手提问属于正性靶行为;通过阳性强化法(代币制、活动奖赏)或负性消退法来强化正性靶行为、消除负性靶行为。研究表明,药物结合行为矫治比单独用药效果要好。

从学龄前和小学低年级开始,引导儿童参加一些活动规律强、规则明确的活动;按时作息保证充足睡眠和合理营养,有利于早期发现和预防。需要注意,ADHD患儿存在一些特殊的行为表现特征,如:①较强的意外伤害发生倾向,溺水、跌落伤、他伤等的发生比例较正常儿童高2倍以上;②品行障碍伴发率高(约占30%~50%),违反社会规范、打架斗殴、破坏公共财物等;③明显的睡眠问题,入睡困难、睡眠时间紊乱、睡眠减少等;④进入青春期后,患儿容易出现成瘾行为(吸毒或其他物质滥用,网络成瘾等)程度较严重,且更难矫治。

(2) 特殊性学习障碍:特殊性学习障碍(specific learning disorder, SLD)是指学龄儿童在阅读、书写、拼字、表达、计算等认知学习过程存在一种或一种以上的特殊性障碍,分轻、中、重三类。SLD多在入学后才被发现,患儿一般智力正常,没有视力或听力障碍,其学习困难并非由心理或神经障碍、心理社会困境或教育剥夺等因素所致。流行病学调查显示阅读障碍的患病率在4%~9%,数学障碍的患病率在3%~7%,男多于女。

SLD发病原因基本与ADHD相同,但儿童母语特性也有一定关联。SLD患儿可表现为:①阅读困难,文字阅读正确率低,朗读时容易漏字或添字,读同音异义字困难或混用,阅读时多用手指指字;阅读缺乏节奏、不流畅;阅读理解能力弱、文章理解困难等。②书写表达障碍。拼写准确性低,常见"符号镜像"现象,如将 p 看成 q,b 看成 d,m 看成 w,was 看成 saw,6 读成 9,"部"认作"陪"等。语法和标点符号的使用准确率低,说话缺少关系词,因果顺序表达欠佳等。书面表达的清晰度或组织性差,写字潦草难看,涂擦过多,甚至根本不愿写字等;患儿的作业本是很好的临床参考资料。③计算困难,顺序或空间认知障碍,缺乏数字感,常将数字顺序颠倒,加上数字记忆不良,计算准确率或流畅性低,判断方位、距离、图形困难。

SLD 目前尚无特效药物,治疗主要根据儿童的年龄、类型及程度、临床表现和心理测评结果,结合教育心理学确定个体化治疗方案,如:①感觉统合疗法;②行为疗法;③游戏疗法;④社会技能训练;⑤结构化教育训练等。

教育训练切忌高起点、超负荷,除重视教学效果评估外,还应关注心理评估记录,以及时调整后期的训练教育安排。个别化教育指导计划(individualized education program,IEP)为目前国际通用的个性化治疗方法,它以普通教学为基础,有明确的学年教育安置,定有相关的教育服务目标。因而,IEP 不仅要求学校为 LD 学生提供不同的教育安置机会,还要求教师根据目标进行教学,以确保 IEP 实施的组织性、系统性和连续性。若 LD 患儿合并 ADHD 等障碍,可根据相关章节对症处理。

(3)孤独症谱系障碍:孤独症谱系障碍(autistic-spectrum disorder,ASD),也叫自闭症,是一种以社交沟通障碍和重复刻板行为为主要特征的发育障碍性疾病。

ASD 的发病率已从最初的 0.02%~0.03% 攀升到近年来的 0.1%~1%。WHO 指出 ASD 的现患率约为 1/160,2015 年美国现患率达到惊人的 1/68,2018 年已增加至 1/59。而由复旦大学附属儿科医院牵头、联合 11 家单位开展的调查显示,中国正常学校中 6~12 岁儿童的孤独症患病率达 0.41%(1/244)。

ASD 的病因及发病机制尚未明确,目前倾向于认为是多基因遗传和环境因素交互作用的结果。

ASD 临床表现为

1)语言障碍或落后:这是大多数 ASD 患儿就诊的原因。大部分 ASD 患儿语言发育落后,2~3 岁仍不会说话,部分甚至出现语言倒退或停滞。部分患儿具备言语能力,但是缺乏沟通性质,表现为重复刻板语言、自言自语或他人难以理解的语言。部分患儿可重复他人话语,模仿其语音语调,但却不理解其中意义,被称为"鹦鹉语(echolalia)"。患儿大多不会正确运用"你、我、他"等人称代词。少数患儿语言过多,滔滔不绝,但多为单向交流,自我中心特征明显。

2)社交障碍:这是 ASD 的核心症状。患儿喜欢独处,不理睬他人的呼唤或指令。他们缺乏社交技巧,生命早期即表现出目光对视交流的缺乏,不能参与合作性游戏,以致难以与母亲建立依恋关系。父母常反映孩子不愿意或不懂得如何与其他小朋友一起玩。表达需求时常拉着父母的手到某一地方,但并不能用手指指物,难以通过眼神、手势建立或引发共同注意。

3)兴趣狭隘,行为刻板:患儿对某些物件或活动表现异常的兴趣,并因此表现出重复、刻板动作,如重复转圈、开关门、排列玩具和积木、反复观看电视广告等。严重者至表现出强迫行为,如吃饭固定坐某个位置、上学依循某一特定路径等。遭遇挫折、环境变化、焦虑、睡眠不足时可出现撞头、啃咬指甲等自伤行为。

4)认知能力缺乏:ASD 患儿的智商呈谱系分布,部分智力落后,部分处于正常范围甚至超常。部分患儿在机械记忆、计算、音乐或美术等方面有较强能力,但在逻辑推理、注意调控、制订计划、情绪判断、心理理论能力(theory of mind,TOM)、想象力和模仿能力等方面始终处于落后状态。处于边缘状态的儿童可接受常规学校教育,其特殊才能易被父母视为"早慧"或"天才",造成漏诊。入托/入学后,这些孩子在人际交往、情绪识别和调控等方面的困难才逐步凸显。青春期后,患儿容易合并各类情绪障碍或人格障碍(personality disorder)。

5)感知觉障碍:大多数 ASD 存在感知觉异常,如对疼痛不敏感,却对某些声音或触摸表现出强烈的偏好或极端的反感,本体感觉方面也很特别,如喜欢长时间坐车或摇晃。

目前尚无特异性的 ASD 治疗方法,主要以教育训练为主,药物为辅,以期帮助儿童及其家庭更有效地应对病症,同时最大限度发挥儿童潜能。治疗强调早发现、早诊断、早干预。其中,教育训练方法包括应用行为分析法、结构化教学法、社交故事法、关系型发展干预、图片互换法等强调父母积极参与,实现教育训练和家庭、社区生活背景结合。

高功能 ASD 的矫治重点在于接纳和理解,避免简单粗暴的对待或体罚,注意发现并发挥其特长,关注指导其社会行为,加强道德意识培育,重点培养其社会适应能力。针对那些症状特别严重或伴有合并症的患儿,可适当采用药物治疗(如利培酮、百忧解等)。研究发现,不少 ASD 患儿直至青春期甚至成人后,在人际沟通、社会交往等方面仍存在困难,严重影响其社会化进程。半数患儿需父母和家人长期照料,少数甚至可能在康复机构度过终生。

五、学龄儿童健康管理

学龄儿童应定期进行健康检查,通过连续的纵向观察可获得个体儿童的体格生长和社会心理发育趋势,以早期发现问题,早期给予预防或治疗。学龄儿童定期检查频率为每年 1 次。定期检查内容包括:体格测量及评价,每年测视力、血压 1 次;全身各系统体格检查;常见病的定期实验室检查(如缺铁性贫血、寄生虫病等),对临床可疑的疾病,如佝偻病、微量元素缺乏、发育迟缓等应进行相应的进一步检查。如发现异常,转诊至医疗机构诊治。

(一)形态指标测量

1. 测量内容测量 身高、体重、腰围、臀围,计算 BMI。

2. 营养不良的判断

(1)使用表 3-1 界值范围进行生长迟缓判断。凡身高小于或等于相应性别、年龄组"生长迟缓"界值范围者为生长迟缓。

(2)使用表 3-2 界值范围进行消瘦判断。凡 BMI 小于或等于相应性别、年龄组"中重度消瘦"界值范围者为中重度消瘦;凡 BMI 处于相应性别、年龄组"轻度消瘦"界值范围者为轻度消瘦。

3. 超重、肥胖的判断 超重、肥胖的判断按照表 3-3 界值范围进行超重与肥胖的筛查。

(二)生理功能指标测量

1. 血压每人连续测量 3 次,两次间隔时间不得少于 30s。取两次测量结果相近的数据,以"mmHg"为单位进行记录。

2. 肺活量使用电子肺活量计或回旋式肺活量计,每人测量 2 次。以"ml"为单位记录读数结果。

(三)五官检查

1. 眼视力检查、屈光检测,诊断是否近视、远视、散光或弱视等。检查有无沙眼、结膜炎,进行色觉检查,判断有无色弱、色盲。

2. 口腔检查有无龋齿,对牙的点、隙、裂、沟作重点检查。检查口腔 6 个区段指数牙的牙龈炎、牙石与牙周袋深度,用社区牙周指数(community periodontal index,CPI)评价牙龈健康情况。

3. 耳进行听力筛查,判断有无听力减退。用耳镜检查外耳道有无充血、肿胀、耵聍栓塞、异物、分泌物、肿物、瘘管以及有无先天性外耳道闭锁等。检查鼓膜有无充血、肿胀、混浊、增厚、穿孔、萎缩、瘢痕、钙斑,有无鼓膜积液影。检查乳突部位有无压痛,皮肤有无红肿、漏管及瘢痕。

4. 鼻检查有无急性或慢性鼻炎、萎缩性鼻炎、急性或慢性鼻窦炎,嗅觉是否正常。

5. 扁桃体检查扁桃体大小、有无充血、陷窝口分泌物、假膜、溃疡等病变。判断扁桃体是否肥大及程度,有无急性或慢性扁桃体炎。

(四) 外科检查

1. 头部运用视诊检查头颅大小、外形的变化,是否有方颅、巨颅,是否有头部运动异常。

2. 颈部检查颈部有无静脉怒张、动脉搏动,颈部能否直立伸屈、运转自如,颈部有无包块。检查甲状腺的轮廓大小及表面情况,有无压痛及震颤。气管检查,检查有无气管移位。

3. 胸廓检查胸廓的形态,有无桶状胸、扁平胸、佝偻病胸、胸廓一侧膨隆或凹陷、胸廓局部隆起和脊柱畸形致胸廓变形。

4. 脊柱检查脊柱有无弯曲,判断姿势性脊柱侧弯的部位、方向与分度,姿势性驼背的分度。

5. 四肢观察有无特殊畸形(如神经损伤后的特殊畸形、先天性畸形、脊髓灰质炎后遗症的特殊畸形、佝偻病的下肢畸形),有无肌萎缩、关节肿胀,皮肤色泽有无改变。

6. 皮肤采用视诊与触诊进行检查。检查有无皮疹,以及皮疹的性质、大小、数目、颜色、形状、内容物。检查皮肤色泽,有无脱屑、紫癜、蜘蛛痣、水肿、皮下节结、瘢痕。

7. 淋巴结用手指滑动触诊由浅入深触摸皮下淋巴结。检查淋巴结是否肿大,以及肿大的部位、大小、数目、硬度、压痛、活动度、有无粘连、局部皮肤有无红肿、瘢痕及瘘管。

8. 男性外生殖器采取视诊与触诊方法,检查阴茎有无包茎或包皮过长,触诊阴囊,检查有无隐睾症。对可疑鞘膜积液或阴囊疝者采用透光试验进行检查。

(五) 内科检查

1. **心脏**　采用视诊、触诊、叩诊、听诊检查,记录发现的阳性体征。其中,心脏杂音分部位、时期、响度、性质与传导进行记录。

2. **肺**

(1) 视诊:检查呼吸运动两侧是否对称,有无呼吸运动增强及减弱,有无呼吸困难及三凹征。检查每分钟呼吸频率、呼吸节律是否均匀整齐。

(2) 触诊:触诊检查包括胸廓扩张度检查、语音震颤检查、胸膜摩擦感检查。

(3) 叩诊:在左右两侧胸部对称部位进行对比叩诊,叩出肺上界,叩出左右锁骨中线、腋中线、肩胛下角线肺下界以及肺下界移动度。

(4) 听诊:检查有无啰音,啰音的性质及所在部位。必要时做语音传导与胸膜摩擦音检查。

3. **肝**　用触诊法检查肝的大小、软硬度、有无压痛,对肝大大者应叩诊检查肝上界有无移位。

4. **脾**　测定左锁骨中线与左肋缘交点至脾脏最远点的距离,检查是否脾大。

(六)实验室检查

1. 血红蛋白测定 将血红蛋白测定结果与表7-11进行比较,当被检者血红蛋白测定值低于相对应组段血红蛋白正常下限值时,诊断为贫血。

表7-11 儿童青少年血红蛋白正常下限值　　　　　单位:g/L

年龄	血红蛋白正常下限值
6月~59月	110
5岁~11岁	115
12岁~14岁	120
15岁以上女生	120
15岁以上男生	130

2. 肠道蠕虫卵 采用改良加藤厚涂片透明法,检查蛔虫、鞭虫、钩虫卵。未检出虫卵记为阴性,对于阳性者应注明虫卵种类(表7-12)。

表7-12 蛔虫、鞭虫、钩虫感染分度

类别	感染度	每克粪虫卵数(eggs per gram of feces,EPG))/个
蛔虫卵	轻度	<5 000
	中度	5 000~49 999
	重度	≥50 000
鞭虫卵	轻度	<1 000
	中度	1 000~9 999
	重度	≥10 000
钩虫卵	轻度	<2 000
	中度	2 000~3 999
	重度	≥4 000~

3. 肝功能 被检者采血前一天禁饮酒、禁食高脂肪类食物、禁服色素类药物。采血当天不得剧烈运动。正常值范围:丙氨酸氨基转移酶(alanine aminotransferase,ALT):男5~40IU/L,女5~35IU/L;血清总蛋白(total serum protein,TP):64~83g/L;血清白蛋白(serum albumin,ALB):4岁~14岁为38~54g/L,成人为34~48g/L;血清总胆红素(serum total bilirubin,STB):3.4~17.1μmol/L;血清结合胆红素(serum conjugated bilirubin,SCB,直接胆红素):0~3.4μmol/L。

4. 结核菌素试验(tuberculin test,PPD皮肤试验) 按照《肺结核诊断》(WS288-2017)判断是否感染结核。

(翟兴月)

第五节　老年人群营养与健康的社区管理

随着年龄的增长,老年人在身体组成、生理功能及营养代谢方面均有其不同的特点,因而对营养和健康的需求也有自己特殊的要求。合理营养对增强老年人的抵抗力、预防疾病、延年益寿、提高老年人的生活品质、减少医疗支出有重要而深远的意义。而针对老年人有效的健康管理可发现并干预健康风险、预防和控制疾病发生与发展,提高老年人健康水平,进而提高老年人的生活质量。

一、老年人生理特点

衰老是自然规律,随着年龄的增长,老年人会出现不同程度的形态与功能改变。形态上的退行性变化包括:毛发变白变细、牙齿脱落、皮肤斑点皱褶增多、身高缩短甚至驼背、行动举止逐渐缓慢等。功能上也发生减退,包括:近距离视物模糊,听力、嗅觉、味觉功能减退,记忆力下降,抵抗力下降,反应迟缓。老年人对内外环境改变的适应能力日趋降低,表现为:对环境温度的适应能力下降,比如夏季易中暑,冬季易感冒;对体位改变的调节能力下降,比如易发生直立性低血压,体力活动时易心悸气短;糖耐量下降,血糖升高较明显,恢复时间较长。相应的常出现性情改变,如言语重复,烦躁易怒,孤僻寡言等等。增龄相关的分子水平以及细胞水平的老化是其内在机制,并在不同的器官和系统表现为相应的生理特点。

(一) 呼吸系统

老年人由于呼吸肌萎缩,胸廓骨骼变形、韧带弹性萎缩硬化,气管、支气管及肺泡弹性下降,胸廓顺应性降低,导致呼吸频率及深度受限;肺组织萎缩,毛细血管减少,肺泡变薄,弹性减退,常易发生肺泡经常性扩大而出现老年性肺气肿,使肺活量及肺通气量明显下降;呼吸道肌纤维和黏膜萎缩,呼吸道管腔内径扩大,导致无效腔增加,通气功能下降;肺泡数量减少,有效气体交换面积减少,影响静脉血在肺部的氧气更新和二氧化碳排出,导致换气功能下降;组织细胞功能减退,毛细血管数量减少,血流速度减慢,膜通透性下降,使细胞呼吸作用下降,对氧的利用率下降。

(二) 心血管系统

老年人心脏组织的退行性变化主要表现为心肌纤维减少和脂肪组织增加,心肌发生纤维样变,使心肌及心内膜硬化,这些都使得心肌顺应性和收缩效率降低,心脏泵血效率下降,每分钟有效循环血量减少,容易发生心力衰竭。加上心脏冠状动脉的生理和病理性硬化,使心肌血流减少,将对心功能产生进一步影响,甚至诱发心肌供血不足的临床症状。随着增龄,老年人血管也会发生一系列变化,如血管弹性纤维减少,血管壁脂质沉积使血管壁弹性更趋下降、脆性增加,进而动脉粥样硬化,造成管腔变硬和变窄,使血管外周阻力增大,血管对血压的调节作用下降;常常导致血压升高,心肌缺血。脏器组织中毛细血管的阻力增大及有效数量减少使组织血流量减少,易发生组织器官的营养障碍。而血管脆性增加,血流速度减慢,使老年人发生心血管意外的风险明显增加。

(三) 消化系统

老年人常有龋齿、牙周病、牙齿明显磨损或脱落,从而影响对食物的咀嚼和消化。实质性消化器官如胰、脾、肝等因为萎缩,结缔组织增生,导致胰脂肪酶分泌减少影响脂肪吸收,而不同程度的肝功能下降,导致解毒能力和合成蛋白的能力下降,血浆白蛋白减少而球蛋白相对增加,对血浆胶体渗透压产生影响,组织液生成及回流障碍,易出现水肿。空腔消化器官的平滑肌纤维发生萎缩,弹力减退,韧带松弛,容易发生胃和结肠下垂、食管及乙状结肠憩室、胆囊胆管结石。胃肠黏膜萎缩,消化腺分泌减少,蠕动减弱,容易引起消化不良。消化道黏膜、肌纤维萎缩变薄,运动能力降低,导致胃排空延迟、消化不良,以及肠蠕动减弱易便秘。

(四)泌尿系统

增龄引起肾脏萎缩变小,结缔组织增生,肾循环血管狭窄硬化,肾血流量减少,使肾清除率下降;同时肾小管退变,使分泌和重吸收功能减退,对电解质的排泄减少,导致老年人对水盐酸碱平衡的调节功能降低;而肾小球滤过及肾小管重吸收功能下降,导致肾功能减退;另外由于平滑肌纤维萎缩,器官或管腔变小,如膀胱容量减少,导致老年人夜尿量增加,而前列腺肥大又常引起排尿困难。

(五)神经系统

随着增龄,大脑也呈萎缩性改变,脑细胞逐渐萎缩,神经细胞数量逐渐减少,脑重减轻,大脑体积缩小,脑沟增宽,脑回变窄,蛛网膜下腔和脑室均有所扩大,脑脊液有所增多,老年人的脑血管常有不同程度的硬化,脑血流阻力加大,血流量减少,营养物质的合成和代谢能力降低,氧供应不足,致使老年人的脑功能逐渐衰退,并出现某些神经系统症状,如记忆力下降、视力和听力减弱、反应迟钝、运动不准确、失眠,甚至产生情绪变化及谵妄等精神症状。

(六)内分泌系统

老年人内分泌系统的变化在性腺的表现比较明显,比如老年男性的睾丸功能减退,导致生殖能力减弱并最终丧失;女性性激素分泌减少,不仅影响生殖功能,还易引起骨组织和心血管等方面的问题,如骨质疏松、冠心病等。增龄对骨骼的影响还表现为,骨骼的无机盐含量增加,钙含量减少,弹性和韧性减低,脆性增加,故老年人骨质疏松极易发生骨折。胰岛的萎缩导致老年人胰岛素分泌减少,因而老年人的葡萄糖耐量有程度不等的减退。而老年人的甲状腺也呈萎缩性改变,导致其功能逐渐减退。

(七)免疫系统

随着增龄,各种类型的淋巴细胞出现活力改变以及数量和比例的失调,导致老年人机体防御感染的能力下降,常常出现免疫监视功能减退和自稳功能紊乱,因此老年人易受到细菌、病毒等病原微生物的感染,自身免疫性疾病的发生率也较高。

二、老年人营养素需求

(一)能量

老年人随着年龄增长,能量需要呈逐渐下降的趋势。能量需要随增龄而降低的原因在于基础代谢消耗和体力活动的减少。瘦体组织减少是老年人基础代谢消耗随年龄增加而减少的重要因素。此外,因体力活动减少,久坐行为增加而引起的能量消耗降低也使能量需要减少。老年人机体能耗减少,只需比年轻时更少的能量来维持体重,但他们对营养素的需要并没有发生很大改变,在某些情况甚至可能会增加。因此在这种低消耗的情况下,如果老年人没有相应减少能量摄入,就会增重,甚至超重。这就强调老年人选择高营养素密度食物的必要性。老年人能量供给应根据劳动强度和个体情况调整,以维持稳定的健康体重为准。中国营养学会建议 65~79 岁轻体力活动能量的推荐摄入量(RNI)男性为 2 050kcal/d,女性为 1 700kcal/d;80 岁及 80 岁以上轻体力活动能量的 RNI 男性为 1 900kcal/d,女性为 1 500kcal/d。推荐摄入量指满足群体中绝大多数个体(97%~98%)需要量的某种营养素需要量的平均值。

（二）蛋白质

蛋白质是构成机体组织、器官的重要成分。蛋白质还具有许多代谢功能，包括作为酶、膜转运载体和激素等。随着年龄增长，老年人的食欲、食物摄取、消化吸收和体力活动情况下降，影响蛋白质和氨基酸的代谢，导致机体蛋白质总量减少，进而引起营养不良、肌肉衰减、创伤修复能力降低、免疫功能受损等。

有学者认为老年人每日的蛋白质摄入量应该为每千克体重 1.0~1.3g 才能达到氮平衡。鉴于目前对老年人蛋白质需要量仍然存在较大争议，我国和其他国家一样，都没有上调老年人蛋白质的推荐摄入量，仍然与其他年龄段成人相同。中国营养学会建议老年人蛋白质 RNI 男性为 65g/d，女性为 RNI 为 55g/d。但在疾病状态下，应个体化对待。健康老年人蛋类、奶类、瘦肉类、鱼类、豆类等优质蛋白质应占蛋白质总摄入量的 50% 左右。优质蛋白质是指容易被人体消化、吸收、利用、合成自身蛋白的蛋白质。

（三）脂肪

脂肪是人体能量的重要来源。食物中的脂肪同时也是脂溶性维生素（维生素 A、D、E、K）、脂溶性植物化学物的载体。体内过剩的能量以脂肪形式储存。除了作为基本能量储备外，储存的脂肪还作为绝缘体，保持体温、保护内脏器官免受损伤。

每克脂肪提供的能量是糖类或蛋白质的 2 倍以上，是能量密度最高的营养素。我国营养学会推荐老年人膳食脂肪供能占总能量的比例是 20%~30%。这一范围既能降低心血管疾病、肥胖和糖尿病等慢性疾病的风险又能确保其他营养素足量摄入的水平。脂肪可为虚弱的老年人提供非常重要的浓缩能量来源，以保证摄入足够的能量用以维持适宜的体重。过度限制脂肪摄入会引起体重丢失和营养缺乏。

不同类型的脂肪对机体的效应是不同的，推荐豆油为代表的植物脂肪和鱼油为代表的多不饱和脂肪，而控制膳食中的饱和脂肪酸和反式脂肪酸摄入量对改善血脂和降低心脑血管疾病有重要意义。我国营养学会推荐老年人每日饱和脂肪酸供能不应超过总能量的 10%，反式脂肪酸小于总能量的 1%。饱和脂肪酸主要存在于畜肉（特别是肥肉）、禽肉、棕榈油等中。反式脂肪酸主要存在于氢化植物油（如起酥油、人造奶油）及其制品（如酥皮糕点、人造奶油蛋糕、植脂末）、各类油炸油煎食品、高温精炼的植物油和反复煎炸的植物油中。

（四）糖类

糖类是人体内最主要的能量来源，以肝糖原和肌糖原为储存形式。一旦机体需要，肝糖原即分解为葡萄糖提供能量。老年人每日糖类供能应占总能量的 50%~65%。食物中含有不同类型的糖类，如多糖（淀粉和纤维）和单糖（葡萄糖）。已有越来越多的证据表明，宏量营养素，尤其是脂肪和糖类的过量摄入与慢性疾病的发生有关。从促进健康和预防疾病的角度，老年人膳食糖类应主要来源于复合的、未精制的食物，如谷类、蔬菜、豆类、水果。

（五）维生素

1. 维生素 A　老年人由于进食量减少，生理功能减退，易出现维生素 A 缺乏。因此，老年人每天应多吃富含维生素 A 的黄、绿色蔬菜。膳食中维生素 A 的 RNI，男性为 800μgRAE/d，女性为 700μgRAE/d。

2. 维生素 D　老年人因户外活动减少，由皮肤合成的维生素 D 降低，而且肝肾转化为活性维生素 D 的能力下降，易出现维生素 D 缺乏，从而影响钙吸收，导致钙缺乏，出现骨质疏松。老年人需要参加适量的户外活动，常吃海鱼、蛋黄、强化维生素 D 的牛奶等食物，也可适量补充维生素 D 制剂。老年人维生素 D 的 RNI 为 15μg/d,高于中年人和青年人。

3. **维生素 E**　维生素 E 对预防和改善动脉粥样硬化等老年性疾病,以及在抗癌、延缓衰老等方面有着非常重要的作用。老年人维生素 E 的 RNI 为 14mg/d,每天摄入量不要超过 700mg。

4. **维生素 B_1**　老年人对维生素 B_1 利用率降低,因此摄入量应达到男性 1.4mg/d,女性 1.2mg/d 的水平。

5. **维生素 B_2**　维生素 B_2 的 RNI 与维生素 B_1 相同,男性 1.4mg/d,女性 1.2mg/d。

6. **维生素 C**　维生素 C 可促进胶原蛋白合成,保持毛细血管弹性,减少脆性,防止老年人血管硬化,并具有降低胆固醇,增强免疫力、抗氧化等功效。老年人每天应适量多吃新鲜蔬菜和水果,以保证维生素 C 的供给。维生素 C 的 RNI 为 100mg/d。

(六) 矿物质

摄入适量矿物质对促进老年人健康有重要意义。中国营养学会推荐老年人矿物质的摄入量与成年人基本一致,比如碘、锌、硒、钾、铁都与成年人一样,磷、钠、镁略低于成年人,钙高于成年人。

1. **钙**　老年人对钙的吸收利用能力下降,钙的吸收率在 20% 左右。钙摄入不足使老年人出现钙的负平衡,体力活动减少又增加骨钙流失。老年人发生骨质疏松症较常见,尤其是老年女性。我国 50 岁以上中老年人钙的 RNI 均为 1 000mg/d,高于其他年龄段成年人的 800mg/d。

2. **铁**　铁是构成血红蛋白、肌红蛋白、呼吸酶的重要成分,与红细胞的形成和成熟有关,参与体内氧的运送和组织呼吸过程。老年人由于咀嚼功能下降,动物性食物摄入不足,同时对铁的吸收率也有下降,所以缺铁性贫血较为常见。贫血的原因除铁的摄入量不足,吸收利用差以外,还可能与蛋白质摄入减少及维生素 B_1、维生素 B_2、叶酸缺乏有关。老年人铁的 RNI 为 12mg/d。老年人应注意选择血红素铁含量高的食物,如动物肝脏、瘦肉、动物血等。同时还应多食用富含维生素 C 的蔬菜、水果,促进铁的吸收。

3. **锌**　锌能影响老年人的中枢神经系统活动和免疫功能,锌缺乏会导致老年人食欲不振、认知行为改变和免疫功能障碍等。老年人锌的 RNI 为男性 12.5mg/d,女性 7.5mg/d。

4. **硒**　硒作为谷胱甘肽过氧化物酶的活性成分,在体内能与维生素 E 等抗氧化物质一起协同作用,能清除自由基,对抗细胞膜脂质过氧化作用,对延缓衰老、预防癌症和心血管疾病等慢性病都很有意义。硒的 RNI 为 60μg/d。

三、老年人膳食指南

合理营养对增强老年人的抵抗力、预防疾病、延年益寿、提高老年人的生活品质、减少医疗支出有重要而深远的意义。中国营养学会在《中国居民一般人群膳食指南》六条核心推荐(同样适合老年人)的基础上,针对老年人的生理特点和营养需求,增加了四条膳食指导内容,对老年人膳食进行补充说明和指导。

(一) 中国老年人膳食指南 4 条关键推荐

推荐一:少量多餐细软,预防营养缺乏;

推荐二:主动足量饮水,积极户外活动;

推荐三:延缓肌肉衰减,维持适宜体重;

推荐四:摄入充足食物,鼓励陪伴进餐。

（二）老年人膳食指南的背景与科学依据

1. **衰老增加营养不良风险**　老年人器官功能出现不同程度的衰退,如牙齿脱落、咀嚼吞咽功能下降、消化吸收能力减弱和瘦体组织量减少。慢性病、共病及多重用药的影响,加上生活及活动能力降低,使老年人容易出现早饱和食物摄入不足,从而发生营养不良、贫血、骨质疏松、体重异常和肌肉功能衰退等问题,也极大地增加了慢性疾病发生的风险。2010—2012 年的全国营养与健康调查数据显示,我国老年人贫血患病率为 12.5%,75 岁及以上老年人的贫血率为 17.7%,蛋白质、维生素 A、维生素 D、钙、锌等营养素的摄入量低于推荐水平。中国营养学会老年营养分会 2012 年在中国 5 大城市(上海、北京、广州、成都、重庆)的 3 种机构(综合医院、社区卫生服务中心和养老机构)中调查发现,老年患者营养不良和营养风险的发生率分别为 16% 和 37%,低血红蛋白的发生率为 52.5%,低蛋白血症的发生率为 25.1%。

2. **老年人膳食有特殊要求**　与普通成年人相比,老年人在能量、营养素摄入量和食物的种类、形式、数量上都有着特殊的要求。少量多餐、食物细软,有助于增加食物的摄入和消化。改变食物质地和结构,能有效降低咀嚼吞咽的难度,改善老人的营养状况和生活质量。美国、英国、澳大利亚,以及日本等国家都制定了相应的分级膳食标准。我国"老年膳食指导"卫生标准也明确指出,有咀嚼吞咽困难的老年人可选择软食、半流质、糊状食物,液体食物应使用增稠剂使其易于吞咽、减少误吸。膳食摄入不足或者存在营养不良的老年人,要合理补充营养,由营养师进行膳食指导、饮食调整,选用强化食品,合理使用营养素补充剂,在医师和临床营养师的指导下口服补充肠内营养或特殊医学用途配方食品。

3. **饮水与健康**　水摄入不足会对机体健康产生严重的损害。足量饮水对维持和促进老年人的健康有着重要意义。长期慢性水摄入量不足还与老年人的许多慢性病以及疾病的合并症密切相关。有研究发现,老年人水摄入不足可与心血管疾病、死亡、跌倒、骨折、压疮、伤口愈合迟延、便秘、尿路感染和肾结石等有关。主动足量饮水有助于改善老年人隐性缺水,维持健康。

4. **预防老年人肌少症**　肌少症(sarcopenia)是与增龄相关的进行性骨骼肌量减少、伴有肌肉力量和 / 或肌肉功能减退的综合征,会引起虚弱,增加老年人跌倒、失能,生活质量下降、死亡风险增加等不良的结局。此外还会增加罹患关节炎、骨质疏松症、糖尿病及心脏病等危险,带来高额的医疗花费和经济负担。我国老年人口数量急剧增加,充分认识肌肉衰减并开展积极防治,对改善老年人生活质量、降低并发症和残疾具有重要意义。延缓肌肉衰减的有效方法是饮食与运动相结合,一方面要增加摄入富含优质蛋白质的瘦肉、鱼、虾、奶类、豆类等食物,另一面要进行有氧运动和适当的抗阻运动。

5. **老年人体重要适宜**　澳大利亚一项研究显示,65 岁以上老人中,BMI 在 22.0~24.9kg/m^2 者总死亡相对危险最小。一项包括了 19 个队列研究纳入了 1 141 609 例 50 岁以上亚洲人群并平均随访 9.2 年的 Meta 分析发现,BMI 在 22.6~27.5kg/m^2 死亡风险最低,正常体重偏低(20.1≤BMI≤22.5kg/m^2)或体重不足(17.6≤BMI≤20.0kg/m^2)引起死亡的风险分别增加 9% 和 35%。随着年龄增加,劳动强度和活动量降低,老年人容易发生超重和肥胖。肥胖常伴发高脂血症、动脉粥样硬化、冠心病、糖尿病、胆结石及痛风等疾病。因此,对于 BMI 过高的老年人,应适当增加身体活动量并控制能量摄入,循序渐进地使体重维持在适宜范围内,切忌在短时间内使体重出现大幅度变化。

（三）老年人膳食指南内容及实践应用

1. 少量多餐细软,预防营养缺乏　老年人牙齿缺损,消化液分泌和胃肠蠕动减弱,容易出现食欲下降和早饱现象。对于有吞咽障碍和80岁以上老人,可选择软食,进食中要细嚼慢咽,预防呛咳和误吸;对于贫血,钙和维生素D、维生素A等营养缺乏的老年人,建议在营养师和医生的指导下,选择适合自己的营养强化食品。

（1）实践应用1:食物多样,少量多餐:老年人每天应至少摄入12种以上的食物。早餐宜有1~2种以上主食、1个鸡蛋、1杯奶,另有蔬菜或水果。中餐、晚餐宜有2种以上主食、1~2个荤菜、1~2种蔬菜、1个豆制品。饭菜应色香味美、温度适宜。食量小的老年人,餐前和餐时少喝汤水,少吃汤泡饭。进餐次数可采用三餐两点。用餐时间应相对固定,睡前1h内不建议用餐、喝水,以免影响睡眠。

（2）实践应用2:细软食物易于消化吸收。具体方法包括:①将食物切小切碎,或延长烹调时间。②肉类食物可切成肉丝或肉片后烹饪,也可剁碎成肉糜制作成肉丸食用;鱼虾类可做成鱼片、鱼丸、鱼羹、虾仁等。③坚果、杂粮等坚硬食物可碾碎成粉末或细小颗粒食用,如芝麻粉、核桃粉、玉米粉等。④质地较硬的水果或蔬菜可粉碎榨汁食用。⑤多采用炖、煮、蒸、烩、焖、烧等烹调方法,少采用煎炸、熏烤等。

（3）实践应用3:合理使用营养强化食品,强化食品的选择应看标签,如强化维生素和矿物质的奶粉、强化钙的麦片等。营养素补充剂包括单一或多种维生素和矿物质。老年人可根据自己身体需要和膳食状况,在专业人员的指导下,选择适合自己的强化食品或营养素补充剂、医用食品。

（4）实践应用4:预防老年贫血,帮助老年人积极进食。增加主食和各种副食品的摄入,保证能量、蛋白质、铁、维生素B_{12}、叶酸和维生素C的供给,提供人体造血所需要的原料。合理调整膳食结构,老年人应注意适量增加瘦肉、禽、鱼、动物的肝脏、血等摄入,也应该增加水果和绿叶蔬菜的摄入。浓茶、咖啡会干扰食物中铁吸收,因此在饭前、饭后1h内不宜饮用。

（5）实践应用5:合理选择高钙食物,预防骨质疏松,保证老年人每天能摄入300g鲜牛奶或相当量的奶制品。多选用豆制品(豆腐、豆腐干等)、海产类(海带、虾、螺、贝)、高钙低草酸蔬菜(芹菜、油菜、紫皮洋葱、苜蓿等)、黑木耳、芝麻等天然含钙高的食物。

2. 主动足量饮水,积极户外活动

（1）足量饮水:老年人身体对缺水的耐受性下降,饮水不足可对老年人的健康造成明显影响,因此要足量饮水。每天的饮水量达到1 500~1 700ml。应少量多次,主动饮水,首选温热的白开水。正确的饮水方法:主动、少量、多次饮水,每次50~100ml;清晨一杯温开水,睡前1~2h一杯水,应养成定时和主动饮水的习惯。

（2）积极运动:适宜老年人的运动包括步行、快步走、门球、太极拳、瑜伽等耐力性和抗阻运动(举哑铃、拉弹力带等)。①安全第一:避免参与剧烈和危险项目,防止运动疲劳和运动损伤,尤其要注意关节损伤;②多种运动:重点在能活动全身的项目,使全身各关节、肌肉群和多个部位得到锻炼;③舒缓自然:运动前或后要做准备或舒缓运动,动作应简单、缓慢;④适度运动:每天户外锻炼1~2次,每次1h左右,以轻微出汗为宜,或每天至少6 000步。

3. 延缓肌肉衰减,维持适宜体重　骨骼肌肉是身体的重要组成部分,延缓肌肉衰减对维持老年人活动能力和健康状况极为重要。延缓肌肉衰减的有效方法是吃动结合,一方面要增加摄入富含优质蛋白质的瘦肉、鸡蛋、牛奶、海鱼、豆等食物,另一方面要进行有氧运动和适当的抗阻运动。老年人体重应维持在正常稳定水平,不应过度苛求减重,体重过高或过低都会影响健康。

（1）实践应用1:延缓老年人肌肉衰减。其方法包括:①吃富含优质蛋白的动物性食物,尤其是红肉、乳类及大豆制品;②多吃富含 n-3 多不饱和脂肪酸的海产品,如海鱼和海藻等;③增加户外活动时间、多晒太阳并适当增加摄入维生素 D 含量较高的食物,如动物肝脏、蛋黄等;④如条件许可,可以进行拉弹力绳、举沙袋、举哑铃等带抗阻运动 20~30min,每周大于或等于 3 次。此外,可增加日常身体活动量,减少静坐或卧床。活动时应注意量力而行,动作舒缓,避免碰伤、跌倒等事件发生。

（2）实践应用2:保持适宜体重,建议老年人体重指数最好不低于 20kg/m²,最高不超过 26.9kg/m²。老年人时常监测体重变化,体重过低或过高对老年人的健康都不利,需要营养师给予个性化营养评价和指导。如果体重在 30 天内降低 5% 以上,或 6 个月内降低 10% 以上,则应该引起高度注意,及时到医院进行必要的检查。消瘦虚弱的老年人用以下方法来增加体重:①除一日三餐外,可适当增加 2~3 次加餐（或零食）来增加食物摄入量;②零食选择能量和优质蛋白质较高并且喜欢吃的食物,如蛋糕、奶酪、酸奶、坚果等;③适量参加运动,促进食物的消化吸收;④加强社会交往,调节心情,增进食欲;⑤保证充足的睡眠。

4. 摄入充足食物,鼓励陪伴进餐　老年人积极主动参与家庭和社会活动,鼓励与家人一起进餐、主动参与食物的准备和烹饪;独居老年人可去集体用餐或多与亲朋一起用餐和活动,以便摄入更多丰富的食物,并积极参加集体活动,增加接触社会的机会。

四、老年人常见健康问题及其防治

老年综合征一般是指老年人由多种疾病或多种原因造成的同一种临床表现或问题的综合征,常见的症状有跌倒、衰弱、便秘、睡眠障碍、瘙痒症等。

（一）衰弱

衰弱是一种常见的老年综合征,表现为机体的脆弱性增加,维持稳态的能力下降,面对各种应激时,发病和死亡的风险增加。其核心特点是多个生理系统（神经肌肉、代谢及免疫系统等）的储备功能下降。衰弱不仅是躯体功能障碍,也可以是心理障碍。衰弱可以与失能及疾（共）病相关,但不等同于失能和疾病。衰弱老人可能无失能和 / 或共病,仅表现为疲劳、消瘦、沮丧。衰弱老人的致残率和死亡率均高于非衰弱老人。衰弱老人住院期间发生不良事件（跌倒、院内感染、住院日延长、死亡）的风险显著升高。

目前中国关于衰弱的流行病数据较少。美国的研究显示,社区老年人群中,65 岁以上衰弱发生率为 7%~12%,80 岁以上的高龄老人可达 1/3。女性衰弱的发生率高于男性,黑种人高于白种人。如果不及时给予干预,衰弱将进展、恶化,给个人、家庭及社会带来巨大的负担。衰弱是可以防治的,早期识别衰弱,尽早进行干预,能够延缓甚至逆转病情,改善老年人的生活质量。

1. 衰弱的发病机制及病理过程　目前衰弱的发病机制并不十分明确,多数认为衰弱是由多因素导致,其中慢性炎症引起的炎性衰老在衰弱中发挥重要作用（图 7-1）。慢性炎症能通过对肌肉骨骼系统、内分泌系统、心血管及血液系统病理生理的直接和间接影响,导致衰弱的发生。而引起慢性炎症的潜在危险因素包括遗传 / 表观遗传因素、代谢因素、环境和生活方式应激、急慢性疾病等。

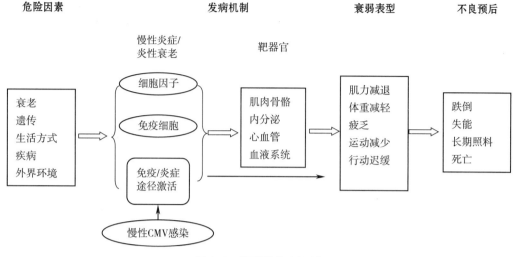

图 7-1　衰弱的发病机制

2. 衰弱的诊断与筛查　目前衰弱的诊断主要有两种方法，即衰弱表型（frailty phenotype，FP）和衰弱指数（frailty index，FI）。Fried 于 2001 年首先提出通过临床表型（衰弱表型）定义衰弱，制定了 5 条诊断标准（表 7-13）：不明原因的体重减轻、肌力减退（握力下降）、低体能、运动减慢（步速减慢）和疲劳。符合 3 项以上，诊断为衰弱；1~2 项，为衰弱前期；符合 0 项为非衰弱。这一标准主要从生理层面界定衰弱，目前被广泛应用。

表 7-13　衰弱诊断标准

检测项目	男性	女性
体重下降	过去一年不明原因体重下降 >10 磅或 >5.0% 体重	
行走时间 （步行 4.5m 所需时间）	身高≤173cm：≥7s 身高 >173cm：≥6s	身高≤159cm：≥7s 身高 >159cm：≥6s
肌力减退（握力）	BMI≤24kg/m²：≤29kg BMI 24.1~26kg/m²：≤30kg BMI 26.1~28kg/m²：≤30kg BMI>28kg/m²：≤32kg	BMI≤23kg/m²：≤17kg BMI 23.1~26kg/m²：≤17.3kg BMI 26.1~29kg/m²：≤18kg BMI>29kg/m²：≤21kg
体力活动（MLTA）	<383kcal/ 周	<270kcal/ 周
疲乏	CES-D 的任一个问题得分为 2~3 分 您过去一周内，以下现象发生几次？ ①我感觉做每一件事都需要努力 ②我不能向前行走 0 分：<1d；1 分：1~2d；2 分：3~4d；3 分：>4d	

注：MLTA. 明达休闲时间活动问卷；CES-D. 抑郁症流行病学研究中心。

　　FI 是通过老年综合评估，根据其所患疾病、躯体及认知功能受损程度、心理危险因素以及其他老年综合征的存在与否综合评价，并计算异常或衰退的评估项数目占全部评估项数目的比例。FI 能更敏感地预测患者的预后，但是不能用于鉴别衰弱与失能、共病，而且需评估的项目烦琐众多，耗时较长。因此，目前此方法在临床尚未普遍使用。

近年来,美国及欧洲老年医学专家倡议对老年人进行衰弱的常规筛查,尤其70岁以上或体重明显减轻的老人,由此发展了一些更为简易的筛查方法,包括衰弱问卷、FRAIL问卷(表7-14)、临床衰弱分级和Gérontopôle衰弱筛查工具。这些简单、易于操作的筛查工具可以帮助内科医生快速识别衰弱或者衰弱前期患者。

表 7-14 简易 FRAIL 筛查问卷

疲劳:你疲劳吗?
抗阻能力:不能爬一层以上的楼梯?
行走能力:不能走一个街区?
所患疾病:是否患有5种以上疾病?
体重下降:过去6个月体重下降是否超过了5%?

　　具备3个以上,为衰弱;具备1或2个,为衰弱前状态。

3. 衰弱的管理和治疗　积极预防和治疗衰弱,尤其衰弱早期或衰弱前期的干预,可有效逆转和阻止衰弱。即使对于重度衰弱,我们也要积极治疗,尽量减少其并发症,改善预后。目前干预方式包括非药物治疗和药物治疗。非药物治疗方法有体育锻炼(抗阻力训练和有氧运动)、热量和蛋白质的营养支持、增加维生素D摄入以及减少多重用药,这些非药物疗法有效延缓和治疗衰弱的进展。目前衰弱药物治疗仍处于探索阶段,缺乏足够的证据。

　　(1)抗阻力训练和有氧运动:至今为止,锻炼被证实是衰弱最有效的干预方式。适当的有氧运动可以改善机体器官的功能,尤其骨骼肌、内分泌系统、免疫系统、心血管系统。已有很多证据表明,衰弱老人进行抗阻力训练(如一周进行3次锻炼,每次45~60min)能够产生明显的积极效果,改善他们的运动能力,如步速提高、平衡能力增强、跌倒发生减少等。

　　(2)营养支持:营养干预可以改善衰弱老人的营养不良和体重减轻,减少并发症。有研究显示,补充蛋白质可以增加肌容量、改善肌力。我们提倡老年人在身体允许的情况下,摄入充足优质蛋白质,如鱼肉、畜与禽类的瘦肉、禽蛋、奶类、大豆及制品等,同时保证充足的水果与蔬菜。营养补充与抗阻力训练有协同增肌作用。

　　(3)维生素D的补充:虽然还没有大规模的临床试验证实单用维生素D可以治疗衰弱,但是已有足够证据表明,对于有维生素D缺乏的老年人,补充维生素D可减少跌倒和髋关节骨折的发生,减少死亡率,维生素D还能改善肌肉功能。

　　(4)减少多重用药:多重用药被认为可能是衰弱发生的原因之一。因此,减少不必要的药物既可以降低医疗费用,又能避免药物的副作用。

　　(5)其他:除了上述基础治疗外,还在不断探索药物治疗对衰弱的效果。包括:①血管紧张素转换酶抑制剂(angiotensin converting enzyme inhibitor,ACEI),一些临床试验表明,对于没有心力衰竭的患者,给予ACEI治疗能够阻止机体器官功能的减退和骨骼肌肌力下降。②激素治疗,有专家尝试进行了一些激素治疗,如补充睾酮改善老年男性的肌肉力量、更年期后的妇女进行雌激素替代治疗,以及使用生长激素治疗等,但是由于激素的安全性使其应用受到限制。

　　衰弱的危险因素众多,发病机制不清,加之老年人常多病共存,使其治疗更为复杂。对衰弱老人尽早有效地干预和治疗将给患者本人、家庭和社会带来巨大的益处。

（二）跌倒

跌倒是指患者突发的、不自主的、非故意的体位改变,倒在地上或更低的平面上,1993年《国际疾病分类第十版》(ICD-10)将其取名为跌倒倾向(tendency to fall,R29.6),是指由老年人或其他不明健康问题引起跌倒的一种疾病状态,又根据发生地点进行了编码分类(W00-19,Y34)。老年人跌倒不仅是老年人的一种突发事件,而且是一种健康问题并发症或疾病,它是机体功能下降和机体老化过程的反映,是一些急慢性疾病的非特异性表现,是"衰老"造成意外伤害和导致老年人致残或致死的主要原因。

在我国,≥65岁社区老年居民中,有跌倒史的男性为21%~23%,女性为43%~44%。据研究资料显示,各地区跌倒发生率不尽相同,但都随年龄增加而增加,老年女性发生率高于男性。目前中国有老年人约1.3亿,每年2 000万老年人至少要发生2 500万次跌倒,直接医疗费用超过50亿人民币。

1. 发病原因　跌倒的发病原因较多,包括生理因素、心理因素、环境因素、行为因素、人口因素和健康教育、药物因素、酒精过量、疾病因素等。

2. 跌倒的评估

（1）病史采集接诊医生应该对所有老年人询问跌倒病史。

（2）老年综合评估认知功能、药物核查和日常活动能力(acitivity of daily life,ADL),有助于发现潜在问题。

（3）体格检查应关注病史所提示的可能危险因素。

（4）辅助检查血红蛋白、血尿素氮、肌酐、血糖,有助于排除贫血、脱水、高渗、低血糖等引起的跌倒。

（5）跌倒风险评估半年内跌倒≥跌次;患有痴呆、帕金森病、衰弱,有多重用药、ADL评估差;住院、住护理院的老年患者均属于跌倒高风险对象,应该高度警惕,记录在案。

3. 跌倒的预防

（1）筛查:应该每年对老年人进行1次跌倒风险评估,对高风险患者要每半年评估1次。

（2）社区老年人跌倒的预防:经常参加体育锻炼（太极拳、行走）,维持肌肉力量和平衡;居家环境改造,保证安全;定期到医疗机构检查（跌倒筛查或老年综合评估）。

（3）针对性干预措施:对跌倒高风险的老年人,除了上述预防措施外,还需要根据其跌倒相关的危险因素采取有针对性的干预措施,由多学科整合团队完成。常用的干预措施如下。

1）减少危险用药,尽可能替换苯二氮䓬类安眠药,如不能替换,要对患者进行教育和警示,建议床旁排尿。

2）制订个体化的锻炼方案。

3）治疗视力问题、直立性低血压、补充钙和维生素D。

4）处理足和鞋的问题。

5）配置相应的辅助器械,如助步器、眼镜等。

（三）睡眠障碍

老年失眠综合征（以下简称老年失眠）是指老年人由于各种原因导致睡眠时间和/或睡眠质量不足,并影响白天社会功能的一种主观体验。据世界卫生组织调查,全球有27%的人有睡眠障碍,在中国睡眠障碍的比例高达43.4%,其中平均失眠4年以上者占23.3%。而老年人受失眠困扰的比例可高达 50% 左右。

临床常见的失眠形式有：①入睡困难，入眠时间超过 30min；②睡眠维持障碍，夜间觉醒次数≥眠次或凌晨早醒；③睡眠质量下降，睡眠浅、多梦；④总睡眠时间缩短，通常少于 6h。⑤日间残留效应，次日感到头晕、精神不振、嗜睡、乏力等。

按失眠的分类可分为：①急性失眠，病程小于 4 周；②亚急性失眠，病程大于 4 周，小于 6 个月；③慢性失眠，病程大于 6 个月。

60 岁以上老人每天睡眠时间为 5~7h，夜间睡眠时间缩短。如果睡眠不足或不规律，大脑或机体处于疲惫状态，会导致注意力难以集中、记忆力下降。长期失眠加快衰老速度，导致人体免疫功能下降，内分泌失调，神经系统功能紊乱，进而增加发生癌症、心脏病、糖尿病、肥胖症等疾病的风险。

1. 发病原因

（1）年龄因素：老年人由于主控睡眠的松果体素分泌减少，对睡眠的调节能力减弱，入眠时间延长，深睡时间减少。

（2）心理压力：如思虑过多、丧事、外伤后应激、被迫退休、与社会隔离、参加社区活动少等。

（3）患躯体疾病：如神经变性病（帕金森病，痴呆）、不宁腿（不安腿）综合征、心血管疾病、呼吸系统疾病和各种疼痛等。

（4）患精神心理疾病：如反应性精神病、精神分裂症和抑郁症等。

（5）药物滥用：如滥用中枢神经兴奋剂和治疗胃肠疾病的药物等。

（6）睡眠卫生不良：如睡前看电视、喝浓茶、喝咖啡、饮酒或以娱乐形式赌博等造成生活不规律，影响入睡。

（7）环境影响：如气候变化、睡眠场所的变更、室内光度、噪音、温度和湿度的不适等。

2. 睡眠障碍的评估

（1）睡眠调查（NIH 老年人睡眠障碍共识报告）：

1）患者是否对自己的睡眠满意？

2）睡眠或疲劳感是否干扰日间活动？

3）其他人是否抱怨过睡眠时的不寻常行为，如打鼾、呼吸中断或腿部活动？

（2）睡眠日记：每天早晨记录在床上的时间、大概睡眠时间、觉醒次数和夜间发生的任何症状。

（3）睡眠监测：除原发性睡眠障碍的情况，如睡眠呼吸暂停、周期性肢体活动异常，或睡眠过程中出现猛烈的或其他不正常的行为。检测包括多导联睡眠监测、腕部活动监测。

3. 睡眠障碍的治疗

治疗的总体目标是尽可能改善患者睡眠质量，缓解症状，保持正常睡眠结构，维持和恢复社会功能，提高老年人生活质量。睡眠障碍的治疗主要包括非药物治疗和药物治疗。由于老年人群用药种类多而且已知药物的代谢率和清除率存在变异，所以在药物治疗前应该尽量尝试使用非药物治疗。

（1）非药物治疗：治疗的目的是试图改变患者与睡眠相关的不恰当行为或者不良行为。

1）睡眠卫生习惯指导和睡眠教育：了解患者睡眠习惯，是否存在可能影响睡眠的习惯和行为。首先，改善睡眠环境，保持卧室安静、昏暗、清洁、温度适宜、空气清新，为加速睡眠创造一个最佳环境。其次，改变不良的睡眠习惯。

2）睡眠限制疗法：通过限制患者在床上的时间，逐渐改善睡眠效率，形成健康的睡眠行为。减少在床上的时间以估计总睡眠时间（最少 5h），当睡着时间与在床上的时间比≥90%，每周增加 15min 在床上的时间。

3）刺激控制疗法：患者常有和卧室环境相关的消极联系，可导致苏醒。通过将睡眠环境与积极的以及平静的线索关联起来，患者可以重新定义这些联系，从而促进睡眠。保持规律的睡眠时间，但是只有困了才上床。如果 20min 内仍无法入睡，就必须起床。起床后，应该做一些使人平静或者放松的事。无论前夜睡了多少，患者都应该在每天相同的时间醒来并起床。避免小睡。

4）认知行为治疗：是一大类合并认知治疗和行为治疗的心理治疗方法，是在睡眠卫生习惯指导、睡眠刺激控制和 / 或睡眠限制等行为治疗基础上，同时进行的认知干预治疗。认知行为治疗在老年睡眠治疗中有着重要地位，能明显减少使用药物治疗的概率及药物剂量。

（2）药物治疗：老年患者使用安眠药进行治疗需要特别小心。治疗的处方原则为：采用最低有效剂量、采用间隔给药法（每周 2~4 次）、短期应用药物（不超过 3~4 周）、逐渐停药和警惕停药后失眠反弹。临床治疗睡眠障碍的药物主要包括苯二氮䓬类、新型苯二氮䓬类、褪黑素受体激动剂和具有催眠效果的其他药物。

1）苯二氮䓬类：可以缩短睡眠潜伏期、增加总睡眠时间。但在老年人中不良反应明显，包括日间困倦、头晕、跌倒、认知功能减退等。对有入睡困难患者推荐使用短效制剂（如咪达唑仑、三唑仑），对睡眠维持困难的患者推荐使用中效制剂（如艾司唑仑、阿普唑仑、劳拉西泮）。长效制剂（如地西泮、硝西泮、氯硝西泮、氟西泮）可能增加老年人髋骨骨折风险，不推荐在老年人群中使用。

2）新型非苯二氮䓬类：具有与苯二氮䓬类相同的作用，可与中枢神经系统的 γ- 氨基丁酸受体复合体在苯二氮䓬类受体上发生相互作用。此类药物半衰期短，次日残余效应被最大程度的降低，一般不产生日间困倦，治疗失眠较传统的苯二氮䓬类药物更安全，但有可能会在突然停药后发生一过性的失眠反弹。常用药物包括：唑吡坦、佐匹克隆、扎来普隆等。

3）褪黑素：参与调节睡眠 - 觉醒周期，可以改善时差变化引起的症状、睡眠时相延迟综合征和昼夜节律失调性睡眠障碍。褪黑素受体激动剂包括雷美尔通、特斯美尔痛、阿戈美拉汀等。迄今为止，尚未发现该类药物可能损害运动和认知功能。

4）其他药物：①多巴胺能药物，是治疗睡眠运动障碍的首选药物。包括复方左旋多巴制剂和多巴胺受体激动剂等。②抗组胺类药物（H1 受体拮抗剂），也有一定催眠作用，但不推荐使用或应慎重应用。原因是可引起不良反应，包括日间残留镇静作用、认知功能下降、谵妄等。③抗抑郁药物，对于合并抑郁症的老年睡眠障碍患者，可使用小剂量的具有镇静作用的抗抑郁药物如米氮平或曲拉唑酮，但不能作为睡眠障碍患者的首选药物。

（四）老年便秘

便秘（constipation）是指大便次数减少和 / 或粪便干燥难解。正常人排便习惯因人而异，2~3 天 1 次至每日 2~3 次均有，但粪便成形不干燥，不坚硬。如果排便有明显延迟，粪便坚硬，排便困难、排便次数减少或排便不尽感，则称为便秘。

1. 病因及分类

（1）常见病因：随年龄的增长，老年人的食量和体力活动明显减少，胃肠道分泌消化液减少，肠管的张力和蠕动减弱，腹腔及盆底肌肉乏力，肛门内外括约肌减弱，胃结肠反射减弱，直肠敏感性下降，使食物在肠内停留过久，水分过度吸收引起便秘；高龄老人常因老年性痴呆或精神抑郁症而失去排便反射,引起便秘。此外,便秘还受饮食因素、排便习惯、活动减少、精神心理因素、药物、解剖结构异常等因素的影响。

(2)分类:按有无器质性病变分为器质性便秘和功能性便秘,按粪块积留的部位分为结肠便秘和直肠便秘。

1)器质性便秘:出现器质性病变导致的便秘。①直肠和肛门病变:直肠炎、痔疮、肛裂、肛周脓肿和溃疡、肿瘤瘢痕性狭窄等。②结肠病变:良恶性肿瘤、肠梗阻、肠绞窄、结肠憩室炎、特异性与非特异性结肠炎、肠粘连等。③肌力减退:肠壁平滑肌、肛提肌、隔肌和/或腹壁肌无力、慢性肺气肿、严重营养不良、多次妊娠、全身衰竭、肠麻痹等,由于肌力减退而使排便困难。④内分泌、代谢疾病:甲状旁腺功能亢进时,肠肌松弛、张力减低;甲状腺功能减退和垂体功能减退时肠的动力减弱;尿崩症伴失水、糖尿病并发神经病变、硬皮病时,均可出现便秘。⑤药物和化学品:吗啡和阿片制剂;抗胆碱能药、神经节阻断药及抗抑郁药;次碳酸铋、苯乙哌啶以及氢氧化铝等,均可引起便秘。⑥神经系统疾病:截瘫、多发性神经根炎等累及支配肠的神经、先天性巨结肠等。

2)功能性便秘:功能性便秘病因尚不明确,其发生与多种因素有关。①进食量少或食物缺乏纤维素或水分不足,对结肠运动的刺激减少;②因工作紧张、生活节奏过快、工作性质和时间变化、精神因素等干扰了正常的排便习惯;③结肠运动功能紊乱所致,常见于肠易激综合征,系由结肠及乙状结肠痉挛引起,除便秘外同时具有腹痛或腹胀,部分病人可表现为便秘与腹泻交替;④腹肌及盆腔肌张力不足,排便推动力不足,难于将粪便排出体外;⑤滥用泻药,形成药物依赖,造成便秘;⑥老年体弱、活动过少、肠痉挛导致排便困难,或由于结肠冗长所致。

2. 诊断　功能性便秘的诊断主要基于症状。在过去的 12 个月中,持续或累积至少 12 周并有下列 2 个或 2 个以上症状:①排便费力(至少每 4 次排便中有 1 次);②排便为块状或硬便(至少每 4 次排便中有 1 次);③有排便不尽感(至少每 4 次排便中有 1 次);④有肛门直肠梗阻和/或阻塞感(至少每 4 次排便中有 1 次);⑤需要用手操作(如手指辅助排便、盆底支撑排便)以促进排便(至少每 4 次排便中有 1 次);⑥排便少于每周 3 次,日排便量小于 35g。

3. 治疗

(1)调整生活方式:合理的膳食、多饮水、运动、建立良好的排便习惯是治疗功能性便秘的基础治疗措施。慢传输型便秘患者给予地中海饮食或一般饮食(55% 糖类、15% 蛋白质、30% 脂肪)明显改善患者的便秘症状,减少结肠传输时间。

(2)药物治疗:目前药物治疗主要有泻剂、促动力药物、促分泌剂、灌肠剂及栓剂等。

1)容积性泻剂主要包括可溶性纤维素(果胶、车前草、燕麦麸等)和不可溶性纤维(植物纤维、木质素等)。容积性泻剂起效慢而副作用小、安全,故对妊娠便秘或轻症便秘有较好疗效,但不适于作为暂时性便秘的迅速通便治疗。

2)润滑性泻剂能润滑肠壁,软化大便,使粪便易于排出,使用方便,如开塞露、矿物油或液状石蜡。

3)盐类泻剂如硫酸镁、镁乳,这类药可引起严重不良反应,临床应慎用。

4)渗透性泻剂常用的药物有乳果糖、山梨醇、聚乙二醇等。适用于粪块嵌塞或作为慢性便秘者的临时治疗措施,是对容积性轻泻剂疗效差的便秘患者的较好选择。

5)刺激性泻剂包括含蒽醌类的植物性泻药(大黄、弗朗鼠李皮、番泻叶、芦荟)、酚酞、蓖麻油、双酯酚汀等。刺激性泻剂应在容积性泻剂和盐类泻剂无效时才使用,有的引起反应较为强烈,不适于长期使用。蒽醌类泻剂长期应用可造成结肠黑变或泻药结肠,引起平滑肌的萎缩和损伤肠肌间神经丛,反而加重便秘,停药后可逆。

6)促动力剂莫沙必利、伊托必利有促胃肠动力作用,普卢卡比利作为第一个高选择性的 5- 羟色胺 4(5-hydroxytryptamine 4,5-HT4)受体激动剂,可选择性作用于结肠,具有良好的安全性,用于治疗女性、轻泻剂治疗效果不佳的老年慢性便秘患者。此外,阿片类受体拮抗剂、氯离子通道活化剂、鸟苷酸环化酶激动剂和胆汁酸转运抑制剂为治疗便秘的新型药物。

(3)综合序贯疗法:对于习惯性便秘,在训练定时排便前,宜先清肠,即用生理盐水灌肠清洁肠道,2/d,共 3d。清肠后检查腹部,并摄腹部平片,确定肠内已无粪便嵌塞。清肠后可给液状石蜡,5~15ml/(kg·d),或乳果糖 15~30ml/d,使便次至少达到 1/d。同时鼓励患者早餐后解便,如仍不排便,还可鼓励晚餐后再次解便,使患者渐渐恢复正常排便习惯。一旦餐后排便有规律地发生,且达到 2~3 个月以上,可逐渐停用液状石蜡或乳果糖。在以上过程中,如有 2~3d 不解便,仍要清肠,以免再次发生粪便嵌塞。有文献报道,这种通过清肠、服用轻泻剂并训练排便习惯的方法,治疗习惯性便秘,其成功率可达到 70%~80%,但不少会复发。

(4)生物反馈治疗:生物反馈是治疗盆底肌功能障碍所致便秘的有效方法。盆底肌训练和生物反馈治疗对慢性便秘儿童(特别是盆底肌功能障碍所致便秘)有明显疗效,且可能获得持续症状缓解。

(5)其他方法:功能性便秘治疗的其他方法有骶神经刺激、针灸、按摩推拿、中药、益生菌制剂等,这些方法的疗效目前尚不明确。其他方法有结肠振动胶囊法、骶神经刺激或经皮电刺激胫后神经、结肠水疗或清洁灌肠的方法等。

(6)手术治疗:当患者症状严重影响工作和生活,且经过一段时间严格的非手术治疗无效时,可考虑行外科手术治疗。但手术有一定的并发症和复发率,手术获益有限,需严格掌握手术指征。

(五)瘙痒症

瘙痒是最常见的皮肤病自觉症状,许多皮肤病可出现程度不同的瘙痒症状。临床上将只有皮肤瘙痒而无原发性皮损的疾病称为瘙痒症。根据瘙痒的范围可将瘙痒症分为全身性瘙痒症和局限性瘙痒症,老年人因皮脂腺分泌功能减退、皮肤萎缩、干燥而容易出现全身瘙痒,称为老年性瘙痒症(pruritus senilis)。老年性瘙痒症是老年人最常见的瘙痒性皮肤病,占 40% 左右,常给患者造成极大痛苦,并严重影响其生活质量。

1. 病因　引起皮肤瘙痒的病因比较复杂,目前尚不完全清楚。致病因素包括内因和外因两个方面。

(1)内因:

1)激素水平生理性下降:老年人会出现各种器官老化现象,性腺和内分泌功能减退,导致皮肤萎缩、皮脂腺和汗腺萎缩、分泌功能衰退,皮脂及汗液分泌量减少,皮肤干燥、松弛、皱缩,易受周围环境因素刺激而诱发瘙痒。

2)内分泌和代谢性疾病:皮肤瘙痒是糖尿病的常见皮肤表现,甲状腺功能亢进、甲状腺功能减退、甲状旁腺功能亢进也可出现皮肤瘙痒。

3)肝脏疾病:阻塞性肝胆疾病如胆汁性肝硬化、慢性胰腺炎伴胆管阻塞、药物(雌激素、吩噻嗪、别嘌呤醇)引起的胆汁淤积等可出现全身皮肤瘙痒。

4)肾脏疾病:慢性肾小球肾炎、慢性肾盂肾炎,尤其是尿毒症期,85% 以上的患者可出现剧烈的全身皮肤瘙痒,可能与尿毒症时血液中的尿素等代谢产物在体内大量潴留,并随汗液排到体表,刺激皮肤而引起瘙痒有关。

5)血液系统疾病及恶性疾病:约 30% 的霍奇金淋巴瘤(Hodgkin lymphoma,HL)以皮肤瘙痒为首发症状,瘙痒程度与病情进展呈正比。缺铁性贫血、真性红细胞增多症、慢性白血病、淋巴肉瘤、蕈样肉芽肿等也可发生全身性瘙痒。

6)神经精神因素:神经衰弱、精神紧张、情绪激动、忧郁、焦虑、烦躁等可引起或加重瘙痒。

7)恶性肿瘤:癌细胞及其代谢产物可刺激神经末梢而引起皮肤瘙痒,如内脏恶性肿瘤(副肿瘤性综合征)、类癌综合征。肿瘤引起瘙痒的机制可能与肿瘤细胞产生致痒性化学介质、坏死肿瘤细胞释放毒性产物进入血液循环、肿瘤特异性抗原诱发过敏反应及组胺释放等有关。

8)感染性疾病:艾滋病、旋毛虫病、血吸虫病、鞭毛虫病、盘尾丝虫病等。

9)自身免疫性疾病:如干燥综合征、风湿热、类风湿性关节炎等。

10)其他:慢性病灶、药物或食物过敏、中毒、结核病等。

(2)外因:

1)环境因素:包括季节、气候、温度、湿度、工作和居住环境等。

2)生活习惯:使用碱性过强的洗浴用品、外用药及接触化学物品、着紧身或化纤织品、食用辛辣食物、洗澡过勤、水温过高等均可诱发或加重皮肤瘙痒。

3)皮肤情况:皮肤干燥、皮肤萎缩、血液循环不良、脂质成分改变、保湿能力受损、适应能力差。

2. 病理生理 引起瘙痒的介质有胺类、脂类、蛋白质 / 多肽。①胺类:组胺、吗啡、5- 羟色胺等;②脂类:前列腺素、血小板激活因子等;③蛋白质 / 多肽:血管舒缓素、蛋白水解酶、P 物质、类鸦片肽等。

这些物质可在角质形成细胞、上皮细胞及内皮细胞中表达,不同的痒觉感受器与相应的受体特异性结合后,传导冲动至大脑导致瘙痒。近来的研究显示,介导瘙痒的受体位于真皮乳头及表皮的无髓 C 纤维游离神经末梢上,这些感受器可特异性地结合致痒因子(瘙痒的传导介质),经 C 纤维将冲动传导至脊髓的背侧角,通过脊髓丘脑束至丘脑的板层核,最终到达大脑皮质(躯体感觉区)。

3. 诊断 老年人发生全身性或局限性皮肤瘙痒,仅有继发改变而无原发性皮损,可以明确诊断。如果在检查时发现有抓痕、血痂、表皮剥脱等继发性皮损,需追问病史,确定其发病之初只有皮肤瘙痒而无原发性皮疹,才可诊断为瘙痒症。需要强调的是,本病可能伴发各种潜在的疾病,应予全身体格检查和实验室检查,以明确病因。

4. 治疗 需明确有无系统性疾病并予以及时处理。避免局部刺激,包括搔抓、摩擦、烫洗等,着宽大、松软的衣服,忌食辛辣、刺激性食物。

(1)全身治疗:主要为镇静止痒。

1)抗组胺药:可选择各种抗组胺药(组胺 H1 受体拮抗剂),如扑尔敏(氯苯那敏)、赛庚啶、酮替芬、多赛平、西替利嗪、氯雷他定、地氯雷他定、依巴斯汀等。

2)静脉注射钙剂、维生素 C、硫代硫酸钠等,口服镇静安眠药。

3)严重瘙痒者可做普鲁卡因静脉封闭。

4)性激素治疗:男性患者用丙酸睾酮 25mg,肌肉注射,每周 2 次,或口服甲基睾酮

5mg,一日 2 次;女性患者用黄体酮 10mg,肌肉注射,每日 1 次,或口服己烯雌酚 0.5mg,一日 2 次。

（2）外用药治疗:根据季节和皮肤情况选择不同剂型的外用药。一般夏季选择洗剂、搽剂或酊剂,如炉甘石洗剂、醋酸铝搽剂、复方地塞米松搽剂、樟酚酊等;冬季选择具有润肤作用的霜剂如醋酸去炎舒松霜、樟脑霜、苯唑卡因霜、多赛平霜等。

麻醉药可以减轻疼痛及瘙痒,临床上已证实利多卡因、丙胺卡因乳膏能有效缓解瘙痒症状。辣椒碱可影响神经肽 P 物质的合成、释放和聚积从而发挥镇痛和止痒作用,外用 0.025%~0.3% 的辣椒碱,每天 3~5 次可达到最佳止痒效果。

（3）中医中药:以养血、祛风、安神为主,可选用乌蛇止痒丸、肤痒冲剂等。

（4）物理疗法:紫外线照射、药浴、淀粉浴、矿泉浴等。

（5）心理治疗:心理压力可通过组胺、神经肽等介质激发或加重瘙痒,心理疗法、行为疗法、生物反馈疗法等有助于控制瘙痒症状,提高患者的生活质量。

5. 预后　本病可影响患者的生活质量,部分患者的瘙痒不能被常规治疗所缓解,预后取决于潜在疾病,但一般不会直接影响寿命,如果伴有系统性疾病而未予以及时处理,则可发生顽固性皮肤瘙痒。

五、老年人健康管理:评估、分类和处理

老年人健康管理是针对 65 岁及以上老年人,发现并干预健康风险、预防和控制疾病发生与发展,提高被管理个体和人群的健康水平,进而提高老年人的生存质量。将健康管理程序标准化可规范健康管理行为、提高医疗服务质量和效率、同时降低医疗成本。

健康管理有三个特点:以控制健康危险因素为核心,包括可变危险因素和不可变危险因素。健康管理的服务过程包括监测健康状态变化、健康评估和健康管理三个环节循环运行。老年人的健康管理主要包括健康评估、分类及处理三部分。其中评估是健康管理的中心环节,既总结分析并提取健康状态信息,也是决定干预管理措施的依据。

老年人的健康或疾病状态与其长期的生活方式、习惯及社会环境等相关。健康体检是要采集老年人当前的健康数据,为健康状态评估和指导奠定基础,由问诊、体格检查和辅助检查三部分构成。全面了解老年人生活方式、功能状态、躯体健康状态、血液学结果和器官形态功能等,形成完整的健康数据系统。老年人应每年健康体检一次,形成综合、连续、动态和完整的健康数据链。

2017 年,原国家卫生计生委员会颁布了《国家基本公共卫生服务规范(第三版)》,其中要求老年人健康管理服务内容:为辖区 65 岁及以上老年人每年提供一次健康管理服务,包括生活方式和健康状态评估、体格检查、辅助检查和健康指导。该文件要求老年人健康状态评估需关注以下六个方面:①老年人健康自评情况,从满意到不满意 5 种程度的选择;②生活方式是否健康的评估,包括常见健康风险,如运动、饮食、体重,以及老年人特别需要注意的跌倒等方面的风险;③有无常见慢性病症状;④既往病史;⑤目前用药情况;⑥生活自理能力评估。原国家卫生计生委员会颁布的《老年人健康管理技术规范》中规定了 65 岁及以上健康管理的流程及适宜技术要求。

（一）评估过程

1. 个人健康信息采集、询问生活方式和健康状况　主要项目有吸烟、饮酒、超重或肥胖、不良饮食习惯、不良生活习惯和视力、平衡能力差、步态不稳等;所患慢性疾病、治疗情

况、目前用药情况等,均需做好记录。

(1)采集个人基本信息:姓名、性别、出生日期、身份证号、工作单位、本人电话、联系人姓名及电话、常驻类型、民族、血型、文化程度、职业、婚姻状况、医疗费用支付方式、药物过敏史、暴露史、既往史(疾病、手术、外伤、输血)、家族史、遗传病史、残疾情况、生活环境等。

(2)生活方式:体育锻炼的频率、每次锻炼时间、坚持锻炼时间和锻炼方式;饮食习惯;吸烟状况、日吸烟量、开始吸烟年龄和戒烟年龄;饮酒频率、日饮酒量、是否戒酒、开始饮酒年龄、近一年是否醉酒、饮酒种类;职业病危害因素接触史。

需要注意的是,体育锻炼指主动锻炼,即有意识地为强体健身而进行的活动。不包括因工作或其他需要而必须进行的活动,如为上班骑自行车、做强体力工作等;饮酒情况中,日饮酒量折合成白酒量(啤酒/10=白酒量,红酒/4=白酒量,黄酒/5=白酒量);职业暴露情况指因患者职业原因造成的化学品、毒物或射线接触情况;职业病危险因素接触史指因患者职业原因造成的粉尘、放射物质、物理因素、化学物质的接触情况。

2. 进行体格检查 询问慢性疾病常见症状和健康状态自评后,让老年人自我评估其生活自理能力。测量身高、体重、血压等;口腔、视力、听力和运动功能的粗测判断;老年女性检查乳腺和妇科。

(1)询问老年人在一个月内症状,重点询问老年人常见疾病的典型症状,要想到对应疾病的可能性。例如:头痛、头晕(高血压);心慌、胸口发闷发紧、心前区疼痛(冠心病);慢性咳嗽、咳痰、行走或上楼憋气(慢性阻塞性肺疾病);体重下降、口渴、想喝水、尿量增多(糖尿病);疲乏无力(贫血);关节疼痛、浑身疼痛(骨关节炎和骨质疏松)等。

(2)检查老年人一般状况:

1)体温测量:腋测法正常值为36~37℃,口测法正常值36.3~37.2℃。

2)脉搏测量:触摸桡动脉,数30s搏动次数,计算每分钟搏动次数;若搏动不规则,计数至少1min。

3)呼吸频率测量。

4)血压测量:注意受检者体位、血压计及袖带、确定最高充气压、测量和读数,相隔2min后同一臂重复测量,取2次读数的平均值记录。居民在基层卫生服务机构接受健康体检时,应测量双侧上肢血压。高血压患者在血压超过180mmHg时,应测量双侧上肢血压。室内应保持安静,理想室温21℃左右,不宜过冷或过热。在测压前,被测者应安静休息10~30min,精神放松,排空膀胱,不饮酒、茶、咖啡等饮料,测血压前15min不应吸烟,询问是否服用影响血压的药物。测血压前,核准血压计水银柱是否在零点,排气阀是否灵活,袖带是否合适,有无漏气现象。对于汞柱式血压计,应定期进行核准维护。

5)身高测量:测量足底至头顶的最大距离,以厘米为单位记录。

6)体重测量并计算身体质量指数(BMI):BMI=体重/身高的平方,单位为kg/m^2。

7)腰围:取被检者腋中线肋缘下至髂嵴连线中点平面测量。测量尺与被检者皮肤之间能插入一指为宜,于吐气结束时量取腰围,以厘米为单位记录。

8)老年人认知功能粗筛:告诉被检查者"我将要说三件物品的名称(如铅笔、卡车、书),请您立刻重复"。过1min后请其再次重复,如被检查者无法立即重复或1min后无法完整回忆三件物品名称为粗筛阳性,需进一步行"简易智力状态检查量表"检查。

9)老年人情感状态:询问被检查者"你经常感到伤心或抑郁吗?"或"你的情绪怎么样?"。如回答"是"或"我想不是十分好",为粗筛阳性,需进一步行"老年抑郁量表"检查。

另外,还有老年人健康状态自我评估,老年人生活自理能力自我评估等。

（3）检查重要脏器功能：口腔（口唇、齿列、咽部）；用标准视力表测视力或矫正视力；粗测听力；简单运动功能检查。①视力：填写采用对数视力表测量后的具体数值,对佩戴眼镜者,可戴其平时所用眼镜测量矫正视力。②听力：在被检查者耳旁轻声耳语"你叫什么名字"（注意检查时检查者的脸应在被检查者视线之外）,判断被检查者听力状况。③运动功能：请被检查者完成以下动作"两手摸后脑勺""捡起这支笔""从椅子上站起,走几步,转身,坐下"判断被检查者运动功能。

（4）基本体格检查：①皮肤、巩膜,自然光下观察皮肤、巩膜是否黄染或苍白。②淋巴结,锁骨上淋巴结、腋窝淋巴结。③乳腺触诊,肿块、压痛、分泌物。④肺部,桶状胸、呼吸音、啰音。⑤心脏,心率、心律、杂音。⑥腹部,压痛、包块、肝大、脾大、移动性浊音。⑦下肢水肿,足、踝、下肢水肿。⑧足背动脉搏动,正常、减弱、可疑和消失,糖尿病患者必须进行此项检查。⑨肛门指诊,肛门外口轻按摩,触摸整个肛门和直肠内壁,注意包块和指套带血或脓液。⑩男性触诊前列腺,注意中间沟有无消失。⑪眼底检查：在暗室中进行,检查屈光间质是否混浊,观察眼底,观察视神经乳头、视网膜动静脉、黄斑部和视网膜等。

（5）老年妇女还需完成乳腺及相关妇科检查（外阴、阴道、宫颈、宫体、附件）。①乳腺：检查外观有无异常,有无异常泌乳或包块。②外阴：记录发育情况及婚产式（未婚、已婚未产或经产式）,如有异常情况请具体描述。③宫颈：记录大小、质地、有无糜烂、撕裂、息肉、腺囊肿；有无接触性出血、举痛等。④宫体：记录位置、大小、质地、活动度；有无压痛等。⑤附件：记录有无肿块、增厚或压痛；若扪及肿块,记录其位置、大小、质地、表面光滑与否、活动度、有无压痛以及与子宫及盆壁关系。左右两侧分别记录。

3. 辅助检查　检测血常规（血红蛋白、白细胞、血小板等）、尿常规（尿蛋白、尿糖、尿酮体、尿潜血等）、空腹血糖、血脂（总胆固醇、甘油三酯、血清低密度脂蛋白胆固醇、血清高密度脂蛋白胆固醇）、心电图、肝功能（血清谷丙转氨酶、血清谷草转氨酶、白蛋白、总胆红素、结合胆红素）、肾功能（血清肌酐、血尿素氮、血钾浓度、血钠浓度）、腹部B超等,及时记录。建议进行大便潜血、乙肝表面抗原、胸部X线片和女性的宫颈涂片。需要注意的是,我国尚无针对老年人的生理指标范围,而是采用成人生理标准范围。所以对老年人化验检查解读时,要结合近2~3年动态变化,同时综合比较同类或相关的检测指标。

4. 中医体质辨识　依据《中医体质分类与判定》进行测评,分辨平和质、气虚质、阳虚质、阴虚质、痰湿质、湿热质、血瘀质、气郁质、特禀质。

（二）评估内容

老年人需到基层医疗卫生机构两次,分别完成健康体格检查、完成辅助检查和了解健康评估结果并接受处理。

1. 评估现存主要的健康问题　曾经出现或一直存在,并影响目前身体健康状况的疾病如下：

（1）脑血管疾病（缺血性卒中、脑出血、蛛网膜下腔出血、短暂性脑缺血发作等）。

（2）肾脏疾病（糖尿病肾病、肾功能衰竭、急性肾炎、慢性肾炎等）。

（3）心脏疾病（心肌梗死、心绞痛、冠状动脉血运重建、充血性心力衰竭、心前区疼痛等）。

（4）血管疾病（夹层动脉瘤、动脉闭塞性疾病等）。

（5）眼部疾病［视网膜出血或渗出、视盘（视乳头）水肿、白内障等］。

（6）神经系统疾病。

（7）其他系统疾病。

2. 评估住院治疗情况（住院史、家庭病床史）　最近 1 年内的住院治疗情况。

3. 主要用药　对长期服药的慢性病患者了解其最近 1 年内的主要用药情况,记录名称、用法、用药时间、依从性等。其中,西药填写化学名(通用名)而非商品名;中药填写药品名称或中药汤剂,用法、用量按医生医嘱填写。用药时间指在此时间段内一共服用此药的时间,单位为年、月或天。服药依从性是指对此药的依从情况,"规律"为按医嘱服药,"间断"为未按医嘱服药,频次或数量不足,"不服药"即为医生开了处方,但患者未使用此药。

4. 非免疫规划预防接种史　填写最近 1 年内接种的疫苗的名称、接种日期和接种机构。

（三）衰弱评估与干预

衰弱是老年人生理储备下降导致机体易损性增加、抗应激能力减退的非特异性状态。衰弱老人经历外界较小刺激即可导致一系列临床负性事件的发生。2017 年《老年患者衰弱评估与干预中国专家共识》中推荐:应对所有 70 岁以上人群或最近 1 年内,非刻意节食情况下出现体重下降(体重下降大于 5% 或以上)的人群进行衰弱的筛查和评估。目前已有的衰弱评价工具包括:Fried 衰弱综合征标准、Rockwood 衰弱指数、国际老年营养和保健学会提出的 FRAIL 量表、骨质疏松骨折研究中提出的 SOF 指数、日本学者提出的 Kihon 检查列表、临床衰弱量表等,只是尚无针对中国老年人的衰弱评估和筛查方法。目前应用较多的是 Fried 衰弱综合征标准、衰弱指数和 FRAIL 量表。

（四）老年综合评估

老年综合评估(comprehensive geriatric assessment,CGA)是现在老年医学核心技术之一,是采用多学科方法评估老年人的躯体情况、功能状态、心理健康和社会环境状况等,并据此制订以维持和改善老年人健康及功能状态为目的的治疗计划,最大限度提高老年人的生活质量。

2017 年《老年综合评估技术应用中国专家共识》提出,CGA 适合 60 岁以上,已出现生活或活动功能不全(尤其是最近恶化者)、已伴有老年综合征、老年共病、多重用药、合并有精神方面问题、合并有社会支持问题(独居、缺乏社会支持、疏于照顾)及多次住院者。对于合并有严重疾病(如疾病终末期、重症患者)、严重痴呆、完全失能的老年人及健康老年人酌情开展部分评估工作。采用 CGA 速评软件、全版评估量表简版、经过信度效度检验的简单问卷筛查,可快速初筛是否合并 CGA。评估内容包括:

1. 一般情况评估

2. 躯体功能状态评估　包括日常生活活动能力的评估,平衡与步态评估,Morse 跌倒评估量表。

3. 营养状态评估　营养风险筛查(nutrition risk screening,NRS2002)和简易营养评价法(mini-nutritional assessment,MNA),其中 MNA 是专门评价老年人营养状况的方法,微型 MNA 可作为老年人营养不良的初筛工具。

4. 精神、心理状态评估　包括认知功能、谵妄、焦虑、抑郁等评估。应用最广泛的认知筛查量表是简易精神状态检查和简易智力状态评估量表(Mini Cog);老年人谵妄评估采用意识障碍评估法;老年抑郁量表是专门为老年人设计的抑郁自评量表;焦虑自评量表适用于评估成年人焦虑,尚无专用于老年焦虑筛查量表。

5. **衰弱评估**　CGA 中也包括衰弱评估,内容和评估方法同上。

6. **肌少症评估**　推荐测定肌力(握力)和肌功能(日常步行速度测定)作为肌少症筛选检测。

7. **疼痛评估**　可应用视觉模拟法和数字评定量表评估老年性疼痛,前者用于评价老年患者急性、慢性疼痛,后者适用于需要对疼痛强度及变化进行评定的老年人。

8. **共病评估**　共病指老年人同时存在 2 种及以上慢性疾病,老年累积疾病评估量表可对各系统疾病的类型和级别进行评估。

9. **多重用药评估**　通常将应用 5 种及以上药品视为多重用药,推荐使用 2015 年美国老年医学会颁布的《老年人潜在不恰当用药 Beers 标准》和我国《老年人不恰当用药目录》,评估老年人潜在不恰当用药。

10. **睡眠障碍评估**　应用临床评估、量表评估等评估老年人睡眠障碍,内容包括失眠表现形式、作息规律、与睡眠相关的症状和失眠对日间功能的影响、用药史及可能存在的物质依赖情况,进行体格检查和精神心理状态评估。

11. **视力障碍评估**　通过斯内伦视力表(Snellen chart)或简便筛检方法检查以初筛有无视力障碍,评估是否加剧跌倒等老年综合征的发生。

12. **听力障碍评估**　排除耳垢阻塞或中耳炎,建议方法粗测听力,结合听力障碍病史评估双耳听力障碍情况。

13. **口腔问题评估**　检查老年人牙齿脱落、假牙情况等,评估口腔问题是否影响进食、情绪、营养摄入等。

14. **尿失禁评估**　采用国际尿失禁咨询委员会尿失禁问卷简表评估尿失禁的发生率和尿失禁对患者的影响程度。

15. **压疮评估**　推荐使用 Braden 量表作为压疮危险的量表评估和识别工具,应用于老年人。压疮危险的皮肤状况评估包括指压变白反应、局部热感、水肿和硬结,局部有无疼痛。

16. **社会支持评估**　社会支持评定量表适用于我国人群,适合神志清楚且认知良好的老年人,包括客观支持、主观支持和对支持的利用度。

17. **居家环境评估**　只针对接受居家护理的低危老年患者,重点在于预防而非康复。

(五)健康状态分类

根据健康状态评估,分类如下:

1. **存在慢性疾病或损伤的危险因素**　如吸烟、过量饮酒、超重或肥胖、不良饮食习惯(如嗜盐和高热量食物、奶制品摄入量少等)、不良生活习惯(如运动少、生活不规律等)、视力及平衡能力差、步态不稳。

2. **新发现慢性疾病患者**　本次被医生发现血压或血糖高于正常,或者通过评估有异常发现,需要进一步确诊的老年人。

3. **确诊的慢性疾病患者**　既往已经被医生确诊为患有慢性疾病的老年人(如高血压、糖尿病等)。

4. **评估无异常发现者**　无基础疾病及危险因素,健康体格检查无异常发现,生活习惯良好的老年人。

(六)老年综合评估分类

1. 躯体活动能力良好、无焦虑抑郁、营养状况良好、认知功能正常、非衰弱、无肌少症的老年人,建议进入传统的老年慢性疾病管理模式,或单科会诊。

2. 合并跌倒高风险、躯体活动能力明显下降、焦虑抑郁谵妄、营养不良、认知功能减退、尿便失禁、衰弱或肌少症的老年综合高危人群,建议多学科团队管理模式。

3. 由某种急性疾病引起老年综合征加剧的高危人群,建议专科诊治。

4. 经多学科团队处理后老年综合征症状加剧、功能恶化,考虑与系统疾病状态加剧引起的,建议转专科处理。

（七）处理

1. **转诊**　在确保患者安全前提下,有效治疗,尽量减轻患者的经济负担,并最大限度地发挥基层医生和专科医生各自的优势和协同作用。对需要确诊的老年人及时转诊,明确诊断。出现以下情况之一者,应及时处理后转上级医院:①心率过快(>140 次 /min)或过慢(<40 次 /min);②收缩压≥180mmHg 和 / 或舒张压≥110mmHg;③空腹血糖≥16.7mmol/L 或≤7mmol/L;④症状和 / 或心电图怀疑急性冠状动脉综合征;⑤其他无法处理的急症。

2. **慢性病管理**　《"健康中国 2030"规划纲要》中提出,要加强老年常见病、慢性病的健康指导和综合干预,强化老年人健康管理。对确诊高血压、糖尿病等慢性疾病的患者:按照对应疾病的诊疗常规进行管理。

3. **常见危险因素干预**　对存在慢性疾病或损伤危险因素的老年人,针对具体情况进行健康教育及疾病危险因素干预,每 3 个月随访(可电话随访),了解目前情况,症状变化、危险因素干预情况等。包括:①吸烟者协助戒烟;②过量饮酒者进行健康饮酒教育;③肥胖者协助控制体重;④心血管疾病危险因素干预;⑤骨质疏松危险因素干预;⑥预防跌倒损伤的干预。

（1）饮酒:对所有参加管理的老年人进行健康教育,了解过量饮酒的危害。①会使食欲下降,食物摄入减少,以致发生多种营养素缺乏;②长期过量饮酒患酒精性肝硬化的风险高;③会增加患高血压、脑卒中等疾病的危险;④可导致多种疾病。应尽量做到每天饮酒不超过啤酒 1 杯(200ml)或红酒 1 小杯(50ml),尽量不饮烈性酒。对于慢性肝病或肝功能异常的患者建议禁酒。对有过量饮酒习惯的老年人,可根据机构自身条件进行戒酒咨询,制订戒酒时间表,明确在某一时间段内应达到的现实可行的目标,确定具体戒酒措施,随访老年人戒酒效果等。

（2）戒烟:对所有参加管理的老年人都应进行吸烟有害健康的教育,根据机构自身条件进行戒烟咨询。如果老年人吸烟,每次随访或体检时均应建议戒烟并询问是否愿意戒烟。如果老年人愿意戒烟,向其提供建议、帮助或协助安排戒烟计划,确定戒烟开始时间。如果患者不愿意戒烟,询问分析不愿意戒烟的原因、强调吸烟危害、宣传戒烟益处,尽量鼓动患者戒烟。

（3）肥胖:对所有参加管理的老年人评估体重是否为肥胖或超重。对肥胖或超重患者进行非药物治疗,包括肥胖相关健康教育、建议改变生活方式和饮食结构,通过控制热量、选择高质量食物、每日运动等方式。同时协助制订减肥计划,3 个月后电话随访减肥效果。对于 3 个月后减肥效果不明显者,建议请营养师和 / 或专科医生协助,进而帮助老年人合理控制体重。

4. **疾病预防**

（1）疫苗接种:建议所有参加管理的 65 岁及以上老年人每年接种流感疫苗;建议所有参加管理的 65 岁及以上老年人每年接种一次 23 价肺炎链球菌疫苗。对于有下列高危因素之一的肺炎高危人群,应进行疫苗接种(接种 23 价肺炎链球菌疫苗,5 年及以上可加强接种):慢性阻塞性肺疾病、慢性心功能衰竭、慢性肾功能不全、糖尿病、脾切除术后患者、居住在敬老院者、肿瘤或长期服用激素及免疫抑制剂者(需咨询肿瘤专科医生或免疫专科医生是否进行疫苗接种)。

(2)冠心病一级预防:普及冠心病的预防知识、筛查冠心病的危险因素(家族史、吸烟、缺乏运动、超重或肥胖、高血压、血脂异常、糖尿病或糖耐量异常等),除家族史外的危险因素都是可干预的。根据危险因素预测老年人的患病概率并进行干预指导。

(3)骨质疏松:对参加健康管理的老年人进行骨质疏松相关教育及危险因素筛查,骨质疏松导致骨折的危险因素有成年骨折史、父母骨折史、痴呆、吸烟、低体重(BMI<19kg/m²)、早绝经(<45岁,包括手术绝经)或>1年的闭经、摄入钙不足(不吃奶制品)、饮酒、缺乏体育锻炼、生活不能自理、有与骨质疏松相关的疾病或服用可引起骨质疏松的药物,对于有危险因素的老年人,建议转诊上级医院行骨密度检查。

5. 健康饮食指导

(1)普及中国营养学会推荐的膳食指导原则:食物多样,谷类为主,粗细搭配;多吃蔬菜、水果和薯类;每天吃奶类、大豆或其制品;经常吃适量鱼、禽、蛋和瘦肉,少吃肥肉和荤油;食不过量,天天运动,保持健康体重;减少烹调油用量,吃清淡少盐的膳食;三餐分配要合理,零食要适当;每天足量饮水,合理选择饮料;饮酒应限量;吃新鲜卫生的食物。

(2)老年人饮食指导:老年人需从膳食中获得足够的各种营养素,尤其是微量营养素。应选择易消化的食物,以利于吸收利用。食物不宜过精,应强调粗细搭配,主食中应用粗粮细粮搭配,多食用膳食纤维丰富的食物。

6. 心理健康指导 向所有参加管理的老年人普及心理健康的重要性,告知长期精神压力和心情抑郁是引起高血压、糖尿病、冠心病、肿瘤等疾病的重要原因之一。普及维护心理健康的方法:家庭和社会的关心;活到老、学到老;保持乐观情绪,寻找生活乐趣;加强人际交流,参加社交活动;学会通过各种途径把坏情绪释放出来;保持好的心情。

对于有抑郁倾向的老年人应尽量了解在心理问题背后可能的家庭和个人因素。与家属和社会配合,有针对性地对其进行心理调节。中老年人退休、无文化、丧偶、独居、患慢性疾病等都是引发心理健康障碍的危险因素,注意识别。

在老年人知情同意的情况下,将老年人健康管理涉及的具体问题与老年人亲属、陪护人员和社区部分进行沟通。鼓励家属、陪护人员参与老年人健康教育活动,改善老年人居住环境,提高预防保护意识,提高及时求助和救助的能力。鼓励和帮助老年人保持良好心理状态,提高老年人心理健康水平。

7. 健康教育 对所有参加管理的老年人强调健康管理的意义:告诉老年人参加健康管理的好处:能定期全面体格检查,了解健康知识,预防慢性疾病的发生,早期发现慢性疾病及并发症等。

(1)65岁及以上老年人每年检查一次,并进行健康评估和预约下次年检时间;如有异常随时就诊。

(2)根据患者的生活方式进行健康教育,提出改进意见和改进目标,在随访或下次年度体检时评估。

(3)对老年人进行防跌倒措施、意外伤害和自救等健康教育和指导,家中日常用物放于可及处,避免登高、坠床;安全的家庭环境,如日常活动区域保持地面无水渍,有防滑措施,减少障碍物,保持灯光充足等;穿长短适宜的衣裤及防滑鞋;合理使用助行器,必要时请他人协助保护;心脑血管疾病患者身边需常备急救药品,并了解急救药品使用方法;遇有意外伤害及时求助(呼救、拨打 120 或附近亲朋电话)。

(罗　镧　任姗姗　李　榕　孙　雪　曹素艳)

推荐阅读

［1］管又飞、刘传勇.医学生理学.3 版.北京:北京大学医学出版社,2013.

［2］国家卫生和计划生育委员会.国家基本公共卫生服务规范(第三版).(2017-2-28)[2019. 12. 10]. http://www. nhc. gov. cn/ewebeditor/uploadfile/2017/04/20170417104506514. pdf

［3］国家卫生计生委疾病预防控制局.中国居民营养与慢性病状况报告.北京:人民卫生出版社,2015.

［4］萌士安、汪之硕、王茵.现代营养学.9 版.北京:人民卫生出版社,2008.

［5］苏宜香.儿童营养及相关疾病.北京:人民卫生出版社,2016.

［6］孙长颢.营养与食品卫生学.8 版.北京:人民卫生出版社,2017.

［7］王庭槐.生理学.9 版.北京:人民卫生出版社,2018.

［8］中国营养学会.中国居民膳食指南.北京:人民卫生出版社,2016.

［9］中国营养学会.中国学龄儿童膳食指南.北京:人民卫生出版社,2016.

［10］中国营养学会膳食指南修订专家委员会妇幼人群膳食指南修订专家工作组.哺乳期妇女膳食指南.中华围产医学杂志,2016,19(10):721-726.

［11］中国营养学会膳食指南修订专家委员会妇幼人群膳食指南修订专家工作组.孕期妇女膳食指南.中华围产医学杂志,2016,19(9):641-647.

［12］中华医学会老年医学分会.老年患者衰弱评估与干预中国专家共识.中华老年医学杂志,2017,(3):251-256.

［13］AGOSTONI C,BUNOCORE G,et al. Enteral nutrient supply for preterm infants:commentary from the european society of paediatric gastroenterology,hepatology and nutrition committee on nutrition. Journal of Pediatric Gastroenterology and Nutrition,2010,50:85-91.

［14］CROWLEY K. Sleep and sleep disorders in older adults. Neuropsychol Rev,2011,21(1):41-53.

［15］KOLETZKO S,NIGGEMANN B,ARATO A,et al. Diagnostic Approach and Management of Cow'S-Milk Protein Allergy in Infants and Children:ESPGHAN GI Committee Practical Guidelines. JPGN,2012,55(2):221-229.

［16］SONG C,LI J,LENG J,et al. Lifestyle intervention can reduce The risk of gestational diabetes:A meta-analysis of randomizedControlled trials. Obesity Reviews,2016,17(10):960-969.

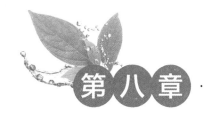

第八章

社区营养与健康管理／干预案例

社区营养与健康管理的实施,是通过对个体或群体服务对象,进行科普宣传教育、健康信息采集、健康状况判定、干预方案制订、跟进方案落实等手段,以改善人们营养状况和重塑生活方式为目的,来促进社区民众健康的过程。

本章节通过社区营养干预实践过程中的真实案例,从简单案例分析,到综合案例示范,以不同形式为大家呈现社区营养与健康管理的方式。

第一节　营养性贫血的干预案例

贫血是全球性公共卫生问题,贫血直接影响人体的营养与氧气在体内的输送与供应。是一类造成个体"营养不良"的因素。贫血将影响一个人全生命周期的健康。最常见的营养性贫血是缺铁性贫血。

一、营养性贫血的社区营养宣教

1. 常见的两种营养性贫血

（1）缺铁性贫血:是指体内铁元素的缺乏,合成血红蛋白的能力下降,引起低色素性贫血。表现为红细胞体积减小。

（2）巨幼红细胞贫血:指的是体内叶酸与维生素 B_{12} 的不足或缺乏,引起 DNA 合成障碍导致的血液和骨髓中红细胞、白细胞、血小板以及前体发生形态和功能改变。

2. 一般情况下,容易发生营养性贫血的人群

（1）出生后全母乳喂养的婴儿:母乳贫铁,需要孕妇在孕期摄入足够的铁以提供给胎儿。婴儿出生后,全母乳喂养期间,注意观察是否有贫血的外表特征,或保健院体检时,检查是否有贫血的症状。

（2）两岁以内的婴幼儿:辅食添加过程中,营养不全面。这是最容易出现营养性贫血的阶段。

（3）膳食营养不合理者:膳食结构不合理、膳食摄入量不足、挑食节食、胃肠道有疾病的儿童、青少年、育龄女性、孕妇乳母、素食者。

（4）各种影响铁吸收或增加铁消耗的慢性疾病患者:如萎缩性胃炎、胃酸缺乏、事故伤害、手术大出血等等。

（5）酗酒者:是唯一普遍同时存在以下六种叶酸缺乏原因的人群,分别为叶酸的摄入、吸收和利用不足,排泄、需求和破坏增加。

3. **营养性贫血的调查** 在社区营养与健康管理中,通过体格检查、膳食调查、阅读个人的体检报告等方式进行。

二、营养性贫血的症状与体征

1. **缺铁性贫血可分为三个阶段** 铁减少期(没有明显的症状)、红细胞生成缺铁期、缺铁性贫血发生期。

2. **巨幼红细胞性贫血** 叶酸和维生素 B_{12} 的缺乏,最容易发生在叶酸摄入缺乏或叶酸代谢障碍的人群,特别是没有专业指导下的大部分素食者。

3. **营养性贫血的主要表现**

(1)皮肤黏膜渐渐苍白、无血色。眼睑、口唇四周、甲床更加明显。肌肉功能改变,体力和耐力下降。乏力疲劳、烦躁或萎靡、不想活动、体重下降。

(2)健忘,反应慢、行动迟缓,儿童期认知发育异常。

(3)免疫功能和抗感染能力下降,怕冷胃寒。

(4)其他医学症状,如肝脾大、心率增快、生化检查时出现血红蛋白、血清铁蛋白减少。

三、案例分析

【案例1】在社区营养与健康管理沙龙活动中,张小姐 22 岁,身高 1.60m,体重 47kg,一直想把体重控制在 45kg。咨询描述:最近头昏乏力、月经不规律、手脚冰凉、烦躁萎靡。张小姐随身带来了医院做的血常规检查,报告单见表 8-1。社区营养指导员给予解释与指导:

1. **询问信息** 这一年,张小姐为了控制体重,刻意减少饮食,极少吃动物性食物,每餐主食小半碗。晚餐以蔬菜水果为主。

2. **观察检查** 张小姐有头发细黄无光泽、肤色苍白、眼睑淡粉、心慌无力、易口角炎及口腔溃疡、蹲下站起时头晕,以及眼冒金星等等状况。皮褶厚度检测时,发现皮下脂肪偏少。

3. **咨询指导**

(1)指导张小姐计算自己的BMI指数:47kg/(1.6m×1.6m)=18.36kg/m²。中国人的BMI值正常参考范围是 18.5~23.9kg/m²。18.36kg/m² 是消瘦,故张小姐并不应该减肥,而是应该增加体重,特别是增加肌肉量,以促进新陈代谢。

(2)指导张小姐一起解读血常规化验报告,发现血红蛋白(Hb)和平均血红蛋白含量(mean corpuscular hemoglobin,MCH)均低于正常值,其他指标正常。通过体征症状讲解,让张小姐认识到自己的各种异常表现是缺铁性贫血的基本体征。最后建议她去医院做血清铁和红细胞游离原卟啉等特异性化验检查,做医学确认。

(3)指导张小姐,一起进行定性定量的食物频率法膳食调查。将摄入的各类食物量与"中国居民平衡膳食宝塔"比较后发现,小张一天的食物摄入中水果类食物摄入量充足,蔬菜类食物基本满足需求,其余类食物均未达到"宝塔"推荐量,需要调整。特别是动物性食物极少,鱼虾类食物几乎没有,膳食结构很不合理。

4. **营养指导**

总原则:"平衡膳食,合理营养"是健康饮食的核心。应该改变偏食的习惯,合理搭配膳食;针对性改善缺铁性贫血;合理增加体重。聘请营养指导员专门设计健康管理方案,并做 3 个月的跟进服务。

(1)增加能量的摄入:小张的膳食能量严重不足,将影响她的新陈代谢及身体的活动能力,影响各脏器功能的良好运行。一般情况下,产能营养素来源及比例是:蛋白质10%~15%,脂肪20%~30%,碳水化合物55%~65%。根据健康管理的不同阶段,身体健康改善的不同程度,做三大产能营养素不同的比例调整。

(2)蛋白质和铁的来源:在保证鱼、禽、蛋、肉、奶及奶制品、豆及豆制品多样性的前提下,多摄入动物性含铁丰富的食物,如动物血、肝脏、瘦肉等,以保证这类血红素铁的摄入量,这是快速解决缺铁性贫血的关键。为了达到合理体重,需要增加肌肉,建议蛋白质的摄入量至少达到 1~1.2g/kg·d,并结合适量的耐力运动和阻抗运动。

(3)脂肪的来源:按照脂肪的饱和程度分类,饱和、单不饱和和多不饱和等三种不同脂肪酸摄入比例建议为1:1:1。注意必需脂肪酸的摄入必需充足,在营养指导员的建议下,选择不同比例的 n-3、n-6、n-9 脂肪酸。特别是亚麻籽油、特级初榨橄榄油或山茶油的选择。

(4)保持摄入富含维生素 C 的新鲜蔬菜水果,或补充维生素 C,以促进植物性食物来源的非血红素铁的吸收和利用。避免同时摄入过量的干扰铁吸收的食物膳食因子:植酸、多酚、钙等(如菠菜、咖啡、可可、茶等。过多的钙摄入可能对铁吸收抑制)。也可以在营养师、营养指导员的建议下,选用铁补充剂和食用铁强化食品(如铁强化酱油)等。

5. 日常生活中,保持良好的情绪、适量的运动、充足的睡眠,以促进新陈代谢,才能配合前面实施的均衡饮食,打造健康体质,实现身体最理想的健康状态。

表 8-1　张小姐食物频率调查结果

食物名称	是否食用 ①否,②是	进食次数				平均每次食用量
		次/d	次/周	次/月	次/年	
动物血	1					
动物肝脏	1					
瘦肉	2			2		10g
蛋类	2			2		1 个
禽肉	2			1		40g
大米	2	2				20g
水产品	1					
酸奶	2			2		100g
豆腐	2		2			40g
蔬菜	2	2				150g
水果	2	2				150g

第二节　蛋白质缺乏的营养干预案例

蛋白质 - 能量营养不良是指蛋白质和能量摄入不足引起的营养缺乏病。成人和儿童均有发生,特别是婴幼儿的发生率最高。现代生活,看上去物质丰富,食物不易缺乏,但是由于人们的选择性偏好,或健商(health quotient,HQ)偏差,依然会造成身体的营养不良。

一、蛋白质 - 能量营养的宣教内容

1. 蛋白质是生命的第一要素,没有蛋白质就没有生命。生命在产生、存在及消亡的过程中都与蛋白质有关。蛋白质对构建人体细胞、修复人体组织、调节人体的生理功能都是不可或缺的。同时也是产能营养素之一。

2. 能量是人体一切生命活动的必需,没有能量就如机器没有动力、设备没有能源、电灯没有电一样。能量代谢平衡是考量身体能否维持健康的基本指标之一,其最佳状态应该是,能量摄入与能量消耗的平衡。

(1) 当婴幼儿喂养不当,饮食中严重缺乏蛋白质,或者成人过度节食的情况下,人体长期处在饥饿状态,就会出现基础代谢率异常、不愿进行体力活动、体重异常下降。能量不足,会造成婴幼儿、儿童的生长发育迟缓或停滞,成人消瘦、反应迟缓及处理工作能力下降。

(2) 当人们摄入过多能量,一时消耗不了,身体就会以脂肪的形式将能量储存起来。如果长期异常堆积脂肪,就会造成肥胖疾病。肥胖是心脑血管疾病、糖尿病、某些癌症、内分泌紊乱、骨质疏松症等等慢性疾病的危险因素。

二、蛋白质 - 能量营养不良的症状与体征

据蛋白质、能量在身体中的生理作用和特征,蛋白质 - 能量营养不良是营养不良中对健康危害最严重的一种。我国曾经发生的"三聚氰胺"假牛奶事件,出现"大头娃娃"体征及后遗症,主要原因是假牛奶中严重缺乏蛋白质,造成婴幼儿严重营养不良所造成的,其对健康的影响是长期的。这种严重营养不良,包括多种激素合成的水平下降、体成分的改变、体重明显下降、部分组织器官明显萎缩等临床状况。

蛋白质 - 能量营养不良主要症状:疲乏虚弱、情绪异常,严重时认知能力下降、意识模糊。主要体征:生长发育迟缓,体形消瘦、体重下降,抵抗力差、易感冒、易感染、伤口难以愈合,常伴有腹泻、低体温、低血压等。

三、案例分析

【案例 2】营养指导员在社区营养与健康管理工作时,社区居民李奶奶,抱着 3 岁孙子来咨询。孩子瘦小、疲倦感、流鼻涕、表情呆滞。

1. 询问信息

(1) 孩子不爱走路,总是要大人抱。以"男孩子要有勇气、要自己走!"等鼓励时常无效。

(2) 每次妇幼保健院的体检,其体重和身高测量值曲线出现的是严重低体重和低身高。

(3) 长期感冒、流鼻涕、咳嗽。只要有流感,孩子一定是受感染的其中一个。几乎每个月都要去医院看病。

(4) 教他数数或者背诗反应较慢。不愿意与其他小朋友一起玩游戏。

(5) 婴儿期母乳不足,饮用配方奶时出现便秘,就换成以米糊制品为主。添加辅食以来,一直胃口不好,吃饭很慢,常常含在嘴里不咀嚼。

2. 观察检查　孩子与同龄人比明显瘦小、发育不良;面色无华、反应冷淡;皮肤干燥、毛发稀少、牙齿偏小而稀疏;腹部、躯干、大腿内侧脂肪较薄、肌肉不结实。

3. 诊断　这孩子属于"蛋白质 - 能量营养不良"三种类型中的混合型,即水肿型营养

不良和消瘦型营养不良的不同程度表现,同时伴有其他维生素和营养素的缺乏。

4. 指导方案　尽快去医院检查,确认是否有寄生虫感染、消化道疾病、消耗性疾病、慢性腹泻。检查血红蛋白浓度、血清白蛋白、血清运铁蛋白、血清甲状腺素结合前白蛋白等指标是否下降。检查有否服用影响食欲的药物、是否先天性营养不良等等。一旦发现其他疾病,由医生进行先期治疗的同时,需要配合营养师的治疗方案。

解决长期营养不良的最好方法,是聘请专业营养指导员做长期的个性化营养指导。

针对蛋白质的缺乏,根据《中国居民膳食指南》中对幼儿膳食的指导,确定蛋白质摄入量。在膳食制备中,以均衡膳食为前提,增加易消化吸收的富含蛋白质的食物。如鱼肉、蛋羹、纯牛奶、豆腐、浓豆浆、动物血、动物肝脏、瘦肉、禽肉。烹饪食物时,尽量做到:细碎软烂、色香味先满足食欲。注重食物搭配,如:肉糜胡萝卜丝蛋羹,豆腐鱼羹汤(无刺),西红柿炒猪肝,肝泥洋葱,猪血海蛎煲,奶酪三明治等等。

第三节　维生素 A 缺乏的营养干预案例

维生素 A 缺乏症,是世界卫生组织认定的世界四大营养缺乏病之一。因为维生素 A 的缺乏,会导致人体眼部疾病、皮肤黏膜疾病、生长发育障碍等等为主的全身性疾病。

一、维生素 A 缺乏宣教的内容

1. 维生素 A 的概述　维生素 A 是一种脂溶性维生素,在哺乳动物及鱼类的肝脏、奶类、蛋类、黄油中比较丰富。咸水鱼肝脏中的维生素 A 比淡水鱼肉中的活性强。植物中不存在维生素 A,但是,黄色、绿色、红色等深色的蔬菜水果中含有丰富的类胡萝卜素。其中,β胡萝卜素在人体的小肠和肝脏中能较高效地转化为维生素 A。通常称这种能转化为维生素 A 的类胡萝卜素为 A 原。

2. 维生素 A 的生理功能　维持正常的视觉功能、维护皮肤及黏膜健康、促进免疫力提升、维持骨骼生长发育、促进细胞生长、优化生殖功能。

3. 容易发生维生素 A 缺乏的人群

(1)婴幼儿、儿童青少年、育龄期女性为维生素 A 缺乏的特征性人群。

(2)膳食结构不合理,喂养不当、素食者、节食减肥者、脂肪摄入很少或拒绝脂肪者。

(3)维生素 A 吸收不良者、消化系统疾病患者、服用影响或抑制维生素 A 吸收的药物。

(4)用眼过度等维生素 A 消耗过量及生理需求增加者。

二、维生素 A 缺乏的症状与体征

1. 眼部症状　眼干燥症、角膜软化症、夜盲症暗适应能力差。

2. 皮肤症状　上臂后侧和大腿前外侧最早出现角化过度的毛囊性丘疹。呈现针头大小、坚实而干燥、暗棕色、无炎症、去除后有坑状凹陷。严重时,皮肤干燥皱纹如鱼鳞状、蛇皮状、蟾皮状。具有上皮黏膜组织的鼻咽喉及整个呼吸道、胃肠、泌尿生殖系统产生内膜角质化,对细菌病毒的防御能力减弱,易发生感染。

3. 骨骼系统　儿童表现为发育迟缓、骨组织停止生长,牙齿表面产生裂纹,导致常常出现龋齿。

4. 生殖系统　缺乏维生素 A 时,细胞增殖与生长受到阻碍,生长发育停止。对于维生素 A 缺乏的育龄女性,影响受孕及怀孕过程,胚胎形成受阻、严重时导致胎儿畸形或死胎;对于男性而言,缺乏维生素 A,精索上皮产生精母细胞能力下降,其精子数量减少,性激素合成能力下降。

5. 免疫功能　因为维生素 A 是参与糖蛋白合成的成分,免疫球蛋白也是一种糖蛋白,所以缺乏维生素 A 时,免疫能力就会下降。

三、案例分析

【案例 3】社区营养与健康管理工作站,营养指导员在维生素 A 缺乏症的宣教过程中。部分社区居民发现自己或家人具有维生素 A 缺乏的症状与体征,营养指导员做出如下群体指导方案。

1. 对于有明显维生素 A 缺乏体征的社区居民,建议去社区医院进一步做血清维生素 A 的检测、暗适应能力测定、生理盲点、眼结膜印迹细胞学法测定。以确定维生素 A 缺乏的程度。

2. 对居民进行膳食调查,改善其膳食结构。辅导居民认识富含维生素 A 的食材及推荐烹饪方法。

3. 组织居民进行"寻找维生素 A"的沙龙活动

(1)通过问卷或口头形式,回忆日常生活中食用过的含有维生素 A 或类胡萝卜素的食材。

(2)通过播放食材 PPT、分发食材卡片,让居民选择含有维生素 A 及类胡萝卜素的食材。

(3)通过组织居民烹饪比赛,指导食材搭配,改善膳食结构。

(4)通过文案材料让居民了解更多的维生素 A 来源,例如:

对于婴幼儿,在医生指导下使用 AD 滴剂,可以添加辅食后,按照《中国居民膳食指南》中的规则,可以选择使用配方奶、蛋黄、肝泥、胡萝卜泥等。

推荐食谱有西红柿炒猪肝、胡萝卜西芹炒猪肝、鸡肝粥、爆炒腰花、芝士三明治、黄油烤面包、豌豆苗炒肉末、奶酪蔬菜沙拉;

推荐含有丰富胡萝卜素的蔬菜水果有羽衣甘蓝、菠菜、西兰花、辣椒、青椒、刀豆、黄南瓜、红心甘薯、杏、芒果、木瓜、柑橘、枇杷。

第四节　维生素 D 缺乏的营养干预案例

维生素 D 缺乏症,也是一个世界性的营养缺乏问题,最突出的表现是婴幼儿的佝偻病(软骨病)和成人的骨软化症。作为人类生命的必需营养素,维生素 D 的生理功能之重要性,在现代生活方式中,越来越被人们重视。

一、维生素 D 缺乏的宣教内容

1. 维生素 D 是体内钙平衡的最重要生物调节因子之一。对于骨细胞的增生与分化,骨基质的形成、成熟与钙化,骨质的重吸收等都离不开维生素 D 的参与。

2. 维生素 D 的膳食来源并不丰富,大多数食物中不含维生素 D,少数天然食物含有极微量的维生素 D。如含脂肪高的海鱼、动物肝脏、蛋黄和奶油中相对较多。

3. 通过皮肤接触日光是人类维生素 D 的主要来源。冬季长的寒冷地区、多雨多雾地区的人群及冬季出生的婴儿,长期室内工作者,应特别注重足够的日照时间,摄取含维生素 D 丰富的食物,或者服用维生素 D 补充剂。

4. 维生素 D 的生理功能

(1) 维持血清钙磷浓度的稳定发挥重要作用,对骨骼正常的矿化过程、肌肉收缩、神经传导以及细胞的基本功能实现,都是不可或缺的。

(2) 同时发挥着激素样作用参与免疫调节,且这种作用已经成功地被用于治疗银屑病及其他皮肤病。

(3) 促进怀孕及哺乳期输送钙到子体。

(4) 停经后的女性,体内维生素 D 的浓度降低,易发骨软化症。

二、维生素 D 缺乏的症状与体征

维生素 D 缺乏易形成的佝偻病、骨软化症,其病程发展缓慢,容易被忽视,需要有预防意识和干预措施。

1. **骨软化症** 是成人维生素 D 缺乏症的主要表现。多发于妊娠和哺乳妇女以及老年人。表现为:腰酸腿疼、行动不便、抽筋麻木、肌无力、骨痛、易折断、骨质疏松。上楼梯或从座位上起立时吃力,有时出现步态特殊,被称为"鸭步"。重度者,脊柱压迫性弯曲、身材变矮、骨盆变形等现象发生。体检时,患者胸骨、肋骨、骨盆及大关节处有明显的压痛感。

2. **佝偻病** 常见于 3 岁以内小儿,1 岁以内最多见。冬季不能常常户外活动的婴幼儿,佝偻病发病率比户外活动多者高七八倍。发病率北方高于南方。

(1) 骨骼变化表现:前囟门闭合延迟,可迟至 2~3 岁才闭合。严重者出现,"方颅""鞍状头"或者"十字头";出牙晚可延至 1 岁,或 3 岁才出齐。严重者牙齿排列不整齐,釉质发育不良;胸部肋骨串珠,易压迫肺部导致局部不张,易患肺炎。胸廓畸形,肋骨软化呈现"赫氏沟",2 岁以上患儿出现"鸡胸""漏斗胸"症状;四肢出现"O"型腿或"X"型腿,脊柱受重力影响,产生不同方向、不同形态的弯曲。

(2) 神经精神症状:持续数周或数月,表现为烦躁、哭闹、夜间多汗、环形脱发或枕秃、肌肉松弛、发育迟缓。

三、案例分析

【案例 4】厦门某年 7 月中午 12:00,营养指导员小黄看见住在隔壁的一对年轻夫妇,推着婴儿车,带着宝宝下楼。交流中得知,他们要带出生刚 6 个多月的宝宝去晒太阳。

小黄立即表明自己的营养指导员身份,关爱地与对方交谈与建议。

1. 赞同对方的健康观念,在小儿成长期间,多接受阳光照射,不仅能获得合成维生素 D 促进生长的好处,常常亲近大自然也有益身心全面健康。

2. 让对方明白,中午阳光照射强烈,容易晒伤皮肤,特别是这么小的宝宝,更不适合在这个时间段让阳光直接照射在皮肤上。现在处于夏天时节,应该在上午 09:00 前,或下午 17:00 后,在家里的窗户边,或小区花园里活动即可。

3. 关于宝宝的沐浴阳光,如果阳光直射的话,照护者应该先用手掌及腕部,在宝宝皮肤上方 5~10cm 处,感觉温度是否适宜。特别注意,不要让宝宝的眼睛直对阳光,以免眼睛受伤。

年轻夫妇非常感谢小黄的指导,还询问了一些宝宝添加辅食的注意事项。并聘请小黄为自己家庭的健康顾问。

【案例5】深圳某年3月底11:00,营养指导员小黄出差时,在大街的人行道上,看到婆媳两人守着一个婴儿车,没有购物,也没有离开的样子。凭着职业直觉,小黄估计她们是带宝宝出来遛遛。

1. 经善意交流,得知婆媳两人带宝宝出来沐浴阳光,说是补钙,对健康有好处。小黄为他们的行为"点赞"。

2. 实际上,宝宝在街道边待时间太久是不好的。这里车来车往、人来人往,不仅空气污染严重,而且会有不测之安全问题。小黄建议,应该在家里阳台或小区花园活动即可。婆媳表示,住房没有阳台、小区没有花园,这街道比小区内道路宽阔多了。小黄建议,平常在家中的窗户边沐浴阳光也是可以的,如果有时间也可以到公园。

3. 小黄看到,婴儿车蒙着纱巾,小宝宝戴着帽子、手套,穿着袜子,仅仅露出个小脸盘。交流中得知,初春温度变化大,婆媳怕孩子着凉,所以这样穿着。小黄向她们解释了要有足够多的皮肤接触阳光,才能合成足够的维生素 D,才能促进钙的吸收。像这样的穿着,接触不到足够的阳光,几乎达不到期望的效果。婆媳得知小黄是营养指导员,很感谢小黄的关爱行为,并主动交换了电话号码,希望今后能在营养健康方面得到小黄的指导。

第五节　便秘的营养干预案例

便秘是困扰许多人的一种疾病。任何年龄段都可能发生,有些人的症状明显,有些人的不明显。一项多地区大样本的调查显示:功能性便秘患病率为6%。上海地区患病率为2.9%。台湾地区为8.5%。香港地区为14.3%。城市女性患病率为15.2%。农村为10.4%,城市高于农村。

一、便秘宣教的内容

1. 便秘的症状及危害

正常排便是一天 1~2 次至 1~2 天一次。便秘患者,一般每 2~3 天或更长时间排便一次(或每周 <3 次)。具体表现有:①大便过于干结、块状坚硬,排便次数减少,排出困难或不尽;②大便并不干结,却总是想要大便,常常在大便后仍有残便感、肛门下坠感;③上厕所不能马上大便,而要蹲着等上几分钟甚至十几分钟,还要憋气用劲才能解下来;④常有频繁的排便感,每次却只有少量黏液排出。

2. 便秘的原因　饮食结构不合理、饮用水严重不足、缺乏合理运动、精神压力大、排便姿势错误、排便环境差、肠道菌群不平衡、消化系统器质性病变、有其他疾病及服用药物,以及婴幼儿、孕妇、老年等特殊人群。

3. 便秘的危害　便秘的危害可分局部性和全身性,甚至会带来心理创伤。

(1)局部性的体现:经常性排便不畅,造成结肠、直肠、肛门等部位的伤害。易罹患痔疮、肛裂、脱肛等。

(2)全身性的表现为:老年人,或者患有心脑血管疾病的人,易诱发血压升高、突发脑卒中、心肌梗死等。特别是肝衰竭的患者,长期的便秘还会使肠道反复吸收更多的有害物质进入血液,导致肝性脑病发生。

（3）心理问题表现:长期便秘患者,生活质量受到影响,心情受到影响,心理负担严重。

二、比较常见的便秘类型

1. 一时性便秘 常常因为旅行、或临时到陌生地方办事等等情况,一时找不到厕所,无法及时排便,造成粪便的干燥,出现的便秘现象。

2. 迟缓性便秘 有便意,但是拉不出来。常常因缺乏运动,收缩腹肌,增加腹压,帮助排便的机制太弱。

3. 直肠性便秘 起床赶上班、工作无比忙,本来想排便,无奈便意却消失。或者节食、饭量小,形成的粪便少。最后,粪便虽然下降到直肠,也没有引起人体产生便意。

4. 痉挛性便秘 各种精神压力下,形成身体自主神经功能紊乱,经常性发生肠蠕动异常,发生肠易激,肠道呈现持续痉挛状态。

5. 器质性便秘 因发育不全、肿瘤、肠息肉、营养严重不良造成肠道构建受损或修复不全,造成肠管变细,使得大便难以通过肠管引起的便秘。

6. 其他特殊生理时期 孕妇、婴幼儿、老年人。手术或其他原因长久卧床的人。

三、案例分析

【案例6】在某社区营养与健康管理工作站咨询日,来了一位40岁的王女士,自述:长期便秘。吃香蕉,喝蜂蜜水,都无法解决便秘。

1. 询问信息

（1）王女士,晚睡晚起,常常来不及在家吃早餐,就去上班。平常没有运动。

（2）到单位后因工作繁忙紧张,喝水、上厕所都经常不能随意进行。

（3）节食减肥有半年了。

（4）目前症状,4天左右排便一次,排便时间至少20min,粪便干燥、味臭,有痔疮,排便出血。

2. 观察检查 王女士肤色偏暗、皮肤松弛、肌肉量不足。神情疲惫,有口臭、口腔溃疡。

3. 咨询指导 与王女士一起,就采集到的身体健康信息做了分析,找出便秘原因,使王女士明白其中危害。根据王女士的 BMI 指数 $21.3kg/m^2$,三头肌和肩胛下皮褶厚度正常,无须减肥。建议放弃节食,聘请专业"营养指导员"按照《中国居民膳食指南》原则,给予饮食建议。

4. 针对王女士现有身体状况,建议采取以下措施

（1）尽快使用"开塞露"等外用油剂,促使排便,让粪便尽快离开身体,以免更多的有害物质进入血液,造成进一步的身体伤害。

（2）因痔疮出血,需要立即采取"消炎及修复黏膜创面"的措施。建议她除了医疗手段外,同时使用营养干预,包括服用维生素 C、多不饱和脂肪酸（如:富含 γ 亚麻酸、DHA 的食品或保健食品）、乳清蛋白粉、维生素 A、维生素 E、多种矿物质。

（3）增加肠道蠕动能力。增加膳食纤维,并适当服用 B 族维生素、。

（4）快速维护肠道菌群平衡,建议使用适量益生元、益生菌等产品。

（5）特别调整膳食结构,原则如下:

参照"中国居民平衡膳食宝塔"标示的五大类食物;选择红黄绿深色蔬果;多食用绿

叶蔬菜、水果,含有水溶性膳食纤维的小麦粒、燕麦等粗粮,以及洋葱、秋葵、木耳菜、菊苣、海带、芸豆等各类蔬菜和菌藻类;每天 12 种以上食材;食物的量按照身体的具体状态进行调整;粗粮细粮搭配、干稀搭配、三餐热量比按照 30%∶40%∶30%;烹饪方式以蒸煮炖炒为主。

（6）每天至少 1 600ml 以上的饮水量;不包括茶水、咖啡。尽量不喝各类含糖瓶装饮料。

（7）做提肛训练,每天 3~5 次,每次 5~10min。

（8）适量的运动、调整好心情、养成按时排便的习惯、合理安排工作时间,建立良好的有节奏的生活方式。

【案例 7】在某社区养老院,身为"营养指导员"的小范去看自己 78 岁的爷爷。范大爷自述:最近 20 天腹胀、便秘。小范赶紧做了细致调查、发现了问题、解决了问题。

1. 询问信息　这个月范大爷跟以往一样,正常喝水、正常运动,饭量如常,心情也如常,就是有腹胀和便秘。其他老人也有这样的现象,只是程度不同。

2. 调查检查　养老院为了提升服务质量,专门聘请了配餐员负责配餐工作。发现,配餐员将主食全部更换为 100% 粗杂粮,且都是粗加工方式。汤类也比原来少了一些。另外,范大爷的饮水量通常是 1 000ml,且爱喝浓茶。

3. 指导方案

（1）与养老院的膳食管理部门沟通,一起查阅资料,认识到增加大量的膳食纤维食物,没有相应增加饮水量,容易造成肠道胀气与便秘。同时,也会影响蛋白质的消化吸收率、影响其他营养素的吸收利用,特别是影响钙、铁、锌等元素的吸收。长期这样,老年人就会出现严重的营养不良。

（2）养老院的膳食制备,应充分考虑老年人的生理特征,考虑共同用餐的不同老年人的个性化体征,主食做到"粗细搭配""干稀搭配"。膳食纤维来源至少有一半从含有水分的蔬菜水果获取。

（3）建议范大爷增加饮水量至 1 500ml~1 700ml。少喝浓茶,因为浓茶不仅利尿,易带走身体更多水分,同时也对胃肠产生其他不利影响。

（4）膳食制备中,膳食纤维的来源多样化,如洋葱炖猪血、水焯秋葵、瘦肉山药羹、蒜蓉木耳菜、木耳菜豆腐汤。

（5）开展营养宣教活动,让老人们明白,发生健康问题变化,要积极与养老院医务人员沟通。让医务人员知道,不仅要从医疗角度对待健康问题,也应该了解营养膳食对健康的影响。

第六节　糖尿病的膳食干预案例

糖尿病患者与血糖异常者人数不断增长,已经成为我国较普遍的慢性非传染性疾病。承担社区营养与健康管理工作的营养指导员,将社区糖尿病患者的院外管理纳入了日常专项服务中。

营养指导员除了进行日常的糖尿病人群健康教育外,还与营养师一起针对病情较重的患者,进行专项指导服务。

案例分析

【案例8】张先生 62 岁,患糖尿病 30 年。从一开始服用降糖药 2 年,到后来打胰岛素针剂 28 年,虽然血糖值一直保持在一个稳定范围,但上个月因糖尿病并发症去医院做了大脚拇指切除手术。社区营养健康工作站的营养指导员小黄得知张先生的情况,即前往了解详情。

一、通过交流发现

1. 张先生是一个非常乐观的人,在单位负责物业管理与物业修缮工作。每天早晨 06:30 到达单位,安排好一天的工作计划,每晚 21:00 准时睡觉,每天工作 12h。长期以来,张先生带领团队,一切工作都被安排得井井有条、能有序完成。张先生似乎有用不完的精力,业余时间也不休息,还接受一些房屋装修业务。

2. 张先生最初被确诊糖尿病,是因为工作中晕倒,救护车送往医院后,发现是低血糖。三天后,医院确诊为高血糖,至今走在血糖控制道路 30 年了。近 20 年,共有 22 次晕倒,被救护车送往医院救治。

3. 特别询问了张先生患病前半年的生活工作情况。离婚,独自照顾小孩,父亲、爷爷、奶奶病故,工作繁忙;患病后,就没有吸烟了。

4. 张先生严格按照医嘱,每餐餐前测血糖,然后根据膳食糖类摄入量,运用计算公式得出结果,确定胰岛素针剂的剂量。

5. 张先生的食谱也是人们通常自认为的低糖"糖尿病食谱",以燕麦为主食。早餐:燕麦 + 橙汁,餐后两小时水果,通常是橙或香蕉;午餐:三明治;晚餐:意面为主。

二、营养指导员分析

1. 张先生患糖尿病的原因,更多是工作与生活的巨大压力聚集所形成的。

2. 营养指导员估计,22 次晕倒送医院是出现低血糖症状,而且几乎都发生在 14:00~15:00 之间,这个猜测,得到了张先生的证实。这是因为张先生近 30 年来,每日膳食结构简单、食材品种太少、且恐惧甜味食品导致的。特别是每天中午吃的三明治,其白面包虽然 GI 高升糖快,但是其数量有限、又有蔬菜奶酪搭配,混合膳食 GL 并不高。那么再按部就班打一针胰岛素,其结果一定是低血糖症状。

3. 张先生没有得到较好的"糖尿病健康教育"。医患互动少,不知是医生没有主动了解张先生的饮食状况,还是张先生以为只听医生嘱咐,片面的理解了针剂剂量的计算方法和应用。孤立理解了"不能吃什么、只能吃什么""多吃什么、少吃什么"的结果。最明显的不良结果就是:虽然餐前测血糖,但并不是根据餐前血糖值来确定膳食摄入量和针剂剂量。而是根据摄入糖类的量来计算针剂剂量。这样就会造成低血糖。

三、营养指导员建议

1. 赞赏张先生积极乐观的生活态度、严谨的工作作风,积极对待自身糖尿病,并没有放弃管理。

2. 建议张先生多与医生沟通,对自身的糖尿病状况、管理方式做个阶段性总结分析。进行全面体检,以确定目前身体健康的整体状况,然后对其出具医学健康管理方案。

3. 张先生尽快参加社区"糖尿病健康教育"沙龙。聘请营养指导员,结合"医学健康管理方案"和目前的营养状况,协助自己做个性化的居家糖尿病管理的方案。

4. 调整饮食结构

张先生膳食结构为什么这么简单呢？他听说"病是吃出来的"，不敢乱吃东西。特别是所有的中午餐三明治，都是自己周日晚上提前做好，放在冰箱冷藏的。因为，他很担心外卖不卫生，重油重盐、糖类过量。张先生目前的膳食状况需要立即调整，注意以下三点。

（1）对于高 GI 值的食物，不要单独食用。在配餐中，只要有足够的低 GI 食物一起混合搭配，就不会引起血糖大幅度的飙升。或者，以少吃多餐的方式，控制每一餐的含糖量。

（2）红黄绿等深色的新鲜蔬菜水果，是每天必需的选择，其食用量需占全部果蔬的一半以上。水果也可以在餐后 2h 食用。如果选择少吃多餐的方式，那么每餐可搭配水果。经济条件许可的话可选择有机种植的蔬果。

（3）选用优质蛋白质食物，对于有并发症的糖尿病患者来说，尤为重要。多年的糖尿病患者，在营养的摄取、消化、吸收、利用方面都有不同程度的障碍，一定会造成相关组织器官的受损。所以优质蛋白对于身体细胞、组织的修复，恢复各系统功能很有意义。可以选择去皮鱼肉、去皮禽类的胸脯肉、畜类的瘦肉、蛋类、豆制品、奶制品等等。

5. 一日三餐食谱类型建议　参考表 8-2。

表 8-2　糖尿病人三餐食谱建议

餐次	主食类	副食类	备注
早餐	1. 全谷类杂粮粥 2. 全麦面包 3. 芝士三明治 4. 豆浆肉包子 （均无糖制作）	鸡蛋炒洋葱 鸡蛋炒西红柿 香菇菜胆炒瘦肉 蔬菜沙拉 干煎鱼、酱牛肉	
午餐	1. 莜面肉末西红柿 2. 裙带菜土豆饼 3. 小米贴饼 4. 全麦饭	生菜沙拉 鸡丝炒豇豆 豆腐干拌大白菜 圆白菜炒青椒 西兰花豆酥鳕鱼	
15:00	苹果		
晚餐	1. 凉拌荞麦面 2. 燕麦面条 3. 柠檬鳕鱼意面 4. 炒莜面鱼儿	番茄汤 魔芋鸭 鲫鱼炖豆腐 苦瓜芦笋 五色菜:西芹百合玉米粒胡萝卜丁黑木耳	

注:以上为模拟食谱，各餐主食可任选一款，副食也是可以任选搭配。在具体营养指导过程中，制订细化的个性化食谱。

第七节　社区营养与健康管理/干预方案

本示范案例为营养师及营养指导员的真实工作案例，为保护慢性疾病患者和营养工作者的隐私，我们将姓名、地区、部分特征性资料进行了改动，但不影响服务方案的真实性体现。

营养健康指导方案(建档封面)

2019 年 3 月 6 日

客户编码： 厦 047

客户姓名： 李 XX

营养指导员:黄 XX

重 要 说 明

健康是我们每个人最宝贵的财富,是幸福生活的基础。由于每个人的遗传基因、生活环境、工作强度、饮食习惯、心理状态等等影响健康的因素千差万别,大家的健康状态表现也就各不相同。

营养构建了人体细胞,健康的细胞构建了健康的生命。请谨记不可分割的三句话,"营养是生命的物质基础。""生活方式决定了生命质量。""请相信身体的自我修复能力。"

营养指导员会针对社区人群的营养缺乏病患者或非传染性慢性疾病患者,进行有效的个性化饮食指导和营养支持方案制订,以此来优化患者的饮食结构、强化营养、调节身体和心理的健康状态,改善这类患者的生活及生命质量。

"自己是自己健康的第一责任人!"选择"主动健康",给自己一个健康的机会。

很荣幸能够在接下来的时间里为您进行个性化的营养健康指导服务!

郑重声明:营养师及营养指导员的服务,均以服务客户的日常膳食与强化营养为核心,不涉及任何临床治疗行为,也不干涉任何医嘱。

营养指导员:黄 XX(一对一服务)

指导员电话:139-xxxx-xxxx

服务时间段:09:00~19:00

社区营养指导团队:XXX 社区营养技术服务团队

方案设计与执行期:2019 年 3 月 6 日至 2019 年 6 月 5 日。

营养指导员进行个性化的营养健康指导优质服务的三个方面

1. 精细化管理服务

社区营养技术服务团队,在现有的服务流程和服务标准前提下,不断修正、不断完善,以求做好一对一的个性化、精细化服务。用科学共识、循证研究为理论依据,坚持"以客户为中心"的服务理念,全方位、多因素采集信息并详细分析。建立专人专案、全程管理、动态反馈,及时服务,以求良好效果的服务。

2. 个性化方案服务

人体状态每一秒钟都在变化着,即使是营养缺乏性疾病也是在不同时期有不同程度的变化。面对客户的健康诉求和具体的健康问题,营养指导员根据健康信息采集、分析、筛查与评估,膳食营养调查、评估与总结等信息,在团队专家健康会诊之后,设计个性化的针对性营养膳食方案、精准补充营养方案、生活方式调整方案。这是营养指导员把营养专业知识落实、运用到居民个体健康管理的最基本手段。

3. 陪伴式营养服务

中国居民健康素养是指个人获取和理解基本健康信息和服务,并运用这些信息和服务做出正确决策,以维护和促进自身健康的能力。2018 年 9 月 19 日卫生健康相关部门在北京发布的报告显示,2017 年中国居民健康素养水平为 14.18%。大部分居民对慢性疾病本身或饮食健康的基础知识都停留在听说、传说。

营养指导员有足够多的时间陪伴客户,面对面解决客户随时的提问、实践操作示范、引领行为改变,温暖的陪伴中让客户完成膳食结构改善、营养干预选择、生活方式重塑等等行为。

方 案 目 录

一、营养服务协议
二、客户基础信息汇总
三、个性化方案设计思路
四、执行期的方案
　◆ 个性化膳食设计
　◆ 个性化食谱示范
　◆ 个性化营养方案
　◆ 个性化生活方案
五、日常动态记录

一、营养服务协议

建立"主动健康"的理念,选择专业的营养指导员为自己进行个性化的营养健康指导服务,是我们获取幸福生活的最有效途径!

甲方:营养指导员　　　　黄 XX　　　　　身份证号:

乙方:社区居民　　　　　李 XX　　　　　身份证号:

经双方有效沟通,乙方对甲方的营养技能及实施方式有了详细的了解,乙方决定购买甲方的"个性化营养健康指导服务"(以下简称:指导服务),服务费 XXXX 元,服务时间:2019 年 3 月 6 日至 2019 年 6 月 5 日。

以上费用,包含以下营养指导服务内容,如需膳食营养素补充,需自行付费自行购买。营养健康指导服务费,不含任何产品费用:

(1)了解健康问题和需求愿望。

(2)建立咨询者的个人专属健康档案。

(3)膳食调查与健康调查。

(4)营养与健康评估报告。

(5)个性化日常饮食方案。

(6)个性化日常运动方案。

(7)个性化日常营养方案。

(8)日常饮食配餐与指导。

备注:由于服务是整体和系统进行的,付款后,不退款。

1. 营养指导员技术服务时间

乙方付款购买指导服务后,本协议即时生效。双方必须约定,三天内的具体见面时间,以便甲方进行专业的SOAP流程。在营养技术服务团队专家评估之后,3~7个工作日的时间内,设计出个性化的营养健康指导方案。

方案设计期:2019年03月06日至2019年03月12日。

方案执行期:2019年03月13日至2019年06月05日。

2. 甲方权利与义务

(1)甲方所设计的指导方案,需与乙方进行深入沟通并确认可执行性,如若乙方提出执行有难度,甲方应针对乙方反馈的情况进行方案调整。甲方在服务初期,需要与乙方进行询问方案是否有执行难度并记录在案。

(2)甲方按照约定时间段,应认真指导和监督客户执行方案,并记录在案。如客户在确认私人营养服务方案后,无理由地不遵循、不执行方案计划,则表示乙方放弃权利和协议,甲方有权暂停所购买的服务,由此所导致的不满意的结果由乙方自行承担。

(3)甲方对于指导方案中的食谱示例,可以根据客户反馈需求,每隔半个月更换一次。对于方案中的其他内容,甲方应针对乙方情况进行动态性调整。

(4)甲方可以根据乙方的需求,提供指导方案的不同版本,如电子版或纸质版。但这是个性化私人营养服务方案,甲方拥有其所有权,乙方不得未经允许提供给其他人。

3. 乙方权利与义务

(1)乙方需要准确告知个人信息及身体健康状态。比如个人信息、健康自述、体检报告、医疗病例、病程经过、膳食情况、额外营养补充情况、生活状态等,客户提供的信息越齐全,对于指导服务的效果越有益、越精准。

(2)乙方应在服务前支付所购买服务项目的费用。服务期结束后,根据改善情况,乙方可以选择续费后继续接受服务。乙方享有与甲方约定的各种服务权利,如甲方未尽应有的责任和义务,乙方可以要求甲方切实履行,并有权利在服务质量评价中如实填写,这将影响甲方的服务等级。

(3)乙方对于甲方所设计的指导方案,可以与甲方协商调整有执行难度的部分。对于私人营养服务方案,一经乙方签字确认后,则认为可以按照方案执行。如乙方在服务中,因个人原因导致服务不能执行,需要暂停,请及时与甲方沟通协商后续进程。

(4)服务期间,甲方应尽到服务的责任,乙方也需按约定主动、及时与向甲方反馈情况,保证服务信息及时更新和方案的正常有效进行。

(5)乙方有保护个人隐私的权利,对明确声明的隐私信息或内容,可要求甲方不写入健康方案且不可对外公开。若因甲方个人原因导致客户信息外泄,并出现重大的商业影响,乙方可保留追究的权利。

4. 服务效果说明

在购买指导服务之前,几乎每个客户都特别关心能达到什么样的效果,要坚持多久。这是可以理解的,但效果是因人而异的。一方面取决于客户自身的健康状况或营养缺乏程度,另一方面也取决于客户的执行度。对于100%执行指导方案的客户,效果是显而易见的。

甲方签字: 乙方签字:

二、客户基础信息汇总

姓名	李ＸＸ	性别	女	出生日期	1981.11.13
身高	163cm	体重	54kg	BMI	20.3kg/m²
能量需求	1 800kcal	基础代谢	1 200kcal	出生地	江西
现居城市	厦门	宗教信仰	无	工作性质	个体店主
是否结婚	已婚	民族	汉族	劳动强度	轻体力
血压	90/60mmHg	血糖	－		－
胸围	－	腰围	－	腰臀比	－
联系地址	厦门市思明区ＸＸＸ社区				

	基本健康情况
客户自述	1. 腹部闷疼,做了体检,结果显示患有胆囊息肉。最近一次专门体检查出胆囊息肉的大小,直径由之前的0.85cm变为0.60cm,医生没有建议药物和手术治疗 2. 疲劳或心情烦的时候,太阳穴、前脑门的部位会疼痛。油性皮肤,以前容易长痘痘(痤疮),目前没有。鼻子有黑头 3. 嘴唇有点干,易脱皮,常常忘记喝水。饮水量一天约1 000ml左右 4. 刷牙时,牙龈出血。最近有补充维生素C片剂 5. 口腔溃疡,平均40天左右会发生1次。用了溃疡贴就不痛,然后等待自行痊愈,溃疡口创面较大 6. 口腔异味(口臭)的问题,持续有很多年。个人觉得是胃肠消化问题,尤其是晚餐食物比较杂的情况下,次日"口臭"会比较明显 7. 肠胃吸收不良,2018年以来吃饭后老打嗝,也会觉得有胃胀,反酸。平时吃饭较快,没有做过胃镜 8. 工作时,下蹲后起立,会有点头晕、眼冒金星感觉。血压(90/60mmHg),心跳80次/min。以前做过血常规体检,结果显示血红蛋白低,缺铁性贫血。特别怕冷 9. 偶尔会有"拿着手机找手机"的现象。记忆力有点问题 10. 每年都有几次时间较长的身体不舒服,如严重感冒咳嗽,但是没有去医院诊疗,也没有自行吃药 11. 坐飞机出差时,超过两个小时的行程,脚部会有水肿现象。出差奔波,很疲惫 12. 做家务时,常常会腰酸,不舒服
体检报告	胆囊息肉。
家族病史	不清楚
既往病史	贫血
是否服药	没有
补充剂	目前使用补充剂情况。朋友推荐购买,常常忘记吃 1. 大豆肽,每包5g,每天早上1包 2. 维生素E 50mg;维生素C 100mg。每天各1片 3. 鱼油软胶囊,DHA 24mg/粒,EPA 9mg/粒,每次2粒 4. 大蒜精油,每天2个 5. 钙片,每天500mg

续表

健康评估	1. 根据客户健康自述可知,目前已经确诊的疾病是胆囊息肉,直径 0.60cm。血压处于 90/60mmHg,低血压状态,需要特别注意低血压也具有健康高风险 2. 消化系统健康问题主要表现在:严重口腔溃疡、牙龈出血(每周有 3~4 次),长期有口腔异味(口臭问题)。另外胃肠不舒服 3. 可能存在着缺铁性贫血的问题,建议去医院做血液体检确认。 4. 饮水量严重不足,精神压力大 5. 根据客户提供的健康信息进行综合评估,其他方面的健康情况和趋势尚好

生活调查

膳食调查	1. 没有食物过敏史 2. 主食:早餐吃稀饭;中午吃快餐或面条;晚上回家吃白米饭。很少吃杂粮,薯类也很少吃 3. 蔬菜 300g 以内,深色叶菜吃得不多;水果每天吃,一般是苹果、香蕉、葡萄、橘子,一次 250g 左右,吃水果觉得凉,所以也不敢选择更多的水果种类;菌菇类,一周吃 1 次 4. 动物性食物以猪肉、排骨为主,牛肉为辅。不吃动物血和内脏,仅偶尔在火锅料理时会吃一点。鸡鸭肉也很少吃。鸡蛋 2~3 天吃 1 个,因为胆囊不好,所以鸡蛋不敢多吃。海产品很少吃 5. 每天会喝一袋牛奶 220ml,豆腐每周会吃 2~3 次。从来没想过要吃坚果 6. 家中食用油是调和油 7. 饮食整体偏素,饭量小
生活调查	1. 经济状态:做点小生意,经济收入还算好 2. 压力状态:操心生意,操心老公孩子,操心爸妈和公婆 3. 睡眠状态:白天很累,晚上倒头就睡,但容易被吵醒 4. 作息状态:22:30~07:00 睡眠 5. 不抽烟,不喝酒,也没有二手烟接触 6. 每天晚上在小区散步半小时 7. 平时在店里,喝茶较多,几乎没喝白开水
膳食评估	1. 根据膳食调查结果,结合"中国居民平衡膳食宝塔"比较,她的膳食结构偏向植物性食物为主,动物性食物仅以猪肉为主,食物种类上缺少全谷类及粗粮、鱼虾贝类、家禽类、坚果。深色叶菜摄入量有限,奶制品和水果摄入相对充足 2. 对其膳食摄入的整体评价为,膳食营养不均衡,可能存在营养缺乏的问题。比如肉类摄入量偏少且品种单一,几乎不吃动物血或肝脏,对于蛋白质、铁、锌等营养素的摄入量可能存在不足;蔬菜摄入量不足,膳食纤维、维生素 C、胡萝卜素等营养素可能存在不足;根据主食类型和动物肝脏、坚果的摄入情况,可知维生素 B 族的摄入量也可能存在不足 3. 根据对客户的饮食信息调查,除了以上问题,其他情况尚好

三、个性化方案设计

基于对李 XX 健康信息和膳食生活信息的了解,可知健康问题集中在消化系统和膳食营养不均衡。主要表现为长期口腔异味、牙龈出血、饭后胃胀和反酸、胆囊息肉以及膳食纤维、铁、锌、维生素 B、维生素 C、蛋白质可能存在缺乏。故,指导方案将从以下三个方面进行设计:

1. 在膳食结构上本着"平衡膳食,合理营养"的原则进行优化。在本阶段,膳食制备时,丰富食物的种类,烹调食物做到细碎软烂。按时吃早餐,早餐中应有脂肪的配置,以防胆囊疾病的加剧。选择富含蛋白质、铁、锌、维生素C、膳食纤维、B族维生素等的食物。

2. 虽然有膳食营养补充剂的来源,但是选择的产品所含营养素剂量较低,又常常忘记服用。方案制订时,将以膳食营养摄入为主,根据目前健康状态和饮食情况进行个性化营养处方调整。

3. 调整工作与生活中的压力,避免情绪压抑,避免熬夜,保证适宜的运动量。

营养指导员针对李XX的健康问题,进行了如下四方面的科普教育,帮助李XX进一步理解方案制订的意义,以便她能有效执行。

1. **长期口腔异味**　这种现象,可能与口腔卫生、牙龈炎症、味蕾萎缩、舌苔加厚、缺乏B族维生素、胃酸不足的食物消化不良等因素有关。

2. **牙龈出血及顽固性口腔溃疡**　牙龈出血这个现象常见于维生素C的缺乏。缺乏维生素C会出现毛细血管脆化,牙龈肿胀出血、牙槽松动或口腔炎。同时也会影响胶原蛋白的合成,出现骨骼有机质形成不良导致骨质疏松、缺铁性贫血等问题。顽固性口腔溃疡,是缺乏维生素B、维生素C、维生素A、锌的表现。

3. **饭后胃胀或反酸**　可能与吃的食物总量、吃饭速度、胃酸浓度、胃酸总量、食物软硬程度、胃功能障碍等有关;吃饭太快容易吸入空气,吃的过饱及吃了大豆、豆制品、萝卜、葱蒜等容易产气的食物,以及喝碳酸饮料都会导致胃胀或反酸。建议去医院进行性检查,确认是否有胃炎、功能性消化不良等症状。

4. **胆囊息肉**　一般来说65%的胆囊息肉都是胆囊黏膜表面的胆固醇结晶沉积或黏膜增生形成的,一般都带有蒂,容易脱落成为结石形成的核心,或成为胆囊炎的诱发因素。而胆囊息肉的原因主要有三个:①常见的胆固醇息肉是胆汁中脂质异常代谢,导致胆固醇结晶析出,形成息肉;②胆囊慢性炎症刺激,导致胆囊壁黏膜破坏,形成纤维瘢痕增生;③其他原因还有胆管的梗阻、长时间的胆汁停滞、浓缩胆汁的刺激、胰液反流以及来自肠道的细菌、病毒感染。胆固醇性息肉、炎性息肉及胆囊腺肌瘤等非肿瘤息肉不会发生癌变。

四、执行期的方案

1. 个性化膳食设计

基于对李XX膳食调查结果和评估,营养指导员对她的膳食进行个性化设计,如在执行过程中,有任何疑问或操作问题,李XX将及时与营养指导员进行沟通、调整。

(1)主食类:目前主食主要是精制大米和精制面粉,同时膳食营养上缺乏B族维生素,在保持主食总量不变的基础上,用50%的全谷粮、杂豆、薯类来替代50%的精制米面,以增加B族维生素、膳食纤维的摄入。比如小麦粒、糙米、小米、燕麦、藜麦、黑米、荞麦、红小豆、芸豆、地瓜、紫薯、芋头、土豆等。另外,小麦胚芽粉也可以直接加到主食里去。尽量避免白米饭、白米粥、白馒头等精制主食。

(2)蔬果类:目前蔬菜量摄入偏低,深色叶菜的量不足50%。蔬菜品种上,可以选择根茎类、鲜豆类、瓜茄类、嫩叶菜、菌菇类等等搭配。其中,深色叶菜占每日蔬菜量的50%,如菠菜、油菜、莴苣叶、红苋菜、紫背天葵、芥菜等。保持每周有3次的菌菇类食材。在烹调方式上尽可能采用蒸、焯水、急火快炒的方式,以保留更多的营养素。

(3)鱼肉蛋类:除了目前吃猪肉以外,建议多选择海产品,如黄翅鱼、鲈鱼、鲳鱼、马鲛鱼、鱿鱼、墨鱼、虾蟹、牡蛎、花蛤等作为优质蛋白质食物的来源。鸡蛋每天一个。至于不吃动物血和肝脏,将后期在食谱示例上进行调整,以保证铁的摄入。

（4）奶豆类:虽然目前每天摄入奶制品,但考虑随年龄的增长,需要保护钙库的储存,又含钙多的豆制品和绿叶蔬菜的摄入量不足。尽量做到每天有 100g 豆腐或者 50g 豆干。建议每天 10g 左右坚果。

（5）油盐类:目前家中使用烹调油品单一,建议总量不要超过 25g 的前提下。增加特级初榨橄榄油或山茶籽油、冷榨的亚麻籽油、物理压榨的花生油(或葵花籽油、玉米油、选一种)。另外,尽量不购买风味油,如玉米橄榄油、深海鱼油调和油。

（6）饮水量:基于目前李 XX 的饮水状态,饮水量应增加至 1 500~2 000ml/d。实际上,当我们感觉到口渴,口唇干的时候,意味着体内已经是严重缺水了。建议白开水、花茶、淡茶水。如果经常饮用有利尿作用的浓茶、咖啡,需要增加白开水的摄入量。

由于存在地域差异和饮食习惯差异,个性化膳食方案中会提供一周食谱示范,同时提供一个平衡膳食模板作为日常饮食参考。

注:本方案在烹调、营养、搭配方面,考虑了与家人一起吃饭的情况。

2. 个性化食谱示范

星期一（约 1 600kcal）	
起床 07:00	温水 200ml
早餐 07:30	（1）小米山药大米粥 200g,约 1 碗,大米 40g,山药（去皮）100g （2）蒸嫩蛋,鸡蛋 1 枚,蛋水比例 1:1 （3）白灼菜心,菜心 150g,香油 3g,盐适量
点心 10:00	温牛奶 250ml,葡萄 100g
午餐 12:00	（1）杂粮饭,200g （2）彩椒炒茭白:彩椒 100g,茭白 150g,花生油 4g,盐调味品适量 （3）清蒸鱼（鱼自选）80g,花生油 3g,豉油、香辛料适量 （4）紫菜汤:紫菜 5g
点心 16:00	柚子 150g,
晚餐 18:00	（1）鸡茸小米粥:鸡肉 50g,小米 50g,盐、香辛料适量 （2）清炒西葫芦丝:西葫芦 200g,橄榄油 4g,盐适量 （3）番茄煮嫩豆腐:番茄 200g,嫩豆腐 50g,亚麻籽油 3g,盐适量
点心 21:00	酸奶 100ml
饮水量	1 500~2 000ml（根据水分需求而定）。

主要营养含量					
蛋白质	67.8g（19%）	脂肪	43.5g（27%）	糖类	191.8g（54%）
维生素 A	479.3μg	维生素 C	171.5mg	维生素 E	16.7mg
铁	14.2mg	钙	606mg	膳食纤维	15.4g

星期二（约 1 500kcal）	
起床 07:00	温水 200ml
早餐 07:30	（1）紫薯大米粥,200g:大米 40g,紫薯（去皮）50g （2）清炒菠菜:150g,香油 3g,盐适量 （3）混合坚果:10g
点心 10:00	猕猴桃 1 枚,
午餐 12:00	（1）杂粮饭,200g （2）肉糜豆腐汤:肉糜 30g,豆腐 150g,花生油 4g,盐、调味品适量 （3）彩椒鲜菇炒羊肉:彩椒 100g,蘑菇 50g,牛肉 50g,花生油 3g,盐、调味品适量
点心 16:00	橙一个
晚餐 18:00	（1）南瓜小米粥:南瓜 100g,大米 50g （2）清蒸鱼（鱼自选）80g,花生油 3g,豉油、香辛料适量 （3）杏鲍菇炒玉米:杏鲍菇 100g,玉米粒 50g,彩椒 50g,橄榄油 4g,盐、调味品适量
点心 21:00	酸奶 100ml
饮水量	1 500~2 000ml（根据水分需求而定）。

主要营养含量					
蛋白质	71.2g（20%）	脂肪	38.8g（25%）	糖类	196g（55%）
维生素 A	1 014μg	维生素 C	246mg	维生素 E	18.5mg
铁	20mg	钙	587mg	膳食纤维	17.5g

星期三（约 1 500kcal）	
起床 07:00	温水 200ml
早餐 07:30	（1）红豆花生大米粥 200g:红豆 20g,大米 20g,花生 10g （2）蒸嫩蛋:鸡蛋 1 枚,蛋水比例 1:1 （3）白焯秋葵:秋葵 100g,香油 2g,盐少许
点心 10:00	混合坚果 10g,血橙 150g
午餐 12:00	（1）杂粮饭 200g （2）番茄炖羊肉:番茄 200g,瘦羊肉 50g,生姜、香菜、香辛料调料 （3）白玉菇炒西蓝花:白玉菇 30g,西蓝花 100g,花生油 4g,盐适量
点心 16:00	火龙果 100g
晚餐 18:00	（1）小米南瓜粥 200g,小米 30g,大米 10g,南瓜 50g （2）巴沙鱼番茄炖豆腐:巴沙鱼 50g,番茄 200,豆腐 100g,花生油 4g,盐、调味品适量 （3）彩椒炒蒜薹:彩椒 100g,蒜薹 100g,花生油 3g,盐适量
点心 21:00	酸奶 100ml
饮水量	1 500~2 000ml（根据水分需求而定）。

续表

主要营养含量						
蛋白质	74g(21%)	脂肪	43g(27%)	糖类	182g(52%)	
维生素 A	2 013μg	维生素 C	195mg	维生素 E	22.7mg	
铁	21mg	钙	551mg	膳食纤维	19.4g	

星期四(约 1 500kcal)

起床 07:00	温水 200ml
早餐 07:30	(1) 燕麦粥,可以用即食燕麦 50g (2) 牛奶 200ml(可以做成牛奶燕麦粥) (3) 清炒芦笋:芦笋(去皮)100g,橄榄油 2g,盐适量 (4) 1 个鸡蛋,蛋白水煮
点心 10:00	葡萄 100g
午餐 12:00	(1) 杂粮饭 200g (2) 清蒸鱼(鱼自选)80g,花生油 3g,豉油、香辛料适量 (3) 芹菜彩椒炒豆干,芹菜 100g,彩椒 50g,豆干 50g,亚麻油 3g,盐、调味品适量
点心 16:00	苹果 150g(小个)
晚餐 18:00	(1) 排骨小米粥:排骨 40g,小米 20g,大米 20g,盐、香辛料适量 (2) 蚝油彩椒菌菇:彩椒 100g,杏鲍菇 50g,橄榄油 3g,调味品适量 (3) 姜汁炒荠菜,芥菜 150g,生姜少许,花生油 3g,盐少许
点心 21:00	酸奶 100ml
饮水量	1 500~2 000ml(根据水分需求而定)

主要营养含量						
蛋白质	65.4g(20%)	脂肪	45g(29%)	糖类	181g(52%)	
维生素 A	285.7μg	维生素 C	235mg	维生素 E	12.3mg	
铁	21mg	钙	1 034mg	膳食纤维	18.3g	

星期五(约 1 500kcal)

起床 07:00	温水 200ml
早餐 07:30	(1) 巴沙鱼粥 200g:巴沙鱼柳 30g,大米 40g,生姜丝,少许盐 (2) 清炒西蓝花:西蓝花 100g,香油 3g,少许盐 (3) 奶条 50g
点心 10:00	桃子 100g
午餐 12:00	(1) 杂粮饭,200g (2) 鲜豆角焖香干:豆角 100g,香干 50g,花生油 4g,盐适量 (3) 香菇炒油菜:鲜香菇 30g,油菜 150g,花生油 4g,盐适量
点心 16:00	柚子 100g

续表

晚餐 18:00	（1）三色藜麦玉米渣粥,200g,三色藜麦 30g,玉米渣 20g
	（2）清蒸嫩蛋,鸡蛋 1 枚
	（3）香菇汤浸豆苗:香菇 20g,豌豆苗 200g,香油 4g,调味品适量
点心 21:00	酸奶 100ml
饮水量	1 500~2 000ml（根据水分需求而定）

主要营养含量					
蛋白质	62.77g(18%)	脂肪	33.6g(22%)	糖类	201g(60%)
维生素 A	2 410μg	维生素 C	280mg	维生素 E	15.3mg
铁	20.3mg	钙	631mg	膳食纤维	14.3g

星期六（约 1 500kcal）	
起床 07:00	温水 200ml
早餐 07:30	（1）百合瘦肉小米粥 200g:百合半个,瘦肉 20g,小米 30g
	（2）酸奶 150ml
	（3）彩椒清炒毛豆仁:毛豆仁 50g,彩椒 50g,亚麻油 3g,调味品适量
点心 10:00	柑橘 100g
午餐 12:00	（1）杂粮饭 200g
	（2）萝卜炖羊肉:白萝卜 150g,瘦羊肉 80g,枸杞 10 粒,盐、香菜、香辛料、调味品适量
	（3）蒜蓉小白菜:小白菜 200g,蒜蓉少许,花生油 3g,调味品少许
点心 16:00	黄桃 150g
晚餐 18:00	（1）紫薯大米粥 200g:紫薯 30g,大米 40g
	（2）清蒸鱼（鱼自选）100g,花生油 3g,豉油、香辛料适量
	（3）韭菜炒豆芽:韭菜 50g,豆芽 150g,花生油 4g,盐适量
点心 21:00	牛奶 150ml
饮水量	1 500~2 000ml（根据水分需求而定）

主要营养含量					
蛋白质	73.4g(21%)	脂肪	37.4g(24%)	糖类	187.9g(55%)
维生素 A	906μg	维生素 C	218mg	维生素 E	17mg
铁	19.9mg	钙	739mg	膳食纤维	14.5g

星期日（约 1 500kcal）	
起床 7:00	温水 200ml
早餐 7:30	（1）香菇肉丝粥:香菇 20g,猪肉 30g,大米 40g,盐、葱花适量
	（2）酸奶 150ml
	（3）白灼菠菜:菠菜 150g,焯水（加盐）,香油 2g

续表

点心 10:00	葡萄 150g
午餐 12:00	(1) 杂粮饭 200g (2) 番茄豆腐浓汤:番茄 200g,豆腐 100g,花生油 4g,盐适量 (3) 西芹百合:西芹 150g,百合 50g,彩椒 30g,橄榄油 3g,盐适量
点心 16:00	蓝莓 100g
晚餐 18:00	(1) 红薯大米粥 200g:红薯 50g,大米 40g (2) 清蒸鱼(鱼自选)80g,花生油 3g,豉油、香辛料适量 (3) 香菇炒油菜心:香菇 20g,油菜 150g,花生油 4g,盐适量
点心 21:00	牛奶 150ml
饮水量	1 500~2 000ml(根据水分需求而定)

主要营养含量

蛋白质	61.2g(17%)	脂肪	37.3g(24%)	糖类	210g(58%)
维生素 A	1 253μg	维生素 C	224mg	维生素 E	15.9mg
铁	17.5mg	钙	876mg	膳食纤维	16.1g

日常饮食模板

食物类别	重量	食材选择
主食类	250~300g/d	谷类 150g,薯类 100g,杂豆 50g 主食需要多样化,单纯的精米白面营养素单一。需有全谷类 50%。
蔬果类	600g/d	蔬菜 400g,水果 200g 深色叶蔬菜占 50%,多选颜色鲜艳的蔬果
鱼禽肉蛋	100g~150g/d	鱼虾贝、鸡鸭鹅、牛羊猪、蛋,共 100~150g/d 优先选新鲜鱼虾类,家禽家畜选择瘦肉部分,鸡蛋可以每天一个。
奶及制品	300ml/d	牛奶、酸奶、奶酪或其他奶制品均可。
豆及制品	50~150g/d	豆干 50g 或豆腐 100g
坚果类	10g/d	不要过量。一周内总量控制。
油脂类	25g/d	每天不要超过 25g/ 人,食谱中有刻意减少用油量 家中要有三种油:特级初榨橄榄油、花生油、亚麻籽油
盐及调味品	适量	口味清淡一些。原来口味重的话,可选葱姜蒜、香菜、大料、孜然、胡椒、花椒等来替代。西红柿是调味的好食材。
饮水量	1 500~2 000ml	保证足够的饮水,有利于稀释胆汁浓度

这个是针对李 XX 个人制作的饮食模板,不适用其他人。

3. 个性化营养方案

客户情况	1. 基于对李 XX 健康信息和膳食生活信息的了解,可以知道目前健康问题在消化系统和膳食营养不均衡。主要是长期口腔异味、牙龈出血、饭后胃胀和打嗝、胆囊息肉以及膳食纤维、铁、锌、维生素 B、维生素 C 可能存在缺乏。其中膳食纤维、铁、锌通过膳食可以改善。 2. 针对口腔异味和饭后胃胀、反酸的情况,与胃肠消化功能密切相关,建议使用消化酶、B 族维生素来降低胃肠消化负担,同时能帮助食物充分消化,减少代谢废物,提高食物营养吸收率。 3. 针对牙龈出血与维生素 C 缺乏有关。建议选择酯化维生素 C 及含有生物类黄酮或玫瑰果、针叶樱桃、柑橘提取物的维生素 C。 4. 针对口腔溃疡、胆囊息肉的情况,与细胞黏膜组织更新、胆囊炎症、胆固醇浓度与代谢均有关,基于此建议加强蛋白质、维生素 A、维生素 C、卵磷脂、水的摄入。示例食谱中的蛋白质摄入已经在基础蛋白质摄入增加了,但是由于年龄、消化功能等问题,依旧建议补充蛋白质,选择短肽的类型(目前正在食用)。示例食谱中的维生素 A 的摄入,能满足正常人群的维生素 A 的膳食推荐量,但是基于疾病状态的黏膜修复,还远远不足,建议选择 β- 胡萝卜素;示例食谱中的维生素 C 的摄入,能满足正常人群的维生素 C 的膳食推荐量,但是基于疾病状态的炎症消除,还远远不足;卵磷脂在这里主要针对脂肪的乳化和胆固醇的代谢,针对目前的胆囊息肉问题,预防胆结石的出现。

第一阶段(1 个月)

品名	剂型	服用方式
大豆肽	粉剂	早餐饭后 1 包,每包 5g。(如果经济允许可以 10g)
消化酶	片剂	三餐餐前各 2 片,每天 6 片,助消化。
B 族维生素	片剂	随餐,每天 3 片(根据剂型和有效含量调整)
卵磷脂	颗粒或固体片剂	早晚饭后各 1 粒,每粒 1 200mg,每天 2 粒
维生素 C	片剂	早中晚饭后各 1 粒,每粒 500mg,每天 3 粒
β- 胡萝卜素	软胶囊	早晚饭后各 1 粒,每粒 25 000IU,每天 2 粒

第二阶段
(根据第一阶段实施效果后制定,持续时间,根据健康情况。)

品名	剂型	服用方式
消化酶	片剂	三餐餐前各 2 片,每天 6 片,助消化。
B 族维生素	片剂	随餐,每天 3 片
卵磷脂	颗粒或固体片剂	早晚饭后各 1 粒,每粒 1 200mg,每天 2 粒
维生素 C	片剂	早晚饭后各 1 粒,每粒 250mg,每天 2 粒
β- 胡萝卜素	软胶囊	早晚饭后各 1 粒,每粒 7 500IU,每天 2 粒

4. 个性化生活方案

(1)运动方面:运动的目的是促进新陈代谢,增加血液循环和废物排出,改善心肺功能的重要方式,也是减少体内脂肪的辅助手段。同时,运动也是保持瘦体重、强壮骨骼和关节、预防慢性疾病的良方。建议每天有 30min 的有氧运动,如瑜伽、快走、健身操、广场舞、游泳、太极拳、太极球等柔韧性、平衡协调类的运动,偶尔做些阻抗运动和耐力运动,比如小型的哑铃、平板支撑、仰卧起坐等。

（2）作息方面:根据提供的生活信息可知,生活作息比较规律,平时都在 22:30 左右睡觉,偶尔晚睡。故这方面不做建议。如果需要提升睡眠环境,建议可以利用舒缓音乐或香薰,有助于缓解放松神经,减少各种压力。

（3）情绪方面:根据提供的生活信息可知,目前的压力,更多的是操心家人生活的方方面面。家庭关系的处理应该更多是关心,而不是事事去代替他人做。家庭成员保持有效沟通,常常安排户外活动、一起做一些家务以外的活动。

（4）医疗方面:建议尽快做一次全面体检。

五、日常动态记录

时间	动态记录或调整
3 月 6 日	入户,与李 XX 家人沟通。对于李 XX"主动健康"的意识和行动给以赞许。对于李 XX 操心家人的真爱行为,大家进行了交流,取得家人的相互理解。家庭成员都表示这样的"营养健康指导服务"计划很细致,愿意配合。
3 月 18 日	反馈:食谱执行过程,无法按照食谱列出的食材,一一购买。 回复:食谱只是模拟的一个方式,可根据"配餐七原则"来选择食材即可。入户,对李晓红全家,进行配餐宣教。
3 月 29 日	咨询:后天要出差,有什么需要注意的事项。 答复:出差期间,①保持足够的饮水量,注意劳逸结合,冷热交替的季节注意增减衣物,注意饮食卫生,以前没吃过的食物不要多吃,以防不适应;②请携带综合营养素补充剂,或维生素 B、维生素 C、钙、铁、锌。预防膳食不规律、膳食营养素含量不足。抗疲劳、提升免疫力。
4 月 21 日	邀请李 XX 全家参加社区健康讲座。主题为"饮食有度,健康无价"。 讲座效果:每个人都认为,这次讲座对改变一些不良的生活方式有帮助。
4 月 28 日	反馈:最近精神状态很好,口腔溃疡没有发生,口臭也没有,牙龈出血现象已经没有。 回复:请保持良好的膳食结构。保持适量的运动。
5 月 12 日	李 XX 参加了"全民营养周"启动仪式,积极参与营养周的公益活动。
5 月 28 日	体检报告,已经没有了缺铁性贫血;胆囊息肉不明显。每天喝水 1 600ml。每天与家人散步 40min。每周都安排了全家交流聚会,彼此心情良好。
6 月 5 日	李 XX 本期的营养健康指导服务结束。李 XX 对自己健康的恢复,健康生活方式的改变及营养指导员的整体服务效果表示满意。 李 XX 的爱人还介绍了他自己的同事,聘请营养指导员上门服务。

（王雷军）

推荐阅读

［1］公共营养师.国家职业资格教材.2 版.北京:中国劳动社会保障出版社,2014.

［2］李军祥,陈誩,柯晓.功能性便秘中西医结合诊疗共识意见(2017 年).中国中西医结合消化杂志,

2018（1）.

［3］王雷军.糖尿病3顿饭.南京:江苏凤凰科学技术出版社,2018.

［4］杨月欣,李宁.营养功能成分应用指南.北京:北京大学医学出版社,2011.

［5］中国营养学会.食物与健康—科学证据共识.北京:人民卫生出版社,2016.

［6］中国营养学会.中国居民膳食营养素参考摄入量.北京:科学出版社,2013.

［7］中国营养学会.中国居民膳食指南.北京:人民卫生出版社,2016.

［8］中国营养学会营养与保健食品分会.营养素与疾病改善—科学证据评价.北京:北京大学医学出版社,2019.

［9］MAHAN L K,ESCOTT-STUMP S,RNYMONO J L. et al.营养诊疗学.13版.杜寿玢,陈伟,译.北京:人民卫生出版社,2017.

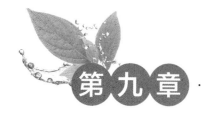

身体活动与营养健康管理

身体活动指由于骨骼肌收缩产生的机体能量消耗增加的活动。进行身体活动时,人体的反应包括心跳、呼吸加快、循环血量增加、代谢和产热加速等,这些反应是身体活动产生健康效益的生理基础。

第一节　身体活动与健康

人体通过营养物质的摄入和能量消耗来维持能量代谢的平衡。能量消耗途径主要包括基础代谢、身体活动和食物生热效应三个方面,其中身体活动是能量代谢途径中可变性最大的部分。适宜的身体活动可维持健康体重、骨骼和身体其他健康效应。身体活动对健康的影响取决于它的方式、强度、时间、频度和负重。

一、身体活动与健康体重维持

体重由身体脂肪重量和去脂体重构成,是客观评价人体营养和健康状况的重要指标。健康体重,指维持机体各项生理功能正常进行,充分发挥身体功能的体重,其体重构成的各组分比例恰当。体重过低或过高,或体重构成的组分比例失衡,如体脂过高,去脂体重过低,都是不健康的表现。

能量是人体维持新陈代谢、生长发育、从事体力活等生命活动的基础,不同人群所需要的能量不同。成年人轻体力劳动者每天能量推荐摄入量男性为 2 250kcal,女性为 1 800kcal;中、重体力劳动者或活动量大的人,每天能量摄入应增加 300~500kcal。中国居民不同身体活动水平(physical activity level,PAL)不同年龄的能量需要量(kcal/d),女性、男性分别见图 9-1 和图 9-2。

吃和动是影响体重的两个主要因素。食物摄取过少和/或运动过量,能量摄入不足和/或能量消耗过多,导致营养不良,体重过低,体虚乏力,增加感染性疾病风险;食物摄取过多和/或运动不足,能量摄入过量和/或消耗过少,导致体重超重、肥胖,增加慢性病风险,因此吃动应平衡才能保持健康体重。

通过合理的"吃"和科学的"动",不仅可以保持健康体重,维持匀称体型,还可以增进心肺功能,改善糖、脂代谢和骨健康,调节心理平衡,增强机体免疫力,降低肥胖、心血管疾病、2 型糖尿病、癌症等威胁人类健康的慢性病的风险,提高生活质量,减少过早死亡,延年益寿。

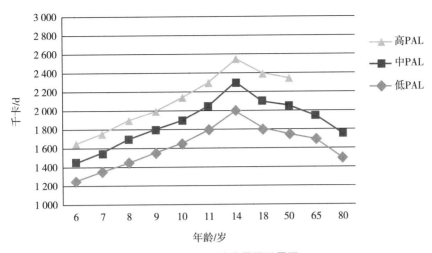

图 9-1　中国女性能量需要量图

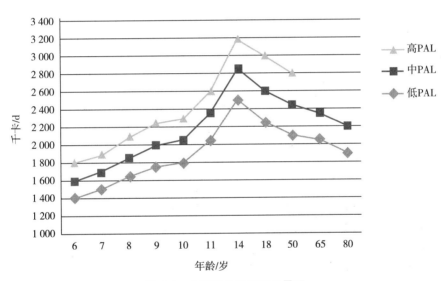

图 9-2　中国男性能量需要量图

二、身体活动的综合健康益处

美国心脏协会（American Heart Association,AHA）在《2018 年美国运动指南》中提到,运动对各年龄段都有有益帮助,包括改善 3 至 5 岁儿童骨骼健康和体重状况;改善 6 至 13 岁青少年的认知功能;减少多种癌症发病风险;减少焦虑和抑郁风险,改善睡眠和生活质量;对于孕妇,减少体重过度增加,降低妊娠糖尿病和产后抑郁症风险;对于老年人,降低跌倒相关伤害的风险;对于患有慢性疾病的人,降低全因死亡和患病的风险,改善身体功能,提高生活质量。指南还指出,单次中等至高强度的运动可降低血压、改善胰岛素敏感性,长期规律运动获益更加明显,而且对冠心病患者也有益。适当的运动可以改善内皮功能、促进抗炎、延缓动脉硬化、减少心肌重构、降低血栓栓塞风险、改善心肌缺血及降低猝死风险。

Belardinelli R 等开展的 ETICA（exercise training intervention after coronary angioplasty）研究结果显示,将接受介入治疗的冠心病患者随机分成 2 组,干预组运动训练 6 个月,随访 33

个月后结果显示,与未接受运动患者比较,运动训练组心血管事件率较小(11.9% vs 32.2%,P<0.05)(图9-3)。

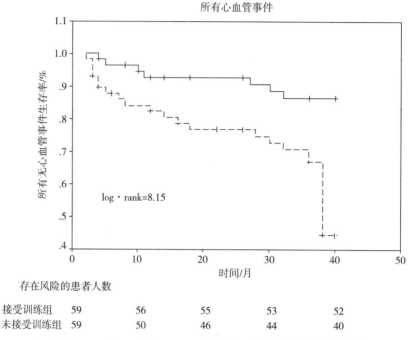

所有心血管事件

log·rank=8.15

时间/月

存在风险的患者人数

接受训练组	59	56	55	53	52
未接受训练组	59	50	46	44	40

图 9-3　ETICA 研究显示运动训练可降低冠心病心血管事件发生率

身体活动对健康益处还有以下证据:①平常缺乏身体活动的人,如果能够经常(如每周 3 次以上)参加中等强度的身体活动,其健康状况和生活质量都可以得到改善;②强度较小的身体活动也有促进健康的作用,但产生的效益相对有限;③适度增加身体活动量(时间、频度、强度)可以获得更大的健康效益;④不同的身体活动形式、时间、强度、频度和总量促进健康的作用不同。《2018 年美国运动指南》以图表示,每日运动时间越长,久坐时间越少,死亡风险越低(图 9-4),其中,红色表示风险高,绿色表示风险低。

每日静坐时间

中至强的体力活动
从红色变为绿色,全因死亡的风险降低

图 9-4　每日运动时间、久坐时间与死亡风险

三、身体活动总量与健康效益

身体活动总量是个体活动强度、频度、每次活动持续时间以及该活动计划历时长度的综合度量,上述变量的乘积即为身体活动总量。身体活动总量是决定健康效益的关键。10min 以上的中等强度有氧活动和中等负荷的肌肉力量训练应作为身体活动总量的主要内容。

每周 150min 中等强度或 75min 高强度，即每周 8~10（MET·h）的身体活动总量可以增进心肺功能、降低血压和血糖、增加胰岛素的敏感性、改善血脂，还能调节内分泌系统、提高骨密度、保持或增加瘦体重、减少体内脂肪蓄积、控制不健康的体重增加。

根据目前的科学证据，对有益健康的身体活动总量，强调身体活动强度应达到中等及以上，频度应达到每周 3~5 天。

日常生活中的身体活动（包括家务劳动），能降低疾病风险的有力证据还不多，但增加这些活动可以增加能量消耗，不仅有助于体重的控制，对老年人而言，适当的活动对改善健康和生活质量也有作用。

四、有氧代谢运动与健康益处

身体活动分为有氧代谢运动和无氧代谢运动。有氧代谢运动是指躯干、四肢等大肌肉群参与为主的，有节律、时间较长、能够维持在一个稳定状态的身体活动，如长跑、步行、骑车、游泳等。这类活动形式需要氧气参与能量供应，以有氧代谢为主要供能途径。它有助于增进心肺功能、降低血压和血糖、增加胰岛素的敏感性、改善血脂和内分泌系统的调节功能，提高骨密度、减少体内脂肪蓄积、控制不健康的体重增加。如以 4km/h 的中等速度步行，12km/h 的速度骑自行车等均属于有氧运动。

（陈超刚　李增宁）

第二节　身体活动强度

身体活动适宜量与身体活动的种类、强度、频率都有关。身体活动强度指单位时间内身体活动的能耗水平或对人体生理刺激的程度，分为绝对强度（物理强度）和相对强度（生理强度）。

物理强度用代谢当量表示。代谢当量译称梅脱（metabolic equivalent，MET）指相对于安静休息时身体活动的能量代谢水平，1MET 相当于每千克体重每分钟消耗 3.5ml 的氧，或每千克体重每分钟消耗 1.05kcal（44kJ）能量的活动强度。一般以大于等于 6.0MET 为高强度；3.0~5.9MET 为中等强度；1.1~2.9MET 为低强度。

相对强度属于生理的范畴，更多考虑了个体生理条件对某种身体活动的反应和耐受力。当人体剧烈运动时，人体消化的氧量和心率可达极限水平，此时的耗氧量称为最大耗氧量，相应的心率即为最大心率。最大心率 =220- 年龄，一般认为当心率达到最大心率的 60%~75% 时，身体活动水平则达到了中等强度。

代谢当量、最大耗氧量和最大心率百分比均可用以评价身体活动的强度，实际中可根据具体情况选择，而自我感知运动强度更侧重于考虑个体的差异性，可供人们把握活动强度时参考。

一、千步当量与活动时间

人体各种身体活动的能量消耗量可以用千步当量数值来统一度量，即以千步当量作为尺子，如以 4km 中速步行 10min 的活动量为 1 个千步当量，其活动量等于洗盘子或熨衣服 15min 或慢跑 3min。理论上，千步当量相同，其活动量也相同。

千步当量可以用于度量能量消耗,各种身体活动的能量消耗都可以用千步当量数结合体重和活动时间来计算。1 个千步当量身体活动约消耗能量 22kJ/kg(0.525kcal/kg)。完成相当于一千步当量的活动所需时间见表 9-1。

表 9-1 不同活动强度的活动时间

	活动项目	强度 /ME	千步当量时间 /min	强度分类
步行	4.0km/h,水平硬表面;下楼;下山	3.0	10	中
	4.8km/h,水平硬表面	3.3	9	中
	5.6km/h,水平硬表面;中慢速上楼	4.0	8	中
	6.4km/h,水平硬表面;0.5~7kg 负重上楼	5.0	6	中
	5.6km/h 上山;7.5~11kg 负重上楼	6.0	5	高
自行车	<12km/h	3.0	10	中
	12~16km/h	4.0	8	中
	16~19km/h	6.0	5	高
家居	整理床铺;搬桌椅	3.0	10	中
	清扫地毯	3.3	9	中
	拖地板;吸尘	3.5	8	中
	和孩子游戏;中度用力(走 / 跑)	4.0	7	中
文娱活动	舞厅跳舞(如华尔兹、狐步、慢速舞蹈),排球练习	3.0	10	中
	早操、工间操、家庭锻炼、轻或中等强度	3.5	9	中
	乒乓球练习、踩水(中等用力)太极拳	4.0	8	中
	爬绳、羽毛球练习、高尔夫球、小步慢跑、舞厅快舞	4.5	7	中
	网球练习	5.0	6	中
	一般健身房练习、集体舞(骑兵舞、邀请舞)、起蹲	5.5	5	中
	起跑结合(慢跑成分少于 10min)、篮球练习	6.0	5	高
	慢跑、足球练习、轮滑旱冰	7.0	4	高
	跑(8km/h)、跳绳(慢)、游泳、滑冰	8.0	4	高
	跑(9.6km/h)、跳绳(中速)	10.0	3	高

有氧运动是促进心血管和代谢系统健康不可或缺的运动形式,但要求活动强度至少达到中等。人们日常活动的强度大多较低。中等强度活动对心肺和血管增加适度的负荷,可起到锻炼和改善其功能的作用。

按照物理强度计算,推荐身体活动量达到每周 8~10 代谢当量小时(MET·h),8(MET·h)相当于以每小时 6~7km 速度慢跑 75min,10(MET·h)相当于以每小时 5~6km 速度快走 150min。若用千步当量(以每小时步行 4km 的速度步行 10min)作为参照单位,则 8~10(MET·h)相当于 24~30 个千步当量。

二、日常活动的千步当量数

日常活动是一个人身体活动总量和能量消耗的重要组成部分。日常居家、交通出行和

226

工作中,有意安排尽量多的步行、上下楼和其他消耗体力的活动,培养和保持少静多动的生活习惯,有助于保持健康体重。短时间的步行,骑车和上下楼梯等达到中等强度的活动也有锻炼心血管功能的作用。

日常家居、工作和出行有关的各种活动可以根据能量消耗折算成千步当量(表 9-1),这些活动的千步当量数可以累加计算总的活动量(表 9-2)。

以一周为时间周期,合理安排有氧运动,体育文娱活动、肌肉关节功能活动和日常生活工作中的身体活动内容。但不论设定的每周活动量目标高低,其中至少应该包含每周24~30 个千步当量的中等强度有氧运动。

表 9-2　日常活动的千步当量数

运动类型	运动举例	千步当量数
有氧运动	20min 中速步行	2.0
	20min 快走	2.7
	45min 快走	6.0
	40min 中速步行	4.0
	30min 快走	4.0
	30min 中速步行	3.0
	25min 慢跑	8.3
	20min 中速步行	2.0
	60min 中速步行	6.0
	30min 中速自行车	4.4
	50min 中速自行车	7.1
体育娱乐活动	60min 秧歌	6.0
	30min 太极拳	3.8
	30min 篮球	5.7
肌肉关节练习	20min 肌力训练	2.0
	10min 关节活动	0
	2 套广播体操	2.0
	20min 肌力训练	2.0
	10min 肌力练习	1.0
	10min 关节练习	0
	20min 肌力练习	2.0
日常身体活动	15min 拖地	2.0
	20min 肌力训练	2.0
	30min 手洗衣服	2.0
	7min 中速上下楼	1.0

(陈超刚)

第三节　运动处方制订

运动锻炼有助于促进健康、预防疾病，但安排不当也有发生意外伤害风险。有益健康的身体活动必须适度，具体而言指个体身体活动的形式、时间、强度、频度、总量及注意事项等需有针对性地计划和实施，即制订有针对性的运动处方，并且在实施过程中，要加强管理和及时采取措施控制风险。

一、身体活动能力评估

运动锻炼的风险与效益往往是并存的。确定个体活动量应权衡利弊，要采取措施取得最大利益。这些措施包括制订合理的身体活动计划、活动过程中采取安全措施、定期进行健康评估等。

定期进行活动评估，包括：评估个人健康状况、评估个人身体活动能力和体质、制订个人身体活动目标和计划、制订身体活动安全措施、运动反应评估和调整身体活动计划。

制订个人活动计划，应包括以下几方面内容：①客观了解个人和环境信息；②科学制订阶段性运动目标；③合理选择搭配运动的形式；④适度可行的运动强度时间；⑤循序渐进的运动计划进度；⑥合理预防运动意外和伤害。

个人体质不同，所能承受的运动负荷也不同，根据自己的感觉判断运动强度更方便实用。中等强度活动的自我感觉有：心跳和呼吸加快，用力但不吃力，可以随着呼吸的节奏连续说话，但不能放声歌唱，有如尽力快走时的感觉。实践中，常用自我感知运动强度量表评价主观运动强度。

二、运动处方基本要素

运动处方是指针对锻炼者健康和体力状况，按其运动目的而制订的一种科学的、定量化的周期性锻炼计划。在有效的运动处方的指导下进行锻炼可以达到健身或治疗疾病的效果。运动处方目的是通过科学、有序的身体活动，给人体一定负荷的运动刺激，使机体产生反应与适应性变化，从而使体质增强和身心健康。

运动处方基本四要素包括：运动类型、运动强度、运动持续时间和运动频率。不同的运动强度、形式、时间和频率，促进健康的作用有所不同。不同人群、不同生理和病理状态，适量运动的内涵也不同。平时缺乏身体活动的人如果能够有规律地参加中等强度的身体活动，可改善健康状况和生活质量；平时已有适量运动的人，增加身体活动量可以获得更大的有益健康的效应。由于不同人群的运动能力、对运动的反应和适应过程有差异，进行运动时应从实际出发，既有针对性，也有兴趣性和可操作性。

基本的运动处方要求包括以下四点。

（一）运动类型

促进健康的运动类型以有氧运动和耐力运动为主，如走路、骑车、慢跑、做操、游泳、跳舞、爬山、水上运动、滑雪、滑冰等，以及各种球类运动，如乒乓球、羽毛球等。

（二）运动强度

指单位时间内完成的运动量，是运动量的核心，是运动处方效果的关键。以中等强度运动为例，判断方法可以是代谢当量，如 3.0~5.9MET；也可以是运动种类和心率，如快走

（5.5~6km/h）属于中等强度运动，可达到最大心率的 60%~70%；还可以采取主观的感觉判断，如自觉疲劳程度为有一点累；或者每天运动消耗的能量为 150~300kcal。耐力型中等强度有氧运动有利于改善脂质代谢，减少腹部脂肪，预防和控制肥胖症。高强度运动对改善心、肺机能有良好作用。一般而言，以心率确定运动强度，简单直观，高运动强度为最大心率的 90% 以上，较高运动强度为 80%~90%，中等强度为 60%~80%，低强度为小于 60%。最大心率（次/min）计算公式为 220- 年龄。

（三）运动时间

一般指每日或单次运动所持续的时间，科学地讲，指根据运动强度，设计产生最佳锻炼效果的时间。一般而言，较适宜的运动时间为每日 30~60min，或每周 150min 以上。每日运动时间可以累积计算，但每次运动时间应在 10min 以上。例如，每天 30min，分 3 次完成，每次 10min。

（四）运动频率

指每周锻炼的次数。运动频率使身体得到运动的刺激，产生一定的应激反应，身体进行调整并适应，如此循环，合理安排频率，持之以恒，则不断提高身体的对不同应激的反应和适应能力。一般建议每周 5~7d 的运动，每天 1 次运动则更佳。关键是养成每天都有一定身体活动的良好运动习惯，即有规律的运动。平时缺乏身体活动的人只有经过一定时间规律适量的运动积累，才能出现相应的健康效应。日常有适量运动者，停止规律的运动后，相应的健康促进效应会逐渐消失。

除了以上提到的运动类型外，每 2~3d 进行 1 次肌肉力量锻炼，每次 8~10 个动作，每个动作做 3 组，每组重复 8~15 次，如二头弯举、颈后臂屈伸、俯卧撑、深蹲等；每天进行伸展和柔韧性运动 10~15min，如颈、肩、肘、腕、髋、膝、踝各关节的屈曲和伸展活动，上、下肢肌肉的拉伸活动，这些运动类型和时间也有助于身体局部的健康。

运动处方还应该包括运动的注意事项，以确保运动安全和防止伤害。注意事项中要列出禁忌的运动，以及自我观察的指标和停止运动的指征和需要进行的准备活动。

社区的运动健康管理中，应告知社区居民，要将运动的时间列入每天的日程中，培养运动意识和习惯，有计划安排运动，循序渐进，逐渐增加运动量。此外，应把运动融入日常生活中，保持足够的日常身体活动，相当于每天 6 000 步或以上。充分利用外出、工作间隙、家务劳动和闲暇时间，尽可能增加"动"的机会，减少"静坐"时间。

三、运动处方制定程序

制订运动处方需要如下三个步骤：①健康检查与评定，调查身体及相关状况，全面体检，了解有哪些潜在的疾病或危险；②运动试验与体质测试，了解锻炼者对运动负荷的反应，测量最大吸氧量和最大心率，提供运动处方的依据；③制订运动处方，制订运动的目的、强度、时间和频率，并从运动的可行性和系统性出发精心地选择运动项目和类型，确保运动效果。

为了科学指导社区居民运动，制订适宜的运动处方，具体需要遵循如下 6 个程序。

（一）调查一般情况

了解来访者工作性质及其工作中的身体活动状况，为运动量设计和指导做准备。一般情况调查表见表 9-3。

表 9-3　一般情况调查表

姓名：	性别：□男　□女	年龄（岁）：	职业：
身高（cm）：	体重（kg）：	BMI：	
工作情况：			
工作性质：	□体力为主	□脑力为主	□脑体结合
工作姿势：	□坐位为主	□立位为主	□经常走动或外出
工作时间：	□40h/周以下	□40~50h/周	□50h/周以上
	□8h/d以下	□8~10h/d	□10h以上/d
工作节奏：	□紧张	□轻松	□一般
出差情况：	□经常	□偶尔	□否

（二）调查运动习惯

了解目前的运动状况和运动水平以及运动习惯。身体活动水平和运动习惯调查表见表 9-4。

表 9-4　身体活动水平和运动习惯调查表

运动方式	运动时间（min/d）				运动频率（d/周）		
	0	<30	≥30	≥30	<3	3~5	>5
1. 散步（慢走）	□	□	□	□	□	□	□
2. 快走	□	□	□	□	□	□	□
3. 跑步	□	□	□	□	□	□	□
4. 上下楼梯	□	□	□	□	□	□	□
5. 骑自行车	□	□	□	□	□	□	□
6. 游泳	□	□	□	□	□	□	□
7. 爬山	□	□	□	□	□	□	□
8. 跳绳跳舞	□	□	□	□	□	□	□

（三）根据运动水平，估计能量需要

根据一般情况、工作性质和目前运动水平，参考推荐的每日膳食能量摄入量标准，确定每日膳食能量需要量。首先，计算平均每天运动时间。计算方法：所有运动项目（不包括家务劳动）平均每天运动时间为每周运动时间加起来除以 7；而每项运动每周运动时间为每项运动时间乘以运动频率。然后，根据平均每天运动时间判断目前运动的大致水平，即运动时间 <30min 为低等运动水平，30~60min 为中等运动水平，>60min 为高等运动水平。最后，确定每日膳食能量需要量。根据工作性质和运动水平，参考推荐日膳食能量摄入量标准确定每日膳食能量需要量。例如：40 岁男性，脑力劳动为主，运动水平低，即轻度体力活动，根据以上数据，经查《中国居民膳食营养素参考摄入量》可得，该男子每日膳食能量摄入推荐量为 2 250kcal。

（四）确定运动能量消耗量

根据以上结果，该男子每日膳食能量推荐摄入量为 2 250kcal，按照一般每日膳食能量

消耗一般占总能量推荐量的 10%~20%。则计算可得该男子每日运动需要消耗的能量为 225~450kcal。

（五）制订运动处方

制订运动处方要因人而异,因地制宜,关键根据人体的承受力采用循序渐进的方法,不要盲目冒进。

1. **确定运动目标**　即确定的每天运动能量消耗量。

2. **选择运动方式**　原则是自己喜欢又能长期坚持下去的运动,以有氧耐力运动为主,力量运动为辅。

3. **确定运动强度**　一般为中小强度,根据目前运动水平从小到大,逐渐增加。如需要减轻体重,则可以采取能量负平衡的原则:加大运动量,每日能量消耗大于能量摄入。

4. **确定运动时间**　每天 30~60min,按个人具体情况分 2~3 次完成,也可一次完成。

5. **确定运动频率**　一般每周 3~7 天,以每日都有适量运动更佳。

（六）运动指导

根据运动目标以及目前的运动水平,遵循循序渐进原则,逐渐增加运动量至推荐量。一般按每周 10%~20% 的速度递增。例如:男子运动目标平均每天运动能量消耗约 240kcal,每周运动消耗总量为 1 680kcal,根据简易运动消耗能量表(表 9-5),可为该男子制订的运动方案。参考方案见表 9-6。

表 9-5　每 10min 运动大约消耗的能量　　　　　　　　　　　单位:kcal

运动项目	消耗的能量
静坐	10
聊天	20
做操	30
乒乓球	40
排球、划船	50
羽毛球	60
网球、旱冰	70
篮球	80
足球	90
滑雪	100
步行	40
跑步	100
跳舞	40
游泳	100
跳绳	100
自行车	80
轻度力量家务活动	20
中度力量家务活动	40
重度力量家务活动	90

续表

运动项目	消耗的能量
上楼梯	150
下楼梯	60
武术:太极拳	50
武术:太极剑	70
武术:少林拳	130
徒手登山	70
负轻重登山	80

表 9-6　建议运动方案

运动项目	第一周	第二周	第三周	第四周	第五周	第六周
快走	20min/d ××日	20min/d ××日	20min/d ××日	20min/d ××日	25min/d ××日	30min/d ××日
游泳	20min/d ××日	30min/d ××日	40min/d ××日	50mi/d ××日	60min/d ××日	70min/d ××日

制订运动处方时,应考虑以下 10 条注意事项:①制定运动能量消耗目标时,要考虑性别、体重、个人身体活动水平等需求。②充分考虑实际可行。③运动开始后以个人目前活动水平和能力为基础逐渐增加。④重视运动前的准备活动和运动后的恢复活动。⑤缺乏日常锻炼的人,运动强度应从小到大,循序渐进,逐渐增加运动量。⑥对患有可能影响运动能力疾病的人,在医生指导下进行运动,或通过运动实验评价身体工作能力后确定适宜的身体活动量。⑦穿着合适的衣服和鞋袜。⑧避免过量运动,预防运动损伤。⑨运动调节能量平衡的同时,应科学地调整饮食摄入量和食物结构,即饮食和运动相结合。⑩有以下症状之一者立即停止运动:a. 不正常的心跳,如不规则心跳和过快的心跳、心悸、扑动、快脉搏突然变慢;b. 运动中或运动后即刻出现胸部、上臂或咽喉部疼痛或沉重感觉;c. 眩晕或轻度头痛、意识紊乱、出冷汗、晕厥;d. 严重气短;e. 身体任何一部分突然疼痛或麻木;f. 上腹部区疼痛或"胃灼热"。

四、运动健康管理原则和设备

《2018 年美国运动指南》(本段以下简称"指南")中强调运动要确保安全性和渐进性两个基本原则,同时还推荐采取相应的运动设备。以下是指南的部分内容。

(一)安全性和渐进性原则

运动中可能发生运动损伤,但个人可以通过佩戴防护装备、选择安全环境,以及就何时和如何活动作出明智的选择,将伤害风险降至最低。长期从事有规律的体育活动可以减少受伤的风险。

循序渐进地控制运动强度也是保障安全的有效手段。指南指出,80% 的美国青少年和成年人体力活动不足,逐渐减少坐位时间,增加体力活动是合理的干预方式。如果您有久坐不动的生活习惯,一下班就跑一场马拉松可能不是明智之选。并不一定要求每次持续至少

10min 的体力活动。也就是说积少成多的运动也具有积极效应。停车时把车停得远一些，走楼梯而非乘电梯，这些增加步行量的方式都有助于促进健康。

（二）超量恢复原则

身体必须被激励才能获得更好的运动表现。这意味着个体需要对肌肉或心血管系统施加超量负荷（超过舒适限度）。只有让身体比平时更加努力，才会引发身体的适应性改变。随着时间的推移，运动训练必须增加强度、频率或持续时间。为了变得更健康或更强壮，下一个训练都会变得更加困难。经过超量负荷的训练以及充分的休息之后，个体的运动表现会达到一个新的高度，也称为超量恢复。

（三）肯定可穿戴设备和互联网的作用

计步器或其他可穿戴设备或健身 APP，可以直接向用户提供身体活动反馈。各项技术可以单独使用，也可以与其他策略相结合，如目标设定和辅导，以鼓励和保持增加的身体活动。技术方法还可以用于通过文本消息、电话或通过互联网向个人远程提供指导。互联网与设备联合的传递策略可以为受过训练的个人提供指导，或者通过交互式语音应答系统提供指导。

（陈超刚）

第四节　不同人群的运动与营养健康管理

不同人群的运动的要求不同，在营养需求方面也有不同。儿童正处在生长发育期间，需要营养相对较高；老年人肌肉量少，运动能力下降，有其特殊营养需求。此外，不同的运动方式、强度也有不同的营养需求。

一、老年人

老年人身体活动的目标包括：①改善心肺和血管功能，提高摄取和利用氧的能力；保持肌肉力量、延缓肌肉量和骨量丢失的速度，防治骨质疏松症。②减少身体脂肪的蓄积和控制体重增加。③降低跌倒发生骨折的风险。④调节心理平衡，减慢认知能力的退化，提高生活自理能力和生活质量。⑤预防慢性病。

老年人体力活动能力有不同程度的降低，患有各种慢性疾病，体力活动或运动量和强度不同于成年人。运动方式要强调形式简单、温和的体力活动，如散步、慢跑、慢速舞蹈、爬楼梯、游泳、蹬自行车、坐位健身操等，选择使老年人感到力所能及、放松、快乐的运动锻炼。老年人应规律运动锻炼，最好每天都安排一定量的活动。根据个人具体情况，还可选择伸展、放松、柔软体操、有氧运动和力量练习，兼顾有氧、肌肉力量、关节柔韧性和平衡能力的锻炼。

"承重训练"适合中老年人及轻、中度骨质疏松患者，也更有利于腰椎骨密度的提升。快速行走的腰椎承受的力大约为体质量的 1 倍；慢跑时，腰椎承受的力可达到体质量的 1.75 倍，而站立位举重时，则达到体质量的 5~6 倍。中等强度的承重训练如慢跑、爬楼、快速步行（特别是少量负重）等，适合中老年人与轻、中度骨质疏松患者。快速步行，以每日步行 5 000~10 000 步为宜，步速应根据个人年龄、身高、骨质情况和心肺功能而异。一般来说，应比日常散步快，以锻炼结束后略感渗汗为宜。

有专家提出"功能性身体活动"的概念。有氧活动、肌力锻炼、关节柔软性、身体平衡和协调性练习等,均可作为功能性活动的内容,包括广播体操、韵力操和专门编排的体操等,均含有上肢、下肢、肩、臀和躯干部及关节屈伸练习。各种家务劳动、园艺、旅游、娱乐、舞蹈、太极拳等也属功能性活动。

活动量因个体差异较大应量力而行,对于体质好的老年人,可适当增加运动强度。老年人参加运动期间,应定期测量血压和血糖,通过医学检查及早发现心脑血管的并发症,调整运动量和运动种类。老年人在服用某些药物时,应注意药物对运动反应的影响。还要注意,某些降压药会增加老年人直立性低血压发生,以及服用降糖药时应注意运动时发生低血糖的可能。

老年人运动期间要保证营养供给。能量以保持理想体重为宜,蛋白质摄入量推荐为占总能量 10%~15%;控制脂肪,脂肪应占总能量的 20%~25%;适当增加糖类摄入,应占总能量 50%~70%,并适量增加粗粮摄入。通过食物或其他方式补充钙、铁和锌。严格限制膳食烹调中钠的摄入,但如果运动出汗较多,则可以及时饮用淡盐水,以补充钠的丢失。增加维生素摄入,特别是如果夏天,出汗量较多时,应及时补充水溶性维生素。在运动前、中、后要及时饮水,每次少量饮水为宜。

二、儿童和青少年

青少年体力活动量大于成年人,中学生不同于小学生。学生期间的运动形式应融合在家庭、学校和社区的各种活动中,包括玩耍、游戏、体育运动、工作、出行、休闲体育课或体育锻炼计划。

小学生每天或几乎每天都参加 30~60min 与年龄及发育相适应的体力活动;鼓励每天能累计 60min 乃至几小时的体力活动;体力活动中应包含至少持续 10~15min 中等较大强度的运动,中等强度和大强度运动交替进行,并有短时间的休息和恢复间歇。儿童不应有很长时间的不活动时间。小学生要注重速度、灵敏、协调、柔韧等素质训练。

中学生增加力量和耐力运动,运动强度为中等到较大强度。运动时间要保证每次 20min 以上。建议运动频率为每周 3 次以上,每天都应该有体力活动。

指南中对儿童和青少年的运动要求为:6~17 岁需要每天进行≥60min 的中高强度的运动;学龄前儿童(3~5 岁)的目标是每天活动 3h。

中小学生的能量需要分轻、中、重体力劳动有不同的要求。小学生蛋白质需要量为 3g/kg,中学生为 2g/kg。运动期间,要注意补充充足的维生素 B_1、维生素 C、维生素 A、维生素 D,以及钙、铁等矿物质。

三、中青年

指南中对成年人的运动目标建议为:每周至少 150~300min 中等强度运动,或 75~150min 的高强度运动,或两者结合,再加上每周至少 2d 的肌肉力量锻炼(如举重、俯卧撑等)。

在运动期间,根据体力活动强度选择能量需要,例如:轻度体力活动的男性,每日推荐摄入能量为 2 250kcal,女性为 1 800kcal。青年女性身体与男性发育不同,更适合选择有氧健身操等运动,但要具体情况具体分析。青年女性的营养要求也有不一样,其每日蛋白质建议量为 1.2g/kg,适量脂肪,而且注意铁和钙的补充,还应加强机体抗氧化能力营养素的膳食补充,如经常摄入富含维生素 E、胡萝卜素、维生素 C、辅酶 Q 类、黄酮等食物。

四、不同性质运动项目营养指导

健美或专业的运动项目可分为耐力性、速度型和灵巧性等。不同性质的运动项目,对营养需求不同。

(一)耐力性运动

耐力性运动项目包括长距离长跑、马拉松跑、长距离游泳、长距离滑雪等。耐力性运动的总能量消耗大,其中脂肪比例稍高。需要加强供氧的营养素补充,包括:铁、维生素 B_2、维生素 C。

(二)速度型运动

速度型运动项目主要包括短跑、短跨、短距离游泳。速度型运动者需要不同升糖能力的糖类物质,以便保证运动期间糖的及时供应,维生素 C、维生素 B_1 需要量也要相应增加。

(三)力量型运动

力量型运动项目主要有举重、投掷、摔跤。为了促进肌肉生长和维持肌肉力量,力量型运动项目需要富含蛋白质的食物,尤其是蛋、奶、肉、水产品等优质蛋白质的食物,维生素 B_2、肌酸等需要量也相应增加。

(四)灵巧类项目运动

灵巧类项目运动包括体操、技巧、蹦床、武术套路、击剑等。灵巧类项目运动特别要注意给予充足的具有神经调节作用的营养素,包括维生素 B_1、维生素 C、磷;击剑等需要视力敏锐,对于维生素 A 需要量增加。

(五)三大球类运动

三大球类包括篮球、足球、排球,运动期间需要给予富含优质蛋白质的食物;运动结束后应及时通过运动饮料补糖,并需要及时补充多种维生素,包括维生素 B_1、维生素 C、维生素 E、维生素 A。

(六)三小球类运动

三小球类包括乒乓球、羽毛球、网球,重要的是增加富含维生素 A 的食物,如动物内脏,以及富含胡萝卜素的食物,有利于保持视网膜功能活性。

(七)游泳运动

游泳运动所需要的脂肪相对较多,故推荐每日脂肪摄入量可以达到 35% 左右。游泳运动员贫血发生率高,故需要及时补铁,而且能量需求大,也应及时补充。

(陈超刚)

第五节 常见慢性病的身体活动管理

人体在患有某种疾病的情况下,对运动的耐受力可能发生改变,常常表现为特定的运动反应和"疲劳-恢复"模式的变化。在社区开展不同个体的身体运动的指导时,应根据个体情况确定适当的运动锻炼目标,选择适宜的运动形式、强度、时间、频度和总量,运动锻炼过程中更应加强管理和采取措施来控制运动意外伤害风险。

一、单纯性肥胖

单纯性肥胖患者的身体活动,以增加能量消耗、减少体重、保持和增加瘦体重、改变身体成分分布、减少腹部脂肪、改善循环、呼吸、代谢调节功能为目标。

提倡进行任何形式和强度的身体活动,并充分利用日常生活、工作、出行和家务劳动等机会增加运动。在减低体重过程中,应强调肌肉力量锻炼,以避免或减少肌肉和骨骼等重量。

根据个体设定活动量,至少要达到一般成年人的推荐量,每天要达到 10 个千步当量,同时,在专业营养师指导下,进行饮食控制,从而达到保持身体健康为目的的控制体重效果。

肥胖者运动处方推荐如下:

1. **运动类型**　以有氧运动为主,有利于脂肪代谢,如长距离步行、慢跑、游泳等。
2. **运动强度**　以中小强度为主,达到最大心率 60%~70%;
3. **运动时间**　30~50min/ 次。
4. **运动频率**　每周 3~5 次。
5. **注意事项**　从低强度向中等强度逐渐加强,长期坚持。肥胖本身就是心血管的危险因素,因而对于缺乏运动者,开始锻炼时更需采取保护措施。

单纯靠运动减低体重很难达到预期目标,需要结合饮食控制才能实现成功减肥。减重的速度因人而异,一般每周减少 0.5~1kg 体重比较适宜。在社区减重运动管理中,可采取简易的运动能量消耗表(表 9-5)指导社区超重者计算能量,以简便设计出自己的运动时间。

二、2 型糖尿病

运动可改善肌肉功能,提高胰岛素敏感性,控制 2 型糖尿病患者的血糖和体重,延缓并发症的发生和发展。2 型糖尿病患者可选择大肌肉群参与的有氧耐力运动和肌肉力量练习。2 型糖尿病的身体活动建议达到中等强度,即 50%~70% 最大心率,以保持和增强肌肉代谢,促进降血糖的作用。

2 型糖尿病患者,应制订合适的运动处方并随时做出必要的调整,其意义在于:降低血糖、血脂,有效预防并发症,降低致残率和致死率,提高生活质量。运动对轻中度 2 型糖尿病患者,尤其肥胖型 2 型糖尿病患者效果更佳。

2 型糖尿病运动处方推荐如下:

(一)运动类型

选择有氧运动,包括快步走、慢跑、广播操、太极拳、自行车、球类、跳舞等,有利于葡萄糖代谢和脂肪的利用,但要结合平时的爱好和身体承受能力,可首选快步走的活动,可根据病情选择步行速度。步行速度分为三类:①慢速步行,大约 70~90 步 /min,步行约 3 000~4 000m/h;②中速步行,90~120 步 /min,步行约 5 000m/h;③快速步行,120~125 步 /min,步行约 6 000m/h 或以上。

(二)运动强度

糖尿病患者的运动强度的计算要考虑两个方面,一是基础心率,二是个体最大心率。运动强度以心率作为计算依据,心率不应超过 60% 的最大吸氧量。个体 60% 的最大吸氧量的心率 = 基础心率 +(个体最大心率 – 基础心率)×60%,其中最大心率(次 /min)=220– 年龄,基础心率可以早晨起床前测得的心率估计。总的运动量也以心率为参考,在运动结束后休息 5~10min 可恢复到运动前的心率。运动期间,要保持轻松、愉快,食欲和睡眠良好,虽有疲乏、肌肉酸痛,短时休息后可恢复。遵循个体化和循序渐进的原则。

(三) 运动时间

每次 20~30min,可逐渐延长,但一次运动时间不宜超过 1h。

(四) 运动频率

每天都有活动,而且三餐后各活动 20min,或者一餐之后 1h 开始,连续活动 3 次,每次活动 20min,间隔 10~15min。

(五) 运动时机及注意事项

空腹运动易发生低血糖,原则上主张餐后 60~120min 开始较合适。结合从事的工作性质,如脑力劳动者可在三餐后各安排一定时间锻炼。要预防运动低血糖的发生,根据监测的血糖变化和相应的运动量,可酌情减小运动前胰岛素用量或增加主食摄入量。糖尿病患者参加运动初期,建议由同伴陪同并随身携带糖果备用。如果需要夜间运动,晚餐应增加主食摄入量。患糖尿病患者的合作,因微血管和神经病变,出现足部微循环和感觉障碍,故应每天检查足部,还应避免发生足部皮肤破溃和感染,参加运动前也应作足部检查,特别要选择合适的鞋子和柔软的袜子。病情重者建议从事足部无负担运动,如骑自行车、游泳、上肢锻炼等。

三、原发性高血压

高血压患者运动的主要目的是提高心肺和代谢系统功能、稳定血压、控制体重、预防并发症,以及缓解精神压力。适合原发性高血压患者的运动类型,可根据个人健康和体质选择大肌肉群参与的有氧耐力运动为主。高血压病人有心血管病并发症时,需要按指南中的目标血压,先服降压药控制血压,防止身体活动后血压过高,预防心脑血管意外发生。

高血压和冠心病运动处方推荐如下:

1. **运动类型**　以有氧运动为主,如步行、慢跑、骑自行车等。

2. **运动强度**　以最大心率的 50%~60% 的小强度运动为主。

3. **运动时间**　30~50min/ 次。

4. **运动频率**　每周不少于 3 次。

5. **注意事项**　长期坚持,循序渐进,从低强度运动开始,时间安排在下午,避免在早上 06:00~09:00 的发病高峰期运动。

较大剂量的 β 受体阻断剂会影响运动中的心率反应,应采用自觉疲劳程度量表等指标综合判断运动强度。α_2 受体阻断剂、硝酸酯类血管舒张药物有时会诱发运动后低血压,因此需延长运动后的放松过程,并逐渐降低运动强度。利尿剂可诱发低血钾,使发生心律失常的风险增加,应定期检测血电解质,酌情补钾。

指南提出,为降低血压和胆固醇水平,建议每周进行 3~4 次中、高强度的有氧运动,平均每次 40min。冠心病患者需要力量运动和有氧运动相结合,但是在运动强度上需要进行仔细评估。运动强度评估手段中最重要的方法就是心肺运动试验和运动负荷试验。运动负荷试验可提供最大运动量、运动中是否出现心绞痛症状或心电图异常、从静息到最大运动量,以及恢复过程中心率和血压的变化。心肺运动试验可提供摄氧量、无氧阈值等参数,根据这些参数可以制订个体化的运动强度,同时需定期(3~6 个月)随访逐渐调整运动强度,以期更加安全而有效的康复锻炼。

　　运动锻炼规范的流程,应有三个步骤:①准备活动,可采用低水平有氧运动和静力拉伸,持续 5~10min;②锻炼阶段,包括有氧运动、肌肉力量运动等,总时间 30~60min;③放松运动,慢节奏有氧运动或者是柔韧性训练,持续 5~10min。

　　患者需注意自己在运动锻炼中身体的警告信号,包括胸部不适或其他类似心绞痛症状、头晕、头痛等,一旦有上述不适,需立即停止运动,而停止后仍持续不缓解,需及时就诊。

（陈超刚　李增宁）

推荐阅读

［1］葛可佑.中国营养师培训教材.北京:人民卫生出版社,2017.

［2］韦莉萍.公共营养师.广州:广东人民出版社,2016.

［3］赵文华.中国成人身体活动指南.北京:人民卫生出版社,2011.

［4］中国营养学会.中国居民膳食营养素参考摄入量.北京:中国轻工业出版社,2013.

［5］中国营养学会.中国居民膳食指南.北京:人民卫生出版社,2016.

［6］BELARDINELLI R,PAOLINI I,CIANCI G,et al. Exercise training intervention after coronary angioplasty:the ETICA trial. Journal of the American College of Cardiology,2001,37(7):1891-1900.

［7］PIERCY K L,TROIANO R P,BALLARD R M,et al. The physical activity guidelines for Americans. JAMA,2018,320(19):2020-2028.

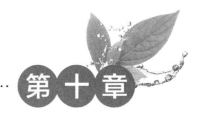

第十章

常见慢性病临床概述

随着我国经济飞速发展和人们生活方式的快速转变,心脑血管疾病、糖尿病、慢性呼吸系统疾病等慢性病已成为国民健康和生命的头号威胁,也给我国的医疗系统带来巨大压力。2013年全球疾病负担研究结果显示,我国慢性病造成的疾病负担(伤残调整寿命年)比例占总负担的77%,若不有效控制,将制约我国经济和社会可持续发展。

本章内容是从病因分析、临床症状、诊断标准、治疗方法及生活方式干预的角度,针对冠心病、高血压、糖尿病和骨质疏松症四种常见的慢性疾病进行阐述,旨在进一步提高居民对慢性疾病的认识和防控意识,助力我国慢性病干预工作推广。

第一节 冠 心 病

一、概述

(一)定义

冠状动脉粥样硬化性心脏病(coronary atherosclerotic heart disease,CHD)是指冠状动脉血管发生动脉粥样硬化病变而引起血管腔狭窄或阻塞,造成心肌缺血、缺氧或坏死而导致的心脏病,和冠状动脉功能性改变(痉挛)一起统称为冠状动脉性心脏病,简称"冠心病",亦称缺血性心脏病。临床中常分为稳定性冠心病和急性冠脉综合征。

(二)病因基础

冠心病主要的病理基础是冠状动脉粥样硬化,动脉粥样硬化有三种基本的病理改变:①脂肪条纹的形成;②纤维斑块形成,导致管腔狭窄、变形、血流缓慢,是进展性动脉粥样硬化的特征性病变和各种临床症状的最主要原因;③进展性斑块形成,大量的脂质聚集,逐渐坏死、崩解,并引起结缔组织的增生和炎症,发生钙化,使冠状动脉管腔严重狭窄或完全性封闭。

二、临床表现与诊断

(一)冠心病临床表现

1. **典型胸痛** 由体力活动、情绪激动等诱发,突感心前区疼痛,多为发作性绞痛或压榨痛,也可为憋闷感。疼痛从胸骨后或心前区开始,向上放射至左肩、臂,甚至小指和无名指,休息或含服硝酸甘油可缓解。胸痛发散的部位也可涉及颈部、下颌、牙齿、腹部等。胸痛也可出现在安静状态下或夜间。如胸痛性质发生变化,疼痛逐渐加剧、变频,持续时间延长,且祛除诱因或含服硝酸甘油不能缓解,此时往往怀疑不稳定心绞痛。

心绞痛的分级:国际上一般采用加拿大心脏病学会的劳力型心绞痛分级标准。

Ⅰ级:日常活动,如步行,爬梯,无心绞痛发作。

Ⅱ级:日常活动因心绞痛而轻度受限。

Ⅲ级:日常活动因心绞痛发作而明显受限。

Ⅳ级:任何体力活动均可导致心绞痛发作。

发生心肌梗死时胸痛剧烈,持续时间长(常常超过半小时),硝酸甘油不能缓解,并可有恶心、呕吐、出汗、发热,甚至发绀、血压下降、休克、心力衰竭。

一部分患者的症状并不典型,仅仅表现为心前区不适、心悸或乏力,或以胃肠道症状为主。某些患者可能没有疼痛,如老年人和糖尿病患者。

2. 猝死 约有 1/3 的患者首次发作冠心病表现为猝死。

3. 体征 心绞痛患者未发作时无特殊。患者可出现心音减弱,心包摩擦音。并发室间隔穿孔、乳头肌功能不全者,可于相应部位听到杂音。

(二) 检查与诊断

冠心病的诊断主要依赖典型的临床症状,再结合辅助检查发现心肌缺血或冠状动脉阻塞的证据,以及心肌损伤标志物判定是否有心肌坏死。发现心肌缺血最常用的检查方法包括:常规心电图、心电图负荷试验、有创性检查有冠状动脉造影、血管内超声等。通常,首先进行无创、方便的辅助检查。

1. 心电图 心电图是诊断冠心病最简便、常用的方法,尤其在患者症状发作时,是最重要的检查手段。心绞痛发作时 S-T 段异常压低,变异型心绞痛患者出现一过性 S-T 段抬高。不稳定型心绞痛多有明显的 S-T 段压低和 T 波倒置。心肌梗死时的心电图表现:①急性期有异常 Q 波、S-T 段抬高;②亚急性期仅有异常 Q 波和 T 波倒置(梗死后数天至数星期);③慢性或陈旧性期(3~6 个月)仅有异常 Q 波。若 S-T 段抬高持续 6 个月以上,则有可能并发室壁瘤。若 T 波持久倒置,则称陈旧性心肌梗死伴冠状动脉缺血。

2. 心电图负荷试验 包括运动负荷试验和药物负荷试验(如潘生丁、异丙肾上腺素试验等)。对于安静状态下无症状或症状很短难以捕捉的患者,可以通过运动或药物增加心脏的负荷而诱发心肌缺血,通过心电图记录到 ST-T 的变化而证实心肌缺血的存在。

3. 血液学检查 通常需要采血测定血脂、血糖等指标,评估是否存在冠心病的危险因素。心肌标志物的诊断标准,目前来说对于冠心病诊断心肌损伤来说,优选肌钙蛋白和肌红蛋白。若在心肌梗死 2h 以后,肌红蛋白是阴性,则排除冠心病心肌损伤的情况。若在持续7~14 天,肌钙蛋白还是阳性,则可作为诊断心肌损伤的一个比较好的指标。

4. 冠状动脉造影及血管内成像技术 冠心病诊断的"金标准",可以明确冠状动脉有无狭窄、狭窄的部位、程度、范围等,并可据此指导进一步治疗。血管内超声可以明确冠状动脉内的管壁形态及狭窄程度。冠状动脉造影的主要指征为:①对内科治疗下心绞痛仍较重者,明确动脉病变情况以考虑旁路移植手术;②胸痛似心绞痛而不能确诊者。

三、治疗及预防

冠心病的治疗和预防包括:①药物治疗,抗血栓(抗血小板、抗凝)、减轻心肌氧耗(β受体阻滞剂)、缓解心绞痛(硝酸酯类)、调脂稳定斑块(他汀类调脂药);②血运重建治疗,包括介入治疗(血管内球囊扩张成术和支架植入术)和外科冠状动脉旁路移植术;③生活习惯改变,戒烟限酒,低脂低盐低热量饮食,适当体育锻炼,控制体重等。其中,药物治疗是所有治疗的基础。

（一）治疗

1. **药物治疗** 药物治疗的目的是缓解症状,减少心绞痛及心肌梗死的发作,延缓冠状动脉粥样硬化病变的发展,减少冠心病死亡。

常用于治疗冠心病的药物有:硝酸酯类药物、抗血栓药物、纤溶药物、β 受体阻滞剂、钙通道阻断剂、肾素血管紧张素系统抑制剂、调脂类药物。规范药物治疗可以有效地降低冠心病患者的死亡率和再缺血事件的发生概率,改善患者的临床症状。

2. **经皮冠状动脉介入治疗（percutaneous coronary intervention,PCI）** 应用特制的带气囊导管,经外周动脉（股动脉或桡动脉）送到冠状动脉狭窄处,充盈气囊可扩张狭窄的管腔,改善血流,并在已扩开的狭窄处放置支架。适用于药物控制不良的稳定型心绞痛、不稳定型心绞痛和心肌梗死患者。心肌梗死急性期首选急诊介入治疗,时间非常重要,越早越好。

3. **冠状动脉旁路移植术（简称冠状动脉搭桥术,coronary artery bypass grafting,CABG）** 通过恢复心肌血流的灌注,缓解胸痛和局部缺血、改善患者的生活质量,并可以延长患者的生命。适用于严重冠状动脉病变的患者、不能接受介入治疗或治疗后复发的患者,以及心肌梗死后有心绞痛,或出现室壁瘤、二尖瓣关闭不全、室间隔穿孔等并发症时;在治疗并发症的同时,应该行冠状动脉搭桥术。手术的选择应该由心内、心外科医生与患者共同决策。

（二）预防

随着各种研究资料的积累,大量心脑血管疾病的危险因素已被确定,包括:吸烟,总胆固醇和低密度脂蛋白胆固醇（low density lipoprotein cholesterol,LDL-C）水平升高、超重和肥胖、高血压、糖尿病、久坐少动的生活方式,高密度脂蛋白胆固醇（high density lipoprotein cholesterol,HDL-C）水平降低、甘油三酯水平升高、载脂蛋白 a 水平增加等,其中许多因素都可以通过饮食和生活方式调控。

1. **食物多样、谷类为主** 多食用复合糖类物质,多吃粗粮、粗细搭配,少食单糖、蔗糖和甜食。粗粮是膳食纤维和 B 族维生素的主要来源。

2. **多吃蔬菜、水果** 蔬菜水果中含有大量的光化学营养物质,多种维生素、矿物质、膳食纤维,有助于降低冠心病、高血压、脑卒中的危险。增加 B 族维生素的摄入量可降低血清同型半胱氨酸的水平,有利于降低冠心病的发病率和死亡率。

高血压是冠心病的重要危险因素,而钾与血压升高呈负相关。蔬菜和水果,是膳食钾的主要来源,故冠心病患者应多食用新鲜蔬菜和水果（400~500g/d）,以提高膳食中钾及纤维素的摄入量。

3. **常吃奶类、豆类及其制品** 蛋白质摄入量占总能量的 20%~25% 有利于降低心血管疾病危险因素,但推荐该膳食需谨慎,应推荐瘦牛肉、鱼肉、禽肉、脱脂奶等低脂肪、低胆固醇的食物。

大豆蛋白中精氨酸含量高,精氨酸是一氧化氮（nitric oxide,NO）合成的底物,具有舒缓血管、改善血管内皮功能的作用。此外,大豆蛋白中含有许多生物活性物质（如异黄酮类）,具有降低血清胆固醇、抗动脉硬化和改善血管功能的作用。

4. **适量瘦肉,少吃肥肉、荤油和煎炸食品** 研究发现,膳食中脂肪的种类比总脂肪摄入量对心脑血管疾病的影响更大。其中,12~18 个碳原子的饱和脂肪酸可显著升高血清总胆固醇、LDL-C 水平;用亚油酸和亚麻酸替代膳食中的饱和脂肪酸(saturated fatty acid,SFA),可使血清中总胆固醇、LDL-C 水平显著降低。中国营养学会推荐,总脂肪的摄入量不应超过总能量的 30%,其中饱和脂肪酸(主要来源是动物性油脂、棕榈油等)的摄入量低于总能量的 10%,单不饱和脂肪酸(主要来源为橄榄油、花生油等)摄入量占总能量的 8%~10%,多不饱和脂肪酸(主要来源为亚麻籽油,胡桃仁油等)占总能量的 6%~10%,其中 n-6:n-3=(4~6):1,反式脂肪酸摄入量应低于总能量的 1%。

5. 保持能量摄入与消耗的平衡 控制总能量,增加运动,防治超重和肥胖;吃清淡少盐的膳食,降低膳食钠的摄入;限制饮酒,每日摄入酒精应少于 20g。

第二节 高 血 压

一、概述

(一)定义

高血压(hypertension)是指以体循环动脉血压(收缩压和/或舒张压)增高为主要特征(收缩压≥140mmHg,舒张压≥90mmHg),可伴有心、脑、肾等器官的功能或器质性损害的临床综合征。

(二)病因基础

1. 遗传因素 约 60% 的高血压患者有家族史。目前认为是多基因遗传所致,30%~50% 的高血压患者有遗传背景。

2. 精神和环境因素 长期的精神紧张、激动、焦虑,受噪声或不良视觉刺激等因素也会引起高血压的发生。

3. 生活习惯因素 膳食结构不合理,如高钠低钾饮食、大量饮酒、摄入过多的饱和脂肪酸均可使血压升高。吸烟可加速动脉粥样硬化的过程,为高血压的危险因素。

4. 其他疾病的影响 肥胖、糖尿病、睡眠呼吸暂停低通气综合征、甲状腺疾病、肾动脉狭窄、肾脏实质损害、肾上腺占位性病变等。

二、检查与诊断

(一)检查

1. 体格检查

(1)正确测量血压:由于血压有波动性,且情绪激动、体力活动时会引起一时性的血压升高,因此应至少 2 次在非同日静息状态下测得血压升高时才可诊断高血压,而血压值应以连续测量 3 次的平均值计。

(2)测量体重指数(BMI)、腰围及臀围。

(3)检查四肢动脉搏动和神经系统体征,听诊颈动脉、胸主动脉、腹部动脉和股动脉有无杂音。

(4)全面的心肺检查。

2. 实验室检查 常规检查项目有血常规、尿常规(包括蛋白、糖和尿沉渣镜检)、肾功能、血糖、血脂、血钾、超声心动图、心电图、胸部 X 线、眼底、动态血压监测等,帮助判断高血压的病因及靶器官功能状态。

（二）诊断

根据患者的病史、体格检查和实验室检查结果,可确诊高血压。诊断内容应包括:确定血压水平及高血压分级,有无合并其他心血管疾病危险因素;判断高血压的原因,明确有无继发性高血压;评估心、脑、肾等靶器官情况;判断患者出现心血管事件的危险程度。目前国内高血压的诊断标准,采用《中国高血压治疗指南》建议的标准,见"第八章　表8-1"。

当患者的收缩压与舒张压分属不同的级别时,则以较高的分级标准为准。单纯收缩期高血压也可按照收缩压水平分为1、2、3级,见表10-1。

表 10-1　高血压患者心血管危险分层标准

其他危险因素和病史	1 级	2 级	3 级
无其他危险因素	低	中	高
1~2 个危险因素	中	中	极高危
≥3 个危险因素或糖尿病或靶器官损害	高	高	极高危
有并发症	极高危	极高危	极高危

三、治疗及预防

高血压治疗的主要目标是血压达标,降压治疗的最终目的是最大限度地减少高血压患者心、脑血管病的发生率和死亡率。一般患者的降压目标为140/90mmHg以下,对合并糖尿病或肾病等高危患者,应酌情降至更低;所有患者,均应注意清晨血压的监测。

（一）药物治疗

高血压药物分为五类:利尿药、β受体阻滞剂、钙通道阻滞剂、血管紧张素转换酶抑制剂、血管紧张素Ⅱ受体阻滞剂。

应根据患者的危险因素、靶器官损害及合并临床疾病的情况,选择单一用药或联合用药。选择降压药物的原则如下:

1. 使用半衰期24h及以上、每日一次服药能够控制24h的血压药物,如氨氯地平等,避免因治疗方案选择不当导致的医源性清晨血压控制不佳。

2. 使用安全、可长期坚持并能够控制每个24h血压的药物,提高患者的治疗依从性。

3. 使用心脑获益临床试验证据充分,并可真正降低长期心脑血管事件的药物,减少心脑血管事件,改善高血压患者的生存质量。

（二）营养治疗

1. 适当限制钠盐的摄入,食盐、酱油、辣椒酱及咸菜中含有大量的氯化钠,在体内分解为氯离子和钠离子,故食盐应限在3~5g/d为宜。

2. 控制能量摄入,维持理想体重,是预防高血压病的主要措施之一。

3. 控制脂肪和胆固醇摄入,脂肪应控制在40~50g/d,胆固醇应控制在300mg/d以下。

4. 大剂量维生素C可使胆固醇氧化为胆酸排出体外,从而改善心脏功能和血液循环。橘子、大枣、番茄、芹菜叶、油菜、小白菜、莴笋叶等食物中,均含有丰富的维生素C。多食用此类新鲜蔬菜和水果,有助于高血压病的防治。

5. 限制饮酒,大多数研究证明,饮酒与高血压之间有一定的相关性。重度饮酒者（相当于每天饮 60ml 酒精）高血压发病率是不饮酒者的 2 倍。同时酒精还能影响细胞膜的通透性,使细胞内游离钙浓度增高,引起外周小动脉收缩,导致血压升高。

第三节　糖　尿　病

一、概述

(一)定义

糖尿病是一组以高血糖为特征的代谢性疾病,高血糖则是由于胰岛素分泌缺陷或其生物作用受损,或两者兼有引起。

(二)糖尿病分类与病因

1. 1 型糖尿病　1 型糖尿病患者有胰岛 B 细胞破坏,导致胰岛素分泌不足或缺乏,有酮症酸中毒倾向,血浆胰岛素水平低于正常值低限。

糖尿病存在家族发病倾向,1/4~1/2 患者有糖尿病家族史。1 型糖尿病有多个 DNA 位点参与发病,其中以 HLA 抗原基因中 DQ 位点多态性关系最为密切。在某些病毒,如柯萨奇病毒、风疹病毒、腮腺炎病毒等,感染后导致自身免疫反应,破坏胰岛素 B 细胞,导致 1 型糖尿病发生。

2. 2 型糖尿病　包括胰岛素抵抗和胰岛素分泌缺陷,但这类患者不发生胰岛 B 细胞的自身免疫损伤。患者血浆胰岛素水平正常或升高,很少自发性发生酮症酸中毒。此型糖尿病的危险性随年龄、肥胖和缺乏体力活动而增加,是最常见的糖尿病类型。

进食过多、体力活动减少导致的肥胖是 2 型糖尿病最主要的环境因素,具有 2 型糖尿病遗传易感性的个体容易发病。此外,2 型糖尿病已发现多种明确的基因突变,如胰岛素基因、胰岛素受体基因、葡萄糖激酶基因、线粒体基因等。

3. 其他特殊类型糖尿病

二、临床症状

糖尿病基本病理生理为胰岛素分泌绝对或相对不足和 / 或作用缺陷,引起糖类、脂肪、蛋白质、水和电解质的代谢异常。临床表现为糖耐量减低、高血糖、糖尿,以及多尿、多饮、多食、消瘦、乏力(即三多一少)等症状。

糖尿病的全身症状可有腰疼、四肢酸痛,手足蚁感、麻木,皮肤瘙痒,重者还并发心脏、肾脏、神经系统及视网膜病变。所有患者在应激状态下都可能产生酮症酸中毒。

三、检查与诊断

(一)检查

1. 血糖　是诊断糖尿病的唯一标准。有明显"三多一少"症状者,只要一次异常血糖值即可诊断。无症状者诊断糖尿病需要两次异常血糖值。可疑者需做 75g 葡萄糖耐量试验。

2. 尿糖　常为阳性。血糖浓度超过肾糖阈(1 600~1 800mg/L)时尿糖阳性。肾糖阈增高时即使血糖达到糖尿病诊断可呈阴性。因此,尿糖测定不作为诊断标准。

3. 尿酮体　酮症或酮症酸中毒时尿酮体阳性。

4. 糖基化血红蛋白（glycosylated hemoglobin,HbA1c）　是葡萄糖与血红蛋白非酶促反应结合的产物,反应不可逆,HbA1c 水平稳定,可反映取血前 2 个月的平均血糖水平。是判断血糖控制状态最有价值的指标。

5. 糖化血清蛋白　是血糖与血清白蛋白非酶促反应结合的产物,反映取血前 1~3 周的平均血糖水平。

6. 血清胰岛素和 C 肽水平　反映胰岛 B 细胞的储备功能。2 型糖尿病早期或肥胖型血清胰岛素正常或增高,随着病情的发展,胰岛功能逐渐减退,胰岛素分泌能力下降。

7. 免疫指标　胰岛细胞抗体（Islet cell antibody,ICA）,胰岛素自身抗体（insulin autoantibody,IAA）和谷氨酸脱羧酶（glutamic acid decarboxylase,GAD）抗体是 1 型糖尿病体液免疫异常的三项重要指标,其中以 GAD 抗体阳性率高,持续时间长,对 1 型糖尿病的诊断价值大。在 1 型糖尿病的一级亲属中也有一定的阳性率,有预测 1 型糖尿病的意义。

（二）诊断

WHO 糖尿病专委会于 1999 年提出糖尿病诊断标准为:糖尿病症状（指多尿、多食、烦渴多饮和难以解释的体重减轻）加任意时间血浆葡萄糖 ≥11.1mmol/L,或空腹血浆葡糖 ≥7.0mmol/L,或糖负荷 2h 血浆葡萄糖 ≥11.1mmol/L。需要重复一次确认,诊断才能成立。

诊断糖尿病后要进行分型:

1. 1 型糖尿病　发病年龄轻,大多 <30 岁,起病突然,多饮多尿多食消瘦症状明显,血糖水平高,不少患者以酮症酸中毒为首发症状,血清胰岛素和 C 肽水平低下,ICA、IAA 或 GAD 抗体可呈阳性。单用口服药无效,需用胰岛素治疗。

2. 2 型糖尿病　常见于中老年人,肥胖者发病率高,常可伴有高血压,血脂异常、动脉硬化等疾病。起病隐匿,早期无任何症状,或仅有轻度乏力、口渴,血糖增高不明显者需做糖耐量试验才能确诊。血清胰岛素水平早期正常或增高,晚期低下。

四、治疗及预防

目前尚无根治糖尿病的方法,但通过多种手段综合控制糖尿病。主要包括 5 个方面:糖尿病患者的教育、自我监测血糖、饮食治疗、运动治疗和药物治疗。

（一）教育

要教育糖尿病患者懂得糖尿病的基本知识,树立战胜疾病的信心,了解如何控制糖尿病,以及控制好糖尿病对健康的益处。根据每个糖尿病患者的病情特点制订恰当的治疗方案。

（二）自我监测血糖

随着小型快捷血糖测定仪的逐步普及,患者可以根据血糖水平随时调整降血糖药物的剂量,其中糖尿病控制目标（表 10-2）和血糖监测频率（表 10-3）如下。

表 10-2　2 型糖尿病的控制目标

监测指标	目标值
血糖（mmol/L）空腹	3.9~7.2
非空腹	≤10.0
糖化血红蛋白 HbA1c（%）	<7.0

续表

监测指标	目标值
血压（mmHg）	<130/80
HDL-C（mmol/L）男性	>1.0
HDL-C（mmol/L）女性	>1.3
TG（mmol/L）	<1.7
LDL-C（mmol/L）未合并冠心病	<2.6
LDL-C（mmol/L）合并冠心病	<2.07
BMI（kg/m^2）	<24
尿白蛋白/肌酐比值（mg/mmol）	男性 <2.5（23mg/g）
	女性 <3.5（32mg/g）
尿白蛋白排泄率	<30mg/24h
主动有氧呼吸（min/周）	≥150

注：HDL-C. 高密度脂蛋白胆固醇；TC. 总胆固醇；LDL-C. 低密度脂蛋白胆固醇；BMI. 体重指数。

表 10-3　血糖监测频率建议

治疗方案	血糖未达标（或治疗初期）	血糖已达标
胰岛素治疗	≥5 次/d	2~4 次/d
非胰岛素治疗	每周 3 天，5~7 次/d	2 次/d

（三）运动治疗

运动原则：贵在坚持，量力适度。

注意事项：

1. 当血糖低于 5.5mmol/L 时，应先补充糖类再运动。

2. 当血糖高于 14mmol/L 或出现尿酮时，应避免激烈运动。

3. 运动前后，应监测血糖水平，注意是否出现低血糖。

4. 2 型糖尿病患者，如果进行过剧烈运动，或运动时间超过半小时，那么每小时应补充进食 10g 糖；1 型糖尿病患者每进行 1h 的中度运动，应额外进食 20g 糖。

5. 当身体不适，出现胸部疼痛、心悸、心跳不规则、心慌、头晕、气喘吁吁、极度疲劳、肌肉抽筋、面色青白时，应立即停止运动但不能躺下，及时寻求帮助。

6. 量力而行，循序渐进。糖尿病患者运动强度，应从吃力程度 2 级逐渐提升至 3~4 级，并将此作为长期锻炼的目标。

（四）饮食治疗

糖尿病营养治疗原则：合理控制能量摄入，保证糖类的摄入，限制脂肪和胆固醇的摄入，适量补充蛋白质，充足的维生素和膳食纤维，合适的矿物质。

计算自己的标准体重

以体重指数（BMI）为评价指标（表 10-4）。

表 10-4 中国成人超重和肥胖定义分类

定义	消瘦	体重正常	超重	肥胖
BMI/$(kg \cdot m^{-2})$	18.5 以下	18.5~23.9	24.0~27.9	28 以上

1. 依据体型和劳动强度来计算每日所需的总热量(表 10-5)。

表 10-5 每日热量摄入标准表　　　　　　　　　　单位:kcal/kg

体型	卧床	轻	中	重
消瘦	20~25	35	40	40~45
体重正常	15~20	30	35	40
超重	20	25	30~35	35
肥胖	15	20~25	30	35

2. 依据每日总热量计算每日所需各类食物(表 10-6)。

表 10-6 不同热量水平建议的每日食物摄入量(生重)

热量/Kcal	主食/g	豆类/g	蔬菜/g	水果/g	肉类/g	水产品/g	乳类/g	蛋类/g	植物油/g	食盐/g
1 600	225	30	300	100	50	50	220	25	20	6
1 700	225	30	300	200	60	50	220	25	20	6
1 800	250	30	300	200	60	50	220	25	25	6
1 900	270	35	300	300	60	60	220	25	25	6
2 000	300	40	350	300	60	75	220	25	25	6
2 100	300	40	400	300	60	75	300	40	25	6
2 200	300	40	400	300	75	75	300	50	25	6
2 300	330	40	450	300	75	75	300	50	25	6
2 400	350	40	450	300	75	75	300	50	25	6

(五)药物治疗

1. 口服药物治疗

(1)磺胺类药物:2 型糖尿病患者经饮食控制、运动、降低体重等治疗后,疗效尚不满意,可用磺胺类药物。其降糖机制主要是刺激胰岛素分泌,对有一定胰岛功能者疗效较好。但对肥胖者使用磺胺类药物时,要特别注意饮食控制,使体重逐渐下降,与双胍类或 α- 葡萄糖苷酶抑制剂降糖药联用较好。

(2)双胍类降糖药:降血糖的主要机制是增加外周组织对葡萄糖的利用,增加葡萄糖的无氧酵解,减少胃肠道对葡萄糖的吸收,降低体重。

适应证:①肥胖型 2 型糖尿病,饮食治疗效果不满意者;② 2 型糖尿病单用磺脲类药物效果不好,可加双胍类药物;③ 1 型糖尿病用胰岛素治疗病情不稳定,用双胍类药物可减少胰岛素剂量;④ 2 型糖尿病继发性失效改用胰岛素治疗时,可加用双胍类药物,能减少胰岛素用量。

（3）α-葡萄糖苷酶抑制剂：1 型和 2 型糖尿病均可使用，可以与磺胺类、双胍类或胰岛素联用。

（4）胰岛素增敏剂：有增强胰岛素作用，改善糖代谢。可以单用，也可用磺胺类、双胍类或胰岛素联用。有肝脏病或心功能不全者不宜应用。

（5）格列奈类胰岛素促分泌剂。

2. 胰岛素治疗　胰岛素制剂有动物胰岛素、人胰岛素和胰岛素类似物。根据作用时间分为短效、中效和长效胰岛素，并已制成混合制剂。

（1）1 型糖尿病：需要用胰岛素治疗。非强化治疗者每天注射 2~3 次，强化治疗者每日注射 3~4 次，或用胰岛素泵治疗。需经常调整剂量。

（2）2 型糖尿病：口服降糖药失效者先采用联合治疗方式，方法为原用口服降糖药剂量不变，睡前晚 22:00 注射中效胰岛素或长效胰岛素类似物，一般每隔 3 天调整 1 次，目的为空腹血糖降到 4.9~8.0mmol/L，无效者停用口服降糖药，改为每天注射 2 次胰岛素。

第四节　骨质疏松症

一、概述

（一）定义

骨质疏松症（osteoporosis），是多种原因引起的一种骨病，骨组织有正常的钙化、钙盐与基质比例正常，以单位体积内骨组织量减少为特点的代谢性骨病变。

（二）病因

1. 原发性骨质疏松症　随年龄增长而出现的骨骼生理性退行性病变。

（1）1 型：常见于绝经不久的 51~65 岁女性，为高转换型，由破骨细胞介导，以骨吸收增加为主，小梁骨丢失大于皮质骨丢失，多发生在脊柱和桡骨远端。

（2）2 型：多发生在 65 岁以后，为低转换型，以骨形成不足为主，小梁骨和皮质骨呈同等比例减少，主要侵犯椎骨和髋骨。

2. 继发性骨质疏松　由其他疾病如内分泌疾病、血液病、长期卧床等继发。

3. 特发性骨质疏松症　多见于 8~14 岁青少年，常伴有遗传家族史。

（三）临床症状

1. 疼痛　原发性骨质疏松症最常见的症状，以腰背痛多见，占疼痛患者中的 70%~80%。疼痛沿脊柱向两侧扩散，仰卧或坐位时疼痛减轻，直立时后伸或久立、久坐时疼痛加剧，弯腰、咳嗽、大便用力时加重。一般骨量丢失 12% 以上时即可出现骨痛。新近胸腰椎压缩性骨折，亦可产生急性疼痛，相应部位的脊柱棘突可有强烈压痛及叩击痛。

2. 身长缩短、驼背　多在疼痛后出现。脊椎椎体前部负重量大，容易压缩变形，使脊椎前倾，形成驼背。老年人骨质疏松时椎体压缩，每椎体缩短 2mm 左右，身长平均缩短 3~6cm。

3. 骨折　是退行性骨质疏松症最常见和最严重的并发症。

4. 呼吸功能下降　胸、腰椎压缩性骨折，脊椎后弯，胸廓畸形，可使肺活量和最大换气量显著减少，患者往往可出现胸闷、气短、呼吸困难等症状。

二、检查与诊断

(一)实验室检查

1. 血钙、磷和碱性磷酸酶　原发性骨质疏松症,血清钙、磷以及碱性磷酸酶水平通常是正常的,骨折后数月碱性磷酸酶水平可增高。

2. 血甲状旁腺激素　应检查甲状旁腺功能除外继发性骨质疏松症。

3. 骨更新的标记物　骨质疏松患者血生化指标可反映骨转换(包括骨形成和骨吸收)状态,这些生化测量指标包括:骨特异的碱性磷酸酶(反映骨形成)、抗酒石酸酸性磷酸酶(反映骨吸收)、骨钙素(反映骨形成)、Ⅰ型原胶原肽(反映骨形成),尿吡啶啉和脱氧吡啶啉(反映骨吸收),Ⅰ型胶原的 N-C- 末端交联肽(反映骨吸收)。

4. 晨尿钙 / 肌酐比值　正常比值为 0.13 ± 0.01,尿钙排量过多则比值增高,提示有骨吸收率增加可能。

(二)骨影像学检查和骨密度

X 线可以发现骨折以及其他病变,如骨关节炎、椎间盘疾病以及脊椎前移。骨质减少(低骨密度)摄片时可见骨透亮度增加,骨小梁减少及其间隙增宽,横行骨小梁消失,骨结构模糊,但通常需在骨量下降 30% 以上才能观察到。

骨密度检测(bone mineral density,BMD)是骨折的预测指标。测量任何部位的骨密度,可以用来评估总体的骨折发生危险度。

WHO 建议根据 BMD 值对骨质疏松症进行分级,规定正常健康成年人的 BMD 值加减 1 个标准差(SD)为正常值,较正常值降低(1~2.5)SD 为骨质减少;降低 2.5SD 以上为骨质疏松症;降低 2.5SD 以上并伴有脆性骨折为严重的骨质疏松症。

三、治疗及预防

(一)治疗

1. 运动　成年后,多种类型的运动有助于骨量的维持。绝经期妇女每周坚持 3h 的运动,能使总体钙增加。但是运动过度致闭经者,骨量丢失反而加快。运动还能提高灵敏度以及平衡能力,应鼓励骨质疏松症患者尽可能多活动。

2. 营养　良好的营养对于预防骨质疏松症具有重要意义,包括足量的钙、维生素 D、维生素 C,以及蛋白质。从儿童时期起,日常饮食应有足够的钙摄入,钙影响骨峰值的获得。欧美学者们主张钙摄入量成人为 800~1 000mg,绝经后妇女每天 1 000~1 500mg,65 岁以后男性及其他具有骨质疏松症危险因素的患者,推荐钙摄入量为 1 500mg/d。维生素 D 摄入量为 400~800IU/d。

3. 药物治疗　有效的药物治疗能阻止和治疗骨质疏松症,用于治疗和阻止骨质疏松症发展的药物分为两大类,第一类为抑制骨吸收药,包括钙剂、维生素 D 及活性维生素 D、降钙素、二磷酸盐、雌激素,以及异黄酮;第二类为促进骨形成药,包括氟化物、合成类固醇、甲状旁腺激素以及异黄酮。

(1) 激素代替疗法:激素代替疗法被认为是治疗绝经后妇女骨质疏松症的最佳选择,也是最有效的治疗方法,存在的问题是激素代替疗法可能带来其他系统的不良反应。激素代替疗法避免用于患有乳腺疾病的患者,以及不能耐受其副作用者。

(2) 选择性雌激素受体调节剂:该类药物在某些器官具有弱的雌激素样作用,而在另一些器官可起雌激素的拮抗作用。如非类固醇的苯并噻吩是雌激素的激动药,能抑制骨吸收、增加脊柱和髋部的 BMD,使椎体骨折的危险性下降 40%~50%,能防止骨质疏松的发生率。但要注意绝经前妇女禁用。

(3)二磷酸盐类:二磷酸盐类是骨骼中与羟基磷灰石相结合的焦磷酸盐的人工合成类似物,能特异性抑制破骨细胞介导的骨吸收并增加骨密度,具体机制仍未完全清楚。近年来不断有新一代的膦酸盐应用于临床,如氨基二膦酸盐、利塞膦酸、氯膦酸,以及帕米膦酸钠等。其抑制骨吸收的作用强,治疗剂量下并不影响骨矿化。要注意禁用于孕妇及计划怀孕的妇女。

(4)降钙素:降钙素为一种肽类激素,可以快速抑制破骨细胞活性,缓慢作用可以减少破骨细胞的数量,具有止痛、增加活动功能和改善钙平衡的功能,对于骨折的患者具有止痛的作用,适用于二磷酸盐和雌激素有禁忌证或不能耐受的患者。

(5)维生素 D 和钙:维生素 D 及其代谢产物可以促进小肠钙的吸收和骨的矿化,活性维生素 D 可以促进骨形成,增加骨钙素的生成和碱性磷酸酶的活性。服用活性维生素 D 较单纯服用钙剂更能降低骨质疏松症患者椎体和椎体外骨折的发生率。另有维生素 D 和钙的联合制剂可供选择,治疗效果比较可靠。

(6)氟化物:氟化物是骨形成的有效刺激物,可以增加椎体和髋部骨密度,降低椎体骨折发生率。每天使用小剂量氟,即能有效地刺激骨形成且副作用小。

(7)外科治疗:只有在因骨质疏松症发生骨折以后,才需外科治疗。

(二)预防

1. 一级预防 从儿童、青少年做起,如注意合理膳食营养,多食含钙、磷含量高的食品,如鱼、虾、牛奶、乳制品、豆类、杂粮、绿叶蔬菜等。坚持体育锻炼,多接受日光浴,不吸烟、不饮酒、少喝咖啡、浓茶及含碳酸饮料,少吃糖及食盐,哺乳期不宜过长,尽可能保存体内钙质,将骨峰值提高到最大值是预防生命后期骨质疏松症的最佳措施。对有致病遗传基因的高危人群,重点随访,早期防治。

2. 二级预防 人到中年,尤其妇女绝经后,骨丢失量加速进行。此时期应每年进行一次骨密度检查,对快速骨量减少的人群,应及早采取防治对策。近年来欧美学者主张,在妇女绝经后 3 年内即开始长期雌激素替代治疗,同时坚持长期预防性补钙,以求安全、有效地预防骨质疏松。

3. 三级预防 退行性骨质疏松症患者应积极进行抑制骨吸收(雌激素、CT、Ca),促进骨形成(活性维生素 D)的药物治疗,还应加强防摔、防颠措施。对中老年骨折患者应积极手术,实行坚强内固定,早期活动,营养、补钙、遏制骨丢失,提高免疫功能及整体素质等综合治疗。

(李 毅)

推荐阅读

[1]杜心如,卢世璧.骨质疏松时股骨上段髓腔形态学特点及其临床意义.中国临床解剖学杂志,2006.24(6):631-633.

[2]胡大一,孙艺红.冠心病药物治疗的最新进展和展望.中国实用内科杂志,2006.26(2):88-91.

［3］焦广宇,蒋卓勤.临床营养学.3版.北京:人民卫生出版社,2012.

［4］陆再英,钟南山.内科学.7版.北京:人民卫生出版社,2008.

［5］孙宁玲,王鸿懿.高血压合并2型糖尿病患者的血压控制专家指导意见(2013版).慢性病学杂志, 2013.14(11):801-805.

［6］向红丁,张化兵.ADA:糖尿病医学诊治标准—2010(摘要).中国糖尿病杂志,2010.18(3):164-171.

［7］张勇.国内外慢性病防治重要政策概览.北京:人民卫生出版社,2016.

［8］中国高血压防治指南(基层版)编撰委员会.中国高血压防治指南(2009年基层版).中华高血压杂志, 2010,18(1):11-30.

［9］中国高血压防治指南修订委员会.中国高血压防治指南2010.中华心血管病杂志,2011,39(7):579- 616.

［10］中国营养学会.食物与健康——科学证据共识.北京:人民卫生出版社,2018.

［11］中华医学会糖尿病分会.中国2型糖尿病防治指南(2010年版).中国医学前沿杂志(电子版),2011. 6(3):54-104.

［12］中华医学会心血管病学分会高血压学组.清晨血压临床管理的中国专家指导建议.中华心血管病杂志,2014,42(9):721-725.

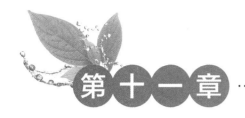

第十一章

常见慢性病营养防治

随着社会经济的发展,我国居民的健康水平得到了进一步改善。然而,随着社会的老龄化和疾病谱的改变,我国慢性非传染性疾病发病率呈现迅猛攀升趋势,其中重要的因素之一是营养失衡,包括营养过剩或营养不良。不良生活习惯,特别是不良饮食习惯,例如长期过多进食高能量和高脂肪食物、体育锻炼过少、体重异常增加、生活欠规律,以及抽烟、酗酒等。这些都是导致高血压、血脂异常、高尿酸血症和糖尿病等慢性病发病率增高的重要原因;而长期饮食不当或不足使机体营养摄取不足或不均衡,会导致营养不良等营养性慢性病状态。

由于个体间的营养素需求和摄入量存在差别,针对社区不同个体以及个体在不同状态下的特定需求,采取精准化的饮食指导和营养补充,预防和干预各种营养因素引起的慢性病,是促进我国社区居民健康的迫切需求。营养治疗是社区常见病、慢性病患者,以及疾病康复人群迫切需要的重要治疗手段。现代循证医学也证实了合理运用营养手段,可减少患者住院次数和时间、降低医疗成本、提高其生活质量。本章介绍各类常见慢性病的营养防治原则和方案,为社区医护人员提供慢性病营养防治知识,也为提升社区居民自我营养防治管理能力提供了较为实用的方法。

第一节 营养不良营养防治及社区管理

长期食物或营养缺乏会导致营养不良或营养缺乏病,主要包括蛋白质-能量营养不良、维生素缺乏和矿物质缺乏等。可根据患者的膳食史、体格测量、生化检查和临床表现,对营养缺乏病作出诊断。食物、健康和关爱,是预防原发性营养缺乏病的常规措施的第一步。严重的缺乏病(如蛋白质-能量营养不良),应进行规范的药物治疗和营养治疗。针对继发性营养缺乏病,其治疗则应兼顾疾病的治疗和营养支持,包括肠内营养支持和肠外营养支持。此外,通过社区执行政府切实有效的营养措施和公共保健措施可以起到控制和预防营养不良的目的。

一、营养不良的概述

"民以食为天",合理的营养能够促进健康、减少疾病,反之则会引起营养不良(malnutrition)或营养缺乏病(nutritional deficiency)。营养缺乏病的原因是多方面的,包括食物因素和非食物因素。营养缺乏病与长期食物缺乏有关,许多社会经济、文化、环境等因素均可影响营养缺乏病的流行。营养素缺乏的常见类型主要包括蛋白质-能量营养不良、维生素缺乏和矿物质缺乏等。

（一）蛋白质－能量营养不良

当膳食不能满足人体对蛋白质－能量或两者的需要时，则产生蛋白质-能量营养不良（protein-energy malnutrition，PEM）。蛋白质-能量营养不良在临床上可表现为营养不良性消瘦、恶性营养不良和混合型。营养不良性消瘦是由于长期在膳食中缺乏能量、蛋白质及其他营养素的结果，恶性营养不良是由于膳食中蛋白质严重缺乏而能量的供给尚可维持最低水平的极度营养不良症。然而，大多数患者的临床表现为混合型。蛋白质-能量营养不良是目前发展中国家严重的公共卫生问题，主要见于儿童，成人很少患此病，这是由于成人蛋白质与能量的需要量相对较低的缘故。由于营养不良，发展中国家大约有一半的儿童只能活到五岁，其死亡率比发达国家高 20~50 倍。

（二）维生素缺乏

维生素缺乏引起的各种缺乏病主要有：①维生素 A 缺乏，引起的夜盲、角膜软化、眼干燥症；②维生素 B_1 缺乏，引起的脚气病；③维生素 B_2 缺乏，引起的癞皮病、维生素 C 缺乏病（坏血病）、恶性贫血等。

（三）矿物质缺乏

由矿物元素缺乏引起的缺乏病主要有：甲状腺肿、克汀病、缺铁性贫血、骨软骨病、克山病、锌缺乏病等。

二、营养不良的诊断

营养缺乏病的诊断可根据营养缺乏病的发生过程进行判断，依赖于膳食史、体格测量、生化检查和临床表现。

（一）膳食史

详细了解病人患病前后的饮食习惯及每天的营养素摄入量，以判断各类营养素是否缺乏。食品消费情况的调查，在选定可能患有饮食营养缺乏症的个别居民作为调查对象之后，可通过列出过去 24h 内所食用的食品种类和数量，计算出食物消耗量。并根据膳食营养素推荐摄入量来评定每人每天的各种营养素的实际摄入水平。但是，只凭一个人的饮食消耗量没有达到 RNI 水平就下结论为营养缺乏是不全面的。对临床症状明显的病人需要询问患者的饮食史来确立诊断。

（二）体格测量

体格检查常用来评价儿童生长发育和营养状况，最常使用的体格测量指数是体重指数（BMI）。消耗或消瘦的尺度为年龄身高，发育不良的评价可用年龄体重，也可作为"营养低下"的评价指标。根据《中国超重/肥胖医学营养治疗专家共识（2016 年版）》：BMI<18.5kg/m² 为体重过低，18.5~23.9kg/m² 为体重正常，24.0~27.9kg/m² 为超重，≥28.0kg/m² 为肥胖。

（三）生化检查

检测血、尿中各种营养素的浓度及免疫功能检查。采用实验室的方法检测血液营养素水平对于发现营养低下是有用的，但血液中的营养水平与组织的营养水平可能是不同的。由于组织中的营养物质比血液中的营养物质消耗得快，测量红细胞和白细胞中的营养水平比测定血浆或血清的营养水平更能代表组织的营养状况。测定尿中营养水平意义不大，但如果测定尿中的某些标准物质如肌酸，则可能有意义，因为当饮食不发生变化时，尿中肌酸每人的含量基本上是稳定的。

用测量生理功能的方法来鉴定营养缺乏病的严重程度，比分析体液的营养水平更有用，因为这种检测表明营养缺乏影响生化反应改变的程度。例如红细胞对过氧化氢引起的溶血作用的抵抗力与红细胞膜上的维生素 E 的状态有相关性。但许多检测方法目前仍处于研究阶段，还需要确定各生理功能正常值范围。

（四）临床表现

营养缺乏病的临床表现可以较准确的判别各种特定营养素缺乏引起的临床特异表现，机体主要受影响的部位有：

1. **头发** PEM 可使头发改变颜色、干、脆、变细、发根易断裂。

2. **眼** 维生素 A 缺乏时眼球结膜干燥，进一步角膜软化，可出现溃疡、穿孔，最后导致失明。

3. **口腔** 是对营养素缺乏最敏感的部位，但其表现是非特异性的。如缺铁性贫血和巨幼红细胞性贫血在口唇和口腔黏膜都出现苍白。维生素 C 缺乏可使齿龈充血肿胀、易流血。核黄素缺乏时可出现口角炎，舌的颜色为紫红色。

4. **颈部** 碘缺乏时可出现甲状腺肿。

（五）试验性治疗

试验性治疗有助于诊断。如核黄素缺乏常与其他维生素的缺乏并存，加之唇炎、舌炎、口角炎和皮肤病变均无特异性，所以临床诊断比较困难；角膜血管增生虽是一项较好的核黄素缺乏诊断指标，但如果与沙眼共存，诊断往往不易，若对患者采用补充适宜剂量的核黄素的试验性治疗一段时间后，以上症状明显改善或消失，即可诊断为核黄素缺乏。

三、营养防治措施

（一）原发性营养缺乏病的预防和治疗

1. **预防** 慢性营养不良是最常见的营养不良表现形式，其原因主要为贫穷。因此预防 PEM 不是一个孤立的课题，不能与那些为了满足贫穷基本需要的一般性措施分离。了解最直接影响营养和儿童成长的因素，即食物、健康和关爱，是预防营养不良的常规措施的第一步。

（1）食物和营养：稳定的食物来源是良好营养的基础，其依赖于足够的经济收入。贫穷、失业，以及不良的家庭环境、健康和教育都是影响营养的重要因素。收入的增加可以改善食物消费和家庭关爱，而收入的增加程度依赖于教育和社会文化因素。当母亲能够承担家庭消费，婴儿的营养状况一般较好。在发展中国家生产的季节性也影响食物来源。此外，食物安全和质量对营养也很重要。

（2）健康和营养：各种感染都对营养状况产生很大影响。感染和导致儿童生长停滞的食物短缺的相互影响形成恶性循环：营养不良感染综合征。微量营养素缺乏尤其铁和维生素 A 缺乏，可导致机体对感染的抵抗力降低，而细菌感染或寄生虫感染可降低微量营养素的利用。因此，改善环境卫生状况可有效地阻断营养不良 - 感染恶性循环。这包括解决水污染问题、提高个人卫生、废物处理、保障食品卫生等。健康服务有利于提高营养状况，包括计划免疫预防疾病、疾病的及时治疗、强化健康服务促进母乳喂养、进行营养教育等都对发展和支持预防微量营养素缺乏。

（3）护理与营养：护理是良好营养和健康的重要因素。尽管足够的经济收入、丰富的食物供给和广泛的健康服务对改善营养状况非常重要，但这些如果没有家庭护理将不能很好地发挥作用。儿童喂养非常关键，母乳喂养和科学断奶措施对保持良好营养状况非常重要，此外,也依赖于好的教育和护理者尤其是母亲的情感支持,母亲的教育也是一个重要因素。

2. 治疗

(1) PEM治疗:严重PEM的治疗包括加强药物治疗和营养调理,在初始阶段,纠正代谢紊乱和治疗感染很重要。几乎所有严重营养不良的儿童都存在感染,最常见的是呼吸道感染、泌尿道感染、麻疹、胃肠道感染、疟疾、皮肤感染、败血症等。

早期对严重PEM的儿童和青少年饮食调理应该避免摄入过多的蛋白质和能量。严重营养不良的儿童的代谢机制需要时间来重新适应食物的摄入,因此需要严格控制蛋白质和能量的摄入以减轻心脏、肾脏和肠道的负担。所有严重营养不良的儿童都存在钾和镁不足从而影响机体的代谢功能,包括水—电解质平衡。钾缺乏不利于心功能和胃排空。镁对钾进入细胞和再吸收有重要作用;镁存时,钾饱和作用受损。要常规补充这两种矿物质。补充多种维生素对于受损组织的恢复很重要。许多营养不良的儿童缺乏维生素 B_2、维生素C、维生素 B_6、维生素 B_1 和脂溶性的维生素A、维生素D、维生素E、维生素K。所有的食物应该通过添加混合维生素强化上述维生素。同样所有严重营养不良儿童应该每天口服补充叶酸。

在康复阶段,对大多数较大的儿童适宜添加硬质食物,尤其对那些需要混合饮食的儿童。大多数传统混合饮食能量低,通常缺乏多种维生素和矿物质。因此,常规食物应该强化其所含的能量、矿物质和维生素。几乎所有严重营养不良儿童都有贫血,应该补充叶酸和铁,但应在康复阶段口服治疗。婴儿应在整个康复阶段持续补充维生素和矿物质。

(2) 其他营养素缺乏的治疗:维生素A缺乏的治疗应考虑低维生素A储存的PEM儿童容易患角膜软化症。因此,常规给住院的营养不良的儿童补充维生素A。除了严重厌食症、水肿性营养不良或感染性休克外,提倡口服治疗。尽可能使用油剂,也可采用水溶性制剂。

3. 对儿童和青少年的膳食建议

儿童生长停滞主要发生在食物添加阶段,最常发生于出生后第6~12个月,此阶段除了母乳,另需添加食物或饮品。在此阶段,充足的饮食与充分的照顾非常关键,因为儿童和青少年对营养素的需求量很高。最好的办法是从婴儿出生到至少4个月时单一进行母乳喂养,这就意味着婴儿只摄入母乳没有额外的食物。在这个年龄段,无论白天和晚上,婴儿应该进行母乳喂养,24h至少应该有8次。一般来说,大多数婴儿6个月之前不需要额外补充食物,然而有时4~6个月时一些婴儿除了母乳,也需要额外的食物或饮品,称为辅食或断奶食品。母亲应该仅在婴儿摄入母乳后仍然饥饿时或者不能保持正常体重时才添加食物。到6个月时,所有的婴儿应该摄入安全和营养丰富的添加食物。从6~12个月,给婴儿添加食物的数量应该逐渐增加;到12个月时,添加的食物应该是能量的主要来源。在出生后第二年,应该根据婴儿的需要决定是否继续进行母乳喂养,而添加食物的种类和数量也应该增加,家庭饮食应该成为儿童膳食的重要组成部分。婴幼儿2岁或更大时应该吃各种家庭饮食,一天3次另有2次加餐。后者可以是家庭饮食也可是其他方便餐的营养小点心。

(二) 继发性营养缺乏病治疗

1. 治疗疾病,补充营养 营养不良是导致患者衰弱无力及死亡的主要原因。不管其根本原因及机制是什么,只要是营养不良的状态无法得以矫正,饥饿与继发感染将导致死亡。因此,对于继发性营养不良或继发性营养缺乏病的治疗方案应包括:①疾病治疗;②适量补充营养素;③二者兼顾。这些方案适用于吸收减少、破坏和丢失增加,如在治疗钩虫感染的同时,补铁或增加铁的摄入量对于预防和治疗缺铁性贫血是行之有效的措施。然而,营养水平恢复的速率则取决于机体营养素的实际水平以及补充营养素的数量,如果患者已处于营养亏空状态,则最初的治疗方案要包括三个方面:日常维持量、补充量和亏空量。一旦营养状况恢复正常,那么膳食则只需前两个方面的含量即可。

2. 临床营养支持　住院患者由于受所患疾病及其他多种因素的影响,营养不良的现象十分普遍。大量资料证明,患者营养不良是世界性问题。在美国,普通市立医院外科患者中约 50% 存在蛋白质能量营养不良。蛋白质 - 能量营养不良患者通常伴有维生素、矿物质缺乏。多种营养素缺乏必然导致患者免疫功能低下,病情恢复缓慢等。因此,要求临床医生在治疗具体病症的同时,要注意患者的营养状况,合理进行临床营养支持。

(1) 肠内营养支持:广义而言,肠内营养(enteral nutrition,EN)是指经口或喂养管提供营养物质至胃肠内的方法。狭义的肠内营养则专指经管饲方式将营养物质送至胃肠内。随着近年来对胃肠道结构和功能的研究的日益深入,人们逐步认识到胃肠道在免疫防御中的重要地位,因此目前已不再将胃肠道看作单纯的消化吸收器官,而是将其看作免疫系统的一部分。因此,除了有禁忌证的情况下,一般提倡首选肠内营养。肠内营养的优越性主要体现在营养素的吸收、利用更符合生理,给药方便,费用低廉,而且有助于维持肠黏膜结构和屏障功能的完整性。肠内营养制剂要求易消化或不需消化即能吸收。肠内营养制剂根据其蛋白质预消化的程度可分为自然食品制剂(匀浆膳)、大分子聚合物制剂、要素膳、特殊配方制剂、调节性制剂。凡不能经口摄入足量食物,但能通过喂养管将注入消化道的营养素消化和吸收的患者均可采取肠内营养治疗的措施。

(2) 肠外营养支持:肠外营养(parenteral nutrition,PN)是指通过静脉途径提供完全和充足的营养素,以达到维持机体代谢所需的目的。凡是营养不良或有营养不良可能,并且又无胃肠功能的患者,都是肠外营养的适应证。肠外营养可通过中心静脉或外周静脉途径供给患者所需的足够能量、氨基酸、维生素、微量元素、电解质和水,使患者在不进食的情况下仍可维持良好的营养状况,预防或纠正蛋白质 - 能量营养不良,促进患者康复。

四、社区营养不良的管理

在一个国家或地区,为控制和预防营养不良,可通过长期的政府约束和有效的政府行动迫使人们消除潜在的营养不良的原因。要组织医生、营养师、公共健康工作者及教育者积极参与营养不良的防治工作,针对营养不良人群采取切实有效的营养措施和公共保健措施。

多数患者是 2 岁以下的低社会经济阶层的儿童,他们或来自其父母是"营养盲"、有不良饮食行为和生活方式(如吸烟、酗酒、吸毒)的家庭;或来自破裂和不稳定的家庭;或其居住在卫生条件很差的地方(贫民区,易发干旱或洪水的地区),这些儿童和其父母都患有营养不良。这些问题都可以通过社会营养保健措施来解决。可以采取建立营业教育项目与社区自我评价系统相结合的措施,社区自我评价系统包括评价他们的营养状况、存在的营养问题,以及讨论相应对策,社区或个人参与这些项目的经验、感受和建议等。

1. 针对易感人群进行定期监测　对包括婴幼儿、青少年、孕妇、乳母、老年人等易发生营养素缺乏人群进行定期家访、各项指标监测,及时发现亚临床的营养素缺乏患者,并给予及时纠正。

2. 开展社区健康教育活动　加强营养知识的普及与教育,使居民注意到食物的选择与搭配,在广大人群中经常开展有关营养素缺乏对人体健康的影响、缺乏的亚临床表现、各类营养素良好的膳食来源等方面的健康教育;其可通过社区、家庭及学校开展同伴教育,宣传食物多样化的好处、避免偏食、挑食,养成良好的饮食卫生习惯,提高人群自我保健的意识。

(郑 璇)

第二节 高血压营养防治及社区管理

高血压是一种以动脉血压升高为主要表现的心血管疾病,且常有诸多并发症,影响着全世界约三分之一的成年人。随着社会经济发展、生活方式改变、人口老龄化加速,高血压患病率和发病率均呈世界性的上升趋势,由此导致的疾病负担也在逐年增加。世界卫生组织(WHO)2017 年公布的数据显示,在全球范围内,18 岁及以上成人高血压的患病率为 22.1%,预计 2025 年将达到 29.2%,其中发展中国家的增长速度将远远超过发达国家。2015 年发布的《中国居民营养与慢性病状况报告》显示,2012 年中国 18 岁及以上成人高血压的患病率为 25.2%,与 2002 年的调查结果(18.8%)相比,呈快速上升趋势;根据第六次全国人口普查数据测算,中国成年人高血压患病人数约为 2.7 亿,已成为世界上高血压疾病负担最大的国家之一。同时,中国成年人群高血压呈"一高三低"的特征,即患病率高,而知晓率、治疗率、控制率低,由此导致的冠心病、脑卒中等心血管疾病不仅严重影响个体的健康和生活质量,而且给家庭和社会带来沉重的经济负担。

大量研究显示,针对高血压患者及高危人群进行膳食营养干预,不仅能有效控制血压水平,降低心血管疾病的发病率、致残率和病死率,而且能提高心血管疾病患者的生存率和生活质量。本节针对高血压的营养防治进行分析,从而使人们能更好的控制危险因素,实施合理膳食,有效防治高血压的发生和发展,从而减少心血管疾病的发生,实现心血管疾病防治关口的前移。

一、诊断标准

根据《中国高血压防治指南》(2018 年)高血压诊断标准,高血压定义为:在未使用降压药的情况下,非同日 3 次测量血压,收缩压≥140mmHg 和 / 或舒张压≥90mmHg;收缩压≥140mmHg 和舒张压 <90mmHg 为单纯性收缩期高血压。患者既往有高血压史,目前正在使用降压药物,血压虽然低于 140/90mmHg,也诊断为高血压。根据血压升高水平,又进一步将高血压分为 1 级、2 级、3 级。具体分类见表 11-1。

表 11-1 血压水平分类和定义
单位:mmHg

分类	收缩压		舒张压
正常血压	<120	和	<80
正常高值	120~139	和 / 或	80~89
高血压	≥140	和 / 或	≥90
1 级高血压(轻度)	140~159	和 / 或	90~99
2 级高血压(中度)	160~179	和 / 或	100~109
3 级高血压(重度)	≥180	和 / 或	≥110
单纯收缩期高血压	≥140	和	<90

注:当收缩压和舒张压分属于不同级别时,以较高的分级为准。

二、营养因素对高血压的影响

据调查资料显示,高血压发病率城市高于农村,北方高于南方,并有随着年龄而增高的趋势。国内外大量的流行病学和临床研究显示,高血压是遗传与环境因素长期相互作用而形成的慢性病,除遗传与环境因素外,蛋白质、脂肪、糖类摄入、饮酒,以及膳食中钠、钾、钙、镉、锌、饱和脂肪酸、胆固醇的含量等均与高血压的发病密切相关。

(一)食盐

食盐摄入量与机体血压值呈正相关。机制包括增加血容量、增加外周血管阻力,以及增加心输出量。食盐摄入过多,会导致体内钠潴留,而钠主要存在于细胞外,使胞外渗透压增高,水分向胞外移动,细胞外液包括血液总量增多。血容量的增多造成心输出量增加,血压增高。流行病学和临床观察均提示食盐摄入量与高血压的发生均密切相关,高钠摄入可使血压升高,而低钠饮食可降低血压。经调查发现,不少第一期高血压患者,只需中度限制钠盐摄入即可使血压下降至正常范围。钠盐摄入量高时,血浆容积增加,流经心脏和组织的血流量增多,周围小动脉血管壁出现钠及水分潴留,合并小动脉的收缩和痉挛,血流阻力增强,从而导致高血压发生。

(二)钾盐

膳食钾盐有降低血压的作用。钾对血压的影响主要是钾可增加尿中钠的排出,使血容量降低,血压下降。在低钠摄入时,高钾对血压的影响并不大。流行病学研究显示,尿钾含量与血压呈负相关。高钾可缓冲高钠的有害影响,促进钠排出,有利降压。如钾摄入不足容易促使有遗传背景者发生高血压,限定盐的同时摄入高钾食物,有恒定降压作用。故膳食中高钾低钠饮食对预防高血压十分有益。

(三)钙

钙摄入不足可使血压增高,膳食中增加钙可使血压下降。高钙膳食有利于降低血压,可能和钙摄入高时的利尿作用有关,此时钠的排出增多;此外,高钙时血液中降钙素的分泌增加,降钙素可扩张血管,有利于血压的降低。流行病学调查认为,钙具有明显可靠的降压作用,钙摄入量与血压呈负相关,故高血压病人应提高膳食中钙的摄入量。

(四)饮酒

过量饮酒是高血压发病的危险因素,人群高血压患病率随着酒量增加而升高。虽然少量饮酒后短时间内血压会有所下降,但长期少量饮酒可使血压轻度升高,过量饮酒则使血压明显升高。饮酒导致血压升高的确切机制尚不清楚,可能与酒精引起交感神经兴奋、心输出量增加,以及间接引起肾素等其他血管收缩物质的释放增加有关。另外,长期的饮酒还会造成心肌细胞损害,使心脏扩大而发展为心肌病。

(五)蛋白质

多数植物性蛋白可使高血压和脑卒中发病率下降,色氨酸和酪氨酸可引起血压降低。

(六)脂肪和糖类

脂肪与糖类摄入过多,导致机体能量过剩,使身体变胖、血脂增高、血液的粘滞系数增大,外周血管的阻力增大,血压上升。

(七)维生素C

维生素C可改善血管的弹性,降低外周阻力,有一定的降压作用。并可延缓因高血压造成的血管硬化的发生,预防血管破裂出血的发生。

（八）膳食纤维

膳食纤维具有降低血清甘油三酯和胆固醇的作用,有一定的降压作用,还可延缓因高血压引起的心血管合并症。

（九）其他营养素

茶叶中的茶碱和黄嘌呤有利尿降压作用,维生素 C 和 B 族维生素可改善脂质代谢。

三、营养治疗基本原则

高血压患者的营养治疗总原则是:适量控制能量及食盐摄入量,降低脂肪和胆固醇的摄入水平,利尿排钠,调节血容量,采用低脂、低胆固醇、低钠、高维生素和纤维素的膳食模式。基本原则如下:

（一）限制食盐摄入量、增加钾的摄入量

食盐摄入过多,导致体内潴留,而钠主要存在于细胞外,使胞外渗透压增高,水分向胞外移动,细胞外液包括血液总量增多。血容量的增多造成心输出量增大,血压增高。钾则通过增加尿中钠的排出,使血容量降低,血压下降。

食盐的摄入越低越有利于预防高血压,但为照顾口味,食盐的摄入可控制在 3~6g。大多数蔬菜水果都含有丰富的钾,尤以龙须菜、豆苗、莴笋等含量较高,增加蔬菜水果的摄入,可提高钾的摄入水平,增加钠的排出量,有利于预防高血压的发生。

膳食中宜采用低盐饮食,限制食盐的摄入量。具体方法要根据病情的轻重程度来定:①凡有轻度高血压或有高血压病家族史者,其每日食盐量应低于 6g 或相当于 30ml 的酱油,少食咸菜及腌制食品。②对血压较高或合并心力衰竭、水肿的重症高血压者,要严格限制食盐的摄入量,每日食盐 2g 左右或相当于 5~10ml 的酱油。膳食以少盐清淡为主,限制一切含钠盐多的食品,如腌制肉食、咸鱼、咸蛋、咸菜及加入碱或发酵粉等制成的面食。

（二）限制总热能的摄入

限制能量摄入的目的是控制体质量的标准范围,体质量每降低 12.5kg,收缩压则降低10mmHg（1 333Pa）。在饮食中还要注意三餐热能的合理分配,特别应注意晚餐中能量不宜过高。

肥胖是高血压病的危险因素之一,而肥胖的主要原因是热能摄入过量造成的。体内多余的热能转化为脂肪储存于皮下及身体各组织中,从而导致肥胖。故控制总热能的摄入,降低体重,防止肥胖是预防高血压之根本。一般病人可维持热能平衡;对肥胖或超重者,限制热能摄入和肥胖,使达到并维持理想体重范围。每日热能供给一般控制在 2 000kcal 左右为宜。减少糖类物质摄入,少食含糖的食品,如糖果、甜点心等,因为过量的糖类可使血脂升高,促使血管硬化。

（三）限制脂肪的摄入

限制脂肪的摄入量,增加不饱和脂肪酸的比例,可降低血清甘油三酯与胆固醇水平,降低血液的粘滞系数;防止动脉粥样硬化,防止血管狭窄,降低血液阻力,防止血压升高。其中的必需脂肪酸还有利于血管活性物质的合成,对降低血压、防治血管破裂有一定作用。

脂肪产生的热量高,高脂膳食可使人发胖,故膳食中脂肪供热应为总热能的 25% 左右。除控制总脂量摄取外,尤应少吃动物脂肪及高胆固醇食物。胆固醇摄入应控制在每日300mg 以下,动物性脂肪含饱和脂肪酸较多,可使血胆固醇升高,增加高血压病及心、脑血管病变的发病率;而植物性脂肪含不饱和脂肪酸较多,能延长血小板凝集时间,抑制血栓形成。

所以应多食用含多不饱和酸的食物,如花生油、玉米油、芝麻油,它们富含人体所需的必需脂肪酸。此外,鱼类、脱脂奶类、纯瘦肉类亦是最佳食品,而对于猪油、牛油、肥肉、动物内脏、蛋黄及贝类等食物,则应尽量少食用。

(四)增加钙的摄入量

高钙时血液中降钙素的分泌增加,降钙素可扩张血管,有利于血压的降低,因此增加钙的摄入量也有利于预防高血压的发生。

(五)限制精制糖的摄入

精制糖可升高血脂,导致血压升高,且易出现合并症,因此应限制摄入。可在总糖类物质摄入量不变的情况下,适当增加淀粉食物的比例。

(六)增加维生素 C 的摄入量

维生素 C 可降低血清胆固醇、软化血管、增加血管的弹性,有利于预防高血压的合并症,防止心脑血管意外,应适当补充。

(七)清淡饮食

高血压患者应多吃维生素含量丰富及纤维素多的新鲜蔬菜和水果。平时饮茶宜清淡,忌饮浓茶、浓咖啡,少吃辛辣的调味品。

(八)严格控制饮酒

高血压患者平时要严格控制饮酒量,每日应限制在 5ml 以内,切忌一次饮完,并绝对禁止酗酒。

(九)少吃精粮

主食宜多吃粗粮、杂粮,如糙米、玉米、少吃精制的米和面;烹饪中宜多用红糖、蜜糖,少用或不用棉白糖、白砂糖。这样可以不断补充肌体缺乏的铬,改善和提高锌与镉的比值,阻止动脉粥样硬化,有益于高血压的防治。

四、饮食和营养治疗措施

高血压是一种常见的心血管病,为脑血管意外及心肌梗死的致病因素之一,也与冠心病的发病密切相关。所以高血压确诊以后,应及时服降压药,使血压保持在正常水平或稍低点,同时应配合饮食治疗。已知发病因素中,除了遗传和环境因素,也包括饮食等方面的因素,所以合理的饮食营养,是防止高血压的重要部分,也是简单易推广的好办法,具体饮食和营养治疗措施如下。

(一)控制体重,避免肥胖

流行病学研究表明,我国高血压的发病率与人群体重指数相平行,体重指数 $>24.0kg/m^2$ 者患高血压的危险是体重正常者的 3~4 倍。大量研究也表明,对于高体重或肥胖的高血压患者降低体重可使血压显著下降。人的平均体重下降 5~10kg,收缩压可下降 5~20mmHg,这一下降幅度几乎等同于服用一种降压药。因此对于超重或肥胖的轻度高血压患者,能通过有效控制体重可能将血压控制在理想范围,就不需要服用降压药。对于血压显著升高者,积极减重可以有助于提高降压药疗效,减少用药剂量与种类。

(二)改善膳食结构

1. 合理规律进食　定时定量,少食多餐;吃饭不宜过饱,饭后适当活动。

2. 适当摄入低脂肪、优质蛋白质食物　每日脂肪的摄入不超过 50g,在限量范围内选择富含不饱和脂肪酸的油脂和肉类,它们可能会减少动脉硬化的发生,对增加微血管弹性、预防血管破裂、防止高血压并发症的发生有一定作用。大豆蛋白可以降低血浆胆固醇浓度,防止高血压的发生发展。此外脱脂牛奶、酸奶、海鱼类等,对于降压也有一定作用。

3. 限制含胆固醇高的食物　如动物内脏、肥肉、鱼子、蛋黄、乌贼鱼等。其中胆固醇的摄入量每天不超过 300mg。

4. 提倡吃谷薯类食物　如淀粉、面粉、米、红薯等。特别是玉米面、荞麦、燕麦、小米等含膳食纤维较多的食物等能促进胃肠道蠕动,有利于胆固醇的排出。少进食含单糖和双糖类食物,如蔗糖、果糖等,以防止血脂增高。

5. 多吃绿色蔬菜和新鲜水果　其富含维生素 C、胡萝卜素及膳食纤维等,有利于改善心肌功能和血液循环;还可以促进胆固醇的排出,防止高血压的发展。

6. 多选用含钙高的食物　如奶制品、豆制品、海产品、绿色蔬菜等,对于血管有保护作用,并有一定的降压功效。

7. 忌食用兴奋神经系统的食物　如酒、浓茶及咖啡等,可能加重内脏的负担,对高血压不利。

8. 饮食要清淡,不宜太咸　每天每人盐用量:1 级高血压 3~5g;2 级高血压 2~3g;3 级高血压无盐饮食。

9. 慎重用油　在选择食用油时,尽量使用橄榄油、茶油、葵花籽油、粟米油等植物油。

五、社区管理

随着科学技术的不断进步,人们对健康水平要求也日益升高,高血压病在我国有着广大的疾病人群。也是我国社区重点管理的疾病之一。我国慢性疾病发病率呈现明显增长趋势,高血压疾病的有效控制对于预防其他心脑血管疾病有着显著的现实意义。目前,高血压患者群体对自身以及相关疾病的认识并不深入,宣教普及程度低,对高血压疾病的治疗管理和控制率均较低。社区干预是十分有效的管理手段,只有从民众出发,真正提高患者的疾病意识和相关知识,才能优化患者生活习惯和药物控制方案。因此,社区管理是控制高血压疾病发展的重要手段之一。

(一)高血压流行病学

全国高血压流行病学近五次的调查结果表明,我国高血压患病率具有显著的上升趋势;同时,我国高血压人群基础庞大。随着经济的不断发展,患病率也不断改变,地区差异性显著,年龄分布上,患病率和年龄呈正相关,性别比率上,男性较高。同时,高血压诊治技术的不断进步,宣传教育工作成果显著,但仍有较大的发展空间。

(二)社区管理现状

自从上个世纪七十年代,我国首先开展了高血压社区管理,我国社区防治工作发展迅猛。从理论和实践出发,对高血压的社区管理进行了多种模式的讨论和改革。随着社会经济的发展,高血压疾病流行趋势日益增加,我国的高血压社区管理工作面临新的挑战,且对高血压社区管理的模式提出了更高的要求。具体管理模式如下。

1. 根据高血压患者的个人情况和疾病史进行诊断分级评估判断　重视对临床资料和个人家庭情况的综合,对患者进行准确的诊断评估和鉴别诊断,评估其他相关疾病风险,确立高效高质量的诊疗模式。依据分级分期的不同,对高血压危险因素进行分组。建立完善社区档案,分别采取不同的管理模式,即三期管理,定期监测相关经验指标,对患者家庭成员进行检查、走访和宣教,以社区卫生服务中心为基地,辐射周围社区群众,鼓励患者坚持检测血压,鼓励家庭自测。

2. 强调高血压患者的自我管理模式　高血压等慢性疾病的管理控制,不仅仅是行政部门、科研部门和卫生服务相关部门的工作任务。更需要以患者为本,需要患者的全程参与和积极配合。因此,对患者进行自我管理模式的教育和培训十分重要。宣教内容包括对高血压疾病的正确认识,以及自我管理模式的概念和基本特征;要帮助患者依据自身情况切实的制订血压控制目标和控制计划,帮助患者树立管理控制高血压疾病的信心,稳定患者心境情绪,强调医患沟通的技巧,建立医患互信,从血压的自测等基本操作出发,强调健康的生活方式,帮助患者科学稳定的管理高血压疾病。可印发相关宣教手册,由医生和其他工作人员共同配合授课,小组讨论鼓励患者积极参与学习。

3. 强调契约管理模式　即全科医师在详细宣教签约的重要性和具体内容后,双方共同完成契约管理。

4. 强调家庭管理模式的重要性　上述管理模式都离不开家庭管理的协助和配合。在专业人员的协助下,管理内容包括用药管理和生活习惯的管理。

5. 强调人性化、个性化管理模式　疾病的诊治和管理必须是以人为本的,个性化、因地制宜的对管理模式进行灵活选择和综合运用,在高血压管理工作中可以起到事半功倍的作用。

（王重建）

第三节　血脂异常营养防治及社区管理

随着人们生活水平的不断提高,饮食结构的改变,人群平均血清总胆固醇水平正逐步升高。据调查,我国血脂异常患者已突破 2 亿,虽然人群血脂平均水平低于发达国家,但其升高幅度却很惊人。大量研究表明,血脂代谢异常是导致心血管疾病独立而重要的危险因素,特别与冠心病和其他动脉粥样硬化的患病率和病死率密切相关。血脂异常是由于脂肪代谢或运转异常使血浆中一种或几种脂质高于正常水平的内分泌代谢病,其发病与遗传及营养因素密切相关,尤其是营养不平衡导致其发病率明显上升,而饮食治疗是首要的基本治疗措施,本节就血脂异常在饮食上的预防及饮食治疗原则进行概述,目的是教育广大居民如何通过正确的平衡营养来预防和治疗血脂异常。

一、诊断标准

详细询问病史,包括个人饮食和生活习惯、有无引起继发性血脂异常的相关疾病、引起血脂异常的药物应用史以及家族史。体格检查须全面、系统,并注意有无黄色瘤、角膜环等。血脂检查的重点对象包括:①已有冠心病、脑血管病或周围动脉粥样硬化病者;②有高血压、糖尿病、肥胖、吸烟者;③有冠心病或动脉粥样硬化家族史,尤其是直系亲属中有早发冠心病或其他动脉粥样硬化证据者;④有皮肤黄色瘤者;⑤有家族史高脂血症者。从预防的角度出发,建议 20 岁以上的成年人至少每 5 年测定一次血脂,建议 40 岁以上男性和绝经期后女性每年进行血脂检查;对于缺血性心血管疾病及其高危人群,则应每 3~6 个月测量一次。首次发现血脂异常时应在 2~4 周内,再予复查。

血脂异常诊断标准参照《中国成人血脂异常防治指南(2016 年修订版)》,具体分层标准(表 11-2)。

表 11-2 血脂水平分层标准

单位:mmol/L

分层	TC	LDL-C	HDL-C	非 -HDL-C	TG
理想水平		<2.6		<3.4	
合适范围	<5.2	<3.4		<4.1	<1.7
边缘升高	≥5.2	≥3.4		≥4.1	≥1.7
升高	≥6.2	≥4.1		≥4.9	≥2.3
降低			<1.0		

注:相关定义未考虑药物利用情况。

TC. 总胆固醇;LDL-C. 低密度脂蛋白胆固醇;HDL-C. 高密度脂蛋白胆固醇;TG. 甘油三酯。

二、营养因素对血脂异常的影响

血脂异常升高与饮食营养不合理和运动量减少、体内能量过剩有很大关系。摄入大量的含有高脂肪食物,导致脂质物质在体内堆积,从而导致血脂异常升高,引起高脂血症。下文将介绍几种影响人体血脂的营养因素

(一)影响血脂升高的物质

1. **胆固醇** 一般认为,膳食中胆固醇的摄入是引起血浆胆固醇升高的最主要因素,因此胆固醇摄入不宜过高,应该严格控制。根据相关的研究报告,正常成年人,膳食胆固醇摄入量以小于 300mg 为最佳;当膳食中胆固醇含量达到 500mg 时,血浆胆固醇上升的幅度减慢,虽然对胆固醇的吸收率下降,但血液中的绝对总量仍然会增加。研究还发现,年龄也是影响血清甘油三酯的主要因素,蛋类和肉类等食物的摄入量对血清胆固醇的含量也会有一定的影响。上述的这些都反映膳食中胆固醇增加与血脂升高之间的关系。

2. **饱和脂肪酸** 除了膳食胆固醇本身对血清胆固醇的影响外,饱和脂肪酸对血脂上升还有协同作用。饱和脂肪酸是影响血浆低密度脂蛋白的决定因子,如果膳食中饱和脂肪酸含量过高,也可使血浆胆固醇升高,从而增加引起高脂血症的风险。

3. **反式脂肪酸** 现代人的饮食越来越丰富,膳食中的反式脂肪酸的摄入量也增加了很多。反式脂肪酸主要从氢化油脂中提炼,如人造黄油、植物奶油等都是膳食中反式脂肪的主要来源。已有研究表明,反式脂肪酸可以明显增加胆固醇、升高低密度脂蛋白等作用,经常摄入会提高高血脂、心血管疾病等疾病的发病率。

(二)影响血脂降低的物质

1. **不饱和脂肪酸** 不饱和脂肪酸是以亚油酸为代表的脂肪酸。研究表明,单不饱和脂肪酸具有降低血清低密度脂蛋白胆固醇的作用,并且有助于提高血清中高密度脂蛋白胆固醇的作用。由于它不容易被氧化而产生自由基,其来源主要有橄榄油、低芥酸菜籽油、茶油等。

2. **糖类** 通常在设计高脂血症的饮食调理方案时,应减少脂肪摄入,相应增加碳糖类摄入,以补偿因减少脂肪而减少的热量。以复杂糖类物质为主食的国家和地区,居民血清胆固醇含量和冠心病的发生率均显著降低。

3. **膳食纤维** 植物性食物中的谷固醇和膳食纤维可以影响机体对胆固醇的吸收,从而降低胆固醇水平。可溶性膳食纤维比不溶性膳食纤维的作用更强,可溶性膳食纤维主要存在于大麦、燕麦、豆类以及新鲜的蔬菜水果中,饮食中可以多摄入。

三、营养治疗基本原则

血脂异常可直接导致动脉粥样硬化、心绞痛、心肌梗死和脑血栓、脑动脉硬化等症。注意科学饮食,少食高脂肪和高糖食物是降血脂的有效措施。具体措施如下:

（一）降低饱和脂肪和反式脂肪酸,降低总能量

可以适当选择植物甾醇补充剂。植物甾醇广泛存在于植物油脂和植物性食物中,如米糠油、玉米油、芝麻油、蔬菜、水果、豆类、坚果及谷物。

（二）控制肉类及精制糖类物质摄入

严格控制饱和脂肪和肉类食品,适量控制精制糖类物质食物(精白米面、糕点、糖果、含糖果汁等),保证新鲜蔬菜、水果摄入。

（三）调整烹调方式

烧菜时最好采用蒸、煮、炖、焖、拌等,减少油炸、煎等方法,减少烧菜时使用的油量。

（四）中度限制钠盐

每人每天摄入钠盐不超过 6g(一矿泉水瓶盖为 9g,一啤酒瓶盖为 4g),包括味精、酱油、防腐剂、酱菜、腌制食品(咸蛋、熏肉、腌鱼、咸菜、霉豆腐等)、调味品中的食盐,提倡食用高钾低钠盐(肾功能不全者慎用)。

（五）适量饮酒

应因人而异,并取得医师的同意。不饮酒者,不建议适量饮酒。如有饮酒习惯,建议男性每天的饮酒量(酒精)不超过 25g,相当于 50 度白酒 50ml,或 38 度白酒 75ml,或葡萄酒 250ml,或啤酒 750ml,女性减半。如果甘油三酯明显升高,应该戒酒。

（六）少量多餐,避免过饱,忌烟和浓茶。

四、饮食和营养治疗措施

血脂异常的饮食治疗,旨在改变饮食习惯,调整膳食结构。重点是减少饱和脂肪酸和胆固醇的摄入量及控制总热能,同时注意单不饱和脂肪酸的比例。饮食治疗是血脂异常治疗的基础,无论是否采取任何药物治疗之前,首先必须进行饮食治疗。饮食治疗无效时或者患者不能耐受时,方可用药物治疗。在服用降脂药物期间也应注意饮食控制,以增强药物的疗效。

具体治疗措施

1. 保持热能均衡,不偏食,切忌暴饮暴食,改变晚餐丰富和入睡前吃夜宵的习惯。

2. 少量多餐,避免过饱,忌烟、咖啡及一切辛辣调味品,喝茶易饮淡茶。提倡清晨空腹饮一杯白开水。

3. 主食以谷类为主,粗细搭配,可适当增加玉米、燕麦等成分。保持每日摄入糖类物质占总能量的 50%~65%,在平衡膳食基础上,以谷类、蔬菜为主,适量选择水果和奶类、干鲜豆类以及鱼、禽、蛋、瘦肉等含蛋白质食物,但动物性食品应限量,少用纯能量食物如油脂、精制糖等。

4. 适当限制食盐摄入,每日不超过 6g。

5. 增加豆类食品,提高蛋白质利用率,建议平均每天摄入干豆 30g 以上或豆腐干 45g、豆腐 75~150g。

6. 增加脂肪含量较低而蛋白质含量较高的动物性食物,如鱼、禽、瘦肉等,减少陆生动物脂肪。鱼类特别是海产鱼所含的不饱和脂肪酸有降低血脂和防止血栓形成的作用。少吃肥肉和荤油。食用油以植物油为主,每人每天以 25~30g 为宜。

7. 低脂肪、低饱和脂肪酸、低胆固醇。忌肥肉、荤油,每日烹调用油不超过 25g(相当于 0.75kg/月),以植物油为主。胆固醇每日不超过 300mg(一个中等大小鸡蛋约含胆固醇 250mg 左右),应适当限制高胆固醇食物的摄入,如蛋类、动物内脏、鱼子、虾子、鱿鱼、墨鱼等。减少饱和脂肪酸,增加不饱和脂肪酸,如以脱脂奶代替全脂奶,使饱和脂肪酸供能不超过总热能的 10%。

8. 保证每天摄入新鲜水果及蔬菜达 400g 以上。注意增加深色或绿色蔬菜的比例。减少精米面、糖果、甜食的摄入,以防热能摄入过多。

9. 膳食成分中应有足够的维生素、无机盐、膳食纤维及微量元素,适当减少食盐的摄入量。

10. 蛋白质类食品,应多选用豆制品(肾功能不佳者慎用),适量选用奶类、鱼、虾、禽类,畜肉类不宜过多。豆制品每日 100g 左右(相当于豆腐),牛奶 250g,鸡蛋一个和/或鱼、禽、肉类(包括虾等)总计不超过 50~75g,即可完全满足对蛋白质的营养需要。

11. 适量增加体育锻炼,如快走、慢跑等。每日不少于 45min。

12. 烹调以蒸、煮、氽、炖、熬、炝、拌等用油较少的方法为主,忌油煎、炸、烧等用油较多的烹调方法。

13. 心理平衡,健康生活方式 12 字诀:"不吸烟、管好嘴、迈开腿、好心情"。

五、社区管理

血脂异常健康管理已成为公共卫生面临的重大课题。血脂异常是动脉粥样硬化的基础,也是高血压、糖尿病、冠心病、脑卒中等社区常见慢性病重要而可控的危险因素。在慢性病防治中强调上述 4 种疾病的管理,而对血脂异常重视不够,甚至有所忽略。由于血脂异常通常无明显症状,一定程度上造成患者知晓率、就诊率及治疗率低下。而即便是就诊并接受治疗的患者中也有相当一部分未能坚持长期治疗或监测,致使血脂异常患者的达标率低下。因此,应当充分发挥社区在慢性病管理中的重要作用,建立和利用社区慢性疾病管理平台,通过社区医师的积极宣教、督导及长期随访,做好社区人群的血脂管理工作,从而有助于提高血脂异常的知晓率、治疗率、达标率。同时,早期识别、积极管理血脂异常,建立"长效"机制,对于降低冠心病、脑卒中等慢性病的发生、发展,减少国家卫生经费支出具有战略意义。

具体说来,可以采取如下管理措施

1. 开展血脂异常及相关疾病尝试的宣传教育活动,让社区人群充分认识到血脂异常的危害。可以采取健康大课堂培训、咨询、科普健康手册发放等多种形式普及血脂异常相关知识,增进社区居民的保健意识、提高居民对社区常见慢性疾病防治的知识水平。

2. 推广低脂、低糖、低盐、营养均衡的健康食谱,增加新鲜蔬菜、谷物等高纤维食品的摄入,减少热卡摄入使超重或肥胖者体重得以控制。

3. 开展全民健身运动,提高社区人口体质。运动要不拘形式,结合社区的场地及设施引导居民选择适宜的运动方式,如健康锻炼操、上楼梯、慢跑等,以达到消耗脂肪、控制体重的目的。运动应依照安全、有效、循序渐进、持之以恒的原则进行。

4. **控制血压** 高血压对于我国人群心血管病发病的影响远大于其他危险因素,是我国人群发生心血管事件的首要危险因素。因此,可以通过积极监督其生活及饮食方式以达到降压的目标,对于血压正常但具有高血压家族史或其他危险因素的个体,应进行心血管多重危险因素的综合管理。

5. 戒烟 吸烟连同高胆固醇血症、高血压一起构成心血管疾病的三大危险因素。吸烟可促进动脉粥样硬化而明显增加心脑血管疾病的发病率和死亡率。另外吸烟还具有导致肺癌等多方面的健康的危害。因此,应重视吸烟对健康的危害的教育,倡导社区居民远离烟草。让吸烟者主动戒烟,让不吸烟者减少被动吸烟的机会。

6. 建立社区人群血脂管理档案,定期评估并长期随访 收集年龄、性别、婚姻状况、文化程度、经济收入等基本信息,以及当前健康状况(包括体重、腰围、血脂、血压、血糖等指标)、既往史、家族史等医学信息,进行心血管疾病的风险的初步评估。在社区居民中实施上述生活方式指导后8~12周,应对其实际效果进行再评估,了解健康管理对象的生活习惯的改变情况,以及体重、血脂、血压、血糖的变化;总结经验教训,及时修正计划及策略,进行进一步的健康促进,并长期随访,对心血管风险进行综合管理。

7. 确定血脂异常社区管理的重点监控对象 按照指南对如下血脂异常的高危人群进行早期筛查、密切监控、认真督导、长期随访等多层次、多方位管理:①已有冠心病、脑血管病或周围动脉粥样硬化患者;②有高血压、糖尿病、肥胖、吸烟者;③有冠心病或动脉粥样硬化病家族史者,尤其是直系亲属中有早发冠心病或其他动脉粥样硬化疾病者;④有皮肤黄色瘤者;⑤有家族性高脂血症者。既要了解社区居民的血脂基本情况,又要对上述人群进行重点监控,做到点面结合,主次分明。

8. 督导治疗,定期随访 对于社区居民中正在接受药物治疗的血脂异常的患者,应积极督导其规律服用降脂药物,定期(2~3个月)随诊,监测血脂水平及肝肾功能。

9. 建立与二、三级医院的双向转诊通道 将在上级医院明确了诊断及治疗方案的血脂异常患者及时转到三级医院的血脂专科或专家处就诊,调整治疗方案。

可以预见的是,随着经济水平的提高,卫生服务条件的改善及检查、治疗成本的下降,社区在血脂异常等慢性疾病的管理中将会发挥越来越大的作用。普及健康教育,提倡均衡饮食,增加体力活动及体力强度,预防肥胖,避免不良生活习惯,并与肥胖症、糖尿病、心血管疾病等慢性病防治工作的宣教相结合,以降低血脂异常的发病率。经积极的综合治疗,本病预后良好。

（王重建）

第四节 冠心病营养防治及社区管理

冠状动脉粥样硬化性心脏病是冠状动脉血管发生动脉粥样硬化病变而引起血管腔狭窄或阻塞,造成心肌缺血、缺氧或坏死而导致的心脏病,简称冠心病。世界卫生组织将冠心病分为5大类:无症状心肌缺血(隐匿性冠心病)、心绞痛、心肌梗死、缺血性心力衰竭(缺血性心脏病)和猝死5种临床类型。临床中常常分为稳定性冠心病和急性冠状动脉综合征。近年来,随着人们生活水平的提高,脑卒中、心肌梗死等心脑血管疾病导致的死亡已经占全球人口死亡原因的30%,其中49%的心肌梗死都是由高血压引起的,其他因素分为不健康的饮食、不良生活习惯。针对不同的发病原因采用不同的治疗办法。合理膳食、正确防治冠心病,以减少冠心病的发病率和死亡率。

一、诊断标准

冠心病的诊断主要依赖典型的临床症状,再结合辅助检查发现心肌缺血或冠状动脉阻塞的证据,以及心肌损伤标志物判定是否有心肌坏死。发现心肌缺血最常用的检查方法包括常规心电图和心电图负荷试验、核素心肌显像。有创性检查有冠状动脉造影和血管内超声等。但是冠状动脉造影正常不能完全否定冠心病。通常,首先进行无创方便的辅助检查。

(一)临床表现

主要包括症状和体征。心绞痛是冠心病的主要临床症状,根据心绞痛发作时的部位、性质、诱因、持续时间、缓解方式等特点,以及伴随症状、体征便可鉴别心绞痛和心肌梗死,可以说,典型的症状和体征对冠心病心绞痛和心肌梗死的诊断至关重要。

(二)心电图

心电图是冠心病诊断中最早、最常用和最基本的诊断方法。与其他诊断方法相比,心电图使用方便,易于普及,当患者病情变化时便可及时捕捉其变化情况,并能连续动态观察和进行各种负荷试验,以提高其诊断敏感性。无论是心绞痛或心肌梗死,都有其典型的心电图变化,特别是对心律失常的诊断更有其临床价值,当然也存在着一定的局限性。

(三)冠状动脉造影

是目前冠心病诊断的"金标准"。可以明确冠状动脉有无狭窄、狭窄的部位、程度、范围等,并可据此指导进一步治疗所应采取的措施。同时,进行左心室造影,可以对心功能进行评价。冠状动脉造影的主要指征为:①对内科治疗下心绞痛仍较重者,明确动脉病变情况以考虑旁路移植手术;②胸痛似心绞痛而不能确诊者。

(四)心肌酶学检查

该检查是急性心肌梗死的诊断和鉴别诊断的重要手段之一。临床上根据血清酶浓度的序列变化和特异性同工酶的升高等肯定性酶学改变便可明确诊断为急性心肌梗死。

二、营养因素对冠心病的影响

冠心病的发生主要是动脉粥样硬化病变发生在冠状动脉而引起。尽管目前还没有消除动脉粥样硬化斑块的有效方法,心肌的一些器质病病变也是不可逆的,但是冠状动脉粥样硬化是一个进展缓慢、延续多年的病理过程,且病变的产生与进展速度,同日常饮食营养因素有直接或间接关系。因此,某些具有针对性的饮食调理对控制冠状动脉粥样硬化病程的进程有很重要的意义。

(一)脂类

1. 脂肪数量 饮食脂肪的质与量对血脂水平有影响,流行病学调查结果表明饮食脂肪摄入总量与动脉粥样硬化症发病率和死亡率明显正相关。饮食脂肪总量是影响血中胆固醇浓度的主要因素,摄入脂肪占总量 40% 以上的地区,居民动脉粥样硬化发病率明显升高。

2. 脂肪质量 饮食脂肪的质比量对动脉粥样硬化发病率影响更加重要。膳食中大部分饱和脂肪酸有升高血液胆固醇含量的作用。单不饱和脂肪酸如橄榄油和茶油能降低血总胆固醇和低密度脂蛋白。茶油是从野生木本油科植物油茶提取而成,是世界四大木本植物油之一,被誉为"东方橄榄油"。多不饱和脂肪酸能降低血液胆固醇含量,同时降低血液甘油三酯含量,并且升高血浆高密度脂蛋白水平。深海鱼油含不饱和脂肪酸,但是不稳定,很容易被空气中的氧气氧化。

3. 脂肪酸比例　应注意多不饱和脂肪酸与饱和脂肪酸比例,饮食中应增加多不饱和脂肪酸,即亚油酸、亚麻酸和花生四烯酸的含量,同时减少饱和脂肪酸的供给,血清总胆固醇会有中等程度下降,并降低血液凝固性。但多不饱和脂肪酸(P)与饱和脂肪酸(S)之比,即 P/S 比值更为重要;当前推荐 P/S 比值范围是(1~2):1。当摄入饱和脂肪酸增高时,血液胆固醇水平上升,而增加亚油酸可防止胆固醇增高。

4. 胆固醇　冠心病患者血清胆固醇浓度明显高于正常人,饮食胆固醇摄入量与动脉粥样硬化发病率呈正相关。而植物固醇不易被吸收,且竞争性抑制胆固醇吸收的作用。

5. 磷脂　在肝内合成,以结合蛋白的形式在血液中运输,磷脂酰胆碱是血浆主要成分。磷脂酰胆碱使胆固醇酯化形成胆固醇酯,酯化作用增强时,胆固醇不易在血管壁沉积,或将血管壁的胆固醇转入血浆而排出体外。黄豆磷脂酰胆碱有效地降低血胆固醇浓度,并能防止动脉粥样硬化。

（二）糖类

糖类也可引起高脂血症,故将高脂血症分为脂肪性和糖诱导性高脂血症;欧美国家多为脂肪引起的高脂血症。蔗糖消耗量与冠心病发病率和死亡率的关系比脂肪消耗更重要。肝脏能利用游离脂肪酸和糖类合成极低密度脂蛋白,故糖类摄入过多,同样能使血清甘油三酯增高。糖类摄入过多可致肥胖,而肥胖是高脂血症易发因素。糖类摄入的量和种类与冠心病发病率有关,当糖类物质的摄入以淀粉为主时,肝脏和血清中的甘油三酯含量比食用果糖或葡萄糖时低;果糖对甘油三酯影响比蔗糖大,说明果糖更易合成脂肪,其次为葡萄糖,淀粉更次之。

（三）蛋白质

供给动物蛋白质越多,动脉粥样硬化形成所需要的时间越短,且病变越严重。动物蛋白升高血胆固醇作用比植物蛋白质明显。植物蛋白,尤其是大豆蛋白有降低血胆固醇和预防动脉粥样硬化作用,用大豆蛋白替代动物蛋白,可使血胆固醇下降 19% 左右。动物食品含较高胆固醇及饱和脂肪酸,大豆蛋白既含有丰富的氨基酸,还含有较高的植物胆固醇,有利于胆酸排出,减少胆固醇合成。大豆卵磷脂对胆固醇运转有帮助作用,供给大豆蛋白不会引起冠心病发病率增加。

（四）热能

维持理想体重,是预防冠心病食疗的目标。热能过多,可引起单纯性肥胖,肥胖者血胆固醇合成增高。限制热能使体重下降,血清总胆固醇和甘油三酯也随之下降。热能分配对血清总胆固醇有影响,如把全天热能过多地集中于某餐,可使高脂血症发病率增高。肥胖者冠心病发病率显著增高,通常热能每消耗 28 千焦(6.8kcal),体重降低 1g。但增加热能供给同时加大活动量,无任何影响,不会导致血脂和血清总胆固醇升高。

（五）维生素

1. 维生素 C　可降低血清总胆固醇,因胆固醇代谢过程中,均需要维生素 C 参与,如缺乏则胆固醇在血中堆积,而引起动脉粥样硬化。维生素 C 可增加血管韧性,使血管弹性增强、脆性减少,可预防出血。生物黄酮类有类似维生素 C 的功能,能保护维生素 C,防止降解。

2. 维生素 B$_1$　其缺乏可使心肌代谢障碍,严重时可导致心力衰竭,出现脚气病、心脏病的临床症候。供给要充足,热能越多,糖类和蛋白质比例越高,则需要量越大。

3. 烟酸（尼克酸）　强解脂药物,大剂量治疗高脂蛋白血症有一定疗效。对极低密度脂蛋白和低密度脂蛋白作用较显著,而高密度脂蛋白则增高,有抗动脉粥样硬化功效。大剂量有不良反应,国内应用较少。

4. 维生素 B₆　与亚油酸同时应用,能降低血脂。能促进亚油酸转变成花生四烯酸,而花生四烯酸可使胆固醇氧化为胆酸。

5. 维生素 E　维生素 E 对心脏及血管的作用机理比较复杂。维生素 E 最主要生理功能是增强细胞的抗氧化作用,防止细胞膜的氧化损伤,维持细胞功能完整性。通过接受氧而防止多不饱和脂肪酸及磷脂的氧化,有助于维持细胞膜的完整性,提高氧利用率,使机体对缺氧的耐受力增高,增强心肌代谢应激的适应能力。维生素 E 可抗凝血,增强免疫功能,改善末梢循环,防止动脉粥样硬化。

三、营养治疗基本原则

高脂血症、原发性高血压、糖尿病、吸烟、肥胖和缺少体力活动是冠心病的危险因素,合理的营养饮食是防治冠心病的重要措施。营养治疗的基本原则如下。

(一)控制总热能

热能的摄入不宜过高,以维持正常体重为原则,身高厘米数减去 105 为理想体重的千克数。超过 10% 为超重,超过 20% 为肥胖。在控制热量的同时,可适当增加运动。

(二)减少总脂肪的摄入量

勿食肥肉、肥禽及其他含油脂高的食物,烹调用植物油,每日以二匙为限。

(三)少食用胆固醇含量高的食物

食物胆固醇作为预防饮食时限制在 300mg/d 以下,治疗饮食低于 200mg/d,禁用高胆固醇食物。

(四)适量蛋白质

冠心病饮食蛋白质供给占总能量 15% 左右。尽量多用黄豆及其制品,其他豆类也很好,因豆类含植物固醇较多,有利于胆酸排出,且被重吸收量较少,胆固醇合成随之减少。鱼类含胆固醇较低,且含多不饱和脂肪酸,对防治冠心病有重要价值。冠心病患者不必禁牛奶。鸡蛋对冠心病的影响主要是蛋黄中的胆固醇,可以只吃蛋清,正常人吃鸡蛋有益无害。宜选用含脂肪少、优质蛋白质食物,如低脂奶、鸡肉、虾、鱼、牛瘦肉、豆腐、豆干等。

(五)少吃甜食

宜选用多糖类,占总能量 60%~65%。适量摄入粗粮、蔬菜、水果等含纤维素高的食物,应限制含单糖、双糖高的食物。应不用或少用精制糖类物质,如蔗糖、糖果、甜食等。

(六)充足的维生素

特别是维生素 C、B 族和维生素 E 都有调节脂质代谢的作用,应适量补充。

(七)充足的膳食纤维

膳食纤维具有减少肠黏膜吸收胆固醇和加速胆酸从粪便中的排泄,所以有降血脂的作用。粗粮和蔬菜是富含膳食纤维的食物,宜多吃。

(八)进食一些保护性食物

如洋葱、大蒜、香菇、木耳、海带、紫菜、豆制品、新鲜蔬菜和水果等。

(九)餐次合理,忌暴饮暴食

每次进食不宜过饱,尤以晚餐宜少于午餐。

（十）饮食禁忌

食盐不宜多用，每天约 2~4g；含钠味精也应适量限用；忌烟少酒，烈性酒应禁忌。

四、饮食和营养治疗措施

现在冠心病是危害人类身体健康的疾病之一，冠心病患者在选择食物时，应注意选择一些脂肪和胆固醇含量较低的食物，而维生素、植物纤维、有益的无机盐和微量元素较多，并有降低血脂、抗凝血作用的食物。具体可以从以下几类食物来选择。

（一）可以随意进食的食物

1. **谷类**　尤其是粗粮。

2. **豆类**　尤其是大豆蛋白、豆浆、豆制品、赤豆、绿豆、豌豆、毛豆、菜豆及其制品。

3. **蔬菜**　尤其是洋葱、大蒜、花菜、韭菜、海带、芹菜、茄子。

4. **菌藻类**　如鲜蘑菇、香菇、海带、黑木耳、紫菜等；各种瓜类和水果。

（二）适当进食的食物

1. **瘦肉**　包括猪肉、牛肉、家禽（去皮）。

2. **鱼类**　绝大多数的河鱼和海鱼。

3. **素油**　包括豆油、菜油、橄榄油等。

4. **酸牛奶、脱脂牛奶。**

（三）禁用食物

1. **含动物脂肪高的食物**　如肥猪肉、肥羊肉、肥鹅、肥鸭、剁碎的肉馅。

2. **高胆固醇食物**　如猪皮、猪脚、带皮蹄髈、肝、肾、肺、脑、鱼子、蟹黄、全脂奶油、腊肠等。

3. **含高能量及高糖类食物**　如冰激凌、巧克力、蔗糖、油酥甜点心、蜂蜜、各种水果糖等，均为体积小产热高的食物。

4. **刺激性食物**　如辣椒、芥末、胡椒、咖喱、高度酒、浓咖啡等。

五、社区管理

随着社会人口老龄化、生活水平的提高及工作节奏加快、心理压力的加大，我国冠心病的发病率和死亡率逐年增高，并且有年轻化发展趋势。冠心病患者的死亡中约 30%~60% 为猝死。很多患者发生猝死前是有一些先兆的，但没能引起患者及基层医生的足够重视而采取及时的救治行为和干预措施，酿成了悲剧。近几年，我国政府大力发展社区卫生工作，取得了显著成绩，社区医务人员面对着很多冠心病患者，加强社区冠心病的管理，是防治冠心病猝死的关键。本文从以下几方面总结了社区管理冠心病的方法。

（一）社区全人群冠心病科普知识的宣传教育

对全人群冠心病科普知识的宣传教育目的在于降低人群中冠心病的危险因素，倡导从娃娃抓起，养成健康的生活行为习惯。近 10 年中国肥胖儿童增长了 50%，一些孩子甚至患上了高血压、糖尿病、冠心病等成人疾病，因此全民的健康教育及科普知识宣讲迫在眉睫。

（二）对冠心病患者的管理

对全部已确诊冠心病患者及高危患者建立健康档案及随访机制，按照指南做好每个患者的危险分层，针对个体加强生活方式的干预。负责随访的人员可以是医生、也可以由有经验的护士或公卫人员负责。

1. **强调戒烟** 吸烟是冠心病的高危因素,目前国内群众对于吸烟的危害认识还远远不够,上世纪 70 年代开始,吸烟率大幅度上升,由于吸烟对健康的危害要 20 年后才能显现出来,未来吸烟仍会对冠心病的防治造成巨大压力。除教育之外,严格法律要求和执行力对于减少吸烟率也至关重要。

2. **倡导有效安全的运动** 每周至少 3~5 次的运动,每次 20~30min,有效安全的运动可以改善心功能,并能改善高血压、高血脂、高血糖。但要注意运动的安全性,采取有氧运动,心率应该控制在最大心率的 65% 以下,过量运动可能诱发猝死。发生过冠状动脉严重事件的患者,应在专业医生指导下运动康复。

3. **合理饮食、控制酒精摄入量** 鼓励患者少量多餐,多食蔬菜水果(保证每日 500g),少吃甜食少吃盐,植物油为主,少吃或不吃动物油、内脏等,注意养成良好的饮水习惯(尤其注意睡前饮一杯温开水,夜间醒来饮一杯温开水,晨起饮一杯温开水),特别注意要保持大便通畅。有饮酒嗜好的,尽量劝其戒酒,至少要控制每日酒精摄入量在 25g 以下．

4. **注重心理调节、平稳情绪** 冠心病的发生发展与多种社会心理因素密切相关,有研究发现负性情绪是冠心病的独立危险因素。因此社区医务人员要重视对冠心病患者的心理干预,加强与患者的沟通与交流,消除其恐惧,引导患者以积极的态度和良好的情绪对待疾病,帮助树立战胜疾病的信心。

5. **督促坚持服药、定期复查** 冠心病多与高血脂、高血压、糖尿病等并存,往往需要终身药物治疗,提高患者的服药依从性非常重要,这对于预防中青年患者猝死尤为重要。社区医生应根据患者具体情况,强化督促药物治疗计划的落实,避免错服和漏服药品。并定期监测血糖、血脂、血压及体重情况,建议病情稳定的患者每月到社区复查一次,3~6 个月复查生化指标。

6. **冠心病猝死诱发因素的宣传教育** 冠心病患者发生猝死前多有诱发因素,社区卫生工作者有义务让所管理的每个冠心病患者熟知这些诱发因素,并尽量避免出现诱发因素。常见诱发因素有:过饱、过量饮酒、过度兴奋、劳累、便秘(用力排便)、吸烟、血压剧烈波动等。

7. **冠心病患者家属的教育** 良好的家庭环境、和睦的家庭关系有利于冠心病患者的康复。吸烟、高脂饮食等生活方式问题的解决需要家属的积极配合。社区医生提供的服务是全面的照顾,包括运用家庭动力学、人际关系等知识服务家庭。应教授冠心病患者家属抢救猝死的基本知识,尤其是胸外按压可以为急救人员到达现场争取时间,挽救猝死患者的生命。

(三)加强社区医生培训

提高冠心病猝死预测能力和综合干预能力。社区医生(即全科医生)的工作突出以患者为中心、以家庭为单位、以社区为基础的综合性健康照顾,在冠心病患者的管理上应发挥主力军的作用。冠心病患者的管理重在社区,加强社区医生的培训,提高社区医生对于冠心病猝死的预测能力和综合干预能力,能够有效预防猝死的发生。社区医生要重视患者不同寻常的心绞痛,关注连发期前收缩、室速等心律失常,注意心电变化,落实强化降脂治疗方案,控制好血糖、血压。合理应用 β 受体阻滞剂,达到患者可耐受的足够剂量。

(四)加强社区与大医院联合体建设

保证冠心病患者双向转诊顺利,冠心病猝死防治重在早发现、早治疗、长期管理,这需要社区与大医院之间建立良好双向转诊机制,病情稳定的冠心病患者回社区,病情变化及时转往大医院。社区医生在大医院专家的指导下落实二级预防措施,只有大医院和社区形成联合体,全科医生与专科医生结成团队,才能更好地管理冠心病患者,降低猝死的发生率。

（王重建）

第五节　糖尿病营养防治及社区管理

糖尿病是由遗传和环境因素相互作用而引起的内分泌代谢疾病,因胰岛素分泌绝对或相对不足以及靶组织细胞对胰岛素敏感性降低,引起的糖、蛋白质、脂肪、水和电解质等一系列代谢紊乱。

随着生活方式的改变和老龄化进程的加速,我国糖尿病的患病率正在呈快速上升趋势,成为继心脑血管疾病、肿瘤之后的另一种严重危害人民健康的重要慢性非传染性疾病。糖尿病是一种慢性进行性疾病,90% 的患者初起为隐匿性,当发展到一定时期,或其他诱因存在时,病情加重,表现为口干、口渴、多食、多尿、体重减轻等"三多一少"症状。糖尿病可致全身多个系统损害,导致眼、肾、神经、心脏、血管等组织的慢性进行性病变,引起功能缺陷及衰竭,严重影响生活质量和寿命。若能够早发现、早诊断和规范的社区综合管理,对降低糖尿病发生和发展,减低糖尿病所致的危害具有重大的意义。

一、糖尿病营养治疗

医学营养治疗(medical nutrition therapy,MNT)是糖尿病综合管理的重要组成部分,是糖尿病综合治疗的有效措施之一。糖尿病患者应接受个体化 MNT,以达到理想的治疗效果。

糖尿病营养治疗的目的包括:纠正已发生的代谢紊乱,减轻胰岛 B 细胞的负荷,改善血糖、尿糖和血脂水平达到或接近正常,减少急、慢性并发症的发生风险,维持或达到理想体重。糖尿病营养治疗的目标为:①帮助患者制定营养计划和形成良好的饮食习惯;②强调患者个人需要,供给适合患者的平衡膳食,保持理想体重;③全面提高体内营养水平,增强机体抵抗力,保持身心健康,从事正常活动,提高生活质量;④血糖水平接近或达到正常;⑤达到适宜的血脂水平;⑥保护胰岛 B 细胞,增加胰岛素敏感性,使体内血糖、胰岛素水平处于良性循环状态。

糖尿病营养治疗基本原则包括总能量摄入合理,以维持或达到理想体重,三大宏量营养素比例和来源合适,营养均衡,餐次分配合理。

（一）计算总能量

首先根据患者体重指数(BMI)、性别、年龄、身体活动状况等选择日单位理想体重能量系数［简称能量系数,单位:kcal/(kg·d)］。一般而言,成人 BMI 正常者,完全卧床时能量系数为 15~20,休息状态下 25,轻体力活动 30,中体力活动 35,重体力活动 40;消瘦者在以上相对应身体活动状态上各增加 5,相反,肥胖者各减 5。以上能量系数需根据体重变化、代谢指标情况及时、适当调整。其次,根据公式［身高(cm)-105］计算理想体重。最后计算总能量(总能量 = 理想体重 × 能量系数)。儿童、孕妇、哺乳期妇女,以及伴有消耗性疾病者,总能量计算方法不同于以上。

（二）糖类需要量

膳食中糖类所提供的能量应占总能量的 50%~60%。除了糖类的总摄入量,对糖类的质量,即其类型对血糖的影响也要考虑,这种影响用血糖生成指数(glycemic index,GI)来描述,

272

后者与糖类的食物来源、淀粉类型（直链淀粉和支链淀粉）、烹调方式等有关。GI 指摄入含 50g 有价值的糖类食物在餐后 2h 内血糖应答与参考食物（葡萄糖或白面包）餐后 2h 内血糖应答面积比值，它是反映食物引起血糖应答特性的生理学指标。

GI<55 的为低 GI 食物，主要有大部分新鲜蔬菜、水果，及奶、大豆或其制品；55%≤ GI<70% 为中 GI 食物，主要有大部分全谷物、杂豆；GI≥70 为高 GI 食物，主要有精白米面或其制品。GI 值越低的食物对血糖的升高反应程度越小。糖尿病患者主食应减少高 GI 食物，并巧妙地采取高、中、低 GI 食物合理搭配。

近年来发现，GI 反应食物升高血糖的水平并不完全可靠。目前更趋向于采取血糖负荷（glycemic load，GL）来综合反映富含碳水化合物食物对血糖和代谢的影响。食物 GL 是食物 GI 与每百克该食物糖类含量乘积。GL<10 为低 GL 食物，10≤GL<20 为中 GL 食物，GL≥20 为高 GI 食物。可利用 GL 计算糖尿病患者进食某食物的相对安全量，特别是中高 GI 的食物摄入量。例如，南瓜 GI 为 75，属于高 GI 食物，理论上应该严格限制，然而，作为普通蔬菜之一，南瓜的糖类物质含量却很低，每百克可食部含糖类物质 5.3g，因而可以适当食用。按公式计算出南瓜 GL 为 3.98（5.3% 以适当）。根据 GL 的高低范围，就餐南瓜的 GL 控制在 <10 以内比较安全，故南瓜（可食部）摄入的适宜量为小于 251 克 [（10/3.98）×100]。

应严格限制含有精制糖的食品或饮料摄入；如果口味需要，可适量应用非营养性甜味剂例如甜叶菊、木糖醇等。

（三）蛋白质需要量

膳食蛋白质所提供的能量应占总能量的 10%~20%，或者按照每日每千克理想体重 0.8~1.2g 估算。优质蛋白质宜占总蛋白质摄入量 1/3 或以上，肉、蛋、鱼和乳类是优质蛋白质重要食物来源。腊肉、香肠、烤肉等烟熏、腌制、烘烤等肉类制品要少吃，限制摄入量。保证每日 300g 液态奶或相当量奶制品的摄入。近年来亦把大豆及其制品列为优质蛋白质食物来源。每天应摄入大豆、豆浆、豆干、豆腐等大豆及其制品。

孕妇、乳母、营养不良或伴有消耗性疾病者，应适当增加蛋白质摄入量，每日 1.2~1.5g/(kg·d)；伴有糖尿病肾病而肾功能正常者，蛋白质应限制至 0.8g/(kg·d)，肾小球滤过率降低或血尿素氮升高者应限制在 0.6g/(kg·d) 以下，其中，优质蛋白质宜占总蛋白质摄入量 1/2 或以上。

（四）脂肪需要量

建议每日脂肪摄入量不超过占总能量 30%，其中饱和脂肪酸占总能量 7% 左右，多不饱和脂肪酸不宜超过 10%，单不饱和脂肪酸 10% 为宜。胆固醇摄入量低于 300mg/d，合并高脂血症者应低于 200mg/d。使用蒸煮炖焯等烹饪方式，少油少盐清淡饮食，成人每日烹调油 25~30g。

（五）膳食纤维需要量

富含食用纤维的食品可延缓食物吸收，降低餐后血糖高峰，有利于改善糖、脂肪代谢紊乱。但摄入过多不仅会引起胃肠道反应，也会影响其他营养素的吸收。膳食纤维的来源以天然食物为佳，如杂粮类（荞麦、玉米、燕麦等）、新鲜的蔬菜和水果类。推荐膳食纤维摄入量为 25~30g/d。为保证膳食纤维摄入充足，鼓励每日谷物中至少 1/3 为全谷物食物，每天 300~500g 新鲜蔬菜（生重），其中深色蔬菜（如绿色叶子菜、橙色胡萝卜、紫色甘蓝、红色番茄等）占一半以上；最好每餐都有蔬菜。土豆、山药、黄南瓜等淀粉多的蔬菜，应按主食来计算淀粉含量。两餐之间适量选择低 GI 水果，包括苹果、柑、桔、柚子、桃子、李子等。

（六）维生素、矿物质需要量及其他物质

膳食中要富含各类维生素和矿物质,保证微量营养素摄入充足,但应限制钠的摄入,食盐限制在 6g/d 以下。保证饮水量,每日 1 500~1 700ml,以白开水或淡茶为主,尽量避免含糖软饮料。酒中主要含乙醇,不含或少含其他营养素,每克乙醇产热 7kcal。饮酒不利于糖尿病患者病情控制,血糖控制不佳者不应饮酒。对血糖控制良好、有饮酒习惯的患者,可适量饮酒,但最好选择低度酒,如啤酒、干红葡萄酒,避免空腹饮酒,还需严格控制饮酒量。《中国居民膳食指南》建议成年男性一日乙醇饮用量不超过 25g,女性 15g。

（七）营养分配

确定每日饮食总能量和糖类、蛋白质、脂肪三大宏量营养素比例后,按每克糖类、蛋白质产能 4kcal,每克脂肪产能 9kcal,将能量换算为食品后制订食谱,并根据生活习惯、病情和配合药物治疗需要合理分配食物。一般按总能量 1/5、2/5、2/5 或 1/3、1/3、1/3 的比例,将食物合理地分配于三餐。教育患者应规律饮食、定时定量,并注重进餐顺序,按照蔬菜 - 肉类 - 主食顺序进餐。

在营养治疗期间,随访调整十分重要。根据生活习惯、病情和药物治疗的变化,及时调整营养治疗方案和饮食安排。

（八）食物宜忌

1. 宜用食物 各种米面,其中应包含部分富含膳食纤维的粗杂粮;各种禽畜瘦肉和鱼类;大豆及其制品;奶及奶制品;新鲜蔬菜及含糖低的水果;菌藻类;油脂应以植物油为主。

2. 忌用或少用食物 忌食蜜饯、甜点心、果酱、糖果等含糖量高的食物;慎用辛辣刺激性食品;忌用肥肉、动物油脂、油酥甜点心、奶油雪糕、巧克力等;少用油炸油煎等高脂食品。

（九）营养教育

教育患者合理饮食、规律锻炼、遵医嘱用药、监测血糖、糖尿病知识学习等自我管理方法,教育患者至少每年 4 次请营养(医)师定期指导饮食,要按指导执行,养成良好的生活习惯。

二、糖尿病社区健康管理

糖尿病的社区管理,是近年来兴起的一种医学管理模式,是在各级政府支持,卫生行政部门组织协调,疾病预防控制机构、社区卫生服务机构和综合医院共同参与下形成的糖尿病社区综合防治模式。这种社区卫生服务系统的管理模式改变了既往单一药物治疗的观念,将人的生理、心理和社会管理融为一体,从而充分调动了患者的积极因素和社区的管理作用,社区卫生服务机构对社区所有的糖尿病患者进行有效的管理,提高居民的整体健康水平、控制糖尿病及其并发症的发生和发展有着十分重要的意义。

糖尿病的社区管理,首先要建立糖尿病患者慢性病档案。对新发现的糖尿病患者,填写社区慢性病人随访表,分配到所在全科团队,建立糖尿病电子档案,并开始对患者进行长期随访管理。

（一）常规开展健康教育

社区成立糖尿病教育小组,由糖尿病专科医师、全科医师、营养师及社区护士组成定期举办社区糖尿病教育讲座。内容包括糖尿病的临床表现、并发症、饮食治疗、药物治疗及药物副作用、病情的监测、自我保健等。教育手段采用授课、讨论、食物模型、宣传橱窗、发放糖尿病防治资料、广场宣传、微信群或新媒体定期推送健康信息。陈超刚等开展多年的糖尿病

烹调课,通过开展小课堂营养教育,相比于大课教育,更能有效地控制血糖及其并发症。

(二)膳食管理

为糖尿病患者制订合理健康的平衡饮食方案并随访跟踪指导,是膳食管理的重要内容。不同体型和并发症病情不同的患者,膳食管理的内容不同。对肥胖者应给予低脂肪、低饱和脂肪酸、高纤维素和低热量饮食,结合运动方案,消耗机体脂肪,促使体重达标。对消瘦者则应给予增加体重的食谱,使总能量和糖类质量符合增重需要。有研究表明,高血糖生成指数和高血糖负荷膳食是社区糖尿病发生、发展的重要原因,通过在社区开展低血糖生成指数和低血糖负荷知识健康教育,并采取简便易用的低血糖负荷计算程序软件,对控制血糖和改善营养有显著效果。

(三)运动管理

运动治疗在糖尿病的管理中占重要地位,尤其对肥胖的 2 型糖尿病患者。运动可增加胰岛素敏感性,有助于控制血糖和体重。根据年龄、性别、体力、病情、有无并发症,以及既往运动情况,在医师指导下开展有规律的合适运动,循序渐进,并长期坚持。

鼓励成年糖尿病患者每周至少 3 天、累积 150min 或以上的中等强度有氧体力活动(最大心率的 60%~70%),每周不能连续超过 2 天不运动,对无禁忌证的 2 型糖尿病患者鼓励每周进行 3 次抗阻训练。强调餐后适当活动,以利于降低餐后血糖。空腹不宜运动。推荐的运动形式有快走、慢跑、打球、游泳、跳舞等。

运动量过大或激烈运动时应建议患者调整食物和药物,以免发生低血糖。1 型糖尿病患者为避免血糖波动过大,体育锻炼宜在餐后进行,而且运动前后要监测血糖。血糖 >14mmol/L、有明显低血糖症状、血糖波动较大,或有糖尿病急性并发症和严重心、脑、眼、肾等慢性并发症者,暂不适宜运动。

(四)心理管理

不良的心理因素可通过多种途径,包括心理因素本身引起的病因学作用,或者心理应激状态等,这些都可能影响血糖波动,导致病情加重。长期的治疗可能使患者心理发生变化,严重的会导致抑郁或焦虑,这些情绪,会影响患者对治疗的依从性,从而影响医患之间的沟通和治疗效果。帮助患者摆脱不良的心理,树立信心,医患经常交流和沟通,有利于糖尿病的综合治疗效果,提高患者的生活质量。

(五)药物和胰岛素注射治疗

除非有高血糖危象或中毒倾向,一般建议新发糖尿病应首先通过饮食治疗结合运动管理 2 个月,如果血糖尚控制不佳,则在医生的指导下,合理选择药物或进行胰岛素注射治疗。对于 1 型糖尿病、有低血糖倾向,以及胰岛素注射治疗患者,需要积极地预防低血糖的发生。糖尿病患者要制订个体化的血糖控制目标,根据不同的年龄和并发症情况调整药物的使用。经过综合治疗后,血糖控制不佳,应及时转至上级医院进行治疗。

(六)定期监测

糖尿病患者应定期监测,内容不但包括空腹血糖、餐后 2h 血糖、糖化血红蛋白等,还应定期监测血压、血脂、体重、体脂,以及其他与糖尿病并发症相关的指标。

(七)重视家庭护理

糖尿病患者的家庭成员应鼓励患者树立信心,并配合营养配餐,共同制订运动锻炼计划并督促实施。保持家庭和睦,做好口腔、皮肤、足部的护理。病情变化随时联系社区全科医师,及时采取正确的处理,避免贻误病情。

对社区居民开展定期的糖尿病筛查,做到早发现、早诊断、早治疗,及时建立糖尿病患者电子档案,尽早对糖尿病患者进行社区系统管理,做好健康教育,及时建立科学的生活方式,改变不良的生活行为和习惯,对提高糖尿病患者的生命质量,减少医疗花费具有重大意义。

(陈超刚)

第六节 超重和肥胖营养防治及社区管理

随着我国经济水平的发展和生活水平的提高,居民的饮食结构发生了翻天覆地的变化,一个最典型的现象就是"大胖子"越来越多了,从儿童、中青年和老年,各个年龄段的肥胖率都在增长,超重/肥胖及其带来的一系列危害已经对民众健康和卫生经济造成了严重的负担,这需要引起卫生人员和政府决策部门的高度重视,从超重/肥胖三级预防的原则出发,让社区基层医疗机构发挥其应有的作用,包括建立健康档案、包含营养干预在内的综合治疗、门诊随访、健康教育等多个方面。

一、概述

肥胖是由于体内脂肪的体积和/或脂肪细胞数量的增加,导致体重增加,或体脂占体重的百分比异常增高,并在某些局部过多沉积脂肪。肥胖通常用BMI进行判定,以腰围作为中心性肥胖的判定标准,超重是介于肥胖与正常之间的状态。世界卫生组织(WHO)则将肥胖定义为可能导致健康损害的异常或过多的脂肪堆积。肥胖是高血压、糖尿病、血脂异常、冠心病、心肌梗死、卒中、多种肿瘤等疾病的主要危险因素,被世界卫生组织认定为影响健康的第五大危险因素。

二、超重/肥胖的类型和诊断标准

诊断标准见表11-3。

表 11-3 超重/肥胖的类型和诊断标准

超重/肥胖的诊断	BMI	我国成人 BMI 的切点为:18.5≤BMI<24.0kg/m² 为正常体重范围,24.0≤BMI<28.0kg/m² 为超重,BMI≥28.0kg/m² 为肥胖。
	腰围	女性腰围的切点为:腰围<80cm 为正常,80cm≤腰围<85cm 为中心性肥胖前期,腰围≥85cm 为中心性肥胖 男性腰围的切点为:腰围<85cm 为正常,85cm≤腰围<90cm 为中心性肥胖前期,腰围≥90cm 为中心性肥胖
	肥胖度	肥胖度(%)=(实际体重−标准体重)/标准体重×100%,其中标准体重(kg)多采用 Broca 改良公式[身高(cm)−105]或平田公式{[身高(cm)−100]×0.9}进行估算,统一标准:10%~19.9% 为超重,≥20% 为肥胖
	其他标准	在一些慢性病研究中,腰臀比常常和腰围一起作为肥胖的判定标准 体脂量/体脂百分比是指体内脂肪的含量或脂肪占总体重的百分比,可有助于区分肌肉型的体重过量,是近年来更加推荐的指标 内脏脂肪面积可作为腹型肥胖的诊断标准;(体脂量和内脏脂肪面积需要 X 线或生物电阻抗法等专业设备进行检测)

续表

单纯性肥胖和继发性肥胖	肥胖可根据肥胖发生的原因分为单纯性肥胖和继发性肥胖。 有内分泌代谢病病因造成的肥胖称为继发性肥胖症。 继发性肥胖症由以下原因引起:下丘脑病;垂体前叶功能减退;胰源型,包括糖尿病早期、胰岛素瘤等引起胰岛素分泌过多;甲状腺功能减退症,严重者常伴有黏液性水肿;肾上腺皮质功能亢进症,尤其是皮质醇增多症;性腺功能异常,包括多囊卵巢综合征。

三、营养治疗原则

(一)超重和肥胖的临床治疗路径

临床治疗路径见表11-4。

表11-4 超重和肥胖的临床治疗路径

可根据 BMI 水平选择合适的减重方案		
$24 \leqslant BMI < 28kg/m^2$		
生活方式干预 (基础治疗)	营养治疗	限制热量摄入是所有减重方法的首要原则,每日目标摄入量 −500kcal,或减少 30%~50%,优先选择低糖、低脂、高纤维的食物以增加饱腹感,极低热量饮食(400~800kcal/d)的副作用较大,不作为常规推荐 对饮食结构进行调整,包括高蛋白饮食、高脂饮食(生酮饮食)、低脂饮食、素食、地中海饮食等 调整饮食节律,包括轻断食、代餐等 饮食控制的关键在于保证患者的依从性,需制定个体化的饮食计划,监测患者的体重、饮食和持续的健康教育等 改变不良的饮食习惯、减少精神应激、戒烟、少酒、少咖啡
	运动	运动对减肥的影响取决于运动方式、强度、时间、频率和总量 足量的有氧运动(30min/d,每周至少 5 次) 有氧运动要结合抗阻训练:包括主要肌肉群的单组重复,每周 2~3 次 减少久坐的行为 应予个体化方案,根据个人意愿和考虑到个人体力的限度而制定 饮食结合运动的减重效果优于单纯的饮食或运动
	行为干预	设定目标 自我监督(进食、运动、体重) 教育(碰面、小组聚会、网络工具) 当需要时,给予心理评估、咨询和治疗
$28 \leqslant BMI < 35kg/m^2$,以上治疗无效时,可采用药物 + 生活方式		
药物类别	中枢神经系统用药 (此类药物在中国大陆未被批准)	去甲肾上腺素能药物:芬特明 5- 羟色胺 2C 受体激动剂:氯卡色林 γ 氨基丁酸受体调节加去甲肾上腺素释放:芬特明 / 托吡酯合剂 多巴胺和去甲肾上腺素再吸收的抑制剂和阿片类拮抗剂:纳曲酮 / 安非他酮
	脂酶抑制剂	奥利司他
	GLP-1 受体激动剂	利拉鲁肽

续表

BMI≥35kg/m² 且存在危险因素,或严重肥胖相关并发症,以上治疗无效时,可采用手术+生活方式干预		
手术方式	限制型(应用最多)	袖状胃切除术、胃束带术、胃内水球植入术
	吸收不良型	胆胰分流术、回肠转位术和空回肠旁路术
	联合型	Roux-en-Y 胃旁路术和回肠间置胃袖套状成型转流术

(二)营养治疗原则

肥胖的营养治疗首要原则是制造负能量平衡,即能量摄入小于能量消耗。其次,相同能量情况下,不同的营养成分构成对减重也是非常有意义的,能量密度低、饱腹感强的营养素具有更积极的减重意义。而且在特定的人群或个体,调整营养成分被认为可以改善依从性、优化食物结构、改善减重效果和改善临床结局等作用。详细原则见表 11-5。

表 11-5 超重和肥胖的营养治疗原则

营养素	营养治疗原则
热量	限制热量是减重的首要选择。不同的饮食方案对于热量的限制程度不同,一般建议在正常饮食的基础上减少 500kcal,或减少 30%~50%,或采用简易能量系数法:理想体重 × 25kcal/kg 不建议采用极低热量饮食方案,热量低至 400~800kcal,甚至采用几乎零摄入的饥饿疗法,短期减重后容易反弹,长期效果不佳。
蛋白质	蛋白质的供热比为 15%~20%,每日 1~1.5g/kg,在高蛋白饮食等某些特殊的饮食疗法中可进一步提高,供热比可达 20%~30%
脂肪	脂肪的供热比为 20%~30%,在生酮饮食、低糖饮食等饮食方案中供热比可大大提高,甚至大于 70%;以大豆油、橄榄油等富含不饱和脂肪酸的食物为主,减少饱和脂肪酸、反式脂肪酸、胆固醇的摄入
糖类	供热比一般为 50%~65%,一些减重饮食可以进一步降低至 30%。注意选择低血糖生成指数食物和低脂、低精制糖食物,如粗粮、薯类、蔬菜、杂豆等,减少精米面和蔗糖、麦芽糖、葡萄糖等食物
维生素和矿物质	限制热量可能会导致微量元素的不足,对健康不利,尽量选择含微量元素高的食物,必要时可补充复合维生素和矿物质制剂
膳食纤维	膳食纤维有增强饱腹感、改善肠道菌群、改善机体代谢等作用,建议达到 25~30g/d

四、饮食和营养治疗措施/方案

被报道过的减重饮食方案有成百上千种,具有明显的地方特色、文化属性和人种差异,肥胖患者应根据个人情况、减重意愿和依从性等,兼顾营养需求、体力活动强度、伴发疾病,选择依从性高的饮食方案。对于个人来说,没有完美的饮食方案,只有依从性高的饮食才是合适的。另外需注意减重的陷阱,过分强调舒适、短期效果是不可取的,几周的减重饮食可能会产生潜在的健康危害而没有被发现。

(一)制订饮食+运动处方

1. 了解患者饮食习惯和基本病情 对患者进行营养评估,调查患者饮食(24 小时膳食回归法或膳食频率法)并计算饮食热量、三大营养素比例(可估算或利用营养专业软件),测量身高、体重、腰围,计算 BMI,了解体力活动水平。

2. 选择合适的饮食方案　根据饮食方案的要求计算热量和营养素比例,以限热量平衡饮食为例,总热量可采用简易系数法:标准体重 ×25kcal/kg,糖类、蛋白质和脂肪比例分别为 50%~60%,15%~20% 和 20%~30%。

3. 根据上述营养原则进行每日食物搭配　可参考和利用糖尿病的食物交换份(90kcal/份)或《中国膳食指南》与"中国居民平衡膳食宝塔",进行更加形象化的食物搭配。

4. 制订运动计划　在日常身体活动的基础上,保证有氧运动每日 30min 以上,增加抗阻力运动,每周 2 次以上,每次 15min。

5. 营养教育和随访　指导减重饮食的注意事项,减少高热量饮食,每天运动保持适宜体重,监测体重、饮食、运动,定期随访加强依从性。

(二)适合社区居民的常见减重饮食方案举例如下

1. 限热量平衡饮食是最常见的饮食方案,是减重的首选方案,具体内容是每日目标摄入量 -500kcal, 或减少 30%~50%,目标摄入量可根据 Harris-Benedict 热量公式、Katch-McArdle 热量公式计算或代谢车检测,或直接采用简易能量系数法 25~30kcal/kg。此饮食方案具有安全性高、可持续性强等,适合几乎所有超重、肥胖患者以及减重后的维持阶段,但是其减重速度较慢,生活管理比较复杂,造成依从性较差,如减重无效时可尝试其他饮食方案。

2. 高蛋白饮食是提高蛋白质摄入(供热比 20%~30%)的饮食,优点是减重尤其是减脂肪的效果明显,而肌肉量丢失小,反弹少,但是有潜在的肾脏毒性以及一些副作用如记忆力下降、免疫力下降等,一般建议连续干预周期不大于 3 个月,对中青年肥胖患者较为适用。

3. 低脂饮食是限制了脂肪、尤其饱和脂肪摄入的饮食,脂肪供热比通常小于 25%,但是减重的关键在于限制热量,低脂饮食的减重效果与平衡饮食无异,其优点在于改善血脂代谢和降低心脑血管疾病风险。

4. 高脂饮食是一种高脂、低糖类摄入的饮食方式,脂肪供热比可大于 80%,这时机体因脂肪的代谢会产生大量的酮体,这种饮食模式也称为生酮饮食,酮体过多可能对机体造成损伤。生酮饮食的减重作用已经得到证实,短期减重效果明显优于平衡饮食,且可改善胰岛素抵抗,但是不建议长期应用,因为该饮食可能对机体造成损害,包括心血管损害、血脂异常等,且体重容易反弹,需加强随访管理。

5. 素食是不食用各种肉类、海鲜等动物产品的饮食方式,严格素食不食用鸡蛋、牛奶等食物,素食有助于减轻体重,并且可以减少心血管疾病风险。素食也需控制热量,否则体重还可能增加。限制热量的素食更有利于减轻体重,在某些肥胖女性中的依从性可能更高,可以作为一种减重治疗方式。

6. 地中海饮食是地中海沿岸南欧地区的饮食,以植物性食物为主,包括蔬菜、水果、全谷物、豆类和坚果,以及鱼类、橄榄油和奶制品,在对肥胖、心血管疾病等慢性病防治方面得到了广泛的认可和推广,对控制体重有利。

7. 轻断食模式也称间歇式断食模式,即 1 周内 5 天正常进食,其他 2 天(非连续)则摄取平日 1/4 能量(女性约 500kcal/d,男性约 600kcal/d)的饮食模式,简称"5∶2 模式"。轻断食的优势在于管理方便,依从性相对较高,减重效果有保证,营养结构整体平衡,也适合生活作息不规律者。体重减轻后可调整为 6∶1 模式,即一周断食 1 天,依从性相对比较高,可以用来维持体重。

8. 代餐,代餐在近年也非常流行,实践中多采用商业性的代餐包替代正餐(每日 1~2

次),代餐包多为热量低、饱腹感强的纤维、蛋白质、蔬菜粉等,减重原理同限热量饮食,管理便捷、依从性较好,但是费用较高,可能出现营养不良如低钾血症、低钠血症、贫血等,需在专业人士指导下合理使用。

五、社区管理办法

社区管理,预防原则和措施。

(一)社区流行特点

近二十年来,高脂肪、高能量饮食逐渐替代传统的植物性食物为主的饮食结构,使肥胖率在我国城乡各类人群中迅速上升,成为一种常见的流行病。中国健康营养调查的数据显示,从1993年至2012年的19年间,成年人超重/肥胖的患病率从13.4%增加至30.1%,处于持续增长状态;成年人腹型肥胖的患病率从18.6%增长至37.4%;6~17岁儿童少年超重率和肥胖率分别为9.6%和6.4%。从分布上看,男性高于女性,城市高于农村,且具备明显的家族聚集性(与遗传、饮食有关)。

(二)社区营养管理措施

1. 建立健康档案,记录肥胖、并发症、检查结果等疾病防治信息,长期追踪管理。

2. 建议所有超重/肥胖患者均需经过医师、营养师或健康管理人员的专业指导,给予饮食、运动处方,制订个体化的生活方式干预措施。

3. 如何提高营养治疗的依从性是减重的关键,需定期随访,定期记录体重、饮食和运动,科学量化管理,提高依从性。

4. 定期监测,筛查并预防肥胖并发症。

5. 利用宣传栏、手册、宣传单、公共电视等简易工具,普及体重控制相关知识。

(三)监测方案

肥胖的判定标准明确,以体重和腰围为核心,辅以体成分分析的体脂率、内脏脂肪面积等更加明确的指标,可以对肥胖进行准确、连续的追踪,而上臂围、上臂肌围、小腿围、皮褶厚度等体格检查往往出现在一些医学研究中,实际应用中已逐渐被放弃。

个人健康档案或电子档案的应用有助于医务人员进行精准的管理。另外,如有肥胖并发症的临床症状或者指证,则需进一步的检查检验,必要时可能需转诊至相关专科。

人体成分分析是近年来逐渐受到重视的一种检测,包括生物电阻抗法、双能X线吸收法、MRI/CT、同位素标记的双标水法等,其中生物电阻抗法因使用方便、操作简单、成本较低等优势被作为首选,且此类仪器的简化版本逐渐普及。人体由水分、肌肉、骨骼、脂肪等成分组成,人体成分分析可以检测人体的体重、去脂体重、肌肉量、脂肪量、体脂率和内脏脂肪面积等,准确反映个体的身体成分,用以评价超重/肥胖状况,脂肪量、体脂率的下降是减重的首要目标。

(四)社区随访

随访工作是肥胖管理的重要环节,社区随访的便捷性优于大型医院,社区卫生服务机构一般采取的方式包括:①门诊随访,单纯的饮食减重效果难以立竿见影,复诊率普遍不高,大部分患者主要针对肥胖相关慢性病进行治疗,这时可采取联合门诊或协助转诊的方式加强随访管理。②上门随访,这对人力资源的要求较高;利用患者教育和居民讲座进行集中随访。③电话随访也是常用的做法。

在实践中,一些社区卫生服务中心或卫生服务机构为了提高随访的依从性,经常提供一些免费的医疗服务,如为肥胖患者免费测身高、体重、血压,甚至定期免费检测人体成分,通过医患交流,传播肥胖防治知识和技能。在日常随访中也存在一些患者拒绝医生随访的现象,主要是对一些患者来说随访不能解决患者的实际问题,如肥胖合并糖尿病时,患者的主要需求是测血糖,但由于成本问题,社区卫生机构不能免费测血糖。

随访中,医生、营养师等专业工作者也应转变观念,认识到随访和健康管理在体重控制及慢性病防治中的作用,大部分随访虽然不开药、不检查,但营养评估、专业指导、监督、反馈也是健康管理的重要内容,健康管理是对个体或群体的健康进行全面监测、分析和评估、提供健康咨询和指导,以及对健康危险因素进行干预的全过程,因此健康管理观念的更新颇为重要。

(五)肥胖的社区健康管理流程

1. **社区人群综合防治** 利用社区的优势进行肥胖的综合防治。

2. **筛选超重/肥胖患者** 诊断依据体重、腰围、体脂率等指标。

3. **健康档案** 为肥胖患者建立健康档案,可电子化,便于追踪管理。

4. **营养评估** 对肥胖患者进行营养评估,包括生活方式调查、体成分检测、相关慢性病的筛查。

5. **个体化营养治疗** 制订个体化的营养治疗方案并监督执行。

6. **随访** 肥胖的随访管理非常重要,是营养治疗依从性的保证,建议第一个月每周随访,以后每月随访。

(杨勤兵 林 兵)

第七节 高尿酸血症营养防治及社区管理

尿酸是嘌呤类物质的终末代谢产物,嘌呤代谢紊乱则会导致高尿酸血症。本病患病率受到多种因素的影响,与遗传、性别、年龄、生活方式、饮食习惯、药物治疗和经济发展程度等有关。根据近年各地高尿酸血症患病率的报道,目前我国约有高尿酸血症者 1.2 亿,约占总人口的 10%,高发年龄为中老年男性和绝经后女性,但近年来有年轻化趋势。高尿酸血症在中国越来越流行,长期尿酸偏高最常见的并发症是痛风,并可导致肾脏病变,严重者可出现关节破坏、肾功能损害。高尿酸血症者常伴发高脂血症、高血压病、糖尿病、动脉硬化及冠心病等。

一、概述

高尿酸血症(hyperuricemia,HUA)是指在正常嘌呤饮食状态下,无论男女,非同日 2 次空腹血尿酸水平高于 420μmol/L(7mg/dl)。可分为原发性高尿酸血症及继发性高尿酸血症。

一般认为,高尿酸血症是痛风的发病基础,也是糖尿病、代谢综合征、血脂异常、慢性肾脏病和脑卒中等疾病发生的独立危险因素,但也可以无任何临床症状。所有高尿酸血症患者均应接受治疗,生活方式干预是最基础的治疗,必要时需服用降尿酸药物。

二、营养治疗

(一)治疗目的

减少外源性嘌呤摄入,减轻血尿酸负荷,降低痛风发生的风险或减少痛风急性发作的次数;延缓相关并发症的发生与发展;促进并维持机体适宜的营养状态,预防及配合治疗相关疾病,改善临床结局。

(二)营养治疗原则

1. 限制嘌呤的摄入　人体嘌呤大部分由自身合成,饮食摄入过多嘌呤会显著增加血尿酸水平,建议急性痛风患者嘌呤的每日摄入量低于 150mg,缓解期或无症状患者尚无确切的推荐量,建议尽量限制在每日 150mg 以内。多选择食用鸡蛋、牛奶、蔬菜、水果、谷类等低嘌呤食物,减少动物内脏、海鲜、肉汤等高嘌呤食物。

2. 增加碱性食物　各种蔬菜、水果、奶类、豆类等食物代谢产物偏碱性,有利于尿酸的排出。油脂、精制糖等含钾、钙、镁、钠少的酸性食物要减少摄入。

3. 限制总能量,保持适宜体重　总能量标准地制订要符合年龄、性别、生理代谢特点和身体活动强度,可根据 HB 能量公式计算或简易能量系数法,一般每日摄入量建议在 25~30kcal/kg 为宜。对膳食总能量进行限制,并与身体活动相结合,保持体重在合理的范围。适宜的体重应考虑年龄和身体成分比例,包括瘦体重比例和体脂率等,建议 BMI 值在 18.5~23.9kg/m² 之间,腰围 <90/85cm（男 / 女）。

4. 适量的糖类　建议每日糖类总量占总能量 50%~60%,避免脂肪氧化的酮体过多影响尿酸排泄。摄入的糖类应以多糖类为主,尽量减少精制糖,甚至杜绝食用。粗粮、水果、蔬菜等含有糖类的同时,还有较高含量的纤维素和维生素,对高尿酸血症的防治有利。

5. 适量蛋白质和蛋奶为主　蛋白质的总需求与健康人推荐一致,轻体力活动下 1.0~1.2g/（kg·d）为宜,建议供热比 10%~20%,多食用蛋类、奶类等低嘌呤高蛋白食物。视血尿酸水平或痛风发作情况决定其他蛋白质摄入量,痛风急性期可进一步降低蛋白质的摄入至 0.8g/kg。

6. 限制脂肪　脂肪含热量高,且其中间代谢产物酮体会影响尿酸的排泄过程,限制脂肪有利于血尿酸的降低,建议每日脂肪总量不超过膳食供能的 25%,尤其是在痛风急性发作期可选择低脂饮食（脂肪摄入 <40g/d）。

7. 多饮水　鼓励患者多饮水,保证尿量以利于尿酸排泄,如无心肾功能不全等禁忌,每日饮水量建议达到 2 000~3 000ml。

8. 限制饮酒　高尿酸血症患者应禁酒,尤其是啤酒的危害更大,会显著升高血尿酸水平。饮酒量大者患高尿酸血症和痛风的发病概率明显上升。

9. 增加运动　运动可以显著促进尿酸的排泄,预防痛风发作。运动量以轻中度身体活动为主,包括慢走、快走、跑步、骑车、游泳等。

三、饮食和营养治疗措施

1. 了解患者饮食习惯和基本病情　对患者进行营养评估,测量身高、体重、腰围,计算 BMI,了解体力活动水平。

2. 计算热量和营养素比例　总热量可采用简易系数法:标准体重 ×（25~30kcal/kg）,可根据肥胖程度进行适当的增减,肥胖者应降低热量摄入,消瘦者应提高热量摄入,糖类、蛋白质和脂肪比例分别为 50%~60%,12%~20% 和 15%~25%。制订运动计划,在日常身体活动的基础上,保证有氧运动每日 30min 以上。

3. 根据上述营养原则进行每日食物搭配　可参考和利用糖尿病的食物交换份（90kcal/份）或《中国居民膳食指南》与 "中国居民平衡膳食宝塔",进行更加形象化的食物搭配。

4. **营养教育** 指导低嘌呤饮食的注意事项,增加新鲜蔬菜、水果和蛋奶类的摄入,减少熟食和加工食物,每天饮水充足,每天运动保持适宜体重,定期随访加强依从性。

5. **嘌呤摄入自我评估和专业评估** 高尿酸血症患者的饮食应重点关注嘌呤,嘌呤的量化是精准营养的体现。规划和记录一日饮食,根据常见食物的嘌呤含量表,可对嘌呤的摄入进行自我评估或在营养相关专业人士的帮助下完成评估,设置高嘌呤食物的黑名单和白名单,掌握生活技巧。一般而言,痛风急性发作期忌食中和高嘌呤食物,可选用低嘌呤食物;慢性缓解期和无症状高尿酸血症忌食高嘌呤食物,少用中嘌呤食物,可选用低嘌呤食物。某些低、中嘌呤食物的脂肪、盐含量较高,也需要少用或者禁用。低、中、高嘌呤食物分类见表 11-6。

表 11-6 低、中、高嘌呤水平的常见食物列表

低嘌呤食物(每 100g 食物中嘌呤含量低于 50mg)		
食物类别	食物名称	其中禁用/少用的食物
谷类	大米、小米、玉米、面粉、小麦、荞麦、苏打饼干	高油高热量的点心、饼干、面包等
薯类	红薯、山药	薯片、薯条
蔬菜	芹菜、白菜、胡萝卜、冬瓜、苦瓜、茄子、西红柿、木耳、蘑菇等	咸菜
水果	各种新鲜水果	
蛋类	鸡蛋、鸭蛋、鹅蛋	皮蛋
奶类	低脂奶、脱脂奶、酸奶、奶粉	全脂奶、奶酪
食用油	豆油、橄榄油、花生油、亚麻籽油、茶油	椰子油、奶油、黄油、猪油、氢化脂肪
其他	苏打水、海参、枸杞、茶、咖啡等	巧克力
中嘌呤食物(每 100g 食物中嘌呤含量 50mg~150mg)		
食物类别	食物名称	其中禁用/少用的食物
肉类	瘦猪肉、牛肉、羊肉、鸡肉	腌制肉、肉汤
鱼虾类	鲤鱼、鲈鱼、草鱼、金枪鱼、鳕鱼等大部分新鲜鱼虾	咸鱼、熏鱼、鱼肉罐头
豆类	黄豆、绿豆、红豆等及其制品	豆腐乳
坚果	花生、瓜子、核桃、栗子	
部分蔬菜类	菠菜、笋、部分豆类(四季豆、青豆、豇豆、豌豆)、海带、蘑菇等	
高嘌呤食物(每 100g 食物中嘌呤含量大于 150mg)		
食物类别	食物名称	其中禁用/少用的食物
动物内脏	猪肝、牛肝、牛肾、脑	
部分鱼类	沙丁鱼、凤尾鱼、白鲳鱼、鲢鱼、鱼卵、贝壳类、虾类等	
肉汤	畜禽肉汤、鱼汤、火锅汤等	

四、社区管理办法

(一)社区疾病流行特点

随着经济水平的提高,饮食结构和生活方式发生了巨大变化,非传染性慢性疾病的发病

率和患病率显著提高,根据近年各地高尿酸血症患病率的报道,我国成人高尿酸血症的患病率为 8.4%~13.3%,目前我国约有高尿酸血症者 1.2 亿,高发年龄为中老年男性和绝经后女性,但近年来有年轻化趋势,在分布特点上,男性高于女性,城市高于农村,沿海高于内陆。

(二)社区监测方案

高尿酸血症的最常见表现为痛风性关节炎,长期高尿酸血症可引起和 / 或加重其他多器官损伤,并发肾脏病变(急性尿酸性肾病、慢性尿酸盐肾病、肾石症)、高血糖、血脂紊乱、高血压、冠心病、心功能不全及卒中等。血尿酸水平的定期检测(3~6 个月)是最可靠的监测方法,出现高尿酸血症并发症或临床症状时要及时进行相关的检查,包括关节部位 X 线、关节超声等。

(三)社区居民高尿酸血症的营养管理措施

针对高尿酸血症的三级预防,要从危险因素、营养治疗和疾病康复等多个方面进行管理,生活方式作为最可控的危险因素和防治要点,应该在社区居民的健康管理中得到重视。

1. 由卫生专业人员制订适合当地居民主流饮食习惯的营养治疗方案,制订个体化的生活方式干预。

2. 建立高尿酸血症患者的健康档案,记录营养治疗方案,并持续追踪改进。

3. 定期随诊,每 1~3 月随诊一次,提高依从性。

4. 同伴教育、小讲课、小讨论等小范围一对多的健康教育适合在社区医院等初级卫生保健机构开展,其具备良好的互动性,可提高营养知识水平和依从性。

(四)高尿酸血症的社区管理

1. 高尿酸血症患者管理

(1)利用宣传栏、手册、宣传单、公共电视等简易工具,普及高尿酸血症防治相关知识。

(2)所有高尿酸血症患者均需经过医师、营养师或健康管理人员的指导,给予饮食、运动处方和指导,制订个体化的生活方式干预。

(3)定期监测,筛查并预防痛风及并发症。

(4)与专科医师合作,规范化药物治疗,积极开展生活方式干预。

(5)开展高尿酸血症的专业咨询,可以借助社区门诊、互联网等平台,建立紧密的,以社区为基础的管理途径。

2. 痛风患者(缓解期)的健康管理

(1)痛风性关节炎患者首先遵循高尿酸血症管理原则。

(2)医师须告知患者生活中避免可能的诱发因素,提出正确的预防措施,并制订个体化的急性发作时紧急处理方案。

(3)痛风急性发作缓解后再考虑开始药物降尿酸治疗,已接受降尿酸药物治疗者急性期无须停药,初始药物降尿酸治疗者应给予预防痛风急性发作的药物。

3. 高危人群管理　一级亲属中有高尿酸血症或痛风患者,久坐、高嘌呤高脂饮食等不良生活方式者,存在肥胖、代谢异常性疾病(如糖代谢异常、血脂紊乱、非酒精性脂肪肝等)、心脑血管疾病(如高血压、冠心病、心力衰竭、卒中等),以及慢性肾脏病等高危人群建立定期筛查方案,普及高尿酸血症和痛风医学知识,提高人群防治意识,定期监测血尿酸水平,尽早发现并诊治高尿酸血症或痛风。

（杨勤兵　林　兵）

第八节　慢性肾病营养防治及社区管理

慢性肾脏病(chronic kidney disease,CKD)严重威胁人类健康,是各种原因引起的超过3个月的肾脏结构和功能障碍的肾脏疾病。CKD分期主要根据肾小球滤过率指标,分为5期。CKD的营养治疗原则主要为:低蛋白饮食;补充充足能量;低盐饮食并纠正电解质紊乱;补充α营酮酸;足量的维生素和微量元素。早期CKD难于察觉,知晓率低,治疗率低。因此,在社区卫生服务中建立早期CKD的管理和干预机制,并对社区早期CKD患者进行管理评估,对于延缓患者肾脏损伤进展具有重大意义。

一、慢性肾病的概述

各种原因引起的慢性肾脏结构和功能障碍(肾脏损害病史大于3个月),包括肾小球滤过率(glomerular filtration rate,GFR)正常和不正常的病理损伤、血液或尿液成分异常,及影像学检查异常,或不明原因GFR下降$[<60ml/(min \cdot 1.73m^2)]$超过3个月,即为慢性肾脏病(chronic kidney disease,CKD)。

CKD已经成为威胁全世界公共健康的主要疾病之一。在发达国家普通人群中有6.5%~10%患不同程度的肾脏疾病,我国CKD患病率为8%~10%,每年大约其中1%的患者进入终末期肾病,给患者及其家庭、社会带来了沉重的经济和精神负担。对CKD患者来说,营养不良及代谢紊乱相当常见,是预后不良的重要因素。因此重视营养治疗对改善CKD患者生存质量及预后具有重大的意义。

引起CKD的疾病包括:各种原发或继发的肾小球肾炎、肾小管损伤,以及肾血管的病变等。根据GFR可以将慢性肾脏病分为5期,早期发现和早期干预可以显著的降低CKD患者的并发症,显著提高生存率。对于CKD的治疗,包括原发病的治疗、各种危险因素的处理,以及延缓慢性肾功能不全的进展,当CKD患者进展至5期时,应及时进行肾脏替代治疗,如血液透析、腹膜透析和肾移植。

二、慢性肾病的诊断

近年来,为了加强对早期CKD的认知和早期防治,美国肾脏病基金会专家组对CKD的分期方法提出了新的建议(表11-7),该分期方法将GFR≥$90ml/(min \cdot 1.73m^2)$且伴有肾病的患者视为1期CKD。

表 11-7　慢性肾脏病的分期　　　　　　　　单位:$ml/(min \cdot 1.73m^2)$

分期	描述	GFR	说明
1	肾损伤指标(+),GFR正常	>90	GFR无异常,重点诊治原发病
2	肾损伤指标(+),GFR轻度下降	60~89	减慢CKD进展,降低心血管病风险
3	GFR中度下降	30~59	减慢CKD进展,评估治疗并发症
4	GFR重度下降	15~29	综合治疗,治疗并发症
5	肾衰竭	<15或透析	透析前准备及透析治疗

三、慢性肾病的营养治疗基本原则

在临床实践中,药物加合理的营养治疗不仅可以更有效地改善 CKD 患者的营养状况、缓解尿毒症的症状、延缓疾病进展并最终改善患者的预后,而且还能在一定程度上减轻患者的经济负担,因此现代 CKD 营养治疗的重要临床地位是显而易见的。当然,不同时期的 CKD 患者营养治疗目标有所不同。非透析期 CKD 患者营养治疗的目的是减少代谢产物,缓解临床症状,改善营养状况,从而延缓 CKD 的进展,推迟透析开始时间。而透析的 CKD 患者营养治疗的主要目的是补充透析丢失的营养,改善患者的营养状况。

(一)低蛋白饮食

低蛋白饮食(low protein diet, LPD)可以减少尿中蛋白量,减轻肾脏的蛋白质、氨基酸代谢负担,延缓肾功能衰竭,推迟透析时间。对于蛋白质的摄入量并没有统一标准,但目前采用较多的方法为根据肾小球率过滤来给予相应的蛋白量:①肾功能不全代偿期,可采用正常人饮食的蛋白质推荐量,$1g/(kg \cdot d)$;②肾功能不全失代偿期及肾衰竭期,采用低蛋白饮食,蛋白质 $0.5 \sim 0.g/(kg \cdot d)$;③尿毒症期,极低蛋白饮食(very low protein diet, VLPD),蛋白质 $0.3 \sim 0.4g/(kg \cdot d)$。在限制蛋白质的情况下,保证优质蛋白质 >50%,主要为动物蛋白,其含必需氨基酸比例高,人体对其吸收利用率高于植物蛋白。

(二)供给充足能量

给予充足的能量是低蛋白饮食治疗成功的重要条件。机体会通过增加糖类、脂肪的分解,降低蛋白质的降解来适应低蛋白饮食,如果热量不足,体内脂肪、糖原、蛋白质动员消耗,将会导致营养不良,血浆白蛋白水平、尿素氮、尿蛋白都不能改善。慢性肾衰(chronic renal failure, CRF)患者的热量计算应考虑其性别、年龄、体重指数(BIM)、疾病应激程度、活动水平。一般 $25 \sim 40kcal/(kg \cdot d)$ 水平。一超重而活动量少的人能量较低,偏瘦而消耗量大的能量较高,利于维持正氮平衡。

(三)电解质

由于肾脏的调节、重吸收、分泌代谢功能受损,CRF 患者体内的水电解质代谢紊乱,主要表现在钠、钾、钙、磷上。为减轻水肿和高血压症状,应鼓励 CRF 患者采用低盐饮食,无水肿和高血压患者可 4~6g/d,有水肿和高血压患者要限制食盐摄入,2~3g/d。

(四)必需氨基酸及 α- 酮酸的应用

α 酮酸不含氮,当 α 酮酸转化成对应的 L- 氨基酸时,利用了代谢产生的氮合成氨基酸,既节省了氮源也可降低尿素氮和肌酐,还可补充血液中的必需氨基酸,提高蛋白质合成率,改善氮平衡,纠正营养不良。临床上通过酮酸的转化补充必需氨基酸改善蛋白质代谢,结合足够热量纠正营养不良,来改善尿毒症症状,保护残余肾功能。

(五)足量维生素和微量元素

维生素、矿物质的主要来源仍然是通过进食摄入。蔬菜水果中含有丰富的维生素、植物纤维、果胶、微量元素等。每天应保证至少 400~500g 的摄入量。如果食物来源不足,可给予维生素、矿物质制剂补充。

四、饮食和营养治疗措施

(一)充足的热量摄入

非透析 CKD 患者的基础代谢需求同正常人相似或是轻度减低,故推荐其热量摄入需要量一般为 30~35kcal/(kg·d)。炎症、透析等会增加患者的基础代谢量,可适当增加热量摄入,如推荐透析患者热量为 35kcal/(kg·d)。而老年人、营养状况良好、肥胖合并糖尿病的患者需适当限制饮食,可减少至 30kcal/(kg·d)。CKD 患者常合并糖代谢异常,有自发性低血糖倾向,故目前建议将低血糖生成指数(glycemic index,GI)的糖类物质作为热量的主要来源,占总热能的 50%~60%。一般建议脂肪供能量为总热量的 25%~30%,其中动物脂肪应小于总热量的 10%,全天饮食胆固醇不宜 >300mg,同时保证足量的多不饱和脂肪酸(建议多不饱和脂肪酸与饱和脂肪酸的摄入比例大于 1 或以上及 1.5 或以下)。低蛋白饮食患者可适当增加脂肪摄入量,但不宜 >35%。

(二)合理的蛋白饮食

限制蛋白饮食是治疗 CKD 的一个重要环节。它既要符合残肾功能可耐受的能力,同时又要满足机体必需氨基酸(essential amino acid,EAA)和能量的需求。CKD1~2 期患者原则上应限制蛋白饮食,CKD3 期应开始低蛋白饮食,尽可能使用高生物价优质蛋白,保证动物蛋白量为 50%~60%,以保证充足的 EAA 摄入。透析患者 50% 饮食蛋白应为高生物价蛋白。指南推荐非透析 CKD 患者蛋白的摄入量为 0.6~0.8g/(kg·d),血液透析患者蛋白摄入量为 1.2g/(kg·d),腹膜透析患者推荐蛋白摄入量为 1.2~1.3g/(kg·d),这也是目前国际上比较公认的标准。糖尿病肾病患者可适当放宽(比非糖尿病肾病患者多 0.05~0.1g/(kg·d)。有文献显示 0.95g/(kg·d) 和 1.0~1.2g/(kg·d) 的蛋白摄入量就能分别满足血透和腹透患者的蛋白需求,而更大剂量的蛋白摄入并不能进一步改善人体营养成分,故国外一些近几年的指南主张略微降低透析患者蛋白摄入量[血透 1.1g/(kg·d),腹透 1.0~1.2g(kg·d)]。也正是鉴于这些临床研究的公布,亦有人对限制血透患者的蛋白摄入提出了争议。另外,目前大部分腹透患者蛋白入量没有达到 1.2g/(kg·d),但如果其营养状况基本稳定的话,1.0g/(kg·d) 的蛋白入量也是可以接受的。肾移植患者早期在使用大剂量糖皮质激素治疗时,蛋白摄入量应增加至 1.4~2.0g/(kg·d),后期小剂量糖皮质激素维持时,给予 0.8~1.0g/(kg·d) 蛋白即可。

(三)必需氨基酸和 α- 酮酸的合理补充

补充 EAA 和 α- 酮酸(α-ketoacid,α-KA)可以延缓肾脏病的进展,特别是低蛋白饮食的老年 CKD 患者还可以降低肌减少症的发生可能。目前,主张低蛋白饮食的 CKD 患者尤其是极低蛋白饮食者应补充 EAA 或 α-KA。复方 α- 酮酸治疗效果更优于 EAA,但复方 α- 酮酸含钙,尤其是与钙剂及活性维生素 D_3 合用时,建议监测血钙变化。应用 EAA 或 α-KA 的患者可不必限制动物蛋白和植物蛋白的比例。

(四)水和电解质的控制

纠正水、电解质代谢紊乱也是 CKD 营养治疗的重要内容之一。钠的摄入量因人而异,当合并高血压、水肿、严重肾功能损害等情况时,钠的摄入量需严格控制,一般在500~1 500mg/d。对肾功能严重损害的患者,亦需限制钾、磷的摄入,钾的摄入量一般为400~800mg/d,磷摄入量为 800~1 000mg/d(根据饮食蛋白需要量调整)。CKD 患者元素钙的摄入一般不应 >2 000mg。随着肾功能损伤进展,CKD 患者常可有高镁血症,故一般建议避免使用含镁的食物或药物。

(五)足量的维生素补充

维生素缺乏在 CKD 患者中相当常见。CKD 常常影响患者多种维生素的吸收、代谢及活性,如维生素 D、叶酸等。非透析 CKD 患者每日应补充以下维生素:5mg 维生素 B_6、1mg 叶酸、50~100mg 维生素 C,以及其他一些建议正常人补充的水溶性维生素。另外,维生素 E 的补充是必要的,但其摄入量仍存在争议。不推荐常规补充维生素 A 和维生素 K。血浆内维生素 D 浓度应 >30ng/L。透析患者的水溶性维生素可从透析液中丢失,因此水溶性维生素的补充量应该适当增加。

(六) 微量元素、L- 肉碱等特殊营养素的充分摄入

临床医生也应对铁、锌等微量元素的补充给予足够重视。尤其对透析患者,应当注意定期检测血清铁、锌的浓度,及时给予口服制剂。部分透析患者需静脉补铁,补铁的剂量及疗程需根据血清铁、转铁蛋白饱和度等铁代谢指标调整剂量。透析患者 L- 肉碱缺乏极为普遍,主要与摄入不足、透析丢失等因素有关,故应重视补充 L- 肉碱,及时纠正低肉碱血症,常需静脉补充,饮食中肉类是其主要来源。

(七) 适当的膳食纤维的摄入

适当的膳食纤维有利于降低血浆胆固醇,还可以减少结肠内细菌形成的氮,有助于排出肠道内的氮,进而降低血尿素氮,减轻尿毒症症状。但过多的膳食纤维会影响脂肪代谢及一些微量元素的吸收,故 CKD 患者膳食纤维每日摄入量不宜过多,一般在 20g 左右为宜。

(八) 其他

如外源性激素或生长因子的补充。外源性激素目前应用较多的为促红细胞生成素、活性维生素 D_3,两者在治疗各自有相应适应证患者的同时,还可以对患者营养状况带来一定的益处。外源性生长激素或胰岛素样生长因子亦有益于改善食欲及营养状况,可短期内适当补充,但其长期的不良反应尚不明确。

五、慢性肾病的社区营养管理

早期的 CKD 往往没有症状,随着疾病的逐渐进展会发生贫血、营养不良、炎症、脂质代谢紊乱、钙磷代谢紊乱、继发性甲状旁腺功能亢进以及终末期肾脏疾病(end stage renal disease,ESRD),这些并发症的治疗以及肾脏替代治疗会消耗大量的社会资源。由于早期 CKD 不易察觉,到专科医院就诊的多为 CKD Ⅲ期及以上者,而绝大多数早期 CKD 患者隐于社会中。早期 CKD 知晓率低,防范知识欠缺,治疗率低。因此,在社区卫生服务中建立早期 CKD 的管理和干预机制,对社区早期 CKD 患者进行管理评估,在延缓患者肾脏损伤进展的方面意义重大。

引发 CKD 的病因很多,在我国主要为慢性肾小球肾炎,高血压肾病、糖尿病肾病也是 2 个重要的病因,且在病因组成中所占的比例呈增长趋势。此外,结缔组织病、多囊肾、泌尿系统梗阻性疾病、痛风等也是 CKD 较常见的病因。而 CKD 进展的防治需综合病因、并发症、合并症及各种危险因素。《慢性肾脏病及透析的临床实践指南》指出①已经证实有效的措施包括:严格血压、血糖控制,以及运用血管紧张素转换酶抑制剂或血管紧张素Ⅱ受体拮抗剂。②尚不确定的措施:限制蛋白质摄入、降脂治疗、改善贫血。③预防和纠正 GFR 急性下降,并指出常见致 GFR 急性下降的原因有:容量不足、尿路梗阻、感染、静脉造影、某些抗生素(如氨基糖苷类和两性霉素 B)、血管紧张素转换酶抑制剂或血管紧张素Ⅱ受体拮抗剂、环孢霉素和他克莫司等;另外也提到了生活方式对 CKD 进展的重要性。

由此可以看出,CKD 的防治涉及方方面面,从用药到生活,内容很多。目前患者到专科就诊,候诊时间长,咨询时间短,且专科医生注意力多集中于医疗干预而非预防,患者无法得到细致的管理。全科医生提供的社区卫生服务以社区为基础,以家庭为单位,确定社区的健康问题和需要,制订社区卫生计划,提供家庭为导向的保健,为个体患者提供综合性、连续性

医疗保健。在这样的理论指导下,社区卫生服务成为慢性病预防和管理的重要阵地。应发挥社区管理的特点,强化家庭对慢性病管理的影响优势,同时突出个人的自我效能,建立积极、正确的健康信念与态度,进而改变健康相关行为的基础。因此,调动患者的个人行为对于早期 CKD 有着重要意义。通过对社区患者进行健康管理,对于提高患者生存质量、用药依从性,严格控制患者血压、血糖、血脂,改善患者的生活方式、了解和预防肾脏病的急性事件、监测贫血等并发症的发生等有着重要意义。

CKD 患者的营养状况与其生存质量及预后密切相关,故 CKD 患者应定期进行营养状况评估与监测,防止营养不良的发生。

(一) 饮食治疗依从性的监测

包括蛋白质摄入及能量摄入的监测。通常采用标准化氮表现率蛋白相当量(normalized protein equivalent of nitrogen appearance rate,nPNA)或蛋白分解代谢率等指标反映入量。在氮平衡状态下,其值与蛋白入量相当。目前推荐血液透析患者的 nPNA≥0.8g/d,腹膜透析患者的 nPNA≥0.9g/d。另外,亦可通过直接法,即通过"24 小时膳食回顾法"或"3~7 天日记法",记录患者摄食的名称、种类和量,进而计算出患者蛋白质的摄入及能量摄入。

(二) 营养状况的评估

包括体格测量(如体重指数 BMI、肱三头肌皮褶厚度、上臂肌围等)、生化指标(如血清蛋白、前白蛋白、转铁蛋白等)和主观综合营养评估(subjective global assessment,SGA)。目前,多主张采用综合性营养评定方法,SGA 是最常用的方法。生物电阻抗及核医学等方法主要用于人体成分的研究,有条件时亦可用于临床检测,它们能够较好地反映长期营养的充分性。

(三) 营养状况监测和评估的时间及频率

CKD 患者从 GFR<60ml/min 即易出现营养不良,故应从此阶段开始营养状况监测。CKD3 期患者每 6~12 个月监测 1 次,CKD4 期患者每 1~3 个月监测 1 次,透析患者每 3~6 个月监测 1 次。对已经实施低蛋白饮食治疗的患者更应有规律地密切监测,治疗初期或存在营养不良时建议每月监测 1 次,随后根据患者情况每 2~3 个月监测 1 次。另外对发生急性疾病、进食量减少、肾功能显著下降等情况的患者,亦需加强监测及随访。所有 CKD 患者应每月监测干体重和体重指数,透析患者每月监测血清白蛋白,每 3~6 个月监测透析充分性、nPNA、SGA,有条件者可每 6~12 个月行生物电阻抗或核医学检查评价人体成分。

综上所述,医生应该遵循现代 CKD 营养治疗原则,注意各种非透析治疗的综合应用,并根据 CKD 患者病情、治疗方案、营养状况、饮食习惯、经济条件等具体情况制订患者的营养治疗方案,及时进行监测与评估,尽量做到方案个体化,达到既保证营养状况良好,又有利于控制肾脏基础病、保护肾脏的目的。同时,临床医师还应该采取其他综合性措施,如增加 CKD 患者适当的体力活动、加强患者饮食教育、提高医疗水平、减轻患者的个人和家庭负担等,来提高 CKD 防治水平。

(郑　璇)

第九节　脑卒中康复期的营养支持及社区管理

脑卒中俗称"脑中风",是由于脑血管阻塞或破裂引起脑血流循环障碍和脑组织功能或结构损害的急性脑血管疾病,分为缺血性卒中和出血性卒中两种,前者占比 60%~70%,包括脑梗死、短暂性脑缺血发作(transient ischemic attack,TIA);出血性卒中主要指的是脑出血(脑溢血)。

目前,脑卒中已成为我国首位致死、致残原因。2019 年《中国脑卒中防治报告》显示,我国 40 岁以上人群脑卒中患病人数约为 1 318 万。脑卒中患者年轻化趋势明显,病后存活人群中 70% 留有不同程度的残疾,表现为半身不遂、言语不利、口眼歪斜等症状。脑卒中对家庭和社会来说都是沉重的负担,降低脑卒中的发病率、死亡率和致残率,让脑卒中患者尽早康复,同时防止复发,已经成为当务之急。

一、脑卒中康复治疗的意义

循证医学证实,脑卒中康复治疗是降低致残率最有效的方法,也是脑卒中组织化管理模式中不可或缺的关键环节。现代康复实践证明,有效的康复训练能够减轻患者功能上的残疾,提高患者的满意度,加速脑卒中的康复进程,降低潜在的护理费用,节约社会资源。

脑卒中康复治疗的根本目的是最大限度地减轻障碍和改善功能、预防并发症、提高患者的日常生活能力,最终使患者回归家庭、融入社会。规范的康复流程和治疗方案对降低脑血管病的致残率,提高患者的生活质量具有十分重要的意义。

目前国内适合推广应用三级康复网。①“一级康复”:指患者早期在医院急诊室或神经内科的常规治疗及早期康复治疗;②“二级康复”:指患者在康复病房或康复中心进行的康复治疗;③“三级康复”:指在社区或家中的继续康复治疗。脑卒中患者出院后在社区内进行康复治疗同样具有康复疗效。

二、营养与脑卒中康复治疗的关系

脑卒中和营养不良之间存在着相互影响,营养支持与脑卒中患者神经功能康复关系密切,患者自身营养状况是药物治疗及康复训练的基础,如果没有这个基础或该基础不够巩固,则药物治疗及康复训练的疗效就会大打折扣。国内调查表明,康复科住院脑卒中患者中营养风险及营养不足发生率高于临床住院患者的发生率。国外研究证实,营养不良和肌肉减少症经常发生在康复机构,脑卒中患者身体成分的保持和改善与饮食营养支持有重要关系。良好的营养状况对其康复过程具有促进作用。

脑卒中后患者将面临很长的康复期,对其进行营养支持的目的是促进神经细胞的修复和功能的恢复,保持和改善肌肉、骨矿物质含量,减轻患者功能上的残疾。因此,应根据脑卒中康复期患者的病情轻重、有无并发症、能否正常进食、消化吸收功能、体重、血脂、血糖、电解质等因素,给予合理的饮食或肠内营养支持,纠正营养不足或营养失调,促进康复和防止复发。尤其是对于在社区或家中继续进行康复治疗的脑卒中患者,选择合理的营养治疗方法非常重要。

三、脑卒中康复期的营养治疗

由于脑卒中患者的病变部位、病情轻重、残疾程度及康复训练措施各不相同,因此脑卒中康复期患者的营养治疗方法也不尽相同,在社区或家庭进行康复训练的患者,可以在脑卒中患者营养治疗原则基础上,根据自身特点进行调整。

（一）脑卒中康复期患者的饮食营养治疗

1. 饮食营养治疗原则

（1）能量：一般脑卒中康复期患者的能量供给量可与正常人相同,体重超重者应减少能量供给。建议非卧床患者 25~35kcal/（kg·d）,卧床患者 20~25kcal/（kg·d）,尽量保持理想体重,使体重指数（BMI）控制在 20~24kg/m²。

（2）蛋白质：脑卒中康复期患者的蛋白质摄入量至少为 1.0g/（kg·d）,如存在分解代谢过度的情况（如有压疮时）应将蛋白摄入量增至 1.2~1.5g/（kg·d）。动物蛋白与植物蛋白比例为 1∶1 左右。

（3）脂肪：脑卒中康复期患者的饮食中总脂肪产能量占一天摄入总能量的比例不超过 30%,对于血脂异常的患者,不超过 25%。每天饮食中饱和脂肪酸占能比不超过 7%,反式脂肪酸不超过 1%,ω-3 多不饱和脂肪酸可为 0.5%~2%,ω-6 多不饱和脂肪酸可为 2.5%~9%。

（4）糖类：脑卒中康复期患者膳食中糖类物质应占每日摄入总能量的 50%~65%。

（5）维生素、矿物质：均衡补充多种维生素和矿物质,尤其是富含维生素 B₆、维生素 B₁₂、维生素 C、叶酸等维生素的食品,注意补充多种矿物质,预防微量元素的缺乏,降低患者的发病风险。

（6）膳食纤维：脑卒中康复期患者每日膳食纤维摄入量可为 25~30g/d,卧床或合并便秘患者应酌情增加膳食纤维摄入量。

（7）胆固醇：限制胆固醇摄入,每天不超过 300mg,血脂异常者不超过 200mg。

（8）水：脑卒中康复期患者如无限制液体摄入情况,在温和气候条件下,每日最少饮水 1 200ml,对于昏迷的脑卒中患者可经营养管少量多次补充,保持水电解质平衡。

2. 食物选择

（1）平衡膳食,食物多样化：每日推荐摄入谷薯类,蔬菜、水果类,肉、禽、鱼、乳、蛋类,豆类,油脂类共五大类食品。

（2）谷薯类：粮谷类和薯类食物的摄入量 200~300g 为宜。谷类优选低糖类高膳食纤维的种类,如莜麦、荞麦、玉米面、小米、燕麦、麦麸、糙米等。

（3）动物性食品：

1）禽畜肉类：建议每日禽肉类食物的摄入量在 50~75g。优选低脂肪高优质蛋白的种类,如鸽肉、火鸡腿、鸡胸肉、牛里脊、猪里脊等。

2）鱼虾类：建议每日鱼虾类食物的摄入量在 75~100g。优选低脂肪高优质蛋白且含丰富多不饱和脂肪酸的食物,如海参、鲢鱼、青鱼、鲤鱼、带鱼、鳗鱼、鳕鱼等。

3）蛋类：建议每日蛋类的摄入量在 25~50g。对伴有高血压、血脂异常、糖尿病的脑卒中患者,应少吃蛋黄,可 2~3 天吃一个。

4）奶类及奶制品：建议每天饮 300g 液态奶或相当量的奶制品。优选低脂、脱脂奶及其制品。

（4）豆类及其制品：建议每天摄入 30~50g 大豆或相当量的豆制品。优选黑豆、黄豆、豆浆、豆腐、豆汁等。杂豆类如绿豆、红小豆等应计算入主食量。

（5）蔬菜：脑卒中康复患者每日蔬菜摄入量应在 500g 以上,以新鲜绿叶类蔬菜为主,如菠菜、油菜、空心菜、生菜、莴笋叶等。

（6）水果：不伴有高血糖的脑卒中康复患者每日水果摄入量为 150g 左右。可优选西瓜、橙子、柚子、柠檬、桃子、杏、猕猴桃、枇杷、菠萝、草莓、樱桃、火龙果等。

（7）坚果：坚果含丰富的蛋白质、脂肪、维生素、矿物质，建议每周可摄入50g左右。优选开心果、大杏仁、白瓜子、核桃等。

（8）油脂：烹调油不超过25g/d。以植物油为主，可选用大豆油、玉米油、芝麻油、茶籽油、橄榄油、亚麻籽油等。不宜吃含油脂过高及油炸类食物，如肥肉、动物油、油条等。减少反式脂肪酸的摄入，少用含氢化植物油（包括氢化棕榈油等）、精炼植物油、起酥油、精炼起酥油、代可可脂、植物奶油、人造黄油、植脂末等的食物。

（9）调味品：不宜吃含盐高的菜品或腌制品，如咸肉、咸菜、熏酱食物等。食盐应不超过5g/d，如果合并高血压，应不超过3g/d。不宜吃辛辣调味品及咖啡、浓茶等刺激食物。

（10）烹调方法：多选用蒸、煮、炖、拌、氽、水溜、煨、烩等少盐少油的烹调方式，以利于消化和吸收。

3. 饮食种类　对于能口服进食的脑卒中康复期患者，根据其康复训练程度、咀嚼能力、胃肠道消化能力等情况选择进食种类，具体如下。

（1）流食：为液体或能在口腔中融化为液体的食物，所能提供能量低，必需营养素不完全或不足，只能短时间应用。适用于食欲差、咀嚼或吞咽困难，消化能力差的患者。少量多餐，每日6~8餐。可选择稀藕粉、米汤、菜汁、水果汁、烂米粥、杏仁露、蛋花汤等。

（2）半流食：食物比较稀软，呈半流质状态、膳食纤维少。适用于咀嚼或吞咽较差，消化能力弱的患者。少量多餐，一日供应5~6餐。可选择大米粥、小米粥、挂面、面条、面片、馄饨、碎菜肉末粥、蛋羹等。

（3）软食：食物质地软、易咀嚼、营养较平衡，比普通饭易消化吸收。适用于牙齿咀嚼或吞咽不利，消化能力较差者。少量多餐，一日供应4~5餐。可选择烂米饭、豆包、馒头、鸡蛋或豆腐或肉末炒碎蔬菜等。

（4）普食：即正常膳食，与正常人平时所用的膳食基本相同，营养均衡，清淡可口。适用于体温正常、咀嚼能力无异常、消化功能无障碍的患者。一日3~4餐。一般食物均可选择，如主食、牛奶、鸡蛋、豆制品、瘦肉、蔬菜、水果等。

（二）重症脑卒中患者的营养支持

重症或昏迷患者如有呕吐、消化道出血时应禁食，从静脉补充营养。如果无消化道禁忌，可以进行鼻饲，根据患者的耐受情况从米汤开始，由少至多，每次200~250ml，每天4~5次；或应用肠内营养制剂，从低浓度、低速度开始，间歇或持续，依靠重力进入或泵入。如果肠内营养支持不能满足能量需求，可采用肠内、肠外营养联合方式进行支持治疗。

在患者对肠内营养耐受良好的情况下，应考虑到患者肌肉、骨质等身体成分的保持及未来长期康复的需要，根据患者不同的临床症状及并发症，逐渐将肠内营养内容过渡为不同配方的匀浆膳或肠内营养制剂，如短肽型或氨基酸配方、整蛋白配方、糖尿病适用型配方及高蛋白配方等。对某些患者可选择特殊配方，例如补充精氨酸、谷氨酰胺及核酸等，以满足机体营养需求。常规最低液体摄入量为1 500ml/d，应根据患者胃肠道及心肾功能酌情调整。不能耐受肠内营养的患者应接受肠外营养。

肠内喂养的方式和速率大致如下：

1. 持续性喂养，采用灌注泵控制进食量，每小时50~80ml。

2. 冲击量喂养，每次300~400ml冲击量，一天4~6次。

3. 间歇性喂养，每次250ml，每天5~8次。

4. 周期性喂养，夜间进行，每小时100~160ml。

（三）脑卒中后吞咽障碍患者康复期的营养支持

脑卒中患者的吞咽障碍是指不能将食物或液体从口腔安全送至胃内而没有误吸，也包括口腔准备阶段的异常，例如咀嚼和舌运动异常等。

急性卒中后吞咽障碍的发生率达 37%~78%。尽管部分患者吞咽困难可在卒中后 1 个月内恢复，但卒中早期的吞咽障碍将明显增加患者误吸及肺炎的风险，减少经口进食的量，导致脱水、电解质紊乱及营养不良，增加卒中患者的死亡率和不良预后。卒中后吞咽障碍是营养不良的独立危险因素，会影响到患者的康复效果。

吞咽障碍患者能否经口进食、水需要经过吞咽障碍筛查。吞咽障碍筛查往往是由饮水试验和一些提示误吸的危险因素所构成。筛查结果显示患者无吞咽异常，方可进食、进水。如果筛查结果异常，应进一步请专业人员进行全面专业评估，包括临床床旁评估以及仪器评估。经过分阶段全面评估脑卒中患者的吞咽功能后，可根据不同程度的吞咽障碍，给予患者不同的营养治疗途径。

吞咽障碍的治疗不仅能改善个体的进食状况，也能改善营养，预防并发症（如肺炎）。轻度吞咽障碍的脑卒中患者可以食用改进后的食物。食物改进是指改变食物或液体的结构或者黏度，是吞咽障碍的基础治疗。食物改进最常见的是将固体食物改成泥状或糊状，固体食物经过机械处理使其柔软，质地更趋于一致，不容易松散，从而降低吞咽难度。

脑卒中后大部分吞咽障碍患者最容易误吸的是稀液体，将稀液体内加入增稠剂以增加黏度，可减少误吸，增加营养内容的摄入量。糊状饮食的内容可参照一般脑卒中患者饮食营养原则进行配制，所有食物均需制熟后打成糊状，适当选择可以增加饮食黏稠度的食物效果更好。例如：可以采用勾芡的方式来调整食物的黏稠度，做成类似蜂蜜的状态诱导吞咽，或者选用奶昔、酸奶、马铃薯泥、蛋奶糊、南瓜鸡肉泥等。注意要在结构改变的食物中强化可能丢失了的营养成分，可以在食物中添加口服营养补充剂（oral nutrition supplementation，ONS），并尽量使食物能引起患者食欲。

对于吞咽障碍的患者来说，若呛咳不能缓解则尽量选择鼻饲喂养或经皮胃（十二指肠）造瘘。

（四）脑卒中后偏瘫患者康复期的饮食营养治疗

脑卒中后偏瘫患者常出现患侧肢体失用性萎缩，可观察到有骨量丢失和骨骼肌松软，易发生脆性骨折。偏瘫患者康复治疗的目的是以恢复患者的机体功能为主，需要进行规律性的康复训练，体力活动强度与个体的康复训练项目设置有关。另外，偏瘫患者的胃肠道蠕动相对减弱，消化吸收功能降低，易发生便秘。因此，脑卒中后偏瘫患者康复期饮食营养治疗在一般脑卒中康复期患者饮食营养治疗原则基础上需注意以下几点。

1. **饮食应营养丰富**　供给足够的能量、蛋白质、维生素 D、维生素 E、维生素 C、胡萝卜素、B 族维生素等维生素，以及钾、镁、铬、硒、锰、碘等矿物质。以促进患者神经、肌肉的康复，防止和减少细胞受氧自由基的损害、保护心脑血管。

2. **多饮水，多食半流质食物**　脑卒中患者大多对口渴不敏感，偏瘫患者应有充足的水分供应，日常膳食中食物搭配应有干有稀、有饭有汤。可适当吃一些多汁的新鲜水果。多饮汤水可预防便秘及泌尿系统感染的发生。

3. **食物不可过于精细，以增加胃肠蠕动**　要适当进食膳食纤维含量高的食物以预防便秘的发生。粗粮、蔬菜、水果富含膳食纤维，能增加胃肠道蠕动，促进排便。

4. **多吃新鲜蔬菜、水果及豆类、豆制品；多食用海产品及含碘食物。**

5. 忌浓茶、酒类、咖啡和辛辣刺激性食物。

6. **控制食盐摄入量** 采用低盐饮食,限制腌制食品。

7. **少量多餐,定时定量** 每餐进食量要适当,不要暴饮暴食。三餐热量分配建议:早餐占 30%,午餐占 40%,晚餐占 30%;两餐之间可以加餐,根据患者具体情况而定。

8. **戒除烟酒** 吸烟与饮酒是脑卒中复发的危险因素和重要诱因,因此卒中患者需戒烟酒。

四、脑卒中康复期患者的社区管理

(一)社区综合康复

脑卒中患者的社区康复是指在社区和家庭层面上,为脑卒中后患者提供的康复服务。在脑卒中患者住院期间,康复治疗以医生为核心,由运动治疗师、作业治疗师、言语治疗师,心理医生、社会工作者、家属等组成治疗小组,对患者进行综合康复。在这个小组里,家属和看护者是一个重要的组成部分。他们可以协助患者或者协助治疗师进行康复训练,然后学习一些基本的康复的技巧和技术。在患者回到家庭以后,他们可以通过社区康复门诊的指导继续帮助患者康复,同时强化患者的康复意识。

(二)家庭饮食治疗

在脑卒中患者的社区或家庭康复过程中,饮食营养治疗的实施同样需要家属和照护人员的协助和配合。为了更好地对脑卒中康复患者实施家庭营养支持,可以在患者住院期间由营养(医)师按照脑卒中康复患者的饮食营养治疗原则制订个体化的营养处方,并对患者、家属及照护人员进行指导,使其掌握具体的饮食治疗方法,并能按要求实施。为了促进脑卒中患者康复,预防脑卒中复发,在患者康复过程中家属和照护人员还需要对患者长期形成的一些不良饮食习惯进行纠正。

随着脑卒中患者康复进程的发展,需要定期对患者的营养状况进行评估,同时营养支持方案也需要不断进行调整。对此可以在社区卫生服务中心为患者建立营养康复档案并设立营养门诊。患者可以在社区或家庭进行康复和饮食营养治疗,但需定期到社区营养门诊进行随访,进行营养状况评估,以保证营养康复方案的持续实施及根据病情进行必要的调整,从而使营养支持在脑卒中患者社区康复过程中的作用最大化。

(三)心理康复

卒中后抑郁是指脑卒中后患者出现持续情感低落、兴趣减退为主要特征的心理障碍。总体发生率高达 40%~50%,其中约 15% 为重度抑郁,可伴严重自杀倾向甚至自杀行为。卒中后抑郁可发生于脑卒中后各个时期,显著增加脑卒中患者的病死率、致残率和认知功能障碍,降低生活质量,给患者及其家庭乃至社会带来十分沉重的负担。因此推荐社区卫生服务机构对本社区所有脑卒中患者进行标准的抑郁筛查,对于出现卒中后抑郁或情绪不稳的患者应该进行积极的心理康复及相关治疗。通过治疗可减少或最终消除心理障碍的症状和体征,使患者恢复心理、社会和职业功能,保持良好心理状态,减少复发和再发的可能性。

脑卒中社区康复的覆盖面广、经济有效、简便易行,有利于调动社区、家庭的力量和患者的积极性,帮助脑卒中康复患者回归家庭和社会。

(史文丽)

第十节　恶性肿瘤康复期营养防治及社区管理

人体的细胞通过分裂进行自我更新,使人类的生命得以存续。当细胞更新不在正常细胞生长因素的控制之下,而是以一种不可控的方式快速分裂增殖,形成一组生长不受控制的细胞时,就是肿瘤。其中,恶性肿瘤是当前人类的头号健康威胁。据 2015 年全国肿瘤登记中心报道,2012 年中国癌症发病人数约 358.5 万,约占全球发病人数的 20%;死亡人数 218.7 万,约占全球死亡人数的 25%;其发病率的逐年上升和病死率的居高不下使其成为我国必须重视的公共卫生问题和社会问题。

肿瘤是一种饮食及生活方式相关性疾病。由于诊断治疗技术和方法的不断进步,明显延长了多种恶性肿瘤患者的生存时间,使得恶性肿瘤逐步成为一种可控可治的慢性疾病。合理的营养支持在提高恶性肿瘤患者康复期生存质量中发挥着重要作用。

一、恶性肿瘤营养治疗的重要性及目的

营养与肿瘤关系密切。肿瘤患者常伴有体重下降及营养不良,发生率高达 67%,而营养不良又反过来对抗肿瘤治疗效果产生不良影响,包括降低抗肿瘤治疗耐受性,增加并发症发生风险,缩短生存期等。营养治疗已经成为恶性肿瘤多学科综合治疗的重要组成部分。

恶性肿瘤营养支持的目的并非为了根治肿瘤,而是通过纠正或改善患者的营养状况和免疫功能,减少围手术期并发症,提高患者对手术等应激的耐受性,加速伤口愈合,减少放、化疗不良反应,改善生活质量,提高近期疗效和延长生存期。

二、恶性肿瘤的营养筛查及评估

随着恶性肿瘤患者病情的进展,营养不良成为最常见和最难以解决的问题。根据国内外相关文献报道,恶性肿瘤患者营养不良的发生率高达 40%~80%。营养评估的目的就是发现营养不良的患者,确定营养治疗的对象,从而保证营养治疗的合理应用,防止应用不足与应用过度。并且,在营养治疗过程中,还需要不断进行再评估,了解营养治疗效果,以便及时调整治疗方案。

目前临床上常用的营养筛查与评估工具包括:营养风险筛查 2002(nutritional risk screening 2002,NRS 2002)、主观整体评估(subjective globe assessment,SGA)、微型营养评估(mini nutritional assessment,MNA)、营养不良通用筛查工具(malnutrition universal screening tools,MUST)等。

患者主观整体营养评估(patient generated-subjective globe assessment,PG-SGA)是在 SGA 基础上发展而成的,专门为肿瘤患者设计的营养状况评估方法,由患者自我评估及医务人员评估两部分组成,具体内容包括体重、摄食情况、症状、活动和身体功能、疾病与营养需求的关系、代谢方面的需要、体格检查 7 个方面。前 4 个方面由患者自己评估,后 3 个方面由医务人员评估,总体评估结果分为定量和定性评估两种。定性评估将肿瘤患者的营养状况分为 A(营养良好)、B(可疑或中度营养不良)、C(重度营养不良)三个等级。定量评估将 7 个方面的计分相加,得出一个最后积分,根据积分将患者分为 0~1 分(无营养不良)、2~3 分(可疑营养不良)、4~8 分(中度营养不良)、≥9 分(重度营养不良)。

经 PG-SGA 评估,无营养不良者,不需要营养干预,直接进行抗肿瘤治疗;可疑营养不良

者,在营养教育的同时,实施抗肿瘤治疗;中度营养不良者,在人工营养(肠内、肠外营养支持)的同时,实施抗肿瘤治疗;重度营养不良者,应该先进行人工营养(肠内、肠外营养支持)1~2周,然后在继续营养治疗的同时,进行抗肿瘤治疗。无论有无营养不良,所有患者在完成一个疗程的抗肿瘤治疗后,应该重新进行营养评估。

三、恶性肿瘤患者康复期营养治疗原则

由于营养不良在肿瘤人群中的普遍性,以及营养不良的严重后果,营养疗法应该成为肿瘤治疗的基础措施与常规手段应用于全程治疗。恶性肿瘤的营养治疗既要保证患者营养平衡,维护患者的正常生理功能,又要选择性地饥饿肿瘤细胞,抑制或减缓肿瘤进程。营养疗法的最高目标是代谢调节、控制肿瘤、提高生活质量、延长生存时间;基本要求是满足肿瘤患者目标需要量的70%以上能量需求及100%蛋白质需求。

(一)能量

恶性肿瘤康复期患者能量摄入可参考健康人群标准,以25~35kcal/(kg·d)为起始量。如已存在营养风险,应给予充足能量以避免进一步的体重下降。如患者存在摄入不足情况,需考虑增加膳食摄入的能量密度。

(二)糖类

对于存在体重下降并伴有胰岛素抵抗的恶性肿瘤患者,若糖类较高会加重血糖负荷,进而增加高血糖所致的感染风险。故糖类供能应占总能量的40%或更低。对于不存在胰岛素抵抗的恶性肿瘤患者,可参考一般人群标准,糖类供能占总能量的50%~65%。

糖类应来源于全谷类食物、蔬菜、水果和豆类等,利于减低肿瘤复发风险及合并心脑血管疾病的风险;对超重或肥胖患者利于降低体重。添加糖可在一定程度上降低患者食欲,减少食物摄入量,导致营养风险。

(三)蛋白质

对于恶性肿瘤患者来说,增加蛋白质摄入可增强肌肉蛋白质的合成代谢。恶性肿瘤患者蛋白质摄入应在1.0g/(kg·d)以上,若体力活动下降且存在系统炎症状态,蛋白质可增至1.2~1.5g/(kg·d)。对于肾功能正常者,给予1.5g/(kg·d)的蛋白质是安全的;但如果存在急/慢性肾功能不全,蛋白质摄入不应超过1.0g/(kg·d)。优质蛋白质应占总蛋白质量的50%以上。

(四)脂肪

脂肪供能应占全日摄入能量的20%~35%。恶性肿瘤患者可更多利用脂肪酸供能。ω-3脂肪酸可降低炎症反应,减少免疫抑制。如存在体重下降并伴胰岛素抵抗,可增加中链甘油三酯(MCT)供能比,减少糖类的供能比,优化糖脂比例。高饱和脂肪酸可能会缩短生存时间,而增加单不饱和脂肪酸可能延长生存时间。

(五)营养素补充剂

Meta分析表明,营养素补充剂不能改善恶性肿瘤患者全因死亡率,不能降低恶性肿瘤相关死亡率,不能降低恶性肿瘤复发风险。但值得注意的是,营养素补充剂的临床研究难度较大,所得结论尚存在矛盾,需要高水平研究获得更高强度的证据。目前认为,在膳食摄入不足或经检查证实存在某类营养素缺乏时,可经有资质的营养(医)师评估后使用营养素补充剂。

（六）抗氧化营养素

抗氧化营养素包括维生素 A、维生素 E、维生素 C 和硒等。各种蔬菜和水果是抗氧化营养素的良好来源。在进行化疗和放疗时，不推荐服用大剂量的抗氧化补充品或增强维生素的食物或饮料。

（七）植物化学物

植物化学物是普遍存在于各色蔬菜及水果中的天然物质，如花青素、类胡萝卜素、番茄红素、白藜芦醇和植物甾醇等，对肿瘤患者有非常好的保健作用，可以对抗氧自由基及稳定体内激素水平等。

（八）营养支持

对存在营养风险的患者应尽早启动营养支持，包括口服营养补充（oral nutrition supplement，ONS）、肠内和/或肠外营养。Meta 分析显示，ONS 可提高患者生活质量并增加体重。对加用 ONS 1 周以上但营养摄入未获得改善，或摄入量低于推荐量的 60% 持续 1~2 周者，应予以肠内和/或肠外营养。营养支持应遵循阶梯治疗原则，依次进行营养咨询、ONS、肠内营养、部分肠外营养＋肠内营养和全肠外营养。

（九）运动

在肿瘤患者康复过程中，规律性运动不可或缺。高强度研究证据提示，规律性运动有利于降低各类恶性肿瘤的复发风险。

四、恶性肿瘤患者的居家营养康复方法

研究显示，规范化的居家营养管理与传统营养干预比较，可显著降低肿瘤患者围治疗期营养不良的发生率，改善患者生活质量。

恶性肿瘤患者居家营养康复是其全程支持治疗的重要组成部分，是院内营养支持的延伸。居家营养康复有利于恶性肿瘤患者改善营养状况，提高其对治疗的耐受及生活质量。恶性肿瘤患者出院后（居家）饮食建议如下。

（一）能量适度，保持理想体重

患者饮食摄入以每餐 7~8 分饱为最好，不能过多，也不能过少，非肥胖患者以体重不下降为标准，切忌饥饿。

（二）增加蛋白质摄入量

奶类、蛋类、鱼类、肉类、豆类是优质蛋白质来源。总体上说，动物蛋白质优于植物蛋白质，乳清蛋白优于酪蛋白。饮食要荤素搭配（荤：素 =1：2）。控制红肉（猪肉、牛肉、羊肉）及加工肉类（如香肠、火腿）摄入量。

（三）主食品种合理选择

主食的品种应更加丰富，推荐食用完整谷类，尽量避免精细加工和过度加工的食物。推荐大米、全麦、燕麦、玉米、紫米等五谷杂粮，这些食物含有的糖类物质会缓慢释放，有利于胰岛素水平的稳定。同时粗加工的谷类含有大量对人体有利的维生素和矿物质。避免或少吃精制糖类，因为肿瘤患者本身就可能存在胰岛素抵抗而导致高血糖，尤其是中晚期肿瘤患者。同时建议饮食合理搭配，比如食用掺有豆类的米饭，可在提供天然糖类物质的同时提供优质的蛋白质。

（四）优化油脂的种类

恶性肿瘤患者要减少饱和脂肪，即动物脂肪的摄入；多选择富含单不饱和脂肪酸、ω-3

多不饱和脂肪酸、ω-6多不饱和脂肪酸的食物,这些食物有抗氧化、维持正常的细胞膜功能、抗炎症等作用。富含上述不饱和脂肪酸的食物主要包括种子类和鱼类。研究证明,每日食用种子类食物,如亚麻籽、芝麻、向日葵籽和南瓜子等对补充上述必需脂肪酸以及人体所需的矿物质、维生素E等非常有帮助;推荐间断使用橄榄油做菜,对增进健康有利。推荐每周吃3次鱼类,以深海鱼为主,如三文鱼、沙丁鱼、金枪鱼等,如有必要,也可以直接补充鱼油胶囊。

（五）增加蔬菜、水果摄入量

推荐肿瘤患者每日食用500g以上的蔬菜。多选择十字花科类蔬菜,包括:①白菜类,如小白菜、菜心、大白菜、紫菜薹、红菜薹等;②甘蓝类,如花椰菜、芥蓝、青花菜、球茎甘蓝、西蓝花等;③芥菜类,如叶芥菜、茎芥菜、根芥菜(大头菜)等;④萝卜类,尤其是胡萝卜。⑤其他类,蘑菇、香菇等菌类也是对肿瘤患者有益的食物。

推荐每日食用300g以上的水果:包括苹果、梨、猕猴桃、橙子、浆果类(草莓、黑莓、蓝莓等)。

（六）充足的水分

身体里的所有细胞都需要水来维持其功能。如果水分摄入不足,或者因呕吐、腹泻丢失水分,就会脱水,导致电解质紊乱,严重可危及生命。建议每天可摄入30~40ml/kg的水。如果伴有呕吐或腹泻,须额外补充。所有液体(汤、粥、牛奶,甚至冰激凌等)都应被计入一天的需水量中。

（七）改变生活习惯

戒绝烟草,限制饮酒(如果饮酒需获得医师或营养师同意),保持充足睡眠。不能以保健品代替营养素,保健品在营养良好的条件下才能更好地发挥作用。避免含糖饮品。避免过咸食物及盐加工食物(如腌肉、腌制蔬菜)。

五、恶性肿瘤康复期患者的社区管理

（一）营养方面

恶性肿瘤患者的康复期时间长,放、化疗后可造成食欲不振、恶心、呕吐等副作用,导致患者极度消瘦、营养严重失衡。为进行营养补充,患者需要良好的就餐环境及色、香、味俱全的可口饭菜。因此,其营养支持不能仅仅依靠医院,充分调动社区卫生服务机构和家庭的力量可以将科学的营养支持从医院延伸至社区和家庭。

恶性肿瘤患者在家庭环境中,居住条件、设施一般均优于医院。并且患者能以主人的身份,自由地保持日常生活习惯,可在疼痛缓解期及自我感觉饥饿时,随时制作并进食喜欢的食物,而且进餐时不受周围环境的影响,对于改善营养状况有利。为了使恶性肿瘤患者的家庭营养支持更加规范化,可以借鉴医院—社区—家庭(hospital,community health service organization-home,HCH)营养管理模式,HCH是一种分级营养管理的新模式,强调患者与家属积极参与,注重医院、社区和家庭间的双向沟通,是肿瘤患者治疗中的重要方法。具体实施办法如下。

1. 成立营养管理小组 由临床营养师、临床医师、病区护理人员和社区护理人员组成管理小组,小组成员均接受营养专业知识培训,明确营养知识内容,培训后进行考核,考核合格者方可进行工作。

2. 建立患者营养管理档案 患者术后及出院前进行营养评估,并根据营养状况和饮食爱好制订营养计划。护理人员向患者及家属做好健康饮食宣教,出院后把患者档案信息及营养处方提供给患者所在社区护理人员,由其定期追踪患者营养摄入量,每周1~2次,并评估其营养风险及营养指标,将信息及时反馈给营养师。

3. 记录饮食日记和体重　嘱患者及其家属将每天饮食种类、摄入量、体重、大小便等信息及时记录,发现食欲或体重持续下降时,及时联系社区护理人员,并与营养师沟通。

4. 建立微信公众平台　定期推送健康宣教资料,并提供咨询及指导服务。

(二)运动方面

近年来,指导肿瘤患者适度运动成为肿瘤康复的重要治疗原则之一。运动不仅可以提高各期肿瘤患者的免疫功能,还能改善患者失眠、焦虑、癌症相关性疲劳,增加患者的归属感、被理解和支持感,对提高癌症患者的生活质量具有重要意义。肿瘤患者每周运动不少于5次,每日应进行30~50min的中等强度运动,以出汗为好。即使是卧床患者也建议进行适合的运动(包括手、腿、头颈部及躯干的活动)。另外,研究发现营养支持治疗联合抗阻运动能显著提高肿瘤恶病质综合征患者的生活质量,能在一定程度上延缓恶病质进程。可以根据患者的体力状态和乏力状况给予每周3次抗阻运动。

因此,通过社区组织肿瘤患者进行合理运动,或对卧床患者进行家庭运动指导,可以提高肿瘤患者的运动积极性和依从性。

(三)心理方面

对于恶性肿瘤患者来说,家属是他们最亲近的人,是强大的精神支柱,家属应理解患者被疾病折磨的痛苦心情,给予谦让、劝说和引导。提高家庭支持功能,有利于弱化晚期恶性肿瘤患者的不良情绪状态,提高生活质量。另外,社区可定期对肿瘤患者进行心理疏导,减轻压力;还可以通过动员性格开朗、情绪稳定、疗效好的晚期癌症患者与其他肿瘤患者做朋友,共同交流抗病经验,树立与恶性肿瘤抗争的信心。

综上所述,对于恶性肿瘤康复期患者应该进行医院、社区、家庭一体化的持续性治疗模式,从而增强治疗效果,提高生活质量。

(史文丽)

推荐阅读

[1]曹新颖,张梅,李镒冲,等.中国2011年城乡35岁以上高血压患者社区管理现状及其效果影响因素分析.中华流行病学杂志,2016,37(5)612-617.

[2]陈超刚,严励,苏宜香,等.糖尿病知识教育对糖调节受损患者膳食和营养结构的影响,中国健康教育,2006,22(12):890-892,895.

[3]高尿酸血症相关疾病诊疗多学科共识专家组.中国高尿酸血症相关疾病诊疗多学科专家共识.中华内科杂志,2017,56(3):235-248.

[4]霍勇,高炜,张永珍.冠心病规范化防治-从指南到实践.北京:北京大学医学出版社,2017.

[5]李增宁,张坚,马方,等.脑卒中患者膳食指导—中华人民共和国卫生行业标准(标准编号:WS/T558-2017).(2017-8-1)[2018-8-20]. http://guide.medlive.cn.

[6]上海慢性肾脏病早发现及规范化诊治与示范项目专家组.慢性肾脏病筛查诊断及防治指南.中国实用内科杂志,2017,37(1):28-34.

［7］王陇德.中国脑卒中防治报告(2017).北京:人民卫生出版社,2017.

［8］中国超重/肥胖医学营养治疗专家共识编写委员会.中国超重/肥胖医学营养治疗专家共识(2016年版).中华糖尿病杂志,2016,8(9):525-540.

［9］中国成人血脂异常防治指南修订联合委员会.中国成人血脂异常防治指南(2016年修订版).北京:人民卫生出版社,2017.

［10］中国医师协会,中国高血压联盟,中华医学会心血管学分会,等.中国高血压防治现状蓝皮书2015.北京:人民卫生出版社,2016.

［11］中国医师协会肾脏内科医师分会.中国肾脏疾病高尿酸血症诊治的实践指南(2017版).中华医学杂志,2017,97(25):1927-1936.

［12］中华医学会糖尿病学分会,中国医师协会营养医师专业委员.中国糖尿病营养治疗指南.中华糖尿病杂志,2015,7(2):73-75.

［13］GARCIA J M,CHAMBERS E. Managing dysphagia through diet modifications. Am J Nurs,2010,110:26-33.

［14］HALL K D,KAHAN S. Maintenance of lost weight and long-term management of obesity. Med Clin North Am. 2018,102(1):183-197.

［15］HE F Y,CHEN C G,LIN D Z,et al. Glycemic load is associated with diabetes and prediabetes among middle-aged and elderly adults in Guangzhou. Asia Pac J Clin Nutr,2018,27(3):655-661.

［16］LI X,SONG P,LI J,et al. Relationship between hyperuricemia and dietary risk factors in Chinese adults:a cross-sectional study. Rheumatol Int,2015,35(12):2079-2089.

［17］LIU R R,HAN C,WU D D,et al. Prevalence of hyperuricemia and gout in mainland China from 2000 to 2014:a systematic review and meta-analysis. Biomed Res Int,2015:762820.

［18］LIU X,YU S,MAO Z,et al. Dyslipidemia prevalence,awareness,treatment,control,and risk factors in Chinese rural population:the Henan rural cohort study. Lipids Health Dis,2018,17(1):119.

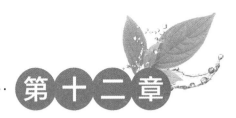

第十二章

食品营养与健康

食品是提供人体能量及各种营养素的物质基础。人们可食用食品的种类繁多,不同种类食品的营养价值也不尽相同。中国营养学会对我国居民的膳食营养情况进行了调查和分析,制定出了符合我国居民的《中国居民膳食指南》,指导人们平衡膳食,合理营养,促进健康。正如习总书记在全国卫生与健康大会上所提"没有全民健康,就没有全面小康",而"民以食为天",健康中国,营养先行的理念也越来越被广大民众所接受。本章主要阐述了饮食与健康的关系以及普通食品、特殊膳食用食品、保健食品和特殊医学用配方食品的概念、特点、作用及与人体健康的关系;对于如何识别不同类型的食品并了解其特性,选择适合身体健康的食品提供帮助;另外对于当下热门的绿色食品、有机食品、转基因食品和保健食品的相关知识也进行了详细介绍。

第一节　饮食与健康

食物是营养的载体,是人类赖以生存、健康、长寿的物质基础,合理的饮食充足的营养,能提高一代人的健康水平、预防多种疾病的发生发展、延长寿命、提高民族素质。不合理的饮食,不论营养过度或不足,都会给健康带来不同程度的危害。饮食与人类健康的关系是人类历史长河中亘古不变的永恒主题。

"食品营养"是通过研究食物中对人体有益的成分及人体摄取与利用这些成分以维持、促进健康的规律和机制,能够指导群体和个体合理地安排饮食、提高健康水平、预防和治疗疾病。食品营养与人体健康关系密不可分。

一、食品、营养和健康的概念

(一) 食品

指各种供人食用或者饮用的成品和原料,以及按照传统既是食品又是药品的物品,但是不包括以治疗为目的的物品。

(二) 营养

从字义上讲"营"的含义是经营、谋求,"养"的含义是养生,营养就是谋求养生。因此,营养是指机体从外界摄取食物,经过体内的消化、吸收和 / 或代谢后,参与构建组织器官,满足生理功能和体力活动需要的必要的生物学过程。

(三) 健康

分为生理健康、心理健康、道德健康和社会适应健康。

1. **生理健康**　是健康的基础,指人体结构完整,生理功能正常。

2. **心理健康**　以生理健康为基础,并高于生理健康。主要指标为:具有同情心和爱心、情绪稳定、积极向上、具有责任心和自信心、热爱生活、和睦共处、善于交往、有较强的社会适应能力、知足常乐等。

3. **道德健康**　中国是礼仪之邦,我们主张道德健康的最高标准是无私奉献,最低标准是不损害他人;不健康的标准是损人利己或损人不利己。

4. **社会适应健康**　以上述三种健康为基础的高级层次,是指每个人不同时间内,在不同岗位上对各种角色的适应情况;适应良好是指能胜任各种社会和生活角色,适应不良是指缺乏角色意识。

二、合理营养与健康

(一) 食物多样,谷类为主

良好的膳食模式是保障营养充足的基础。人类需要的基本食物包括谷薯类、蔬菜水果类、畜禽鱼蛋奶类、大豆坚果类、油脂类等,多种多样的食物提供了维持人类生命与健康所必需的能量和多种营养素。因此,从人体营养需要和食物营养特征考虑,平衡膳食模式必须由多种食物组成,建议平均每人每日摄入 12 种以上食物,每周 25 种以上。

谷类食物含丰富的糖类,是人体最经济的能量来源,也是 B 族维生素、矿物质、蛋白质和膳食纤维的重要来源。在食物多样的膳食基础上,坚持谷类为主,不仅体现了我国传统膳食结构的特点,也能满足平衡膳食模式中糖类提供能量应占总能量 50%~65% 的要求。与精制米面相比,全谷物和杂豆可提供更多的 B 族维生素、矿物质、膳食纤维、植物化学物等营养成分,对降低 2 型糖尿病、心血管疾病、肥胖和肿瘤等慢性疾病的发病风险具有重要作用。薯类含有丰富的淀粉、膳食纤维,以及多种维生素和矿物质。因此,每人每日宜摄入谷薯类食物 250~400g,其中全谷物和杂豆类 50~150g,薯类 50~100g。

(二) 吃动平衡,健康体重

食物摄入量和身体活动量是保持能量平衡、维持健康体重的两个主要因素。如果吃得过多或活动不足,多余的能量就会在体内以脂肪的形式积存下来,使体重增加,造成超重或肥胖;相反,若吃得过少或活动过多,可由于能量摄入不足或能量消耗过多引起体重过低或消瘦。体重过高和过低都是不健康的表现,易患多种疾病,缩短寿命。成年人健康体重的体重指数(BMI)应在 $18.5{\sim}23.9kg/m^2$。

各年龄段人群都应该天天运动、保持能量平衡和健康体重。推荐成人积极参加日常活动和运动,每周至少进行 5 天中等强度身体活动,累计 150min 以上,平均每天主动身体活动 6 000 步。减少久坐时间,每小时起来动一动。"慧吃慧动",保持健康体重。

(三) 多吃蔬果、奶类、大豆

新鲜蔬菜水果、奶类、大豆及豆制品是平衡膳食的重要组成部分,坚果是膳食的有益补充。蔬菜水果是维生素、矿物质、膳食纤维和植物化学物的重要来源,对提高膳食微量营养素和植物化学物的摄入量起到重要作用。循证研究发现,提高蔬菜水果摄入量,可维持机体健康,有效降低心血管、肺癌和糖尿病等慢性病的发病风险。奶类富含钙,是优质蛋白质和 B 族维生素的良好来源。增加奶类摄入有利于儿童、青少年生长发育,也能促进成人骨骼健康。大豆富含优质蛋白质、必需氨基酸、维生素 E,并含有大豆异黄酮、植物固醇等多种植物化学物。多吃大豆及其制品可以降低乳腺癌和骨质疏松症的发病风险。坚果富含多不饱和脂肪酸、蛋白质等营养素,适量食用有助于预防心血管疾病。

基于其营养价值和健康意义,建议增加蔬菜水果、奶类和大豆及其制品的摄入。推荐每人每日摄入蔬菜 300~500g,其中深色蔬菜占 50%;水果 200~350g;每天饮奶 300g 或相当量的奶制品;平均每天摄入大豆和坚果 25~35g。坚持餐餐有蔬菜,天天有水果,把牛奶、大豆当作膳食重要组成部分。

(四) 适量吃鱼、禽、蛋、瘦肉

鱼、禽、蛋和瘦肉可提供人体所需要的优质蛋白质和多种微量营养素,但有些含有较多的饱和脂肪酸和胆固醇,过多摄入对健康不利,因此建议适量食用。

水产品和畜禽肉中多数营养素含量相差不大,但脂肪含量和脂肪酸的组成上有较大的差异,对健康的影响有所不同。鱼和禽脂肪含量相对较低,水产品还含有较多的不饱和脂肪酸,有些鱼类富含二十碳五烯酸(eicosapentaenoic acid,EPA)和二十二碳六烯酸(docosahexaenoic acid,DHA),对预防血脂异常和心血管疾病等有一定作用;禽类脂肪含量也相对较低。因此,应当优先选择鱼禽食用。

蛋黄是蛋类中维生素和矿物质的主要集中部位,并且富含磷脂和胆碱,对健康十分有益,因此吃鸡蛋不要丢弃蛋黄。畜肉脂肪含量高,饱和脂肪酸较多,尤其是肥肉,因此应少吃肥肉,选择瘦肉。烟熏和腌制肉在熏制和腌制过程中,易遭受多环芳烃类和甲醛等多种有害物质的污染,过多摄入可增加某些肿瘤的发生风险,应当少吃或不吃。

目前我国多数居民摄入畜肉较多,禽和鱼类较少,对居民营养健康不利,需要调整比例。建议成人每日平均摄入水产类 40~75g,畜禽肉类 40~75g,蛋类 40~50g,平均每日摄入总量120~200g。

(五) 少盐少油,控糖限酒

食盐是食物烹饪或加工食品的主要调味品。我国居民的饮食习惯中食盐摄入量过高,而过量的盐摄入与高血压、胃癌和脑卒中有关,因此要降低食盐摄入,培养清淡口味,逐渐做到量化用盐,推荐每日食盐摄入量不超过 6g。

烹调油包括植物油和动物油,是人体必需脂肪酸和维生素 E 的重要来源。目前我国居民烹调油摄入量过多。过量脂肪和动物脂肪摄入会增加肥胖,反式脂肪酸会增高心血管疾病的发生风险。应减少烹调油和动物脂肪用量,每天的烹调油摄入量为 25~30g。对于成年人的脂肪提供能量应占总能量的 30% 以下。

添加糖是纯能量食物,过量摄入可增加龋齿和引发超重、肥胖的风险。建议每日摄入添加糖提供的能量不超过总能量的 10%,最好不超过总能量的 5%。对于儿童青少年来说,含糖饮料是添加糖的主要来源,建议不喝或少喝含糖饮料和不食用含糖高的食品。

过量饮酒与多种疾病相关,会增加肝损伤、痛风、心血管疾病和某些癌症发生的风险,因此应避免过量饮酒。若饮酒,成年男性每日饮用的酒精量不超过 25g,成年女性每日不超过15g,儿童少年、孕妇、乳母等特殊人群不应饮酒。

水是膳食的重要组成部分,在生命活动中发挥重要功能。推荐饮用白开水或茶水,成年人每日饮用量 1 500~1 700ml(7~8 杯)。

(六) 杜绝浪费,兴新食尚

勤俭节约这种美德是中华民族和家庭文化取向的基础。虽然我们国家不断进步,人民逐步富裕,但是杜绝浪费、尊重劳动、珍惜食物仍然是每个人必须遵守的原则。珍惜食物从每个人做起,按需购买食物、按需备餐小份量食物、合理利用剩饭菜,做到不铺张浪费,上班族午餐和聚餐应采取分餐制或选择简餐。

选择当地、当季食物,能最大限度保障食物的新鲜度和营养;备餐应该彻底煮熟食物,对于畜肉类、家禽、蛋类等,应确保熟透。如果有条件可以使用食物温度计检查食物中心温度是否达到要求。熟食或者隔顿、隔夜的剩饭剩菜在食用前须彻底再加热。食物应合理储存,避免交叉污染。

购买预包装食品要看食品标签。食品标签通常标注了食品的生产日期、保质期、配料、质量(品质)等级等,可以告诉消费者食物是否新鲜、产品特点、营养信息。另要注意食物中的过敏原信息。

食物不仅承载了营养,也反映了文化传承和生活状态。勤俭节约、在家吃饭、尊老爱幼是中华民族的优良传统,同时也是减少浪费、饮食卫生、享受亲情和营养保障的良好措施。在家烹饪、吃饭,更有助于认识和了解食物,提升食物多样选择、提高平衡膳食的可及性,并增加家庭生活乐趣,树饮食文明新风尚。

三、现代社会食品分类 - 多样化食物的选择

(一)谷薯类

主要包括小麦、大米、高粱、荞麦、小米、燕麦、红薯、马铃薯等。在不同国家和地区居民膳食中,谷类的摄入种类及数量有所不同,我国居民膳食以大米和小麦为主,称之为主食,其他的称为杂粮。

在我国居民膳食中,50%~60%的能量和50%~55%的蛋白质是由谷类食品提供的,同时谷类食品也是矿物质和B族维生素的主要来源。

(二)豆类及其制品

一般分为大豆类和其他豆类。大豆按种皮的颜色可分为黄豆、黑豆、青豆、褐豆及双色大豆;其他豆类包括豌豆、蚕豆、绿豆、小豆、芸豆等;豆制品是由大豆或其他豆类作为原料制作的食品如豆浆、豆腐、豆腐干等,是我国居民膳食中优质蛋白质的重要来源。

(三)蔬菜、水果类

蔬菜和水果种类繁多,在我国居民膳食中的食品构成比分别为33.7%和8.4%,是膳食的重要组成部分。蔬菜、水果富含人体所必需的维生素、矿物质和膳食纤维,含水分和酶类较多,含一定量的糖类,蛋白质、脂肪含量很少。由于蔬菜、水果中含多种有机酸、芳香物质和色素等成分,使它们具有良好的感官性质,对增进食欲、促进消化、丰富食品多样化具有重要意义。此外,许多蔬菜水果含有植物化学物质,具有营养保健作用和药用价值。

(四)畜、禽、鱼、虾、贝类

属于动物性食品,是人们膳食构成的重要组成部分。该类食品不仅能供给人体优质蛋白质、脂肪、矿物质和维生素,而且还可加工成各种制品和菜肴,是人类重要的食物来源。

(五)奶及奶制品

一般指牛奶、羊奶和马奶及其制品,其中人们食用最多的是牛奶。奶类是一种营养素种类齐全、组成比例适宜、容易消化吸收、营养价值较高的优质天然食品,能满足初生幼儿迅速生长发育的大部分需要,也是各年龄组健康人群及特殊人群(如婴幼儿、老年人和患病者等)的理想食品。我国居民奶类食品的消费量明显低于世界平均消费量水平,因此,增加我国居民奶类食品的消费量,对于提高优质蛋白质、钙及维生素的供给,增强整个民族素质具有重要意义。

（六）蛋类

主要包括鸡蛋、鸭蛋、鹅蛋、鹌鹑蛋、鸽蛋、火鸡蛋等，以及蛋制品如皮蛋、咸蛋、糟蛋、冰蛋、干全蛋粉、干蛋白粉、干蛋黄粉等。其中食用最普通、销量最大的是鸡蛋。蛋类主要提供优质蛋白质。

（雷　敏　马三强）

第二节　普 通 食 品

国家标准《食品工业基本术语》（GB/T15091-1994）第 2.1 条将"一般食品"定义为"可供人类食用或饮用的物质，包括加工食品、半成品和未加工食品，不包括烟草或只作药品用的物质。"从食品卫生立法和管理的角度，广义的食品概念还涉及：生产食品的原料、食品原料种植、养殖过程接触的物质和环境、食品的添加物质、所有直接或间接接触食品的包装材料、设施，以及影响食品原有品质的环境。概括起来就是：供人类食用的所有物质。

绿色食品是中国对无污染的安全、优质、营养类食品的总称。类似的食品在其他国家被称为有机食品、生态食品、自然食品。

一、食品标签

（一）看食品类别

标签上会标明食品的类别，类别的名称是国家许可的规范名称，能反映出食品的本质。

例如：看到一盒饮料上注明"咖啡乳"，但它究竟是一种饮料还是种牛奶产品？如果看见标签上的"食品类别"项目注明"调味牛奶"，那么这就是在牛奶当中加了点咖啡和糖，而不是水里面加了糖、增稠剂、咖啡和少量牛奶。如果是后者，那么在食品类别上就属于"乳饮料"，而不属于牛奶了。

（二）看配料表

食品的营养价值，本质上取决于原料及其比例。按法规要求，食品配料是按递减顺序排列的，排在最前面的用量最多。

例如：某麦片产品的配料表上写着"米粉、蔗糖、麦芽糊精、燕麦、核桃……"，说明其中的米粉含量最高，蔗糖次之，其中的燕麦和核桃都很少。这样的产品，营养价值可想而知。如果产品的配料表上写着"燕麦、米粉、蔗糖、麦芽糊精、核桃……"其品质显然会好得多。

同时，目前对食品添加成分的标注近年来也越来越严格，不能简单用"色素""甜味剂"等模糊的名称，而必须注明其具体名称。这样，消费者可以从配料表中直接看到一些自己平日见不到的名称，比如"柠檬黄""胭脂红""阿斯巴甜""甜蜜素"等，通常意味着食品中含有某些食品添加剂。

（三）看营养素含量

对很多食物来说，营养素是人们追求的重要目标。而对于以口感取胜的食物来说，也要小心其中的热量、脂肪、饱和脂肪酸、反式脂肪酸、钠和胆固醇含量等指标。

例如：购买一种豆粉产品，显然是为了获得其中的蛋白质和其他营养成分。那么，通常蛋白质含量越高的产品，表示其中从大豆来的成分越多，健康作用也就更强。因此，一个蛋白质含量≥20% 的产品，通常会优于一个蛋白质含量≥16% 的产品。

（四）看产品重量、净含量或固形物含量

有些产品看起来可能便宜，但如果按照净含量来算，很可能会比其他同类产品反而昂贵。

例如：一种面包产品的价格可能令你心动，体积也差不多大。但是一种产品的净含量写着 120g，另一种写着 160g。实际上，前者可能只是发酵后更为蓬松，但从营养总量来说，显然后者更为合算。

（五）看生产日期和保质期

保质期指可以保证产品出厂时具备的应有品质，过期品质有所下降，但很可能仍然能够安全食用；保存期或最后食用期限则表示过了这个日期便不能保障食用的安全性。

在保质期之内，应当选择距离生产日期最近的产品。虽然没有过期意味着食物仍具有安全性和口感，但毕竟随着时间的延长，其中的营养成分或保健成分会有不同程度的降低。

例如：某种酸奶的保质期是"14天"，但实际上，即便在冰箱中储藏，其中的乳酸菌活菌数量都在不断降低。所以，为了获得最佳的健康益处，最好能够选择距离生产日期最近的酸奶。

（六）看认证标志

很多食品的包装上有各种质量认证标志，比如有机食品标志、绿色食品标志、无公害食品标志等，还有市场准入证明。这些标志代表着产品的安全品质和管理质量。在同等情况下，最好能够优先选择有认证的产品。

细看以上信息之后，产品的优劣就一目了然，广告宣传也不再能够轻易"忽悠"你购买那些对厂家来说利润最大的产品了。如果每个消费者都成为选购食品的"大行家"，那么我国的食品品质想必也会越来越高。

二、无公害食品、绿色食品、有机食品

（一）无公害食品

是指在良好的生态环境中，通过应用无公害技术进行生产，有毒有害物质含量限制在安全允许范围之内，符合通用卫生标准，并经有关部门认定的安全食品。严格来讲，无公害是食品的一种基本要求，普通食品都应达到这一要求。

无公害食品必须达到以下要求：

1. 产地生态环境质量必须达到农产品安全生产要求。
2. 必须按照无公害食品管理部门规定的生产方式进行生产。
3. 产品必须对人体安全，符合有关卫生标准。
4. 无公害食品生产应是优质的。
5. 必须取得无公害食品管理部门颁布的标志或证书，故无公害食品可以概括为无污染、安全、优质、有营养并通过管理部门认证的食品。

（二）绿色食品

指遵循可持续发展原则，按照特定生产方式生产，经专门机构认定，允许使用绿色食品标志的无污染的安全、优质、营养食品。绿色食品在生产和加工时只会限制性地使用农药、化肥、激素、转基因技术等化学合成物。

绿色食品生产：绿色食品按照特定的质量标准体系生产和加工，具有独特的食品体系，即绿色食品体系，特点如下。

1. 严密的质量标准体系　绿色食品的环境质量标准、生产操作规程、产品质量、卫生标准及产品包装标准,构成了绿色食品完整的质量标准体系。

2. 全程质量控制措施　在绿色食品的生产中,实施从土地到餐桌的全程质量控制措施以保证产品的整体质量,其核心内容是将我国传统农业的优秀农艺技术与现代高新技术有机地结合起来制订的具体的生产和加工操作规程。指导、推广到每个农户和企业,落实到食品生产、加工、包装、储藏、运输、销售的每个环节,从而有利于推动农业和食品工业的技术进步。

3. 科学规范的管理手段　实行统一、规范的标志管理,即对合乎标准的产品发放特定的标志,以证明该产品的特定身份以及与通常同类产品的区别。绿色食品标志作为质量认证商标在国家工商行政管理局进行注册,开创了我国质量证明商标管理工作的先例。

4. 高效的组织网络系统　绿色食品机构建立了3个组织管理系统:在全国各地成立了绿色食品委托管理机构;通过全国各地的农业技术推广部门将绿色食品的生产操作规程落实到每个农户、每个农场;委托全国各地农业环保机构和区域性的食品质量检测机构,负责绿色食品的产地环境质量和食品质量检测,从而形成质量监督保障网络,不仅保证了绿色食品产品质量检测的公正性,也增加了绿色食品生产体系的科学性。

(三) 有机食品

是有机农业的产物,也有称生态或生物食品的,是国际上对无污染天然食品比较统一的称呼。有机食品通常来自有机农业生产体系,是根据国际有机农业生产要求和相应的标准生产加工的,经过授权的有机食品颁证组织颁发给证书,供人们食用的一切食品。有机农业在可靠范围内尽量依靠作物轮作、牧畜肥料、豆科作物、绿肥、场外有机废料、含有矿物养分的矿石等维持养分平衡,利用生物、物理措施防止病虫害。在有机食品生产和加工时绝对禁止使用农药、化肥、激素等化学合成物。

综上所述,无公害食品、绿色食品、有机食品都是经质量认证的安全食品。无公害食品是绿色食品和有机食品发展的基础,绿色食品和有机食品是在无公害食品基础上的进一步提高。无公害食品、绿色食品、有机食品都注重生产过程的管理,无公害食品和绿色食品侧重对影响产品质量因素的控制,有机食品侧重对影响环境质量因素的控制。

三、转基因食品

(一) 概述

转基因食品系指利用基因工程技术改变基因组构成的动物、植物和微生物而生产的食品。转基因食品包括3种形式:①转基因动植物、微生物产品,如转基因大豆;②转基因动植物、微生物直接加工品,如由转基因大豆加工的豆油;③以转基因动植物、微生物或者其直接加工品为原料生产的食品,如用转基因大豆油加工的食品。

以转基因动植物、微生物生产的食品添加剂虽不属于食品但因其含有转基因成分,也应按转基因食品进行管理。

(二) 安全性评价

由于转基因工程技术的特殊性,目前公认传统的食品安全评价技术不能完全适应转基因食品食用安全性的评价需要,建立转基因食品的安全性评价技术与标准非常必要,尤其要考虑暂时无法确定的长期慢性毒性、致敏性、致癌性、神经毒性等问题。但目前的科学水平上难以精确预测该技术使农作物发生的变化对人体健康的影响,尤其是长期效应。因此,需要严格按照既定的程序进行评价,才能保障食品安全评价的有效性,目前主要包括以下5个步骤:①研究重组基因的安全性及外源基因整合到宿主基因组中的特性;②分析宿主作物的各项营养物质和已经明确的各种毒素的含量;③分析转基因作物潜在的过敏原;④分析食入转基因食品后对人类肠道内存在的微生物菌群造成的影响;⑤评估转基因食品包括的活体和离体的毒理和营养成分。

(三) 转基因食品可能对人类健康的影响

1. 潜在的致敏性 转基因食品中引入的新基因表达的蛋白质有可能是致敏原,对其可能的致敏性需进行分析,联合国粮食及农业组织/世界卫生组织(FAO/WHO)专家已经建立了转基因食品过敏性分析评价的方案,该方案不主张用有可能过敏的食品作为基因供体。对转基因食品的潜在致敏性要进行严格的上市前检验和上市后食用人群的监测。

2. 非预期效应 插入基因理论上可能导致原已存在的受体基因的失活或表达改变,可能激活其他在正常情况下处于"沉默"状态的基因。因此,基因受体在长期进化或驯化过程中逐渐"沉默"的基因可能会被转基因或基因操作再次激活,进而可能表达具有毒性的非预期成分,导致食品成分(包括营养成分、抗营养因子和天然毒素)的变化,会降低食品的营养价值,使其营养结构失衡。

3. 转基因食品基因水平传递对健康的影响 由于目前有动物实验表明,消化的 DNA 有转移到肠细胞的可能性,这就提出抗生素标记基因转移到肠道细菌的可能性,或重组 DNA 转移到人体细胞的可能性。因此考虑载体携带的耐抗生素标记基因是否会水平转移到肠道微生物中使其具有耐药性。FAO/WHO 专家组认为尽管基因水平的转移可能性很小,但应该对其危险性进行分析,并应禁止抗性基因在基因修饰食品中的应用。欧盟也已修改法令,从 2005 年起禁止用耐抗生素基因作为标志基因,以预防耐药菌株在人或动物肠道细胞内产生耐药性的可能。

4. 转基因食品中重组 DNA 对健康的影响 WHO 和国际生命科学学会(ILSI)等国际机构对转基因食品中重组 DNA 的安全性做了评价,指出重组 DNA 与传统食品的 DNA 化学成分是一样的,重组 DNA 与传统食品的 DNA 以同样的方式在体内进行降解,食品加工过程与胃肠道对 DNA 的裂解均降低了编码外源蛋白质的完整基因转移到肠黏膜的可能性。

5. 食品营养成分改变对人们膳食的影响 转基因食品作物相比传统的农作物口感更好,且含有的矿物质和维生素更高,从这一方面来讲对人类的身体健康非常有利,由于转基因食品作物在很大程度上是根据人类的需要培养出来的农作物,所以就使其生长更具有针对性,所以也能满足人类的要求。由于转基因食品作物的基因已经有过针对性的改变,且是朝着对人类有利的方向,所以转基因食品作物会在抗旱性、抗涝性、抗病虫害等特性上有针对性的增强,这就使得转基因作物在很大程度上减少了对化学药剂的依赖。但转基因食品作物是为了满足人类的某些需要,将一些特定的外源基因导入到植物的基因组中,但在导入外源基因时,是随机整合到宿主基因中的,因此也很可能会出现基因的缺失或者乱码等问题,对转基因作物的营养成分造成影响,从而降低了转基因食品作物的意义。

(马三强 雷 敏)

第三节　特殊膳食用食品

特殊膳食用食品（foods for special dietary uses，FSDU），简称特膳食品。是指为满足特殊的身体或生理状况和／或满足疾病、紊乱等状态下的特殊膳食需求，专门加工或配方的食品，主要包括婴幼儿配方食品、婴幼儿辅助食品、特殊医学用途配方食品，以及其他特殊膳食用食品。特膳食品是国家在普通食品、保健食品、药品管理标准之外，又另外出台管理标准的一类食品。

特膳食品需要具备两个条件：①某一种或某一类食品最适宜特定（特殊）人群食用，如婴儿、幼儿、糖尿病患者、严重缺乏某些营养素的人等。这类人群由于生理原因，需要的膳食结构与一般人群的膳食结构有明显区别。②为这类人群制作的食品与可类比的普通食品的营养成分有显著不同，有些营养素含量很低或很高。如无母乳喂养的婴儿需要的婴儿配方乳粉，其营养成分和含量与成年人食用的乳粉有显著不同。两个条件同时具备，才能称为特殊膳食用食品。

特膳食品其配方针对、配伍多样、配比定量，能够为特定人群系统、定量地提供特殊或针对性的生理物质与营养成分，从而改善营养基础代谢，减少不必要的代谢负担，使人体能够更安全、更确切、更完整地消化、吸收和利用所需生理营养。即在保证高水准和安全的生物利用价值的前提下，获得丰富而具特殊指向性的营养价值和生理功能价值。

一、特殊膳食用食品的类别

特膳食品具有特殊指向性的营养成分；具有高水准以及安全的生物利用价值，即代谢负担低，生物指标严格（指细菌、农残或重金属指标）、没有毒副作用。常见的特殊膳食用食品有以下分类。

（一）婴幼儿配方食品

婴幼儿配方食品是指以乳类及乳蛋白制品或大豆及大豆蛋白制品为主要原料，按一定配方加入适量的维生素、矿物质或其他辅料，用物理方法生产加工制成的液态或粉状产品。包括婴幼儿配方奶粉（配方牛奶粉、配方羊奶粉）、婴幼儿配方米粉、婴幼儿营养面条、肉松、果泥、磨牙饼干（分片状、条状等）、宝宝专用水等等。

婴幼儿配方食品符合婴幼儿的消化吸收和营养需要，可以帮助解决婴幼儿饮食不平衡的问题，可以为宝宝提供充足的营养，提高婴幼儿机体对于能量的吸收与利用，提高营养素的吸收率，有利于婴儿的生长发育。

（二）婴幼儿辅助食品

包括：①富含维生素 C 的食物（如菜汁、番茄汁、果汁）；②富含 B 族维生素的食物（如糠麸水）；③菜泥和碎菜富含胡萝卜素、维生素 C 和无机盐，并且可以锻炼牙齿咀嚼功能，促进胃肠的消化和吸收功能；淀粉类食品，如米汤、粥等可以增加热量；④促进牙齿发育的食品如烤馒头干、饼干等；⑤可补充优质蛋白质的食品如鱼、肉、肝类、豆腐等。以上这些食品都是婴儿辅助食品。

婴幼儿辅助食品可以为宝宝提供充足的营养，可以满足宝宝在成长各阶段的营养和多种口味需求，还可以帮助宝宝增强脑功能；同时，该类副食中还添加了多种维生素和钙铁锌，比例相对均衡，更利于宝宝吸收和利用，能促进宝宝骨骼和牙齿的生长，防止宝宝发生缺铁性贫血。

（三）运动营养食品

运动营养食品是指为满足运动人群的生理代谢状态、运动能力及对某些营养成分的特殊需求而专门加工的食品。按特征营养素分类可分为以下几类：

1. 补充能量类　以糖类为主要成分，能够快速或持续提供能量。

2. 控制能量类　能满足运动控制体重的需求。

3. 补充蛋白质类　以蛋白质和蛋白质水解物为主要成分，能满足机体组织生长和修复需要。

运动营养食品能够增进健康、改善体质、保持运动人士的体能与活力，还能增强运动能力和运动效果，是运动人士和职业运动员的必须补充品。

除上述类别外，还有其他具有相应国家标准的特殊膳食用食品。

二、特殊膳食用食品的合理使用

特殊膳食用食品作为现代科技的食补食疗，为特殊人群提供容易丢失和／或难以获取的营养成分，同时还可以调节机体功能、减少脏器代谢负担，具有较高的安全性，对人类身体益处多多。

法规对特殊膳食用食品种类列举的很详细，这类食品的适宜人群、营养素和／或其他营养成分的含量要求等有一定特殊性，对其标签内容如能量和营养成分、食用方法、适宜人群的标示等有特殊要求。我们绝不能滥用、误用特殊膳食用食品，因为这类产品针对的人群具有特殊性，其生理功能也有一定的针对性，滥用、误用特殊膳食用食品会增加机体代谢、排泄的负担，造成能量的不必要浪费。我们应根据个人的体质来选择特殊膳食用食品，这样才能发挥特殊膳食用食品真正的功效。

（雷　敏　王雷军）

第四节　保　健　食　品

保健食品系指具有特定保健功能的食品，即适宜于特定人群食用，具有调节机体功能，不以治疗疾病为目的的食品。保健食品应具备 3 个最基本的特征：①保健食品必须保证食用安全性；②保健食品必须带给食用者某种特定的健康利益或体现特定的保健功能，这种特定的健康利益或保健功能不属于已知营养素的营养作用，并可用现代科学方法（最好在人体）验证；③保健食品不是药品，不能代替药品，不以治疗为目的。

保健食品的三个基本特征：

1. 保健食品必须是食品　《中华人民共和国食品卫生法》将食品定义为"指各种供人食用或饮用的成品和原料以及按照传统既是食品又是药品的物品，但是不包括以治疗为目的的物品。"关于食品必须具备的条件，在该法第六条有明确的规定："食品应当无毒、无害，符合应有的营养要求，具有相应的色、香、味等感官性状。"

2. 保健食品要有保健功能　保健食品与普通食品的不同之处在于其特定的保健功能。保健食品的功能是纠正不同原因、不同程度的人体营养失衡，调节与此有密切关系的代谢异常和生理功能异常，抑制或缓解有关的病理过程。强调保健功能是界定保健食品的主要因素,而保健功能是相对于食用者的具体状态而言,只有食用者存在某种功能异常,保健食品才能对它显示相应的保健功能。例如:有延缓衰老作用的保健食品只对已经产生衰老过程的中、老年人才能显示此项功能,而对于儿童毫无价值。

3. 保健食品不以治疗为目的,不追求短期临床疗效 不需要医生处方,对适用人群无严格剂量限制,正常条件下食用安全,在评价其使用安全性时,不能权衡利益与危险,这是它与药品的本质区别,而药品必须有药理作用,有严格的剂量限制。

一、保健食品的原料

(一)以现代营养科学理论为依据分类

这类原料资源分为 3 大类。

1. 氨基酸及含氮化合物 有 L- 盐酸赖氨酸、牛磺酸。

2. 维生素类 维生素 A、维生素 D、维生素 E、维生素 K、B 族维生素及胆碱、肌醇。

3. 矿物质类 包括钙、铁、锌、硒、碘等元素及其制剂。

(二)以中医药理论为依据分类

即是食品,又是药品的物质,此类原料可不限制食用。

1. 按其作用分为 9 类

(1)健脾益气类:枣、山药、甘草、茯苓。

(2)滋阴补血类:龙眼肉、百合、黑芝麻、桑葚、枸杞。

(3)活血化瘀类:山楂、桃仁、红花。

(4)益肾温阳类:八角、小茴香、花椒、肉桂、黑胡椒、姜。

(5)止咳平喘类:杏仁、白果。

(6)固涩安神类:黄实、莲子、乌梅、淡竹叶。

(7)解表类:生姜、菊花、薄荷、桑叶、藿香、胖大海、金银花、鱼腥草。

(8)理气类:陈皮、丁香、橘红、紫苏、麦芽。

(9)其他:木瓜、赤小豆、蜂蜜、荷叶、沙棘、决明子。

2. 可供研究应用的中药类

(1)健脾益气类:人参、白术、黄芪。

(2)滋阴补血类:阿胶、木耳、地黄。

(3)益肾温阳类:鹿茸、冬虫夏草、胡桃仁。

(4)活血化瘀类:三七、川芎、丹参。

(5)固肾涩精类:五味子、山茱萸、金樱子。

(6)其他:银耳、花生、葡萄、冬瓜、猕猴桃、茶叶、灵芝、天麻。

(三)以生命科学理论为依据分类

1. 有延缓衰老作用的抗氧化剂 包括营养性抗氧化剂(维生素 A、维生素 E、维生素 C 和锌、硒等)和非营养性抗氧化剂(超氧化物歧化酶、黄酮类、酚类、其他植物化学物质等),还包括含有这些有效成分的中草药及蔬菜、水果等。

2. 条件必需氨基酸 如牛磺酸、精氨酸、谷氨酰胺等。

3. 多不饱和脂肪酸 如 n-3 系列的亚麻酸、EPA、DHA,n-6 系列的亚油酸等。

4. 生力物质即抗疲劳物质 如麦芽油、碱性盐、咖啡因等。

5. 肉碱 如左旋肉碱等。

6. **双歧杆菌及双歧因子** 如两歧双歧杆菌、长双歧杆菌等。

7. **藻类** 如螺旋藻、雨生红球藻等。

8. **其他** 如小麦胚芽、茶多酚、膳食纤维、甲壳质、糖酸类等都可作为保健食品的原料资源。

二、保健食品的功能类别

目前我国保健食品可以申报 27 项功能,如下:增强免疫功能、辅助降血脂功能、辅助降血糖功能、抗氧化功能、辅助记忆改善功能、缓解视疲劳功能、促进排铅功能、清咽功能、辅助降血压功能、改善睡眠功能、促进泌乳功能、缓解体力疲劳功能、提高缺氧耐受力功能、对辐射危害有辅助保护功能、减肥功能、改善生长发育功能、增加骨密度功能、改善营养性贫血功能、对化学性肝损伤有辅助性保护功能、祛痤疮功能、祛黄褐斑功能、改善皮肤水分功能、改善皮肤油性功能、调节肠道菌群功能、促进消化功能、通便功能、对胃黏膜损伤有辅助保护功能。

(一) 延缓衰老食品

衰老是人体在生命过程中形态、结构和功能逐渐衰退的现象,其发生受遗传、神经、内分泌、免疫、环境、社会、生活方式等多种因素的影响。衰老机制比较复杂,其中为人们普遍接受的是自由基学说。该学说认为体内过多的氧自由基诱发脂质过氧化,使细胞膜受到损伤,从而引起细胞的破坏老化和功能障碍。人类膳食中含有一系列具有抗氧化活性和有明显清除活性氧能力的化合物。流行病学研究支持维生素 E、维生素 C 和 β- 胡萝卜素是主要的抗氧化营养素,对维持健康和减少慢性疾病对健康的损伤有益。延缓衰老的保健食品是指具有延缓组织器官功能随年龄增长而减退,或细胞组织形态结构随年龄增长而老化的食品。研究证实维生素 E、类胡萝卜素、维生素 C、锌、硒、脂肪酸等多种营养素,以及茶多酚、多糖、葡萄籽原花青素、大豆异黄酮等食物成分均具有明显的抗氧化延缓衰老功效。水果、蔬菜、食用菌、大豆食品、螺旋藻、大蒜、花粉、黄精等,都是较好的抗衰老食品。

(二) 儿童益智食品、促进生长发育食品

目前用于改善儿童生长发育的保健食品主要包括:高蛋白食品、维生素强化食品、赖氨酸强化食品、补钙食品、补锌食品、补铁食品和磷脂食品、DHA 食品等。其作用原理为:促进骨骼生长、影响细胞分化、促进细胞生长和器官发育。

(三) 心血管患者专用保健食品

心血管、脑血管疾病在我国人口死亡率中占首位,故具有调节心脑血管功能的保健食品应成为开发的重点之一,如降血压、降血脂、软化血管、改善冠状动脉血流等作用的食品。

膳食纤维对预防和改善心血管疾病有重要作用,特别是水溶性膳食纤维作用比较明显。多不饱和脂肪酸降血脂效果也较明显,包括亚麻酸、EPA、DHA 等;磷脂和大豆蛋白对降低胆固醇和改善动脉硬化有明显作用。另外,黄酮类、真菌多糖、皂苷、多酚类、大蒜素对心血管均有保护作用。

(四) 糖尿病患者专用保健食品

高血糖不仅是糖尿病患者视网膜病变、肾病变、神经病变等各种并发症的始发因素,而且是心血管疾病危险性增加的促进因素。控制血糖水平是避免和控制糖尿病并发症的最好办法。因此,寻找开发降低血糖的保健食品越来越受重视。

糖尿病患者专用保健食品可以降低膳食的血糖生成指数,改善人体对胰岛素的敏感性,

可以延缓肠道对糖和脂类吸收,从而调节血糖;还可以参与葡萄糖耐量因子的组成,协助胰岛素发挥作用。

(五) 减肥食品

肥胖的原因很多,有遗传因素、饮食因素、体内物质代谢及缺少运动等因素。但不科学的饮食,能量过高是重要原因,故进行平衡的营养,即在限制能量的前提下,合理安排蛋白质、脂肪和糖类的摄入量,供给充足的无机盐和维生素,是控制肥胖的基本方法。

减肥食品应具有较丰富充足的优质蛋白质,适当减少糖类和脂肪进食量,但注意不能摄入过少,以防体内营养失衡。无机盐和维生素应丰富多样,以保持体内电解质平衡和营养全面。充足的膳食纤维是减肥食品不可缺少的功效成分。在日常生活中多吃粗粮、蔬菜,有利于控制肥胖。在减肥食品中,膳食纤维由于不易消化吸收,可延缓胃排空时间,增加饱腹感,从而减少食物和热量的摄入量。各种膳食纤维、低聚糖、多糖都可以作为减肥食品的原料。燕麦、螺旋藻、食用菌、苦丁茶等具有较好的效果。

(六) 预防肿瘤食品

恶性肿瘤死亡率在我国各种疾病死亡率中占第 1 位,虽然癌症的全部奥秘至今未能真正揭示,但其在相当程度上与不合理饮食有关已得到认可。通过食品保健进行肿瘤的预防得到普遍重视,目前认为免疫球蛋白、活性多糖、膳食纤维、β- 胡萝卜素、硒、大蒜素等对预防肿瘤有重要意义;自由基清除剂具有抑制肿瘤作用。

(七) 增强机体免疫功能保健食品

免疫是机体的保护性生理反应,免疫对机体有 3 种功能:①预防功能,即抗感染或防止其他抗原异物的入侵;②自我稳定功能,即清除衰老、死亡或损伤的细胞;③免疫监视功能,即消灭突变的异常细胞。通过这些功能以维持体内环境的平衡和稳定,而免疫功能异常则会出现免疫性疾病或者发生肿瘤。凡是能增强机体对疾病的抵抗力、抗感染、抗肿瘤及维持自身稳定的食品,都属于增强机体免疫功能保健食品的范畴。

(八) 增加骨密度的保健食品

钙是成年人体内含量最多的矿物质,成年人体内含钙总量为 1 200~1 300g,其中 99% 存在于骨骼和牙齿中。钙对于人体骨骼和牙齿发育、血液凝固、心肌和骨骼肌的收缩、神经细胞功能的调节有重要作用。我国居民普遍处于“钙饥饿”状态,造成胎儿或儿童生长发育迟缓、骨骼和牙齿畸形,老年人骨质疏松和手足抽搐症。补钙保健食品就是针对上述情况而设计的保健食品。

增加骨密度的保健食品如各种钙剂、磷酸盐、维生素 D 等,可通过直接补充钙质而达到增加骨密度的目的。磷酸盐可促进骨形成,抑制骨细胞的破坏,可以长期应用。增加骨密度的保健食品,可以调整内分泌而促进钙的吸收,如降钙素可减少骨质吸收,降低血循环中的钙,增加骨质中的钙含量;降钙素由于可降低血钙,所以在用降钙素时应补足钙量,以起到治疗骨质疏松的作用,其对防治绝经性骨质疏松,雌激素替代疗法是一种有效措施。研究发现,大豆中的某些成分,如大豆皂苷、大豆异黄酮等物质具有雌激素样作用,可与雌激素竞争受体,同时可避免雌激素的副作用。因此,中老年妇女经常摄入大豆及其制品可减缓骨丢失,防止骨质疏松。

除上述类型的保健食品外,还有防治脑缺血功能保健食品、抗疲劳保健食品和性功能保健食品。

三、保健食品的合理使用

食用保健食品要依据其功能有针对性地选择,切忌盲目使用;保健食品一般都要较长期食用才能达到保健的目的,不可期望所谓"疗效""速效";保健食品不可替代药品,没有治疗作用,不可轻信广告宣传;保健食品应按标签说明食用;保健食品不含全面的营养素,不能代替日常饮食,要坚持正常饮食;要根据自己的经济情况,量力而行,最好不要一次性地大量购买某一产品。

因此,保健食品保健作用的发挥,主要取决于食用者所食用的保健食品是否符合自身的需要,以及是否得到合理的食用。如果某个人体内缺乏某些维生素而不缺乏锌、钙,却滥服用含锌、钙较高的保健食品,显然是没有意义的,虽然短期内不致带来多大危害,但增加了机体代谢、排泄的负担,也造成不必要的浪费。所以,食用保健食品要有一定的针对性,应根据个人体质来选择,尤其是体弱老幼者,绝不可跟着商品广告走。

（王雷军　雷　敏）

第五节　特殊医学用途配方食品

特殊医学用途配方食品（food for special medical purpose, FSMP）,也就是很多人说的医用食品。包括适用于 0 月龄至 12 月龄的特殊医学用途婴儿配方食品和适用于 1 岁以上人群的特殊医学用途配方食品。

在《食品安全国家标准特殊医学用途配方食品通则》（GB29922-2013）中规定:这类食品是"为了满足进食受限、消化吸收障碍、代谢紊乱或特定疾病状态人群对营养素或膳食的特殊需要,专门加工配制而成的配方食品。该类产品必须在医生或临床营养师指导下,单独食用或与其他食品配合食用"。

特殊医学用途配方食品属于特殊膳食用食品。当目标人群无法进食普通膳食或无法用日常膳食满足其营养需求时,特殊医学用途配方食品可以作为一种营养补充途径,对其治疗、康复及机体功能维持等方面起着重要的营养支持作用。此类食品不是药品,不能替代药物的治疗作用,产品也不得声称对疾病有预防和治疗功能。

一、发展现状

在世界范围内,健康领域正在发生着新的变化,即在疾病到来时采取治疗手段而逐渐转移至治"未病"阶段。在营养食品领域也是一样,为患者提供经过科学论证的营养配方,与药品共同辅助疾病治疗,能加快人体机能的恢复,这一创新已经在医疗体系中扮演越来越重要的角色。特殊医学用途配方食品的应用在改善患者营养状况,促进患者康复,缩短住院时间,节省医疗费用等方面发挥了巨大作用,不少国家已经将这类产品列入医保报销的范围。

许多发达国家早在 20 世纪 80 年代就广泛使用有特殊医学用途的配方食品,制定了管理措施和／或相应标准,如国际食品法典委员会及欧盟、美国、澳大利亚、日本等多个国家和地区。

如今,国内越来越多的医生、营养学家和患者开始重视特殊医学用途配方食品的临床应用。我国有特殊营养需求的人群数量庞大,包括:①正常生理状况下具有特殊营养需求的人群,如孕产妇、老年人;②病理状况下具有特殊营养需求的人群,如糖尿病、肾病、肿瘤等各种疾病患者和手术等损伤人群。相信引入此类产品,将为改善特殊人群的疾病治疗提供配方设计和临床应用的科学支持。

二、特殊医学用途配方食品的重要性

营养不良是患者在医院发病甚至致死的危险因素。从婴幼儿到老年患者,营养问题都已经成了比专业级诊断和医疗照顾更重要的问题。特殊医学用途配方食品的使用对患者有着一定的作用,可以在很大程度上调控好人体的免疫系统、减轻氧化应激,更好地维护好人体胃肠道功能;其对于一些炎症及伤口也有降低和恢复作用,以此进一步提升患者的生存率,减少他们的住院时间以及金钱的花费。

世界范围内的研究报告,13%~69% 的住院患者有营养不良的状况发生,而且会引起住院时间延长、致死率增长、呼吸系统和心脏功能受损、免疫功能下降,以及婴幼儿发育不良等问题。加速发展特医食品能够有效解决住院患者营养不良问题,改善术前术后营养状况,也能在一定程度上降低住院费用,为患者节省医疗开支。多项临床研究结果表明,早期识别营养不良,进行营养干预可有效促进疾病康复,减少住院天数,降低总体医疗成本。因此,改善患者的营养状况是十分重要的,特别是发展特医食品对于患者的康复有着极其重要的作用。

三、特殊医学用途配方食品的分类

借鉴国际食品法典委员会(Codex Alimentarius Commission,CAC)和欧盟对特殊医学用途配方食品的分类方法,《特殊医学用途配方食品通则》(GB 29922-2013)将特殊医学用途配方食品分为全营养配方食品、特定全营养配方食品和非全营养配方食品三类,基本涵盖了目前临床上需求量大、研究证据充足的产品。

(一)全营养配方食品

是可作为单一营养来源,满足目标人群营养需求的特殊医学用途配方食品。适用于需对营养素进行全面补充且对特定营养素没有特别要求的人群。患者应在医生或临床营养师的指导下选择使用全营养配方食品,可以作为需要口服或者管饲患者的饮食替代或者营养补充。

(二)特定全营养配方食品

是可作为单一营养来源,够满足目标人群在特定疾病或医学状况下营养需求的特殊医学用途配方食品。

特定全营养配方食品是在相应年龄段全营养配方食品的基础上,依据特定疾病的病理、生理变化而对部分营养素进行适当调整的一类食品,单独食用时即可满足目标人群的营养需求。符合特定全营养配方食品技术要求的产品,可有针对性地适应不同疾病的特异性代谢状态,更好地起到营养支持作用。

其适用于特定疾病或医学状况下需对营养素进行全面补充的人群,并可满足人群对部分营养素的特殊需求。即在特定疾病状况下,全营养配方食品无法适应疾病的特异性代谢变化,不能满足目标人群的特定营养需求,需要对其中的某些营养素进行调整时使用。对于伴随其他疾病或并发症的患者,均应由医生或临床营养师根据患者情况决定是否可以选用此类食品。

特定全营养配方食品分为:糖尿病全营养配方食品、呼吸系统疾病全营养配方食品、肾病全营养配方食品、肿瘤全营养配方食品、肝病全营养配方食品、肌肉衰减综合征全营养配方食品、创伤感染手术及其他应激状态全营养配方食品、炎性肠病全营养配方食品、食物蛋白过敏全营养配方食品、难治性癫痫全营养配方食品、胃肠道吸收障碍、胰腺炎全营养配方食品、脂肪酸代谢异常全营养配方食品、肥胖减脂手术全营养配方食品。

（三）非全营养配方食品

非全营养配方食品是按照产品组成特征来进行分类的。是可满足目标人群部分营养需求的特殊医学用途配方食品，适用于需要补充单一或部分营养素的人群，不适用于作为单一营养来源。该类产品应在医生或临床营养师的指导下，按照患者个体的特殊医学状况，与其他特殊医学用途配方食品或普通食品配合使用。

常见非全营养配方食品有：营养素组件（蛋白质组件、脂肪组件、糖类组件）、电解质配方、增稠组件、流质配方和氨基酸代谢障碍配方。

四、特殊医学用途配方食品的合理使用

针对已完成注册的特殊医学用途配方食品，在医疗机构内的处方流程，应在医师或临床营养师的指导下进行。应在医疗机构内设立专门机构实施规范化管理，包含遴选、临床效果评价、储存、处方、审核、不良事件登记，以及退出机制。临床应用时应以营养筛查及评价为依据，掌握适应证及禁忌证，按照营养诊疗流程规范应用特殊医学用途配方食品。

（一）适应证

特殊医学用途配方食品可用于营养筛查与评价已经发生营养不良或存在营养不良风险者，存在摄入不足或不能、不愿但胃肠功能相对正常者，或者有部分胃肠道功能受损者，以及存在意识障碍的患者。常见于但不限于营养状况受损、营养摄入不足者。

1. 满足营养状况受损的条件　① BMI<18.5kg/m² 伴一般情况差；②近期 3~6 个月非自主体重丢失超过 10%；③ BMI<20kg/m² 且近期 3~6 个月非自主体重丢失超过 5% 者。

2. 满足营养摄入不足的条件　①摄食低于或预计低于推荐摄入量 60%≥5 天；②存在营养吸收不良者、营养成分丢失过多者、吞咽功能障碍者、营养需要量增加者、营养代谢障碍者。

（二）禁忌证

特殊医学用途配方食品在胃肠道功能异常或无法经胃肠道给予营养者属于禁忌证。常见于但不限于下列情况：严重的失代偿短肠综合征者、高流量肠瘘者、完全性肠梗阻者、严重消化吸收障碍者、消化道活动性出血者、严重胃肠排空障碍者、严重腹腔内感染者、危重症血流动力学不稳定者（如巯基丙酸 <60mmHg），以及严重呕吐、腹泻者等。

（三）处方原则

1. 开具处方人员资质合格　经过特殊医学用途配方食品临床应用规范相关培训的医师和临床营养师，根据医疗及预防疾病的需要，参照营养诊疗流程，把握适应证、禁忌证、给食途径、用法、用量、不良反应和注意事项等经开具特殊医学用途配方食品处方，审核后执行。

2. 安全、个体化及动态、有效、经济的处方原则　参照患者年龄、疾病及代谢状况，以及疾病过程制订个体化处方。遵循卫生经济学要求，选择更经济、有益的特殊医学用途配方食品处方。为患者提供安全的营养给食途径，保证其应用的依从性及营养处方的有效性。

3. 特殊医学用途配方食品处方审核、监测与评价　应对已经应用特殊医学用途配方食

品的患者进行规范的营养监测,及时发现或避免并发症发生,并对特殊医学用途配方食品临床效果进行评价,及时调整或停用特殊医学用途配方食品处方,同时应对医疗机构内特殊医学用途配方食品的储存、不良事件发生进行严密监控,并建立登记制度。

(四)处方规范要求

1. 处方单应包含患者的基本信息,如住院号(门诊病人使用门诊号)、姓名、年龄(新生儿及婴幼儿使用日、月龄)、身高、体重等。

2. 每张处方限于一名患者应用。

3. 每种特殊医学用途配方食品应当另起一行,每张处方不得超过 5 种特殊医学用途配方食品。

4. 特殊医学用途配方食品的名称、剂量、规格、用法、用量要准确规范。名称应当使用规范的中文名称书写,没有中文名称的可以使用规范的英文名称书写;用法可用规范的中文、英文、拉丁文或者缩写体;剂量与数量用阿拉伯数字书写。剂量应当使用法定剂量单位:重量以克(g)、毫克(mg)、微克(μg)、纳克(ng)为单位;容量以升(L)、毫升(ml)位单位;国际单位(IU)、单位(U)为单位。片剂、丸剂、胶囊剂、颗粒剂分别以片、丸、粒、袋为单位。溶液剂以袋、瓶为单位。

5. 开具处方后的空白处画一斜线以示处方完毕。

6. 处方单应有医师或临床营养师的签名。

7. 如果是手写处方单,应保证书写字迹清楚,不得涂改;如需修改,应当在修改处签名并注明修改日期。

(五)处方审核

特殊医学用途配方食品处方应用前由医师或临床营养师进行审核,主要内容应包括:①特殊医学用途配方食品应用的适应证和禁忌证的符合性;②适用人群、剂量、用法的正确性;③选用剂型与特殊医学用途配方食品摄入途径的合理性;④营养素摄入的合理性;⑤特殊医学用途配方食品制剂间配伍禁忌的风险性;⑥是否存在重复使用同类特殊医学用途配方食品的现象;⑦如患者还联合实施了肠外营养或治疗膳食的营养方案,还应进行综合审核。

(六)处方执行

1. **住院患者**　应按照特殊医学用途配方食品发放单,发放到对应护士站,由护士站统一保管,按处方要求为患者执行特殊医学用途配方食品医嘱。

2. **门诊患者**　凭收费单和处方单核对后领取。

(七)处方管理

1. 特殊医学用途配方食品处方应由在医疗机构注册的医师或临床营养师的指导下进行,符合医疗处方规范。

2. 医疗机构应当建立对本机构特殊医学用途配方食品产品遴选、处方、临床应用和效果评价的管理。

3. 医疗机构应当有规范的特殊医学用途配方食品信息管理,对特殊医学用途配方食品的处方、审核、配制、配送、统计及监测进行全流程管理,同时做好电子化存档记录。

4. 医疗机构应当具备规范的肠内营养配制室。特殊医学用途配方食品如需配制,应在肠内营养配制室中完成。

(雷　敏　王雷军)

推荐阅读

［1］蔡东联．营养师必读．北京：人民军医出版社，2011.

［2］韩军花．《特殊医学用途配方食品通则》（GB29922-2013）解读．中华预防医学杂志，2014，48（8）：659-662.

［3］韩军花．中国特殊膳食用食品标准体系建设．卫生杂志，2016，28（1）：1-5.

［4］李杰．进一步推动特医食品发展．中国人大，2018，7：46.

［5］李云华．话说特膳食品．食品与健康，2007，（2）：30-30.

［6］刘靖．特殊医学用途配方食品及其应用研究．临床医药文献电子杂志，2017，4（23）：4513-4513.

［7］宛超，杨飞．我国保健食品保健功能发展及现状浅析．中国食品卫生杂志，2012，24（4）：348-352.

［8］中国营养学会．中国居民膳食指南．北京：人民卫生出版社，2016.

［9］中华人民共和国卫生和计划生育委员会．食品安全国家标准　预包装特殊膳食用食品标签（GB13432-2013）．（2013-12-26）［2020-4-10］．http://www.cirs-reach.com/Uploads/file/20180428/1524880248_30642.pdf.

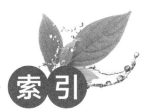

索引

319